高等医药院校课程改革新形态教材

供高等职业教育护理、助产、临床医学、中医学、药学、口腔医学、医学检验技术、医学影像技术、康复治疗技术等医学相关专业使用

人体解剖学与组织胚胎学

（第4版）

主　编　傅玉峰　谭　毅

副主编　郭庆河　万爱军　佈仁托娅　高　尚　陈　培

编　委（按姓氏汉语拼音排序）

佈仁托娅　锡林郭勒职业学院
陈　培　江苏护理职业学院
傅玉峰　江苏护理职业学院
高　尚　内蒙古医科大学
郭庆河　济南护理职业学院
侯潇婵　临汾职业技术学院
李丽梅　广西医科大学护理学院
李明蓉　雅安职业技术学院
刘晴晴　重庆护理职业学院
谭　毅　山东医学高等专科学校（济南）
万爱军　镇江市高等专科学校
伍倩倩　山东医学高等专科学校（济南）
赵　宏　益阳医学高等专科学校

科学出版社

北　京

内 容 简 介

本书根据高质量发展背景下医药卫生类高等职业教育教学改革和发展的需要、学生认识规律及教学的实际需要编写。以器官、系统为中心，强化临床应用，将人体解剖学与组织胚胎学有机地融为一体，并为适应全生命周期健康保障需求，加入了“一老一小”解剖结构特点内容。全书共16章，包括绪论、细胞、基本组织、皮肤、运动系统、消化系统、呼吸系统、泌尿系统、男性生殖系统、女性生殖系统、心血管系统、淋巴系统、神经系统、内分泌系统、感觉器官、胚胎学概要。

本书适用于高等职业教育护理、助产、临床医学、中医学、药学、口腔医学、医学检验技术、医学影像技术、康复治疗技术等医学相关专业。

图书在版编目（CIP）数据

人体解剖学与组织胚胎学 / 傅玉峰，谭毅主编．—4 版．—北京：科学出版社，2024.6

高等医药院校课程改革新形态教材

ISBN 978-7-03-078226-7

Ⅰ．①人…　Ⅱ．①傅…　②谭…　Ⅲ．①人体解剖学－高等职业教育－教材　②人体组织学－人体胚胎学－高等职业教育－教材　Ⅳ．① R32

中国国家版本馆 CIP 数据核字（2024）第 058097 号

责任编辑：王昊敏 / 责任校对：周思梦

责任印制：师艳茹 / 封面设计：涿州锦晖

科 学 出 版 社 出版

北京东黄城根北街16号

邮政编码:100717

http://www.sciencep.com

北京中科印刷有限公司印刷

科学出版社发行　各地新华书店经销

*

2010年8月第 一 版　开本：850×1168　1/16

2024年6月第 四 版　印张：17 1/2

2025年8月第二十三次印刷　字数：529 000

定价：99.80元

（如有印装质量问题，我社负责调换）

前　言

党的二十大报告指出“人民健康是民族昌盛和国家强盛的重要标志。把保障人民健康放在优先发展的战略位置，完善人民健康促进政策。”贯彻落实党的二十大决策部署，积极推动健康事业发展，离不开人才队伍建设。“培养造就大批德才兼备的高素质人才，是国家和民族长远发展大计。”教材是教学内容的重要载体，是教学的重要依据、培养人才的重要保障。本次教材修订旨在贯彻党的二十大报告精神，坚持为党育人、为国育才。

进入新时代以来，我国高等职业教育高质量发展已是大势所趋。从《国家职业教育改革实施方案》启动“中国特色高水平高职学校和专业建设计划”，到《关于推动现代职业教育高质量发展的意见》等为职业教育发展指明了路径。为进一步满足医药卫生高等职业教育教学改革的需要，编者按照学生的认知规律以及教育教学的规律编写本教材。

本教材的编写紧扣医药卫生类高职高专教育教学的实际需要，最大程度地使教材更好地方便学生和教师使用。在结构框架上，本教材以器官为中心，强化应用解剖，将人体解剖学与组织胚胎学两部分有机地融为一体。在内容选择上，打破系统性安排，采用混编的方式，注重基础与临床相结合，“岗课赛证”相融合，体现职业岗位所需能力，紧密接轨执业资格考试内容。此外，本教材为适应临床护理应用和全生命周期健康保障需求，在内容上强调了护理临床应用解剖和老年人及儿童的解剖结构特点等内容。在章节安排上，本教材分为绪论、细胞、基本组织、皮肤、运动系统、消化系统、呼吸系统、泌尿系统、男性生殖系统、女性生殖系统、心血管系统、淋巴系统、神经系统、内分泌系统、感觉器官、胚胎学概要等 16 章。

本教材在每章章首展示该章的“学习目标”，利于学生更好地规划学习内容和学习方法，提高学习效率。每节开篇采用“案例”导入，以利于启发思维、激发兴趣，相关内容穿插“考点”和“链接”。每章后有“自测题”，精选有代表性的单选题与问答题，单选题中加入历年护考真题。同时，本教材将每章思维导图、课程思政元素以数字化教学资源的形式融于教材前的二维码中，使用者可以通过扫描二维码进行学习。

本教材编者具有多年的人体解剖学与组织胚胎学的教学和教材编写经验，也得到了编者所在院校的大力支持，在此表示诚挚谢意。

限于编者能力与水平，本教材在内容取舍、编排等方面可能存在不足，恳请读者在使用本教材的过程中多提宝贵意见，以便不断完善与提高。

编　者

2023 年 11 月

配 套 资 源

欢迎登录“中科云教育”平台，免费数字化课程等你来！

本系列教材配有图片、视频、音频、动画、题库、PPT 课件等数字化资源，持续更新，欢迎选用！

“中科云教育”平台数字化课程登录路径

电脑端

- 第一步：打开网址 http://www.coursegate.cn/short/HY6O4.action
- 第二步：注册、登录
- 第三步：点击上方导航栏“课程”，在右侧搜索栏搜索对应课程，开始学习

手机端

- 第一步：打开微信“扫一扫”，扫描下方二维码
- 第二步：注册、登录
- 第三步：用微信扫描上方二维码，进入课程，开始学习

PPT 课件：请在数字化课程各章节里下载！

目　录

第 1 章　绪论　/ 1
第 1 节　概述　/ 1
第 2 节　人体解剖学与组织胚胎学的研究方法　/ 5
第 2 章　细胞　/ 8
第 1 节　细胞的结构　/ 8
第 2 节　细胞增殖　/ 11
第 3 章　基本组织　/ 14
第 1 节　上皮组织　/ 14
第 2 节　结缔组织　/ 20
第 3 节　肌肉组织　/ 27
第 4 节　神经组织　/ 31
第 4 章　皮肤　/ 37
第 1 节　皮肤的结构　/ 37
第 2 节　皮肤的附属器　/ 40
第 5 章　运动系统　/ 42
第 1 节　骨学　/ 42
第 2 节　关节学　/ 55
第 3 节　肌学　/ 64
第 6 章　消化系统　/ 79
第 1 节　概述　/ 79
第 2 节　消化管　/ 81
第 3 节　消化腺　/ 94
第 4 节　腹膜　/ 98
第 7 章　呼吸系统　/ 103
第 1 节　呼吸道　/ 103
第 2 节　肺　/ 110
第 3 节　胸膜与纵隔　/ 114
第 8 章　泌尿系统　/ 117
第 1 节　肾　/ 117
第 2 节　输尿管　/ 125
第 3 节　膀胱与尿道　/ 126
第 9 章　男性生殖系统　/ 129
第 1 节　男性内生殖器　/ 129
第 2 节　男性外生殖器　/ 132
第 10 章　女性生殖系统　/ 136
第 1 节　女性内生殖器　/ 136
第 2 节　女性外生殖器　/ 144
第 3 节　会阴和乳房　/ 145
第 11 章　心血管系统　/ 149
第 1 节　概述　/ 149
第 2 节　心　/ 150
第 3 节　血管　/ 157
第 12 章　淋巴系统　/ 172
第 1 节　淋巴管道　/ 173
第 2 节　淋巴组织　/ 174
第 3 节　淋巴器官　/ 175
第 4 节　全身淋巴结及淋巴引流　/ 177
第 13 章　神经系统　/ 182
第 1 节　概述　/ 182
第 2 节　中枢神经系统　/ 183
第 3 节　周围神经系统　/ 200
第 4 节　传导通路　/ 215
第 14 章　内分泌系统　/ 222
第 1 节　甲状腺　/ 222
第 2 节　甲状旁腺　/ 224
第 3 节　肾上腺　/ 225
第 4 节　垂体　/ 226
第 5 节　松果体　/ 228
第 15 章　感觉器官　/ 229

第 1 节　视器 / 229
第 2 节　前庭蜗器 / 234
第 16 章　胚胎学概要 / 240
第 1 节　生殖细胞和受精 / 240
第 2 节　胚胎早期发育 / 241
第 3 节　胎膜与胎盘 / 246
第 4 节　胎儿血液循环 / 249
第 5 节　双胎和多胎 / 250
实训指导 / 253
实训 1　显微镜的使用及细胞观察 / 253
实训 2　基本组织 / 254
实训 3　骨 / 256
实训 4　骨连结 / 258
实训 5　骨骼肌 / 260
实训 6　消化系统 / 261
实训 7　呼吸系统 / 262
实训 8　泌尿系统 / 263
实训 9　男性生殖系统 / 264
实训 10　女性生殖系统 / 264
实训 11　心血管系统 / 265
实训 12　淋巴系统 / 266
实训 13　神经系统 / 267
实训 14　内分泌系统 / 270
实训 15　感觉器 / 270
实训 16　胚胎学 / 272
参考文献 / 273
自测题（选择题）参考答案 / 274

第1章 绪论

学习目标

1. 知识目标　掌握人体解剖学与组织胚胎学的概念、方位术语和人体的组成；熟悉人体解剖学与组织胚胎学常用的研究技术；了解人体解剖学与组织胚胎学在医学中的地位和学习方法。
2. 能力目标　能够准确展示人体解剖学姿势；能够对照标本、模型准确运用方位术语。
3. 素质目标　培养医者仁心的道德情操。

第1节　概　　述

一、人体解剖学与组织胚胎学的概念、发展简史和在医学中的地位

（一）人体解剖学与组织胚胎学的概念

人体解剖学与组织胚胎学是从宏观到微观研究正常人体形态结构及个体发生发育规律的科学。其包括人体解剖学、组织学和胚胎学等三门学科的内容，是一门重要的医学基础课程。

1. 人体解剖学（human anatomy）　是研究正常人体形态结构的科学。从功能相关性的角度研究正常人体形态结构，称为系统解剖学（systematic anatomy），研究正常人体局部层次结构，称为局部解剖学（regional anatomy）。

2. 组织学（histology）　是主要借助各种显微镜研究正常人体的微细结构及其相关功能的科学。研究内容主要是细胞、组织和器官的微细结构。随着现代科学技术的突飞猛进，对人体微细结构的研究已经越来越深入，但是仍然有很多的人体奥秘等待着人们去探索和发现。

3. 胚胎学（embryology）　是研究从受精卵发育为新生个体的过程及其机制的科学。研究内容包括生殖细胞成熟过程、受精、胚胎发育、胚胎与母体关系及先天畸形等。

（二）人体解剖学与组织胚胎学发展简史

人体解剖学是在漫长的历史实践中发展起来的，有着悠久的历史。西方国家的解剖学历史记载是从古希腊名医希波克拉底（Hippocrates，公元前460～前377年）开始。古罗马医学权威和解剖学家盖伦（Galen，公元130～200年）总结前人的资料并用自己的观察充实古代解剖学，写了许多医学著作。文艺复兴时代比利时著名的医生维萨里（Vesalius，公元1514～1564年）亲自解剖人的尸体，于1543年出版了经典著作《人体的构造》，奠定了现代解剖学基础。在我国，成书于战国至秦汉时期的《黄帝内经》中就已经有解剖学的记载。汉代名医、外科大师华佗用麻沸散行剖腹手术。宋代王惟一铸铜人、宋慈著《洗冤集录》、清代名医王清任著《医林改错》都说明了解剖学在我国的发展。

组织胚胎学的发展是随着科学技术的进步而逐步发展起来的。17世纪，英国生理学家威廉·哈维（William Harvey，1578～1657年）发现了血液循环的规律，意大利组织学家马尔皮吉（Malpighi，1628～1694年）于1661年用显微镜发现微循环血管，真正完成全部血液循环的线路，创立了组织学的开端；英国科学家罗伯特·虎克（Robert Hooke，1635～1703年）用自制的显微镜发现了细胞；19世纪，德国学者施莱登（Schleiden，1804～1881年）和西奥多·施万（Theodor Schwann，1810～1882年）

共同提出细胞是动植物的基本结构，创立了细胞学说，推动了组织学的发展。20世纪以来，随着电子显微镜技术、免疫组织化学等技术的发展，对人体各种细胞、组织和器官的微观结构的认识更加深入，组织学的研究已经进入分子水平阶段。

（三）人体解剖学与组织胚胎学在医学中的地位

恩格斯说："没有解剖学就没有医学。"这说明了人体解剖学与组织胚胎学在医学及相关学科中具有举足轻重的作用。它与其他医学基础课程和临床课程均有极为密切的关系，是最重要的基础课程之一。只有掌握正常人体的形态、结构和个体发生、发育规律，才能正确理解人体生理功能和病理变化，分辨人体正常与异常，区别生理和病理状态，从而对人体健康进行科学管理，对疾病做出正确的预防、诊断和治疗。因此，通过本课程的学习必将为医学及相关专业其他课程的学习和临床医疗及护理、疾病预防、健康指导、优生优育等工作打下坚实的基础。

二、人体解剖学与组织胚胎学的学习方法

人体解剖学与组织胚胎学的内容很多，看起来纷繁复杂，需要记忆的知识比较多，许多学生刚开始学习时都感到头痛，容易产生畏惧心理。其实这门课程乃至其他医学课程都有其自身的学习规律性，只要我们在遵循一般的学习认知规律基础上，结合自己的特点，找到符合自己的行之有效的学习方法，慢慢形成医学的思维方式，一定会有事半功倍的学习效果。下面介绍的一些学习观点、方法是经过长期的学习实践总结出来的，可以学习借鉴。

（一）人体的形态结构与功能相互影响

结构和功能是人体相互联系的两个方面，形态结构是功能活动的物质基础，功能活动是形态结构的运动形式，如果形态结构发生变化，就会导致功能活动的改变。例如，人体的运动往往伴随着肌肉的收缩，肌肉之所以具有收缩功能是因为人体参与运动的骨骼肌主要由骨骼肌细胞组成，而骨骼肌细胞具有收缩功能。如果因为一些原因而导致肌肉损伤，就会表现出人体运动功能的障碍。如果人体功能长期改变，又会逐渐引起形态结构发生变化。例如，加强长期的体育锻炼就是强化肌肉的功能，可使人体肌肉形态结构发生改变而显得粗大、发达；长期卧床的患者，由于肌肉功能长期减退，人体肌肉形态结构可发生改变而萎缩。可见，人体的形态结构和功能紧密相关，并且相互影响，简单地说就是"形态结构决定功能，功能影响形态结构"。

临床上疾病的表现往往伴随着患者身体形态结构和（或）功能的改变，我们既可以通过形态结构的改变来分析、判断病情，也可以通过功能的异常表现寻找病情的线索。

（二）局部和整体结构功能密切联系

人体的各个器官有其自身的结构和功能，这些各自不同的功能并不是孤立的局部活动，而是整体活动的组成部分。各器官之间、器官与系统之间、系统与系统之间的活动都是互相联系、互相制约、互相影响的，并且在神经、体液的调节下有机统一地完成人体的一些生理功能。例如，人体的消化道由很多部分组成，如口腔、咽、食管、胃、小肠和大肠，每一部分形态结构不同，局部功能差别也很大，但是在神经、体液的调节下，统一协调一致地完成人体的消化和吸收功能。如果其中的一个或一些器官的形态结构发生了病变就会引起其局部功能障碍，而任何一个局部的功能障碍又会引起消化系统整体功能的异常。在临床上，我们也要善于在复杂的消化系统疾病中，通过分析病情的特点，结合消化道组成局部结构功能的差异来判断病因。学习人体解剖学与组织胚胎学是从个别器官入手，但必须注意各个器官、系统的功能并不是孤立的局部活动，而是整体活动的组成部分。因此，应确立局部与整体统一的观点，从整体的角度更好地来理解器官、局部的形态结构及它们之间复杂的功能联系。

（三）进化发展和环境影响结构与功能

达尔文进化论表明，人类是由古猿经长期进化而来的，在形态结构上还保留着灵长类哺乳动物的结构特点，如身体两侧对称，体腔被分成胸腔和腹腔等，以及人体出现一些变异、畸形、发育不全或返祖现象。现代人类劳动、语言、思维等功能的形成和完善，使得其形态结构也在不断地发展和变化，经历了从低级到高级、从简单到复杂的演变过程。这为我们研究和理解人体的形态结构与功能提供了诸多的方法。可以通过一些动物实验探究人体的奥秘，例如，我们可以通过解剖动物的心脏去学习研究心脏的形态结构和功能。当然，这种研究必须符合国家动物保护等有关的法律法规的要求。

人生活于外环境之中，需要和外环境进行物质交换，摄取物质，排出废物。因此，外环境的变化会直接和间接影响着人体。人体也通过自身的调节机制，不断地统一功能活动，以适应环境的变化，促进身体健康。

（四）理论学习与实践体验紧密结合

学习人体解剖学与组织胚胎学的目的在于为后续的医学课程学习打基础，也在于今后临床实践应用。因此，在学习的过程中要积极思考，仔细观察，主动用所学理论来指导实践，通过实践来验证理论，在理解的基础上去记忆，通过理论和实践的反复结合把书本的知识转化为自己的知识。实训课学习尤其重要，通过观察尸体、大体标本、模型、组织切片、图谱、多媒体课件等加强实物直观学习，对临床上看得见、听得到、摸得着、用得上的解剖学知识要在自身活体上反复触摸，准确定位，并经对照、比较，综合分析，牢牢把握。

人体解剖学与组织胚胎学研究的是正常的人体结构，自己就是最好的教科书和活的图谱。同时，还要多读些参考书籍，拓宽知识面，参与研究性学习，活跃思路。需要注意的是，人体解剖学与组织胚胎学的名词多，大量名词的记忆是学习人体解剖学与组织胚胎学的特点，也是初学者的难点。因此，必须花时间去背诵和记忆，别无捷径可走。但是合理地利用一些记忆技巧能达到事半功倍的效果。如加强在标本、模型和活体上直观辨认，结合生活、临床实例在理解的基础上记忆，编出记忆口诀和顺口溜等都可以增强记忆。

三、人体的组成和分部

（一）人体的组成

构成人体的基本结构和功能单位是细胞（cell）。人体细胞的大小不一、形态多种多样、功能各异。许多形态相似、功能相近的细胞和细胞间质组合在一起构成组织（tissue）。人体的基本组织包括上皮组织、结缔组织、肌组织和神经组织等4类。几种不同的组织按照一定的规律组合，构成具有一定形态并能完成一定生理功能的器官（organ），如肝、肺、肾、心等。一些功能相关的器官联系在一起，共同完成人体某种生理功能，构成系统（system）。人体有运动系统、消化系统、呼吸系统、泌尿系统、生殖系统、心血管和淋巴系统、神经系统、内分泌系统及感觉器九大系统。其中消化系统、呼吸系统、泌尿系统和生殖系统的大部分器官都位于体腔内，并借一定的孔道与外界直接或间接相通，称为内脏。各系统在神经-体液调节下，形成一个完整统一的有机体，以完成正常的生理功能活动。

值得注意的是，人体的各器官和系统并不能绝对区分，常常是相互融合。如绝大部分的组织、器官内均有血管、神经和淋巴管，也有些器官同时属于不同的系统，如男性尿道是泌尿系统和生殖系统的共同通道，咽是消化系统和呼吸系统的共同通道。

考点：四大基本组织、九大系统

（二）人体的分部

人体外部形态可区分为头部、颈部、躯干部和四肢4个部分。头部又分为前部的面部和后部的颅部；颈部可分为前部的颈部和后部的项部；躯干部分为胸部、腹部、盆部、会阴部、背部，背的下部为腰部；四肢分为上肢和下肢，上肢又分肩部、臂部、前臂部和手，下肢又分臀部、大腿部、小腿部和足。

四、人体解剖学与组织胚胎学的常用术语

（一）解剖学姿势

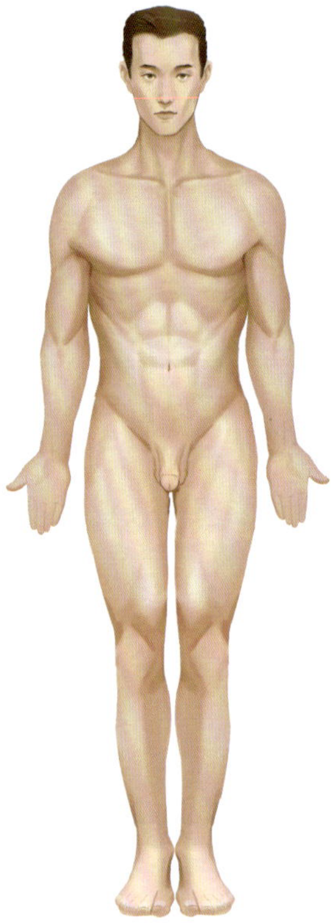

图 1-1　解剖学姿势

解剖学姿势（anatomical position）是指身体直立，两眼向前平视，上肢下垂于躯干两侧，手掌向前，下肢并拢，足尖向前（图 1-1）。解剖学姿势是用以描述人体结构之间位置关系的特定标准姿势。不管所描述的标本、模型、人体局部结构或被观察者处于俯卧位、仰卧位、横位或倒置，都必须以解剖学姿势为标准进行描述。

考点：解剖学姿势

（二）方位术语

方位术语是按解剖学姿势来描述人体结构之间位置关系的用语。常用方位术语如下。

1. 上和下　是描述人体结构部位高低关系的用语，近头顶者为上（superior），近足底者为下（inferior）。如鼻位于口之上，而位于眼之下。

2. 前和后　近腹侧面者为前（anterior），近背侧面者为后（posterior）。前、后也可分别称腹侧和背侧。如心脏的表面靠近腹侧面有前室间沟，靠近背侧面有后室间沟。

3. 内侧和外侧　以人体正中矢状面为准，靠近正中矢状面者称内侧（medial），远离正中矢状面者为外侧（lateral）。如心脏和左肺的关系，心脏在内侧，左肺在外侧。在前臂，常将内侧称尺侧，外侧称桡侧。在小腿，常将内侧称胫侧，外侧称腓侧。

4. 内和外　用于描述空腔器官的位置关系，在腔内或近腔者为内（internal），在腔外或远离内腔为外（external）。如舌在口腔内，心在心包腔外。

5. 浅和深　用于描述器官或结构与体表的位置关系，凡近体表者为浅（superficial），远离体表者为深（profundal）。如浅静脉位置比较表浅，靠近体表，而深静脉远离体表，位置比较深。

6. 近侧与远侧　用于描述四肢，靠近与躯体附着点为近侧（proximal），远离与躯体附着点为远侧（distal）。如肘关节位于肩关节的远侧，但是位于腕关节的近侧。

左右也是常用的方位术语，如左上肢、右上肢等，需要注意的是，是以被观察者自身的左右为标准，而不是观察者的左右。

考点：方位术语

（三）轴

轴是假想的贯穿人体的互相垂直的直线，有垂直轴、矢状轴、冠状轴等三条互相垂直的轴。可以用轴组成的坐标来确定人体外部和内部各种结构的形态与位置，也可以用这些轴来描述关节的运动（图 1-2）。

1. 垂直轴　上下方向，与地面垂直且和人体长轴平行的轴，称垂直轴。

2. 矢状轴　前后方向，与地面平行且与人体长轴垂直的轴，称矢状轴。

3. 冠状轴　左右方向，与地面平行且垂直于矢状轴和垂直轴的轴，称冠状轴。

（四）切面

人体有相互垂直的三个切面，可以用来描述人体内部的形态结构（图1-2）。

1. 矢状面 沿矢状轴将人体分成左、右两部分的切面，称矢状面。其中，通过人体正中线的矢状面，称正中矢状面，它将人体分成对称的两半。

2. 冠状面 沿冠状轴将人体分成前、后两部分的切面，称冠状面，又称额状面。

3. 水平面 与地面平行，将人体分为上、下两部分的切面，称水平面，又称横断面。若以器官本身为准，垂直其长轴的切面称横切面，平行于其长轴的切面称纵切面。

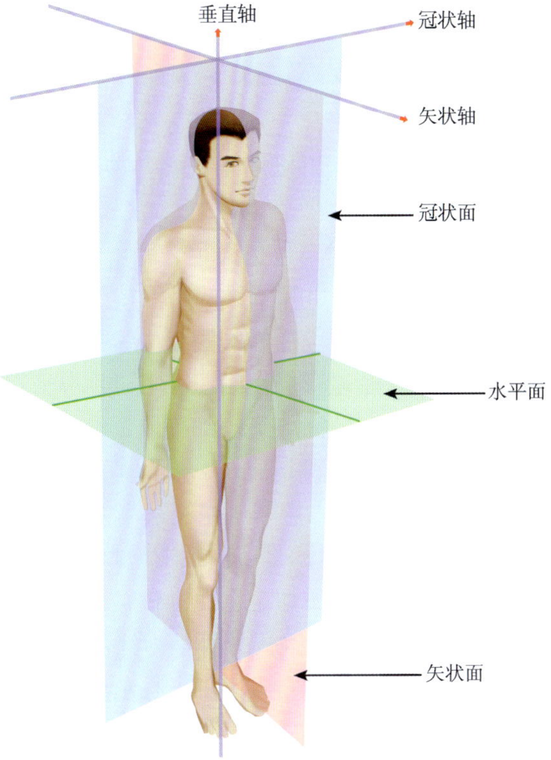

图1-2 人体的轴和切面

（五）组织学常用术语

在研究和学习组织胚胎学的过程中也形成了一些通用的名词术语，这些名词和术语也会在医学的各课程中经常出现。

1. 显微结构 也称为光镜结构，是指利用光学显微镜所观察到的微细结构。

2. 超微结构 又称电镜结构，在电镜下所观察到的微细结构。

3. 苏木精-伊红染色 简称HE染色，使用碱性染色剂苏木精和酸性染色剂伊红进行的染色，是组织学中最常用的染色方法。

4. 嗜酸性 是指组织和细胞的碱性成分对酸性染料（如伊红）的亲和性。

5. 嗜碱性 是指组织和细胞的酸性成分对碱性染料（如苏木精）的亲和性。

6. 嗜中性 是指组织和细胞的中性成分与酸性或碱性染料的亲和力都不强的特性。

第2节 人体解剖学与组织胚胎学的研究方法

从宏观到微观研究正常人体形态结构及个体发生发育规律需要使用不同的研究技术和方法。

一、解剖学常用的研究方法

1. 尸体研究 ①解剖法：用刀具等切割，肉眼观察；②腐蚀法：在标本内注入乳胶、塑料或易熔金属，再用强酸腐蚀掉软组织，保留铸型以显示形态和结构；③冷冻切片法：通过连续的冷冻切片研究不同平面的组织、器官形态结构和毗邻关系；④透明法：以有色凝固性物质注入血管、淋巴管等使腔内充盈，再用药物把周围的组织脱色透明。

2. 活体研究 ①活体测量法：研究人体体质、身高和体表面积等体格特征；②X线检查法：多用于观察骨骼和内脏的自然位置；③仪器测量法：用超声波、同位素扫描、计算机断层扫描、磁共振成像等观察并测量人体的结构。

3. 动物实验 观察动物形态结构变化过程，分析引起变化的原因。

二、组织胚胎学常用的研究方法

人体组织和细胞等微细结构已经超出了人肉眼的分辨率，因此，学习研究时需要使用一些特殊的技术和方法，如切片、染色与显微镜技术等。

（一）光学显微镜技术

光学显微镜简称光镜，其分辨率最高为0.2μm，最终放大倍数可达1000倍，可观察到组织、细胞的一般微细结构。可以用于观察各种染色后的组织薄片，其中最常用的是石蜡切片术及苏木精-伊红染色（HE染色）。

1. 石蜡切片术 包括固定、脱水、透明、包埋和切片等5个步骤。①固定：将小块新鲜组织浸入固定液固定6～24小时。目的是保持组织、细胞的原有形态结构不发生变化。②脱水：是指将固定后的组织依次放入浓度递增的酒精中，用酒精替代组织内的水分。③透明：是用二甲苯置换出组织中酒精的过程，这个过程会使组织变成透明状。④包埋：二甲苯透明后的标本需要经过3次56℃熔化石蜡的浸泡，使其充分渗入组织细胞内，最后把组织块包埋在石蜡中，冷却后形成蜡块。⑤切片：蜡块经修理后用石蜡切片机切成6～8μm厚的薄片，于温水中使蜡片展开，裱贴于载玻片上，即成为石蜡切片。切片经烤干、二甲苯脱蜡及从高浓度到低浓度酒精处理复水后才能用于染色。

2. HE染色 目的是使组织细胞内各微细结构染上不同颜色，以利于观察。苏木精为碱性染料，可使细胞内的酸性物质如染色质和核糖体等染成蓝色；伊红是酸性染料，可使细胞内的蛋白质和细胞外基质中胶原纤维的碱性成分等染为红色。

用上述方法制作的切片在普通光学显微镜下可直接观察（图1-3）。

普通显微镜以普通光为光源，主要通过染色后切片中不同颜色来辨别细胞和组织结构的形态与分布。另外还有一些显微镜是利用其他特殊的光源及特殊的成像装置达到分辨微细结构的目的。例如：①荧光显微镜技术，是利用紫外光激发组织切片中的自发荧光分子或经荧光素标记的结构或分子产生不同颜色的荧光。可以判断不同分子或结构在切片中的分布。②相差显微镜技术，是利用光的衍射和干涉现象，通过显微镜中特殊的环状光阑把相差变为振幅差来观察活细胞和未染色的标本。③激光共聚焦显微镜技术，是利用激光束对荧光染料标记的组织切片进行连续精确的断层扫描，获取的数据经计算机合成为二维或三维的荧光图像。目前常用的激光共聚焦显微镜可以同时对四种不同的荧光标记分子进行显色，因此在研究组织中不同分子的精准定位或共定位时具有独特的优势（图1-4）。

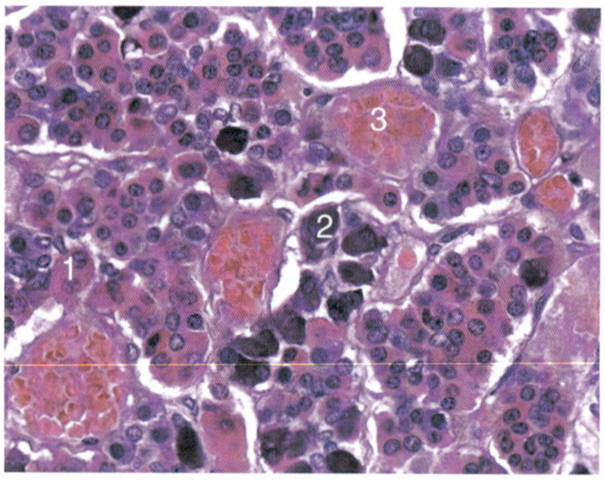

图1-3 人垂体（HE染色，10×40倍）
1. 嗜酸性细胞；2. 嗜碱性细胞；3. 红细胞

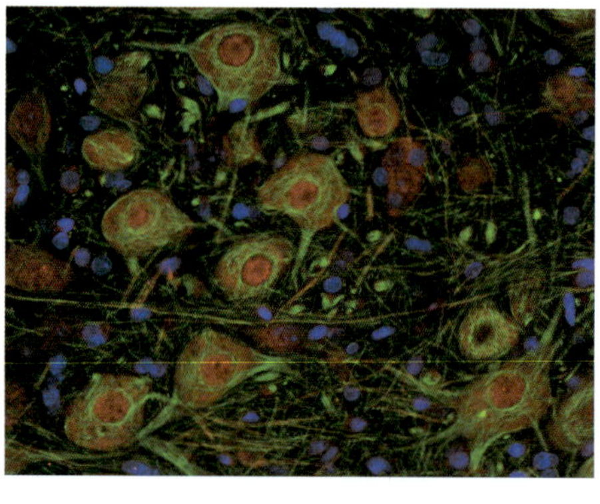

图1-4 脊髓前角运动神经元
激光共聚焦显微镜显示荧光免疫组织化学染色

（二）电子显微镜技术

电子显微镜简称电镜，是以电子束为光源，用电磁透镜代替光学透镜，用荧光屏将电子束成像的显微镜。电镜下观察到的结构称电镜结构或超微结构，常用计量单位是纳米（nm）。电镜又分为透射电镜和扫描电镜，透射电镜放大倍数和分辨率比光镜要高得多，可放大几万倍到几十万倍。扫描电镜是用来观察细胞和组织的表面结构，标本图像有真实的立体感。

此外，常用的研究方法还有组织化学技术、细胞化学技术、免疫细胞化学技术、放射自显影技术、细胞培养技术、组织工程等。

链 接 人体的变异和畸形

人体解剖学与组织胚胎学是研究正常人体的形态结构及个体发生发育规律，这里所说的正常指的是根据中国人体质调查资料，在统计学上占优势的形态结构称为正常。少数人局部结构的形态、位置、大小等与正常情况不完全相同，但与正常值比较接近，且不影响其生理功能，称为变异。常见的变异有浅静脉分布、动脉的分支等。若形态结构的变化超出一般的变异范围，统计学上出现的概率极低，并在一定程度上影响其生理功能，称为异常或畸形。儿童在生长发育过程中和老年人在衰老的过程中，身体的形态结构等会与成年时期呈现不同的特点，一般属于正常的生理现象，不属于变异和畸形。

自 测 题

一、单选题

1. 与地面平行将人体分为上下两部分的切面是（　　）
   A. 矢状面　　B. 冠状面
   C. 水平面　　D. 额状面
   E. 纵切面
2. 前后方向与身体长轴垂直，与地面平行的轴为（　　）
   A. 额状轴　　B. 矢状轴
   C. 垂直轴　　D. 冠状轴
   E. 水平轴
3. 常用来描述空腔器官的方位术语是（　　）
   A. 上和下　　B. 内侧和外侧
   C. 内和外　　D. 前和后
   E. 近侧和远侧
4. 在前臂，与外侧相同的方位术语又称为（　　）
   A. 远侧　　B. 尺侧
   C. 桡侧　　D. 近侧
   E. 胫侧
5. 左右方向将人体切为前后两部分的切面是（　　）
   A. 矢状面　　B. 冠状面
   C. 水平面　　D. 横切面
   E. 纵切面
6. 关于方位术语的描述正确的是（　　）
   A. 人体仰卧时，近腹面者为上
   B. 靠近正中矢状面者为近侧
   C. 远离正中矢状面者为外侧
   D. 近内腔者为内侧
   E. 远头顶者为远侧
7. 下述不符合解剖学姿势的是（　　）
   A. 身体直立
   B. 两眼向前平视
   C. 双上肢垂于躯干两侧
   D. 手掌向内侧
   E. 两足并立、足尖向前

二、问答题

1. 试述人体九大系统的名称。
2. 请说出并示范解剖学姿势。

（傅玉峰　陈　培）

第2章 细　胞

学习目标

1. 知识目标　掌握细胞基本结构；熟悉细胞器的功能；了解细胞形态、细胞周期。
2. 能力目标　会用显微镜观察细胞的结构。
3. 素质目标　培养良好的科学素养、职业道德和行为规范。

细胞（cell）是构成人体的形态结构、生理功能和生长发育的基本单位。

第1节　细胞的结构

人体有许多功能不同、形态各异、大小不一的细胞，细胞的基本结构包括细胞膜（cell membrane）、细胞质（cytoplasm）和细胞核（nucleus）3部分（图2-1、图2-2）。

考点：细胞的基本结构

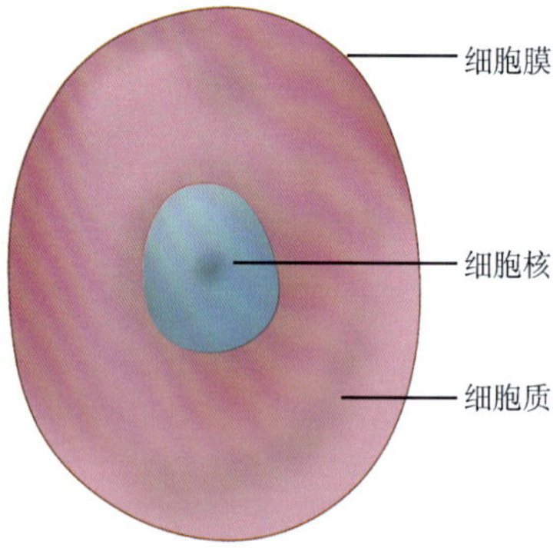

图2-1　细胞的基本结构示意图

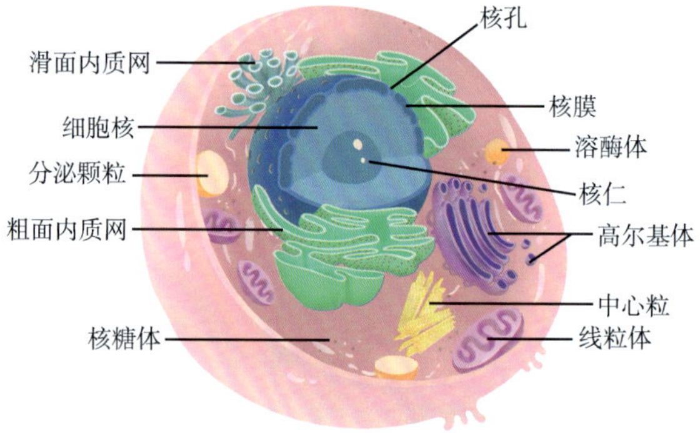

图2-2　细胞超微细结构示意图

一、细　胞　膜

细胞膜（cell membrane）是包在细胞表面的一层薄膜，也称质膜，其厚度为7～10nm。细胞膜是防止细胞外物质自由进入细胞的屏障，它保证了细胞内环境的相对稳定。

1. 细胞膜的结构　细胞膜在光镜下一般难以分辨，用电镜观察固定并染色的标本可见细胞膜呈现“两暗夹一明”的三层结构，即内、外层电子密度高，深暗；中间层电子密度低，明亮。细胞内膜性细胞器的膜也均有类似的三层结构。上述三层结构是一切生物的共同特征，故称单位膜（unit membrane）。

细胞膜主要由脂类、蛋白质和少量糖类组成。关于细胞膜的分子结构，液态镶嵌模型学说认为膜的分子结构以液态的脂质双分子层为基架，其中镶嵌着各种不同生理功能的球状蛋白质。脂质分子排列成内、外两层，膜上的蛋白质分子大部分不同程度地嵌入、深埋或横跨全膜，镶嵌在两层脂质分子之间。液态镶嵌模型学说主要强调膜的流动性和不对称性，这一结构使细胞膜具有各种生理功能（图2-3）。

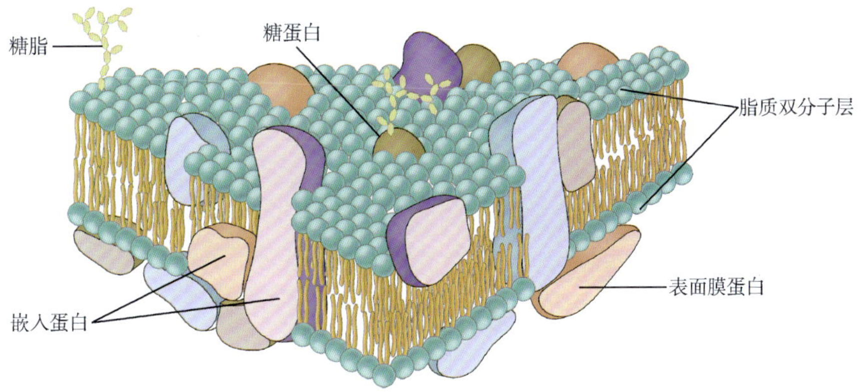

图2-3 细胞膜液态镶嵌模型

2. 细胞膜的功能 细胞膜可维持细胞的完整性，保持一定的细胞形态；具有选择性通透作用，维持细胞内环境的相对稳定；具有受体功能；构成细胞的支架；具有细胞识别、运动功能等。

二、细 胞 质

细胞质（cytoplasm）是位于细胞膜与细胞核之间的部分，是细胞完成多种重要生命活动的场所，包括细胞器、细胞基质、细胞骨架和内含物等。

1. 细胞器 是细胞质中具有一定化学组成、形态结构和特殊功能的结构，主要包括内质网、高尔基体、溶酶体、线粒体、核糖体等。

（1）内质网（endoplasmic reticulum） 由单位膜构成的囊状或小管状结构，它们相互连接成网。表面附有大量核糖体，称粗面内质网，可以合成和分泌蛋白质；表面没有核糖体附着，膜外表面光滑，称滑面内质网，其功能多样，随所在细胞而异。

（2）高尔基体（Golgi body） 位于细胞核附近，包括扁平囊泡、大泡、小泡三部分。高尔基体的主要功能是对内质网合成的蛋白质进行加工、包装、运输，并将其分泌到细胞外。

（3）溶酶体（lysosome） 是由一层单位膜包被的内含多种水解酶的小体，是高尔基体形成的一种特殊囊泡。溶酶体大小不一，多呈圆形，对外源性有害物（如细菌）及内源性衰老损伤的细胞器进行消化分解，是细胞的“清除器”。

（4）线粒体（mitochondrion） 在光镜下呈线状、杆状或颗粒状，电镜下观察，为双层单位膜围成的椭圆形小体，外膜光滑，内膜向内折叠形成线粒体嵴。线粒体嵴含有多种酶，能将细胞摄入的蛋白质、脂肪、糖类等分解和氧化，并制造高能磷酸化合物——腺苷三磷酸（ATP），为细胞活动提供能量。故线粒体被称为“人体的动力工厂”（图2-4）。

（5）核糖体（ribosome） 是细胞质中的一种非膜性结构，是细胞内蛋白质合成的场所。电镜下核糖体呈颗粒状，直径为15～25nm，主要由核糖核酸和蛋白质组成。核糖体有两种，游离在细胞质中的称为游离核糖体，附着在内质网外表面的称为附着核糖体（图2-5）。

考点：细胞器的功能

2. 细胞基质（stroma） 是细胞内呈液态的部分，由水、无机盐、蛋白质、糖及脂肪等组成，是细胞进行物质代谢的场所。

3. 细胞骨架（cytoskeleton） 是指细胞内的结构网架，包括微丝、微管及中间丝，对细胞的形状和运动、细胞内物质的运输及细胞分裂等起着重要作用。

4. 内含物（inclusion） 是指细胞的一些代谢产物或所储存的物质，如脂肪细胞的脂滴、肝细胞的糖原。有些细胞有其特殊产物，如黑色素细胞产生的黑色素颗粒。

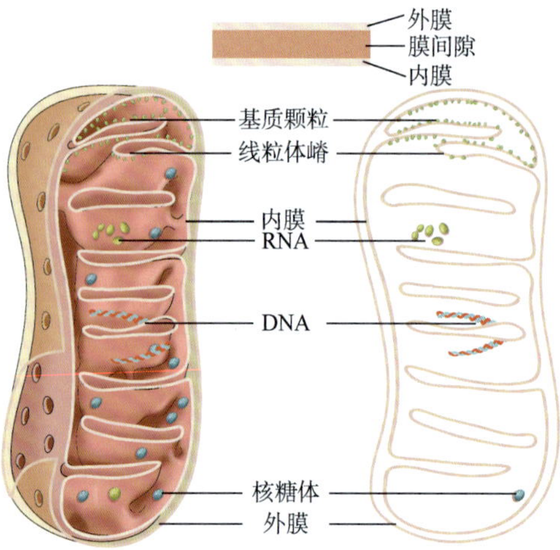

图2-4　线粒体结构示意图

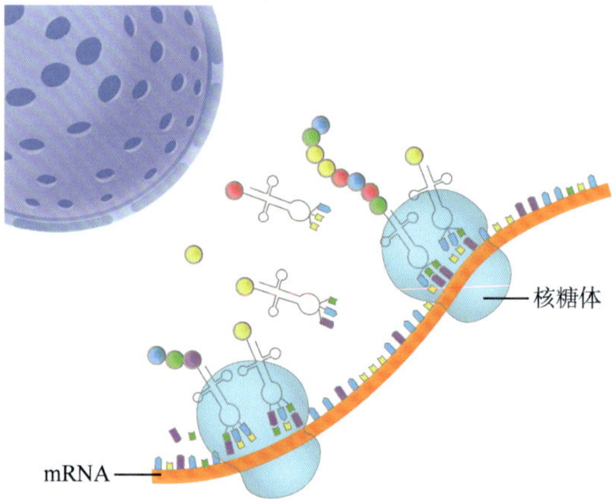

图2-5　核糖体

链 接　细胞器与疾病

疾病发生发展的过程中往往伴随着细胞内细胞器形态、结构和功能的改变。维生素缺乏时的成纤维细胞及四氯化碳中毒时的肝细胞会出现多聚核糖体解聚现象，如果细胞受损比较严重，粗面内质网膜上的核糖体会从膜上脱落。多聚核糖体解聚和内质网脱颗粒可作为细胞合成蛋白质功能降低的一项指标。当细胞遭到内外因素的干扰时，线粒体出现的反应最早，变化最明显，通常以线粒体形态变化作为鉴别细胞功能的一项指标。如慢性酒精中毒时肝细胞出现巨大线粒体或畸形线粒体；缺血、缺氧、炎症时线粒体出现凝集肿胀、水性变及空泡化，在某些恶性肿瘤细胞线粒体中可出现脂类内含物。

三、细　胞　核

细胞核（nucleus）是细胞遗传、代谢、生长及繁殖的控制中心，在细胞生命活动中起着决定性的作用。细胞核的形状多种多样，一般与细胞的形态与功能相适应。每个细胞通常只有一个核，但也有多核。细胞核由核膜、染色质、核仁及核基质四部分组成（图2-6）。

1. 核膜（nuclear membrane） 是由两层单位膜构成，两层膜间的腔隙为核周隙，外层核膜与内质网膜彼此相连，表面附有大量的核糖体。核膜有直径为30～100nm的核孔，孔上被一层厚4～5nm的薄膜覆盖。核孔是细胞核与细胞质间进行物质交换的通道，并对物质交换具有调控作用。核膜使细胞遗传物质集中于核内，有利于细胞核更好地发挥其生理功能。

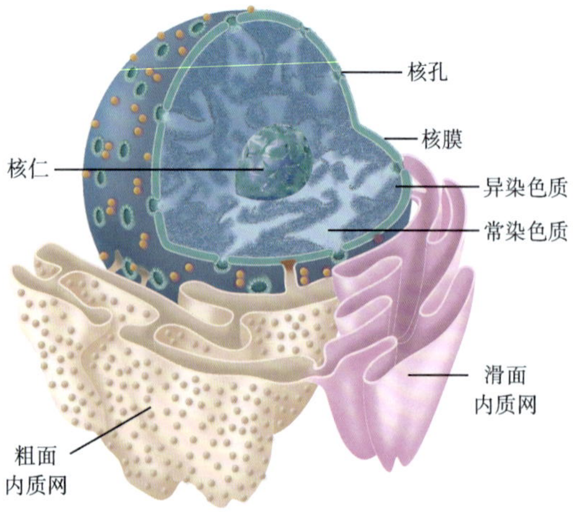

图2-6　细胞核的结构示意图

2. 染色质（chromatin）与染色体（chromosome） 是指细胞核内易被碱性染料着色的物质。在光镜下较稀疏、染色较浅的部分为常染色质，而较浓缩、染色较深的部分为异染色质。染色质在细胞有丝分裂过程中高度螺旋化并折叠形成染色体，在细胞分裂间期，染色体又解螺旋形成疏松的染色质。因此，染色质和染色体是同一物质在细胞不同时期的两种表现。染色质的基本结构单位是核小体。核小体是DNA和组蛋白组成的复合物。DNA带有决定遗传基因的密码，能自我复制。

正常人体成熟的生殖细胞有23条染色体，为单倍体。人体的体细胞染色体数目为46条，共23对，为双倍体。其中44条为常染色体，2条为性染色体。常染色体男女相同，性染色体男性为XY，女性为XX（图2-7）。染色体的数目和形状是相对稳定的，如果染色体数目或结构有变异，将导致遗传性疾病。

3. 核仁（nucleolus） 光镜下的核仁是细胞间期核中最明显的结构，核仁的数目及大小依细胞的种类和生理状态的不同而有很大的变化，一般有1～2个核仁，没有膜包裹。核仁的化学成分主要为蛋白质、DNA和RNA。核仁是合成核糖体的主要场所，对细胞的生命活动具有重要意义。

4. 核基质 是细胞核内充满的一种黏稠液体，含有水、蛋白质和无机盐。核内有一种酸性蛋白组成的骨架系统，对核孔、核仁及染色质起支架作用。

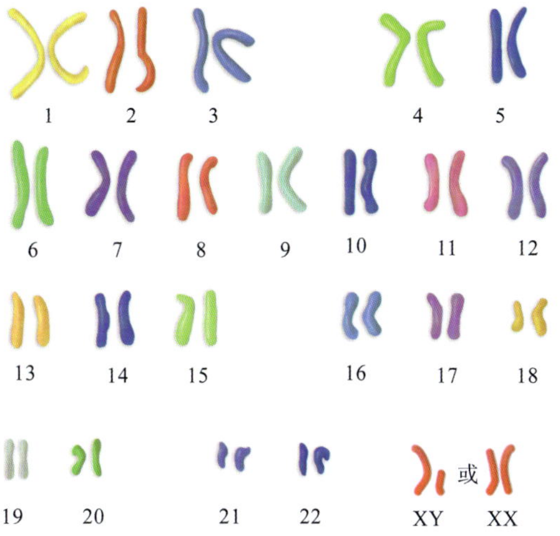

图2-7 染色体组型

第2节 细胞增殖

细胞增殖是机体生长发育的基础，是指细胞通过分裂增加数量，以补充细胞和更新细胞。不同组织的细胞其分裂增殖的频率差异很大，如神经细胞的增殖频率很低，甚至不分裂；血液中成熟的红细胞、粒细胞也不能分裂；造血干细胞、表皮的基底细胞等增殖频率较高。

人体细胞增殖分为有丝分裂和减数分裂两种方式，其中以有丝分裂为主，减数分裂是生殖细胞形成时的一种特殊分裂形式。

一、细胞增殖周期的概念

细胞在生活过程中不断地进行生长和分裂，这种生长和分裂是有周期性的。细胞从上一次分裂结束开始，到下一次分裂结束所经历的全过程称为细胞增殖周期，简称细胞周期。细胞周期可分为两个阶段：分裂间期和分裂期。分裂间期以细胞内部DNA合成为依据，又可分为DNA合成前期（G_1期）、DNA合成期（S期）和DNA合成后期（G_2期）。三个分期中最关键的是DNA合成期。分裂期（M期）以染色体的形态变化过程为主要依据，可再分为前期、中期、后期、末期四个时期（图2-8）。

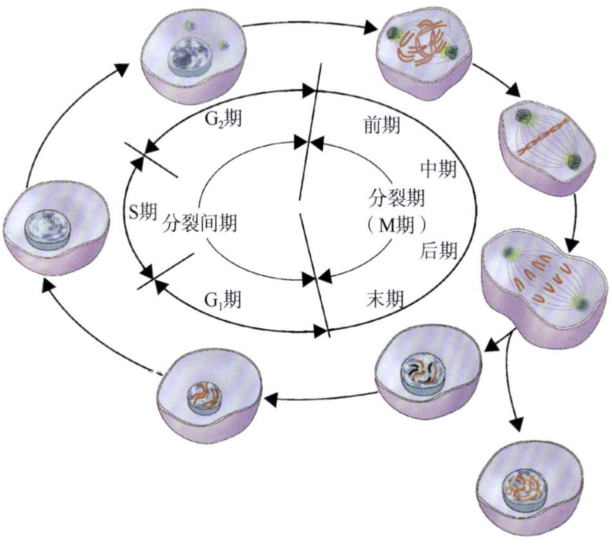

图2-8 细胞周期

不同细胞的增殖周期时间长短不一，主要是间期的G_1期所需时间不同，有的细胞G_1期所需时间几乎为零，有的可以是数小时甚至几个月，而神经细胞的G_1期甚至和机体的寿命一样长。各种不同细胞的S期、G_2期所需时间差别不大。

考点：细胞增殖周期的概念

二、细胞分裂间期的特点

细胞从上一次分裂结束后到下一次分裂开始的一段时间称为分裂间期。分裂间期以细胞内部DNA合成为依据，又可分为以下几个阶段。

（一）DNA合成前期

DNA合成前期又称G_1期，是从上一次细胞周期完成后开始的，刚形成的两个子细胞，其体积较原有的细胞小。该期特点是物质代谢活跃，迅速合成RNA和蛋白质，细胞体积显著增大。这一期的主要意义在于为下阶段S期的DNA复制做好物质和能量的准备。

细胞进入G_1期后，并不是都进入下一期继续增殖，在此时可能会出现三种不同前景的细胞：①增殖细胞。这种细胞能及时从G_1期进入S期，并保持旺盛的分裂能力，如消化道上皮细胞及骨髓细胞等。②暂不增殖细胞或休止细胞。这类细胞进入G_1期后不立即转入S期，在需要时，如损伤、手术等，才进入S期继续增殖，如肝细胞及肾小管上皮细胞等。③不增殖细胞。此种细胞进入G_1期后，失去分裂能力，终身处于G_1期，最后衰老死亡，如高度分化的神经细胞、肌细胞等。

（二）DNA合成期

DNA合成期又称S期，主要特征是复制DNA，使DNA含量增加1倍，保证将来分裂时两个子细胞的DNA含量不变。从G_1期进入S期是细胞周期的关键时刻，只要DNA的复制一开始，细胞增殖活动就会进行下去，直到分裂成两个子细胞为止。该期中，如果受到某些因素干扰，会影响到DNA的复制，从而引起细胞的变异或分裂异常终止。

（三）DNA合成后期

DNA合成后期又称G_2期，此期主要为分裂期做准备。这一期DNA合成终止，但合成少量RNA和蛋白质，可能与构成纺锤体的微管蛋白有关。

三、细胞分裂期的特点

细胞分裂期即M期，有丝分裂是体细胞增殖的主要形式。细胞一分为二是一个连续的过程，为了方便描述，人为分成前期、中期、后期、末期四个时期（图2-8）。

1. 前期 染色质螺旋化变短变粗，形成染色体。核膜、核仁消失。中心粒复制成两对，并向两极移动，发出放射状的纺锤丝，形成纺锤体。

2. 中期 染色体高度凝缩。在纺锤丝牵引下，染色体的着丝粒排列于细胞中央的赤道面上。

3. 后期 每条染色体纵裂为两条染色单体，分别向两极移动。全部染色体等分为两群，位于细胞两极。与此同时，细胞拉长，细胞中部缩窄。

4. 末期 染色体螺旋解开，变细变长，恢复到染色质。核膜与核仁重新出现。细胞从中央向内缢缩，最后分裂为两个子细胞。

在细胞周期中，分裂间期的主要生理意义是合成DNA，复制两套遗传信息；而分裂期的主要生理意义是通过染色体的形成、分裂和移动，把两套遗传信息准确地分到两个子细胞中去，使子细胞具有与母细胞完全相同的染色体，使遗传特性一代一代地传下去，保持了遗传的稳定性、特异性。

自 测 题

一、单选题

1. 对内质网合成的蛋白质具有加工、包装、运输功能的细胞器是（　　）

   A. 线粒体　　B. 高尔基体

   C. 溶酶体　　D. 内质网

   E. 核糖体

2. DNA复制出现在细胞周期的时间是（　　）

   A. 前期　　B. 分裂期

   C. 分裂中期　　D. 分裂后期

   E. 末期

3. 被称为“人体的动力工厂”的细胞器是（　　）

   A. 溶酶体　　B. 过氧化物酶体

   C. 核糖体　　D. 线粒体

   E. 高尔基体

4. 细胞进行物质代谢的场所是（　　）

   A. 溶酶体　　B. 线粒体

   C. 核糖体　　D. 细胞基质

   E. 高尔基体

5. 细胞内“清除器”指的是（ ）

A. 溶酶体　　B. 高尔基体

C. 核糖体　　D. 线粒体

E. 内质网

6. 细胞内合成蛋白质的场所指的是（ ）

A. 核糖体　　B. 内质网

C. 溶酶体　　D. 线粒体

E. 高尔基体

二、问答题

1. 细胞膜的典型结构是什么？

2. 细胞器有哪些？功能是什么？

（佈仁托娅　傅玉峰）

第3章 基本组织

学习目标

1. 知识目标　掌握被覆上皮的类型、结构特点、主要分布，疏松结缔组织的构成、细胞的结构特点和功能，三种肌肉组织的光镜形态结构特点，骨骼肌纤维、心肌纤维的超微结构，神经元的形态结构、神经胶质细胞的种类与作用；熟悉上皮组织的特殊结构，骨和软骨组织的细胞构成、作用，血细胞的形态特点和意义，骨骼肌纤维的收缩原理，神经元的分类，神经纤维结构特点；了解腺上皮的分类、结构特点，骨和软骨组织的结构特点，神经末梢结构特征。

2. 能力目标　能在显微镜下辨认人体四种基本组织及结构特点。

3. 素质目标　培养学生科学思维能力和敬畏生命、救死扶伤的精神。

人体有上皮组织、结缔组织、肌肉组织和神经组织等四种基本组织。

第1节　上皮组织

案例 3-1

患儿，男性，6个月，3天前出现发热，最高体温达38.7℃，昨天开始出现呕吐、腹泻，大便次数增多，量多，呈蛋黄汤样带黏液，无腥臭味。临床诊断：轮状病毒肠炎。

问题：1. 肠道的上皮组织是什么类型？结构特点如何？

2. 结合肠道上皮功能，试着分析该患儿出现肠道症状的原因。

上皮组织（epithelial tissue）由大量排列紧密、形态较规则的上皮细胞和少量细胞间质组成，简称上皮。上皮细胞的不同面在结构和功能上有明显的区别，其朝向体表或有腔器官腔面的一面，称游离面；与游离面相对的、朝向深部结缔组织的一面，称基底面；上皮细胞之间的连接面为侧面。上皮细胞基底面附着于基膜上，并借此与深部的结缔组织相连。上皮组织内没有血管、淋巴管，细胞所需营养成分由结缔组织中的血管透过基膜供应。上皮组织中有丰富的神经末梢分布，可感受各种刺激。按其分布和功能不同，可分为被覆上皮和腺上皮两大类，具有保护、吸收、分泌、排泄等功能。

一、被覆上皮

被覆上皮主要覆盖于机体和器官的表面或衬贴在体腔和有腔器官的腔面。根据细胞形态、层数不同，分为以下类型（表3-1）。

（一）单层上皮

1. 单层扁平上皮（simple squamous epithelium）　由一层扁平细胞组成（图3-1）。细胞为多边形，边缘呈锯齿状，排列紧密。细胞核呈椭圆形，位于细胞中央。侧面观，细胞核扁圆，胞质少，仅含核部分略厚。

表3-1　被覆上皮的类型和主要分布

上皮类型		主要分布
单层上皮	单层扁平上皮	内皮：心、血管和淋巴管腔内面
		间皮：胸膜、腹膜和心包膜表面
		其他：肺泡和肾小囊壁层等处
	单层立方上皮	肾小管、甲状腺滤泡等处
	单层柱状上皮	胃、肠、子宫和输卵管等处的腔内面
	假复层纤毛柱状上皮	呼吸道的腔内面
复层上皮	复层扁平上皮	未角化型：口腔、食管、阴道等处的腔内面
		角化型：皮肤的表皮
	变移上皮	肾盂、输尿管和膀胱等泌尿管道黏膜处

考点：被覆上皮的分类、分布

衬于心、血管和淋巴管腔内面的单层扁平上皮称内皮（endothelium，图3-2），内皮细胞很薄，表面光滑，有利于血液和淋巴的流动和物质交换。衬贴在胸膜、腹膜和心包膜表面的单层扁平上皮称间皮（mesothelium），其表面湿润、光滑，能分泌浆液，有利于内脏的活动，减少器官间的摩擦。此外，在肺泡、肾小囊壁层等处也有单层扁平上皮分布。

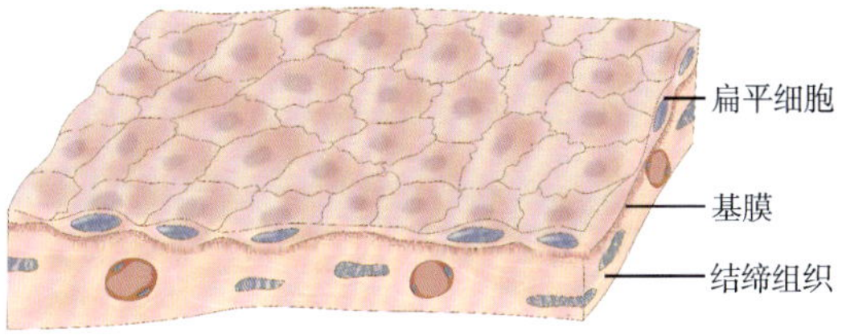

图3-1　单层扁平上皮

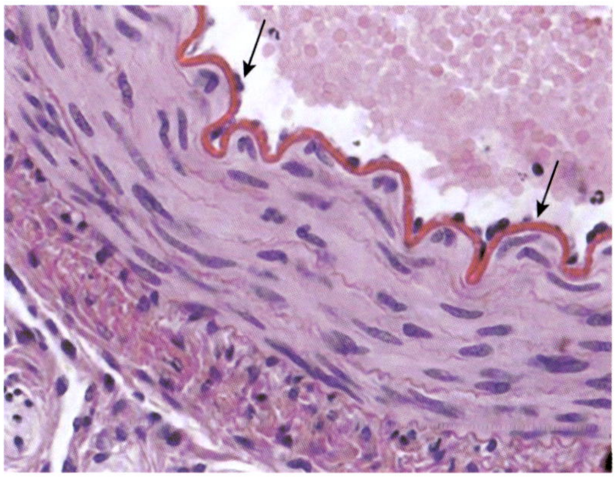

图3-2　内皮镜下观（HE染色，10×40倍）
箭头示内皮

2. 单层立方上皮（simple cuboidal epithelium）　由一层立方形细胞组成（图3-3）。表面观，细胞呈多边形。侧面观，细胞大致呈正方形，核圆，位于细胞中央。该上皮主要分布于肾小管和甲状腺滤泡等处，以吸收和分泌功能为主。

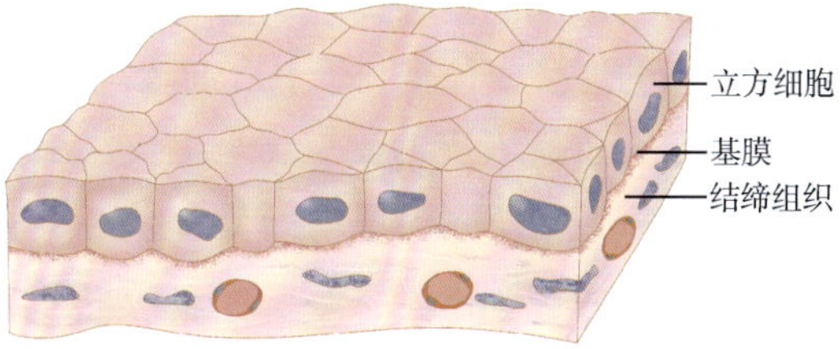

图3-3　单层立方上皮

3. 单层柱状上皮（simple columnar epithelium）　由一层棱柱状细胞组成（图3-4）。表面观，细胞呈多角形。侧面观，细胞呈长方形，核长，呈椭圆形，多位于细胞近基底部。该上皮分布于胃肠、胆囊和子宫等器官，具有保护、分泌、吸收等功能。分布于小肠和大肠的单层柱状上皮（图3-5），在柱状细胞之间常夹有杯状细胞（goblet cell）。杯状细胞形似高脚酒杯，细胞顶部膨大，充满黏液性分泌颗粒，基底部细窄，含有深染的核。杯状细胞可分泌黏液，发挥润滑和保护上皮的作用。

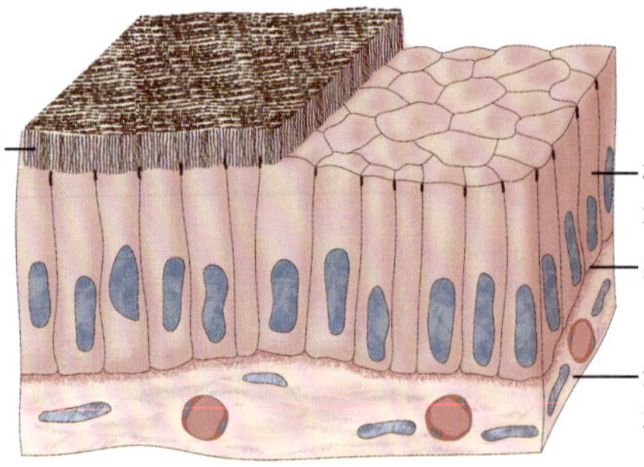

图3-4　单层柱状上皮

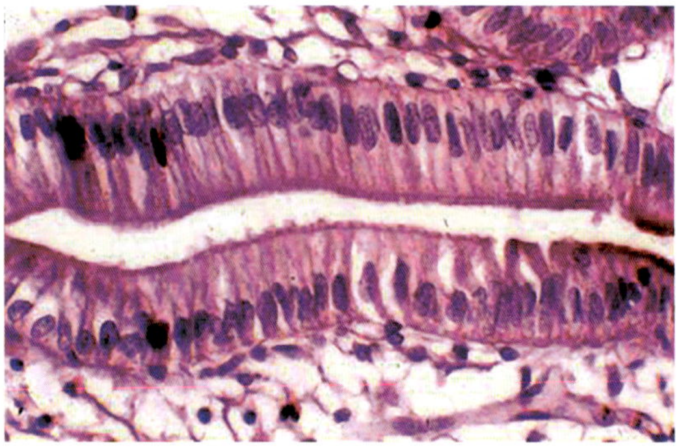

图3-5　单层柱状上皮（HE染色，10×40倍）

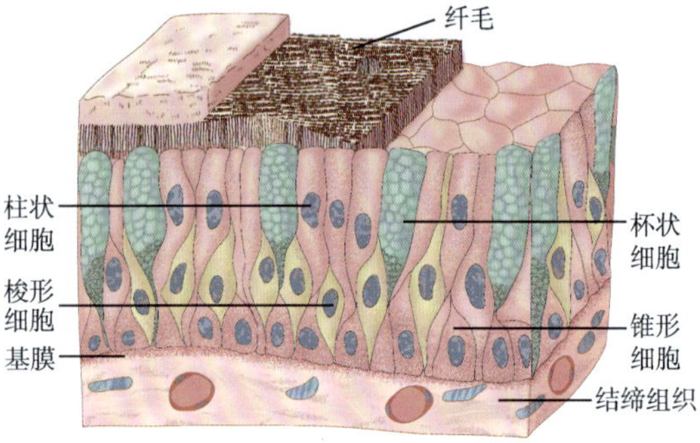

图3-6　假复层纤毛柱状上皮

4. 假复层纤毛柱状上皮（pseudostratified ciliated columnar epithelium）　由柱状细胞、梭形细胞、杯状细胞和锥形细胞组成。多种细胞高矮不等，故核的位置不在同一水平，从垂直切面观貌似复层；而所有细胞的基底面均附于基膜上，实为单层上皮（图3-6）。该上皮主要分布于气管、支气管等呼吸道黏膜，柱状细胞顶部有纤毛，纤毛能定向摆动，能分泌黏液，可黏附尘粒，对呼吸道起保护作用。儿童、老年人气管、支气管纤毛运动能力较弱，易患呼吸道疾病。

链 接　痰液形成的机制

当气管、支气管和肺受到有害因素的刺激或致病菌感染而发生炎症时，呼吸道的黏膜充血、水肿，大量炎症细胞浸润，血管扩张，黏液渗出、分泌增加，在细菌及其毒素的作用下，还产生一些变性坏死的组织细胞，黏液和这些变性坏死的组织细胞就构成了痰。

（二）复层上皮

1. 复层扁平上皮（stratified squamous epithelium）　由多层细胞组成，又称鳞状上皮（图3-7A）。侧面观，浅层细胞为数层扁平状细胞；中间数层由浅至深分别为梭形细胞、多边形细胞；紧靠基膜的基底层细胞呈立方形或低柱状，有分裂增殖能力，由其分裂形成的新生细胞不断向浅层移动，以补充表层衰老脱落的细胞。复层扁平上皮与深部结缔组织的连接面凹凸不平，扩大了两者的接触面积，既加强了两者间的连接，又有利于上皮细胞营养成分的获取。

分布在皮肤表皮的复层扁平上皮浅层细胞已无胞核，胞质充满角蛋白，细胞干硬，形成角质层，并不断脱落，称角化型复层扁平上皮。儿童表皮厚度只有成人的1/10，薄而缺乏弹性，容易损伤。老年人表皮萎缩，皮肤变软、变薄，弹性减少，易干燥皱缩。

衬贴在口腔、食管和阴道等腔面的复层扁平上皮浅层细胞是有核的细胞，含角蛋白少，不形成角质层，称未角化型复层扁平上皮（图3-7B）。

复层扁平上皮具有耐摩擦和阻止异物入侵等作用，受损后的上皮有很强的修复能力。

2. 变移上皮（transitional epithelium）　由多层细胞构成，分布于泌尿管道，包括肾盂、输尿管、膀胱等。细胞的层数和形态随所在器官容积大小变化而变化（图3-8），因此得名。当膀胱空虚时，上皮变厚，细胞层数增多，可多达8～10层，体积增大，表层细胞呈立方形；而当膀胱充盈时，上皮变薄，细胞层数减少，减少至3～4层，表层细胞呈扁平状。膀胱的容量可因年龄和性别不同而不同，正常成人的膀胱平均容量为350～500ml，最大容量为800ml。新生儿的膀胱容量是成人的1/10，容量小，故排尿次数较多。而老年人膀胱因肌张力降低而容量增加，尿液储存量会增大。

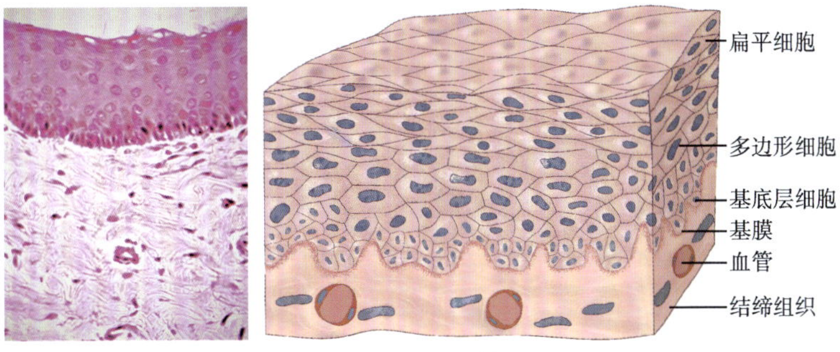

图3-7　复层扁平上皮

A. 复层扁平上皮镜下观（HE染色，10×40倍）；B. 复层扁平上皮模式图

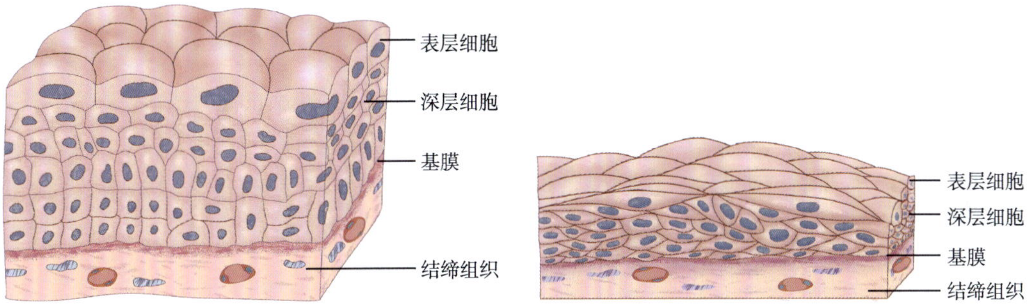

图3-8　变移上皮立体模式图

A. 膀胱空虚时的变移上皮；B. 膀胱充盈时的变移上皮

二、腺上皮和腺

腺上皮（glandular epithelium）是以分泌功能为主的上皮，由腺上皮构成的器官称腺。根据腺的分泌物有无导管输送，将腺分为内分泌腺和外分泌腺。

（一）内分泌腺

内分泌腺（endocrine gland）是指腺的分泌物（即激素）无导管输送而直接进入周围的毛细血管，经血液循环运送到特定的器官或细胞，发挥相应作用，如甲状腺、肾上腺和脑垂体等。

（二）外分泌腺

外分泌腺（exocrine gland）是指腺的分泌物经导管输送而排出到体表或器官的腔面，如汗腺、乳腺和唾液腺等。外分泌腺由分泌部和导管构成。外分泌腺依据形态可分为单管状腺、单曲管状腺、分支管状腺、分支泡状腺、复管状腺、复泡状腺等（图3-9）。

1. 分泌部　呈泡状或管泡状，称腺泡。腺泡一般由单层腺细胞围成，中间有腺泡腔。腺细胞有浆液性腺细胞和黏液性腺细胞两种。

（1）浆液性腺泡（serous acinus）　由单层锥形或立方形的浆液性腺细胞围成，腺细胞具有分泌蛋白质细胞的结构特点，核圆形，位于基底部，顶部胞质嗜酸性，含有分泌颗粒，称酶原颗粒，不同的浆液性腺细胞含不同的酶类。基部胞质嗜碱性，有丰富的粗面内质网和核糖体。

（2）黏液性腺泡（mucous acinus）　由单层立方形的黏液性腺细胞围成，腺细胞核呈扁圆形，居细胞基底部，胞质色浅，呈泡沫或空泡状，电镜下可见顶部胞质内有粗大的黏原颗粒。其分泌物较黏稠，主要为黏液。

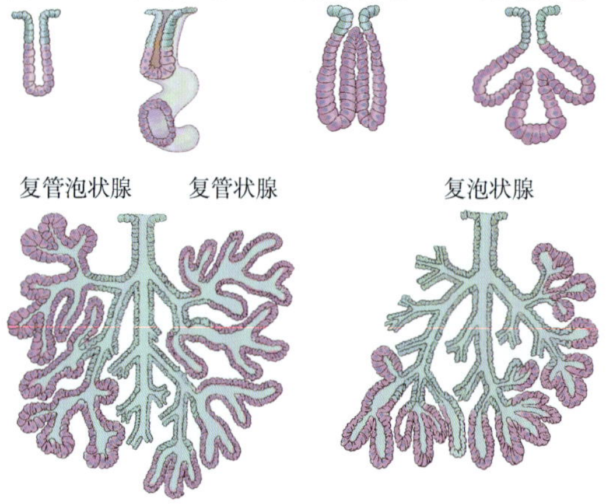

图3-9　外分泌腺的形态

（3）混合性腺泡（mixed acinus）　由浆液性腺细胞和黏液性腺细胞共同组成，大部分混合性腺泡主要由黏液性腺细胞组成，少量浆液性腺细胞位于腺泡的底部，在切片中观察形似新月。黏液性腺细胞间隙局部扩大，形成分泌小管，分泌物经小管排入腺泡腔。

2. 导管　直接与分泌部相连，由单层或复层上皮构成，主要作用是排出分泌物，但有些腺的导管还有吸收水、电解质及分泌作用。

三、上皮组织的特殊结构

上皮细胞的游离面、侧面和基底面都分化出与其功能相适应的一些特殊结构。

（一）上皮细胞的游离面

1. 微绒毛（microvillus）　是上皮细胞细胞膜和细胞质向游离面伸出的细小指状突起，其表面是细胞膜，内含纵行的微丝。微绒毛长度和数量可因细胞种类和生理状态不同而有很大差异，如小肠的柱状上皮细胞和肾近端小管上皮细胞的微绒毛整齐排列，形成光镜下可见的纹状缘和刷状缘。微绒毛可显著扩大细胞表面积以利于细胞的吸收功能。

2. 纤毛（cilium）　是上皮细胞细胞膜和细胞质向游离面伸出的较长突起，内含纵行的微管。纤毛主要存在于呼吸道的假复层纤毛柱状上皮。纤毛可进行有节律的定向摆动，呼吸道的假复层纤毛柱状上皮就是通过纤毛的定向摆动将黏液及其黏附的灰尘和细菌等推向咽部，形成痰液咳出。

（二）上皮细胞的侧面

上皮细胞侧面的特殊结构实为细胞相邻面连接，其主要功能是封闭细胞间隙、增强细胞间的机械连接和细胞之间的信息传递，这对维持组织结构完整性和协调细胞功能有重要意义。细胞连接可分为以下4种类型（图3-10）。

1. 紧密连接（tight junction）　又称闭锁小带，通常呈连续带状环绕细胞顶部，相邻细胞膜的膜蛋白相互对接，形成点状融合，融合处细胞间隙消失。紧密连接除有机械性连接作用外，还能封闭细胞间隙，防止体外大分子物质通过细胞间隙进入体内，阻止组织液外溢，维持内环境稳定。

2. 中间连接（intermediate junction）　又称黏着小带，位于紧密连接下方，相邻细胞间有间隙，间隙内充满致密的丝状物而连接相邻的细胞膜，膜的胞质面有薄层致密物和细丝附着。中间连接除了有黏着作用外，还有保持细胞形状和传递细胞收缩力的作用。

3. 桥粒（desmosome）　又称黏着斑，位于中间连接的深部，呈大小不等的斑状。桥粒内有丝状物，间隙中央有丝状物交织而成并与细胞膜平行的致密线，称中间线。桥粒是一种很牢固的细胞连接，在容易受到机械牵拉、摩擦的组织，如皮肤、食管等部位，较为发达。

4. 缝隙连接（gap junction）　又称通信连接，呈斑状。缝隙连接处的细胞间隙仅有2～3nm，细胞膜上有许多规律分布的连接小体，每一连接小体由6个连接蛋白分子围成，中央有一管

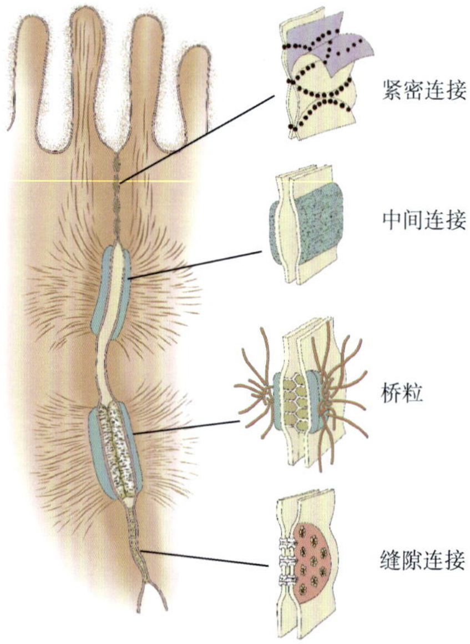

图3-10　上皮细胞间的连接超微结构模式图

腔，相邻细胞膜上的连接小体彼此对接，管腔相通，成为细胞间小分子物质交换的直接通道。因此，缝隙连接具有在细胞间传递化学信息的功能。同时其电阻很低，有利于传递电冲动。

以上4种细胞连接结构，若有两种或两种以上紧邻存在，则称为连接复合体。细胞连接分布广泛，除上皮细胞外，其他组织的细胞（如心肌细胞、骨细胞等）之间也存在。

（三）上皮细胞的基底面

1. 基膜（basement membrane） 又称基底膜，是上皮细胞基底面与深部结缔组织之间的一层薄膜（图3-11）。基膜可分为两部分：靠近上皮部分是基板，由上皮细胞分泌产生；与结缔组织相连的部分为网板，由结缔组织中的成纤维细胞产生。基膜对上皮细胞有连接、支持、固着的作用，并且可以引导上皮细胞迁移和影响其增殖分化。此外，基膜还是一种半透膜，对上皮细胞和深部结缔组织之间的物质交换发挥着选择性通透作用。

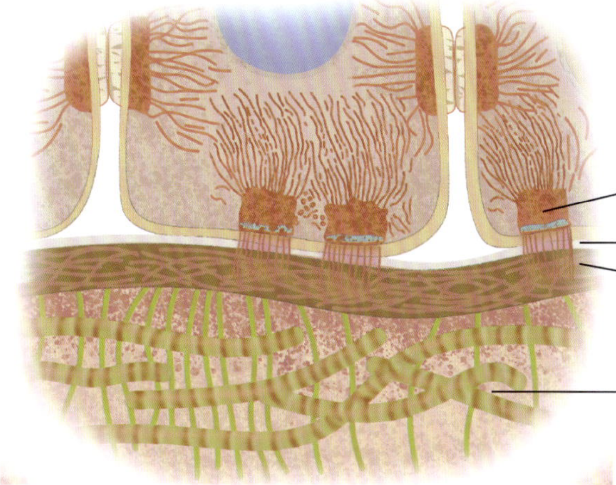

图3-11 半桥粒和基膜超微结构模式图

2. 半桥粒（hemidesmosome） 位于上皮细胞基底面的半个桥粒状结构，其主要作用是将上皮细胞固着在基膜上（图3-11）。

3. 质膜内褶（plasma membrane infolding） 是上皮细胞基底面的细胞膜向细胞内折叠形成的凹陷，内褶间的胞质内含有与其平行排列的长杆状线粒体（图3-12）。质膜内褶扩大了上皮细胞基底面的表面积，有利于水和电解质的迅速转运。

考点：上皮细胞特殊结构的功能

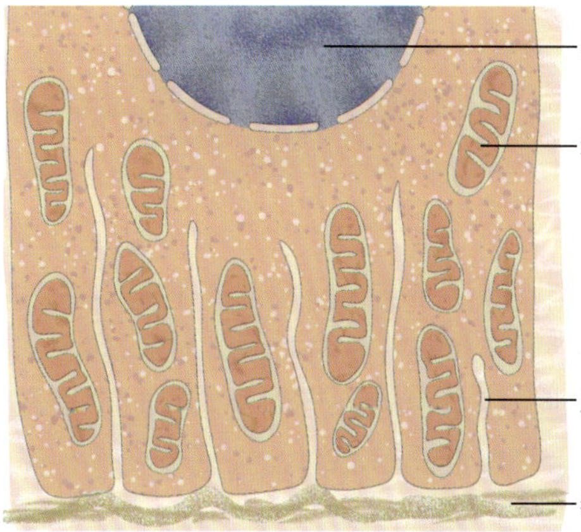

图3-12 上皮细胞基膜内褶超微结构模式图

第2节 结缔组织

案例3-2

患者，女性，30岁，10天前右眼被蚊虫叮咬后疼痛、红肿，未处理，5天后右眼肿胀明显，伴睁眼困难，自行使用“消炎药”，具体不详，未见明显改善，右眼肿胀逐渐加重，遂来就诊，诊断为蜂窝织炎。

问题：1. 简述蜂窝组织的结构特点。

2. 请用所学知识解释上述现象。

结缔组织（connective tissue）由细胞和大量的细胞间质组成，细胞间质包括基质、纤维和组织液。其主要具有支持、连接、保护、修复、营养和防御等功能。结缔组织有以下特点：①细胞少，但种类多，形态多样；细胞间质多，由纤维和基质构成；②细胞散在分布于细胞间质中；③含有丰富的血管、神经、淋巴管。结缔组织包括固有结缔组织、软骨组织、骨组织和血液。

一、固有结缔组织

一般所说的结缔组织指固有结缔组织，其又分为疏松结缔组织、致密结缔组织、脂肪组织和网状组织。

（一）疏松结缔组织

疏松结缔组织（loose connective tissue）由细胞、纤维和基质构成。其细胞种类多，基质含量较高，纤维种类也多，但排列松散，呈蜂窝状，故又称蜂窝组织（cellular tissue）（图3-13），临床上所说的蜂窝织炎就是这种组织的炎症。其广泛分布于器官、组织及细胞之间，具有连接、保护、修复、营养和防御等功能。

1. 细胞 疏松结缔组织中的细胞种类较多，包括成纤维细胞、巨噬细胞、浆细胞、肥大细胞、脂肪细胞、未分化的间充质细胞等（图3-13），具有不同的功能。

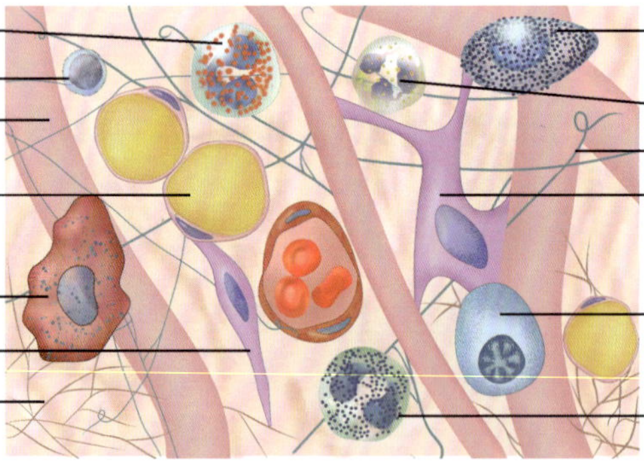

图3-13 疏松结缔组织模式图

（1）成纤维细胞（fibroblast） 细胞扁平多突，呈星状，胞质丰富，呈弱嗜碱性。核椭圆形，染色浅，核仁明显。电镜下观察，细胞质含丰富的粗面内质网、游离核糖体、高尔基体。其功能是合成和分泌胶原蛋白、弹性蛋白、糖胺多糖及糖蛋白等。当创伤修复时产生纤维和基质，促进伤口的愈合，最后形成瘢痕修复。成纤维细胞处于功能静止状态时，细胞会变小，呈长梭形，细胞核小，着色深，称为纤维细胞。

（2）巨噬细胞（macrophage） 又称组织细胞，呈圆形或椭圆形，功能活跃者因伸出较长的突起而呈不规则形。电镜下观察，细胞质内含有大量溶酶体、吞噬小泡、吞噬体及残余体。巨噬细胞具有变形运动及趋化性，能吞噬异物及衰老死亡的细胞，能分泌多种生物活性物质，并可作为抗原呈递细胞参与机体免疫应答。

（3）浆细胞（plasma cell） 呈圆形或卵圆形，核圆形，多偏于细胞一侧，染色质呈粗块状沿着核膜内面呈辐射状排列，形似车轮状。电镜下观察，细胞质内有大量平行排列的粗面内质网和发达的高尔基体、游离核糖体。浆细胞来源于B淋巴细胞，可合成和分泌免疫球蛋白，参与体液免疫应答。

（4）肥大细胞（mast cell） 细胞较大，呈圆形或卵圆形，核小而圆，位居中央，多沿小血管和毛细血管分布。细胞质内充满粗大的嗜碱性颗粒，含有组胺、白三烯、肝素、嗜酸性粒细胞趋化因子等颗粒。在致敏原的刺激下，肥大细胞可脱颗粒，释放上述物质，导致过敏反应发生。肥大细胞释放出来的组胺、白三烯能使微静脉、毛细血管扩张，通透性增加，导致渗出增多，从而引起组织水肿，还可以使支气管平滑肌痉挛。

（5）脂肪细胞（adipocyte） 细胞常单个或成群分布，体积较大。细胞质内含大量脂滴，核被挤成扁圆形，位于细胞边缘，连同部分胞质呈新月形。脂肪细胞可合成和储存脂肪，参与脂类代谢。

（6）未分化的间充质细胞（undifferentiated cell） 是一种星形多突起的干细胞，核大，呈卵圆形，核仁明显，细胞质呈弱嗜碱性。其可分化成各种结缔组织细胞、内皮细胞和平滑肌细胞等。

考点：疏松结缔组织的细胞

2. 纤维 疏松结缔组织的纤维存在于基质中，包括胶原纤维、弹性纤维和网状纤维3种。

（1）胶原纤维（collagenous fiber，图3-14） 数量较多，新鲜时呈白色，有光泽，又称白纤维。纤维较粗，常交织成网，HE染色时呈粉红色。化学成分为胶原原纤维。电镜下观察，胶原原纤维呈现出明暗相间的周期性横纹。胶原纤维韧性大、抗拉力强。

（2）弹性纤维（elastic fiber，图3-14） 数量较少，新鲜时呈黄色，又称黄纤维。纤维较细，常分支并交织成网，HE染色时着色淡红，不易与胶原纤维区分，用醛复红能将其染成蓝紫色。化学成分为弹性蛋白。纤维有弹性，但韧性较差。

（3）网状纤维（reticular fiber，图3-15） 数量较少，纤维较细，分支多，交织成网，由胶原蛋白构成。利用银染色法染色后网状纤维呈棕黑色，故又称嗜银纤维。其主要分布于基膜、骨髓和淋巴器官内。

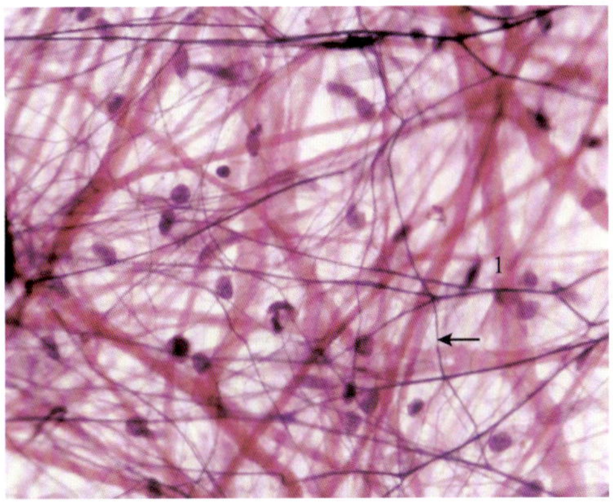

图3-14 疏松结缔组织（HE染色，10×40倍）
1. 胶原纤维；箭头示弹性纤维

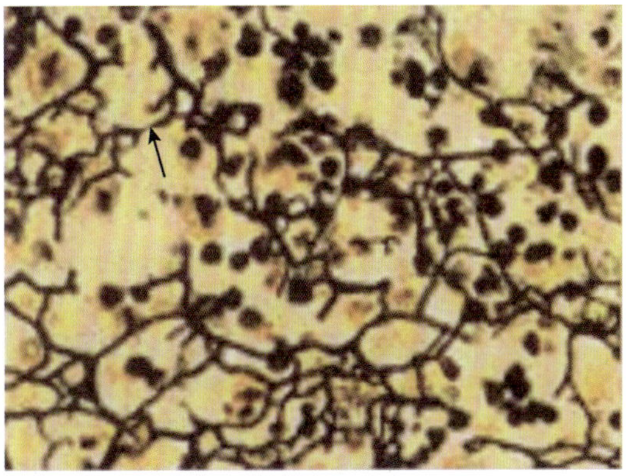

图3-15 网状组织（银染色，10×40倍）
箭头示网状纤维

3. 基质 疏松结缔组织的基质较多，呈胶体状，充满于细胞和纤维之间，具有一定的黏稠度。基质的化学成分主要由蛋白多糖、糖蛋白和组织液构成。蛋白多糖是由蛋白质与大量糖胺多糖结合的一种大分子复合物。糖胺多糖包括透明质酸、硫酸软骨素和硫酸角质素等，其中以透明质酸含量最多。

透明质酸是一种曲折盘绕的长链大分子，并通过连接蛋白与其他糖胺多糖相连接，形成具有许多微孔的分子筛（molecular sieve，图3-16）。分子筛具有屏障作用，容许小于孔隙的物质（如营养物质、

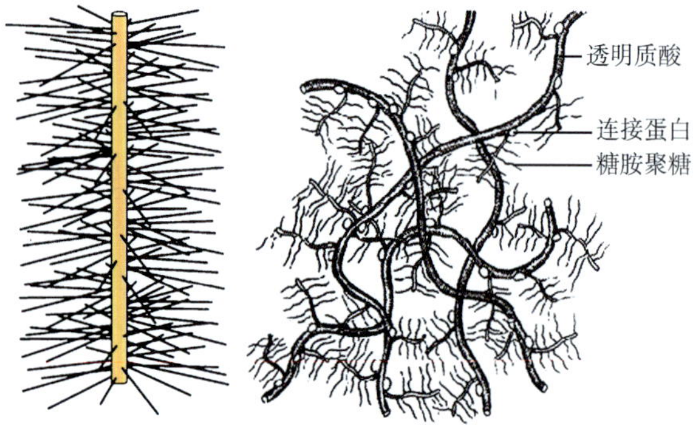

图3-16 分子筛模式图

代谢产物和气体分子等）自由通过，而大于孔隙的物质（如病原菌等）不能通过。溶血性链球菌和癌细胞能分泌透明质酸酶，通过分解透明质酸而破坏分子筛结构，导致炎症和癌细胞扩散蔓延。

糖蛋白主要有纤维粘连蛋白、层粘连蛋白、软骨粘连蛋白等，通过它们的连接和介导作用可影响细胞的活动。基质中还含有少量的组织液，是从毛细血管动脉端渗出的部分液体，然后经毛细血管静脉端或毛细淋巴管回流入血液或淋巴，处于不断更新的动态平衡之中，有利于血液和组织细胞间的物质交换。病理情况下，组织液增多或减少，分别可导致水肿或脱水。

（二）致密结缔组织

致密结缔组织（dense connective tissue）是一种以纤维为主要成分的固有结缔组织，纤维粗大，排列致密，其功能以支持和连接为主（图3-17）。根据纤维性质和排列方式不同，可分为：①规则的致密结缔组织，主要构成肌腱和腱膜，细胞间质中含大量粗大、平行排列的胶原纤维束，成纤维细胞沿纤维的长轴排列；②不规则的致密结缔组织，见于真皮和巩膜、硬脑膜等处，细胞间质含大量粗大、排列不规则的胶原纤维束，细胞和基质含量少。

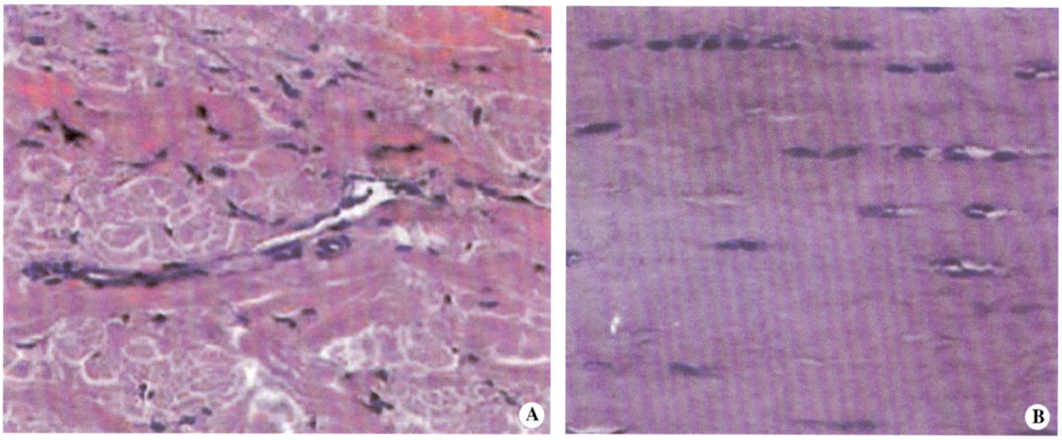

图3-17 致密结缔组织（HE染色，10×40倍）

A. 不规则致密结缔组织；B. 规则致密结缔组织

（三）脂肪组织

脂肪组织（adipose tissue）由大量的脂肪细胞和少量的疏松结缔组织组成（图3-18），疏松结缔组织将成群的脂肪细胞分隔成小叶，主要分布在皮下、网膜和系膜等处，约占人体重的10%。脂肪组织是体内最大的储能库，参与能量的代谢，同时具有支持、缓冲、保护和保持体温等作用。

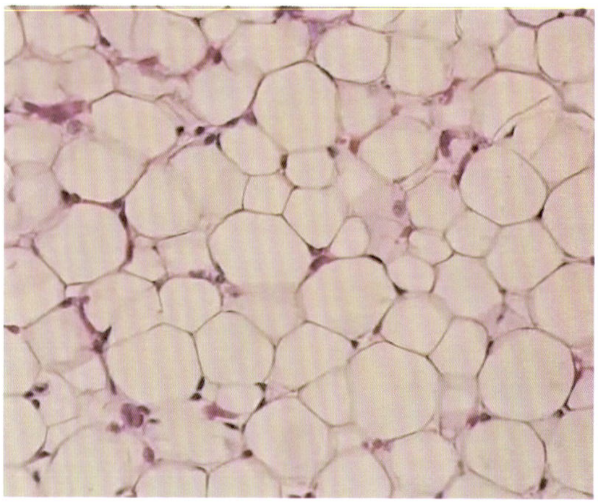

图3-18 脂肪组织（HE染色，10×40倍）

（四）网状组织

网状组织（reticular tissue）由网状细胞、网状纤维和基质构成（图3-15）。网状细胞呈星形多突状，细胞质呈弱嗜碱性，核大着色浅，核仁明显。相邻细胞的突起彼此连接成网。网状细胞能产生网状纤维，后者沿网状细胞分布，两者共同构成器官的支架。网状组织主要分布在造血器官和淋巴器官内，构成血细胞和淋巴细胞发育的微环境。

二、血 液

血液（blood）由液态的血浆（plasma）和悬浮于其中的血细胞（blood cell）构成。将一定量的血液抽出放入加有抗凝剂的试管中离心后，可见血液分成了上、下两层，上层淡黄色液体为血浆，下层深红色液体为血细胞，血细胞层中绝大部分是红细胞，其表面乳白色的是白细胞和血小板（图3-19）。

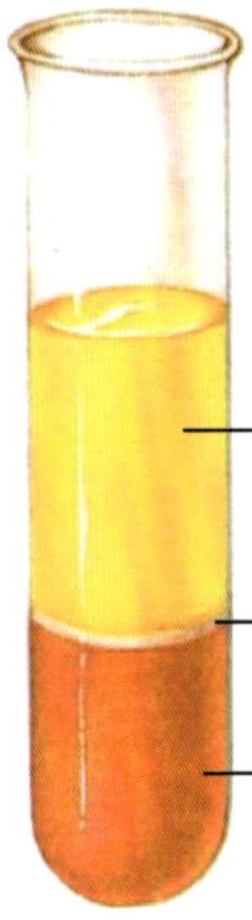

图3-19 血液的组成

健康成年人的血液总量约有5L，占体重的7%左右。血细胞在全血中所占的容积百分比，称血细胞比容。成年男性血细胞比容为40%～50%，女性为37%～48%。血细胞比容数值的大小反映的是血细胞在血浆中的相对比值，当红细胞数量或血浆容量发生改变时，血细胞比容会受到影响。如某些贫血患者，红细胞数量少，血细胞比容减少；严重脱水患者，血浆容量减少，血细胞比容增加。

血液凝固一段时间后，血凝块可逐渐回缩，所析出的淡黄色透明液体为血清。它与血浆的主要区别在于血清中缺乏参与凝血过程中被消耗的纤维蛋白原和一些凝血因子。

（一）血细胞

1. 红细胞 成熟的红细胞（erythrocyte）呈双凹圆盘状，中央较薄，周缘较厚，故在血涂片标本中可见其中央染色较浅（图3-20）。红细胞是血液中数量最多的血细胞，正常成年男性红细胞数为（4.0～5.5）$\times 10^{12}$/L，女性为（3.5～5.0）$\times 10^{12}$/L，新生儿为（6.0～7.0）$\times 10^{12}$/L。成熟的红细胞无细胞核和细胞器，细胞质中充满着大量的血红蛋白，正常成年男性的血红蛋白为120～160g/L，女性为110～150g/L，新生儿为170～200g/L。红细胞的平均寿命约120天，每天均有新生未成熟的红细胞从骨髓释放入血，这些细胞的胞质内残留部分核糖体，用煌焦油蓝染色呈蓝色细网状结构，故称网织红细胞。在成人，网织红细胞占红细胞总数的0.5%～1.5%，新生儿可达3%～6%。网织红细胞从骨髓进入外周血后大约经过一天完全成熟，称为红细胞，核糖体消失。网织红细胞的计数降低，表明骨髓造血障碍。临床上，贫血患者治疗后网织红细胞计数的增加说明治疗有效。

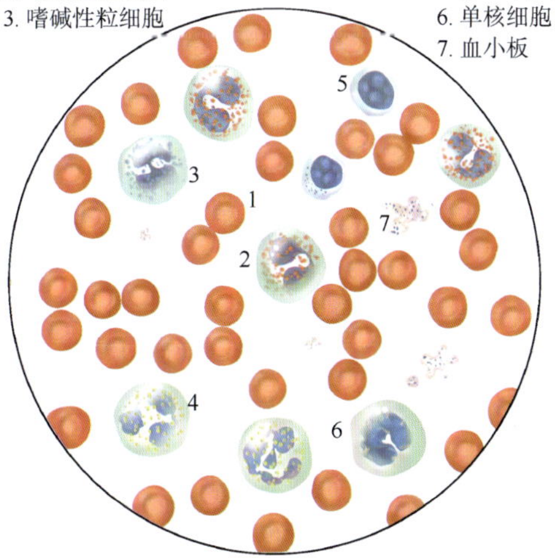

图3-20 各种血细胞

生理情况下，红细胞的数量和血红蛋白的含量随年龄、性别、生活条件的不同而有一定的差异。婴儿红细胞数高于成年人；高原地区居民红细胞数高于平原地区的居民。如果外周血液中红细胞数或血红蛋白含量低于正常最低值，称为贫血。3个月以后的婴儿至15岁前的儿童，因生长发育迅速而导致造血原料供应相对不足，可出现轻度贫血；老年人可能会因骨髓造血功能减弱而导致生理性贫血。

红细胞的主要功能是运输O_2和CO_2，并能缓冲血液中的酸碱变化，这两项功能都是由红细胞内的血红蛋白完成的。若红细胞破裂，血红蛋白逸出（溶血）则失去其功能。

2. 白细胞（leukocyte） 是血细胞中数量最少的一类。根据细胞质中有无特殊颗粒，将白细胞分为有粒白细胞和无粒白细胞两类（图3-21）。白细胞的总数和分类计数可随年龄的增长而改变，新生儿白

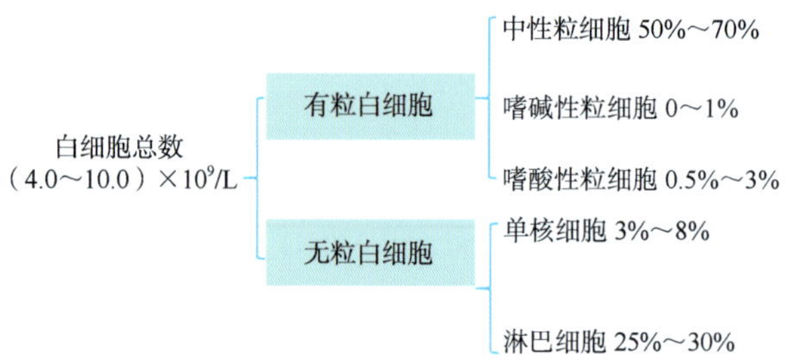

图3-21　白细胞分类及正常值

细胞总数大于成年人，剧烈运动时白细胞总数可升高，运动停止后数小时可恢复到原来水平，孕妇白细胞总数也可升高。

各类白细胞的形态结构见图3-20。

（1）中性粒细胞（neutrophil）　呈球形，细胞核呈杆状和分叶状，细胞质内可见细小的嗜中性（淡红色）颗粒。具有变形运动和吞噬能力，可吞噬和清除侵入体内的病原微生物及其他异物，并将其分解。当体内有急性炎症时，白细胞总数增多和中性粒细胞百分数升高。

（2）嗜碱性粒细胞（basophil）　细胞核呈S形或不规则形。细胞质内含大小不等、分布不均的嗜碱性（紫蓝色）颗粒，颗粒内含肝素、组胺和过敏性慢反应物质。肝素具有抗凝血作用；组胺和过敏性慢反应物质可使毛细血管壁的通透性增加、平滑肌收缩，引起哮喘、荨麻疹、休克等过敏反应。

（3）嗜酸性粒细胞（eosinophil）　细胞核一般分两叶，呈“八”字形，细胞质内可见粗大、分布均匀的嗜酸性（红色）颗粒。嗜酸性粒细胞能吞噬抗原抗体复合物，减轻肥大细胞和嗜碱性粒细胞引起的过敏反应，还参与对蠕虫的免疫反应，故患过敏性疾病或某些寄生虫病时，嗜酸性粒细胞增多。

（4）淋巴细胞（lymphocyte）　细胞呈圆形或椭圆形，大小不一。小淋巴细胞多见，细胞质少，染成天蓝色，核相对大，染成深蓝色。根据淋巴细胞功能不同将其分为T淋巴细胞和B淋巴细胞。T淋巴细胞参与细胞免疫，B淋巴细胞参与体液免疫。

（5）单核细胞（monocyte）　是一种白细胞中体积最大的细胞，细胞核呈肾形、马蹄形，染成灰蓝色。单核细胞具有活跃的变形运动和一定的吞噬能力。单核细胞进入结缔组织中成为巨噬细胞，吞噬能力增强。另外，单核细胞还参与免疫反应并能识别和杀伤肿瘤细胞。

3. 血小板（platelet）　是骨髓中成熟的巨核细胞脱落的细胞质碎片，并不是一个完整的细胞，呈双凸小盘状（图3-20）。血涂片上血小板形态不规则，聚集成群，表面有完整的细胞膜，但无细胞核。正常成人血液中血小板正常值为（100～300）$\times 10^9$/L；如果血小板数量低于100×10^9/L，称血小板减少，可表现为出血倾向。

由于血小板有黏附、聚集、收缩、释放反应和吸附等生理特性，故血小板的主要生理功能是参与生理性止血，小血管损伤后血液从血管内流出，数分钟后出血可自行停止的现象称生理性止血。血液自流出血管至出现纤维蛋白细丝的时间，称凝血时间，正常值为2～8分钟。如血小板减少会引起出凝血时间延长。

考点：血细胞的构成、功能

（二）血浆

血浆是血液内有形成分以外的部分，约占体重的5%，是运输营养成分和代谢产物的主要载体。血浆为淡黄色黏稠液体，其中90%是水，其余为血浆蛋白、激素、糖、维生素、无机盐及各种代谢产物等。

三、软骨和骨

（一）软骨组织与软骨

软骨组织（cartilage tissue）为固态的结缔组织，软骨组织及其周围的软骨膜构成软骨（图3-22）。软骨略有弹性，可承受压力和摩擦力，有一定的支持和保护作用。

1. 软骨组织　由软骨细胞、基质和纤维构成。软骨细胞位于软骨陷窝内，成群分布。每群中可见2～8个细胞，是由1个软骨细胞分裂形成的，故称为同源细胞群。软骨细胞具有合成和分泌纤维及基质的功能。软骨细胞能不断增殖并产生间质，使软骨从内部不断增大。

软骨基质是由蛋白多糖和大量水（约占75%）构成，蛋白多糖分子与纤维相结合，形成固态结构。软骨组织内无血管和神经，软骨细胞所需营养由软骨膜内的血管渗出供给。

2. 软骨膜 软骨表面均覆有一层由致密结缔组织构成的软骨膜，具有营养和保护作用。软骨膜内层含有骨原细胞，可增殖分化为软骨细胞，软骨细胞向软骨表面不断添加新的软骨组织，使软骨从表面向外扩展增厚（图3-22）。

3. 软骨的分类 根据软骨组织中的纤维性质不同可将软骨分成透明软骨、弹性软骨和纤维软骨3类（图3-23）。

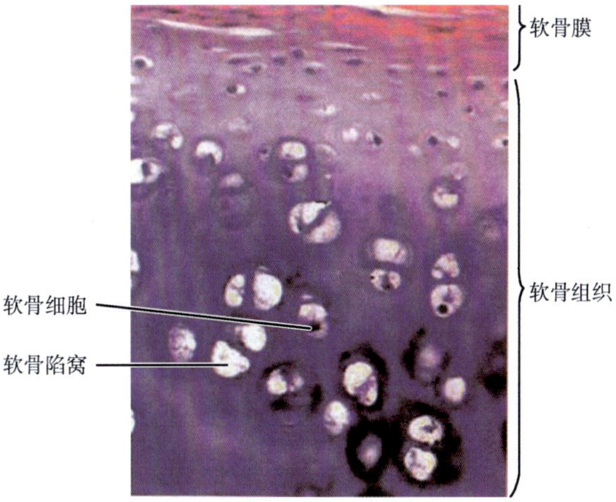

图3-22 软骨（HE染色，10×40倍）

（1）透明软骨（hyaline cartilage，图3-23A） 间质呈半透明状，内含有胶原原纤维。其主要分布于呼吸道、关节软骨和肋软骨等处。

（2）弹性软骨（elastic cartilage，图3-23B） 间质内含有大量交织的弹性纤维，使软骨既有强度，又有弹性。其主要分布于耳郭、会厌等处。

（3）纤维软骨（fibrocartilage，图3-23C） 间质内含有大量的平行或交错排列的胶原纤维束，软骨细胞较小，常成行分布于纤维束之间。其主要分布于耻骨联合、椎间盘和关节盘等处。

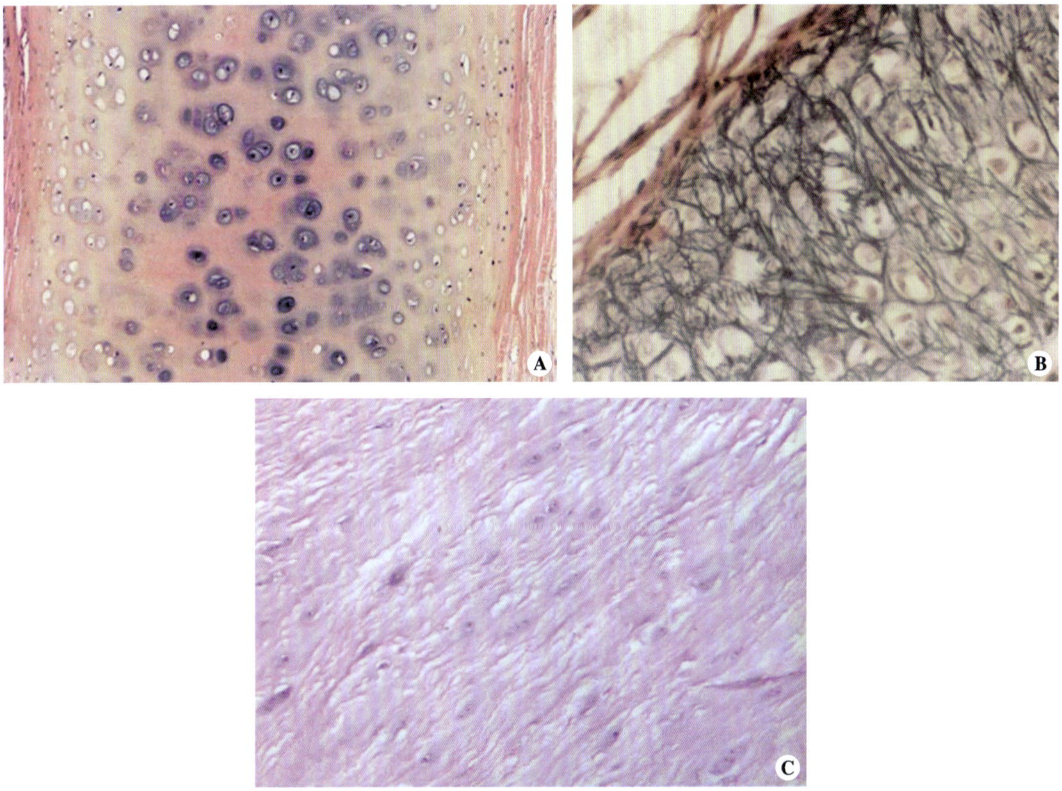

图3-23 三种软骨的结构特点

A. 透明软骨（HE染色，10×40倍）；B. 弹性软骨（醛复红染色，10×40倍）；C. 纤维软骨（HE染色，10×40倍）

（二）骨组织与骨

骨（bone）由骨组织、骨膜和骨髓等构成。骨组织结构坚硬并具有一定韧性，含有人体99%以上的钙和85%以上的磷。因此，骨不仅具有支持、保护功能，还是人体最大的钙、磷储存库。

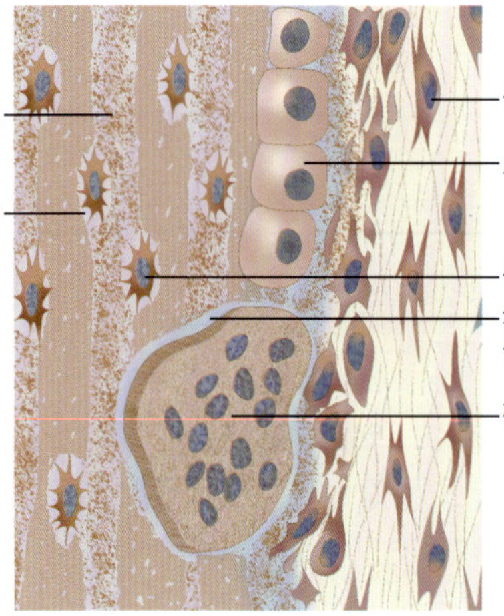

图3-24 骨组织结构模式图

1. 骨组织 由钙化的细胞间质（骨间质）和细胞组成（图3-24）。

（1）骨间质 由有机成分和无机成分构成。有机成分约占成人骨干重的35%，包括大量的胶原纤维和少量基质，与骨的韧性有关。无机成分约占骨干重的65%，主要为钙盐，是骨坚硬的原因。骨间质中的胶原纤维借助基质相互黏合，并有钙盐沉积，形成薄板状结构，称骨板。同一骨板内的胶原纤维平行排列，相邻骨板内的胶原纤维相互垂直，有效地增加了骨的结构强度。儿童骨间质中有机物多，无机物少，骨的弹性大、硬度小，容易发生变形而不宜骨折。老年人骨间质中有机物减少，无机物含量增多，骨硬度增大、弹性下降，容易骨折。

（2）细胞 包括骨原细胞、成骨细胞、骨细胞和破骨细胞。其中骨细胞的数量最多，位于骨间质内，其余3种细胞均分布于骨间质边缘（图3-24）。

1）骨原细胞（osteoprogenitor cell）：位于骨内膜和骨外膜处。细胞较小，呈梭形，细胞质呈弱嗜碱性。骨原细胞是骨组织中的干细胞，在骨的生长或改建时能分裂分化为成骨细胞。

2）成骨细胞（osteoblast）：分布在骨组织表面，呈单层排列。成骨细胞能分泌骨间质的有机成分，即类骨质。此外，成骨细胞还可释放碱性磷酸酶，促使类骨质钙化成骨间质。成骨细胞分泌类骨质后，自身被包埋在其中，转变成骨细胞。

3）骨细胞（osteocyte）：散居于骨组织内部。细胞呈扁椭圆形多突状，胞体所在的腔隙称骨陷窝。

4）破骨细胞（osteoclast）：常位于骨组织被吸收部位的凹陷处。破骨细胞由许多单核细胞融合而成，故体积较大，多核。破骨细胞可向其内释放蛋白水解酶和乳酸等，溶解骨质，并将被降解成分摄入细胞内以再利用。

2. 长骨的结构 长骨由骨松质、骨密质、骨膜、骨髓等组成。

（1）骨松质 分布于长骨的骨骺，是由许多针状或细杆状的骨小梁相互连接构成的多孔隙网架结构。骨小梁由若干层平行排列的骨板组成，骨小梁间的孔隙内充满红骨髓。

（2）骨密质 分布于长骨的骨干，按骨板的排列方式可分为环骨板、骨单位和间骨板（图3-25）。环骨板包括外、内环骨板。外环骨板较厚，有10～20层，较整齐地环绕骨干排列；内环骨板较薄，仅由数层骨板组成，排列不规则。在骨密质中，有一些横向贯穿外环骨板或内环骨板的骨质通道，称穿通管，它与中央管相通，这些管道内均含有来自骨膜的血管、神经等。骨单位又称哈弗斯系统，位于内、外环骨板之间，数量较多，顺着长骨的纵轴平行排列，是长骨骨干的主要结构单位。骨单位呈筒状，由10～20层同心圆排列的骨板即哈弗斯骨板围成，中央有一条纵行管，称中央管。

（3）骨膜 由致密结缔组织构成，包绕在骨外表面的称骨外膜。覆盖在骨髓腔内面、骨小梁表面、中央管和穿通管腔面的称骨内膜。骨外膜分内、外两层：外层较厚，为纤维层，其粗大的胶原纤维束穿入外环骨板，起固定骨膜和韧带的作用；内层较薄，为细胞层，含骨原细胞。骨膜内含有丰富的血管、神经和骨原细胞，因

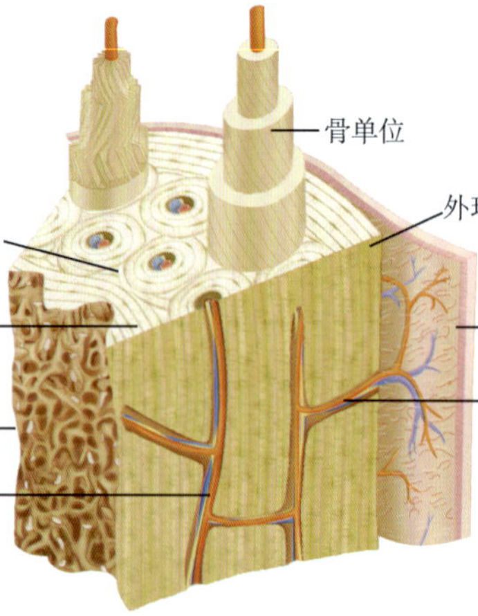

图3-25 长骨结构模式图

此，除营养、保护作用外，骨膜在骨的生长、改建和修复过程中起重要作用。

第3节 肌肉组织

案例 3-3

患者，女性，28岁，于2个月前发生车祸导致左侧胫骨骨折，经复位石膏固定治疗后到医院复查，经查，骨愈合良好。取下石膏后发现左下肢明显变细，肌力下降。初步诊断：左下肢肌萎缩。

问题：1. 该患者左下肢变细，是哪种类型的肌肉组织受累？

2. 请简述该肌肉组织的光镜下结构特点。

肌肉组织（muscle tissue）能通过肌细胞的收缩而产生运动，肌细胞呈细长的纤维状，又称为肌纤维（muscle fiber）。肌肉组织由大量肌细胞和肌细胞间少量的结缔组织构成，肌细胞的细胞膜称为肌膜，肌细胞的细胞质称为肌质，肌质内的滑面内质网称为肌质网。肌纤维的主要结构特点是肌质里含有大量的肌丝，肌丝是肌纤维收缩和舒张的结构基础。

根据肌纤维的结构、分布不同，肌肉组织分为骨骼肌、心肌和平滑肌三种。骨骼肌和心肌均有明暗相间的横纹，也称为横纹肌；而平滑肌则无横纹，为非横纹肌。骨骼肌受躯体神经支配，可随意志支配，故又称为随意肌；而心肌和平滑肌受自主神经支配，不随意志支配，故又称为非随意肌。

一、骨 骼 肌

骨骼肌（skeletal muscle）除少数不附着于骨骼（如轮匝肌、表情肌和食管上部的肌层）外，大多数借肌腱附着于骨骼，主要分布于躯干和四肢。骨骼肌总重量随年龄变化而不同，新生儿骨骼肌重量小于体重的1/4，成年人骨骼肌重量约占体重的40%，老年人肌肉会萎缩，重量可能减少到体重的25%。一块肌就是一个器官，由许多平行排列的骨骼肌纤维和包裹其周围的结缔组织构成。包裹在每一条肌纤维周围的结缔组织，称为肌内膜，包裹在每一束肌纤维（由多条肌纤维组成）周围的结缔组织，称为肌束膜；包裹在整束肌纤维（组成一块肌）周围的结缔组织，称为肌外膜（图3-26）。

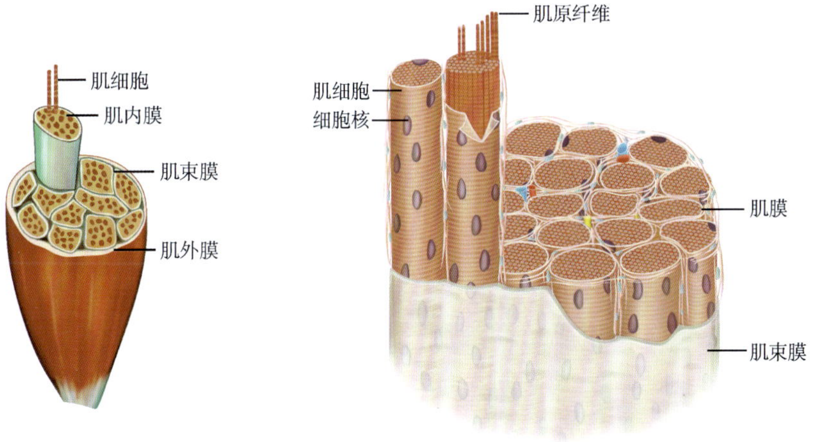

图3-26 骨骼肌结构模式图

（一）光镜结构

骨骼肌纤维呈细长圆柱状，两端钝圆，直径10～100μm，长度不等，一般长1～40mm。肌质呈嗜酸性，有多个呈扁椭圆形的细胞核，位于细胞的周缘，即肌膜的下方（图3-27）。

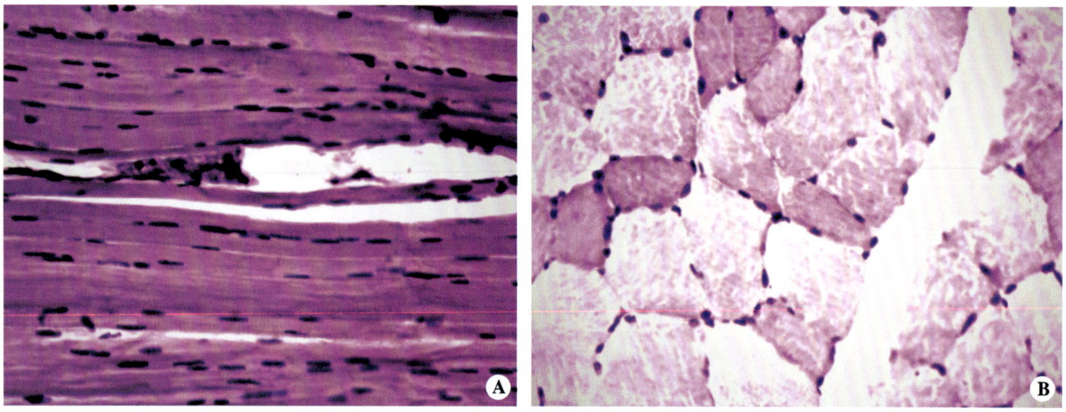

图3-27　骨骼肌纵切面与横切面（HE染色，10×40倍）
A. 纵切面；B. 横切面

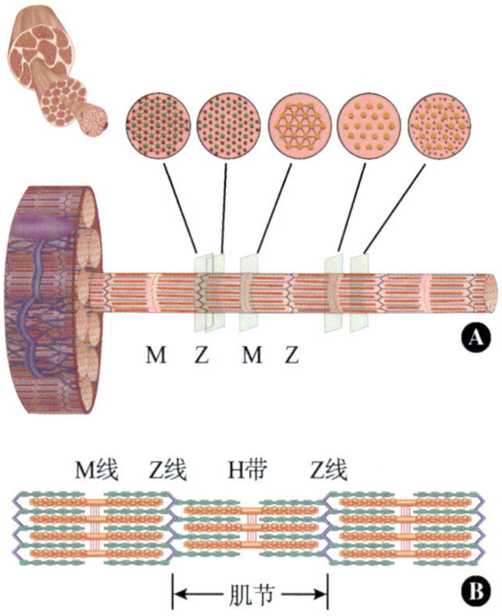

图3-28　骨骼肌肌原纤维模式图
A. 肌丝不同部位的横切面；B. 肌节的纵切面

肌纤维的肌质内可见大量与细胞长轴平行排列的肌原纤维，每一条肌原纤维上均有明暗交替排列的带，染色浅的为明带，又称I带；染色深的为暗带，又称A带。同一肌纤维内肌原纤维的明带和暗带均整齐地排列在同一平面上，构成肌纤维在纵切面上的明、暗相间的周期性横纹（图3-27A）。在肌原纤维的暗带中部有一浅色带，称为H带；H带的中央有一条深色的致密线，称为M线；明带中央有一深色细线，称为Z线。

相邻两条Z线之间的一段肌原纤维称肌节（sarcomere），每一个肌节在结构上都是由1/2 I带+A带+1/2 I带组成（图3-28）。每一条肌原纤维可有数百个肌节。肌节可以收缩和舒张，是肌原纤维结构和功能的基本单位。肌节的长度随肌纤维的收缩或舒张而改变。

考点：骨骼肌纤维的光镜结构特点

链 接　运动对骨骼肌的影响

经常进行体育锻炼能使骨骼肌变得粗壮而隆起，主要是因为肌纤维增粗、增长，而不是肌纤维数量增加。肌节也会随着体育锻炼增长、增多，肌纤维线粒体、糖原储备增加，肌纤维外的毛细血管、结缔组织细胞增多。反之，如果缺乏锻炼，肌纤维会变短、变细，从而使骨骼肌变细。

（二）电镜结构

1. 肌原纤维（myofibril）　由粗肌丝和细肌丝构成，粗肌丝和细肌丝沿肌纤维的长轴规律地互相穿插而平行排列。粗肌丝位于肌节的A带，中央借M线固定，两端游离；细肌丝一端固定在Z线上，另一端游离并插入A带的粗肌丝之间，止于H带外侧，故I带内只有细肌丝，H带内只有粗肌丝，而H带两侧的A带内既有粗肌丝又有细肌丝。此外，I带和H带的宽度与肌纤维的收缩或舒张相关，舒张时，肌节长约2μm；收缩时，I带和H带的宽度变窄甚至消失，但A带的长度不变。

（1）粗肌丝　由大量肌球蛋白分子平行排列而成。肌球蛋白分子形如高尔夫球杆，分为头部和杆部两部分，头部突出于粗肌丝的表面，朝向Z线，称为横桥；而杆部朝向M线。头部和杆部的连接点类似关节结构，可以屈动。肌球蛋白分子头部具有ATP酶活性，可与ATP结合。当肌球蛋白分子头部与细肌丝接触时，ATP酶才能被激活，因此水解ATP而释放能量，使横桥发生屈动，将细肌丝向M线方向牵拉，肌节缩短，此即为收缩。

（2）细肌丝　由肌动蛋白、原肌球蛋白和肌钙蛋白组成。肌动蛋白是细肌丝的结构蛋白，由球形肌动蛋白单体连接成串珠状长链，两条长链进而拧成双股螺旋。每个肌动蛋白单体上都有一个能与粗肌丝的横桥相结合的活性位点。在没有钙离子的情况下，结合位点被原肌球蛋白封闭。原肌球蛋白是嵌于肌动蛋白双股螺旋浅沟内的双股螺旋多肽链。肌钙蛋白附着于原肌球蛋白分子上，由TnT、TnI和TnC三个球形亚单位构成，其中TnC可以与钙离子结合，引发原肌球蛋白构型或位置改变，从而解除其对肌动蛋白上与粗肌丝结合位点的封闭作用。

2. 横小管（transverse tubule）　又称T小管，是肌膜内陷入胞质形成的小管状结构，与肌纤维长轴垂直。骨骼肌的横小管位于A带与I带交界处，同一平面的横小管呈网格状环绕在肌原纤维周围。由于横小管是肌膜的直接延续，故其可将肌膜的兴奋（神经纤维传递来的神经冲动）传到肌纤维内的每一条肌原纤维。

3. 肌质网（sarcoplasmic reticulum）　是肌细胞内特化的滑面内质网，位于横小管之间，包绕在肌原纤维表面。肌质网特化成与肌原纤维平行的纵行小管，故称为纵小管，在横小管两侧的纵小管融合呈扁囊状，称为终池，每条横小管与其两侧的终池组成三联体（图3-29）。肌质网是储存钙离子的结构，其膜上有大量的钙泵，可将细胞质内的钙离子逆浓度差泵回肌质网内，降低细胞质内的钙离子浓度。

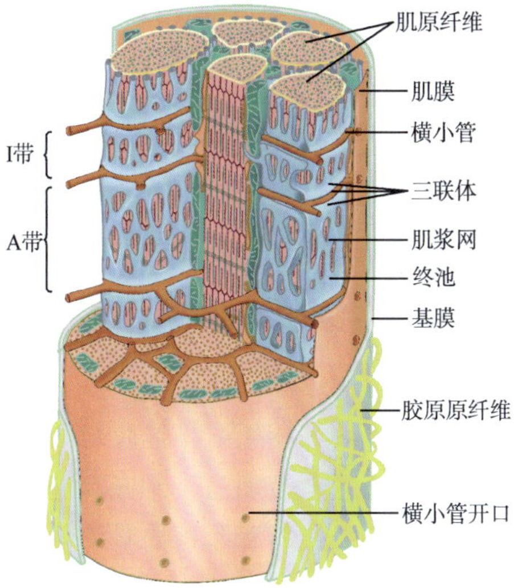

图3-29　骨骼肌超微结构模式

二、心　　肌

心肌（myocardium）分布于心壁和邻近心脏的大血管壁上，其在心传导系统的调控下可节律性收缩和舒张。心肌纤维一般无再生能力，损伤后由周围的结缔组织细胞进行修复。婴幼儿心肌厚度薄于成人，功能较弱，负荷力较差，不宜做长时间或剧烈活动。老年人因心脏长期受累，心肌可稍增厚，但因高发血管狭窄或堵塞，易发生急性冠脉综合征。

（一）光镜结构

心肌纤维呈短圆柱状，有分支，互相连接成网。多数心肌纤维仅有一个核，呈卵圆形，位于细胞中央，少数有双核。心肌纤维肌质丰富，内含丰富的线粒体、糖原和脂褐素等。胞核周围的肌质内有时可观察到浅染区，此即为脂褐素所在的位置。在HE染色标本中，因脂褐素被有机溶剂溶解，核周便出现着色浅的区域。脂褐素是溶酶体的残余体，随年龄的增长而增多。心肌纤维之间的连接处称为闰盘（intercalated disk），其染色较深，是心肌纤维的特有结构（图3-30）。心肌纤维在纵切面上也有明、暗相间的周期性横纹，但不如骨骼肌明显。

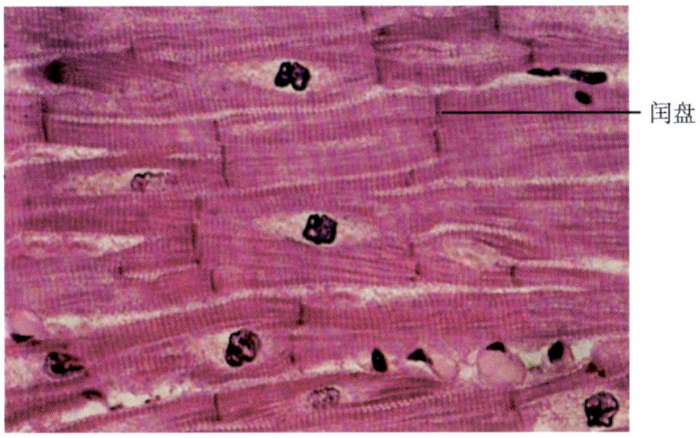

图3-30　心肌纵切面（HE染色，10×40倍）

考点：心肌的光镜结构特点

（二）电镜结构

心肌纤维的超微结构（图3-31）与骨骼肌纤维的超微结构相似，也存在由粗肌丝、细肌丝构成的

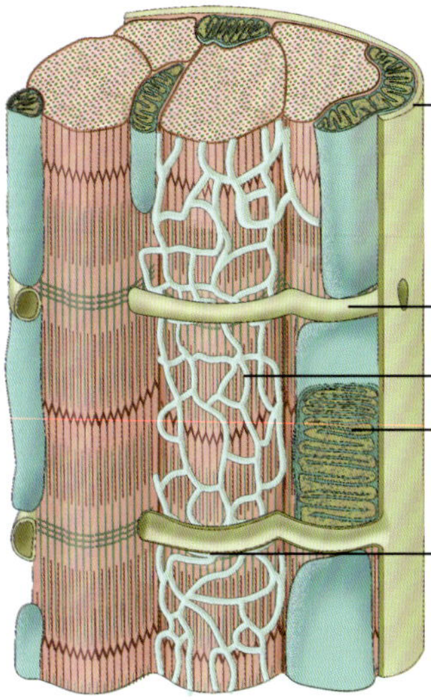

图3-31 心肌超微结构模式图

肌原纤维、横小管和肌质网等结构。与骨骼肌纤维相比，心肌纤维具有以下特征：①肌原纤维之间的边界不明显，粗细不等，肌原纤维间含丰富的线粒体。②横小管较粗大，位于肌原纤维的Z线水平。③肌质网不发达，纵小管稀疏，终池小而少，横小管与一侧的终池形成二联体，故心肌储存钙离子的能力较差，收缩前尚需从细胞外摄取钙离子。④闰盘与心肌纤维长轴垂直的横位部分有中间连接和桥粒，使心肌纤维相互连接牢固，与心肌纤维长轴平行的纵向部分有缝隙连接，是细胞间信息传递的通道，协调心肌纤维收缩的同步化。闰盘与横小管位置一样，同样位于Z线水平。这样横小管可将胞外肌膜接收的神经冲动传递至闰盘，以便更好地引发多个心肌纤维的同步收缩。⑤心房肌纤维可分泌心房钠尿肽（又称心钠素），具有利尿、排钠、扩张血管及降低血压的功能。

链 接　急性心肌梗死

急性心肌梗死是指冠状动脉急性、持续性缺血缺氧导致心肌细胞坏死，临床上多表现为剧烈而持久的胸骨后疼痛，伴有血清心肌损伤标志物升高及进行性心电图变化，属于急性冠脉综合征的严重类型。休息及硝酸酯类药物不能完全缓解，可并发心律失常、心力衰竭或休克，常可危及生命。

三、平　滑　肌

平滑肌（smooth muscle）广泛分布于血管壁和许多内脏器官，其收缩以速度缓慢、持久且耗能低为特点，属于不随意肌。儿童胃肠道平滑肌较薄，蠕动慢，消化能力较差，容易出现消化不良或便秘；老年人由于器官功能的衰退，也容易出现消化道病症。

（一）光镜结构

平滑肌纤维呈长梭形（图3-32），细胞中央有一个呈杆状或长椭圆形的核，细胞质呈嗜酸性，无横纹。平滑肌纤维大小不一，不同器官的长度可以相差很大，如小血管壁内的平滑肌纤维可短至20μm，而妊娠子宫的平滑肌纤维可长达500μm。平滑肌纤维常成束或成层分布，也可单独存在。

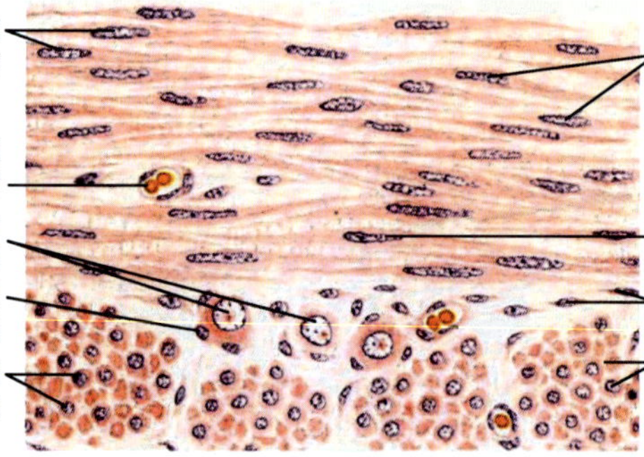

图3-32 平滑肌纵切面和横切面

（二）电镜结构

平滑肌纤维的肌膜向肌质内凹陷，在肌膜表面形成众多的小凹，功能上相当于横小管。肌质网不发达，靠近小凹，但肌质内有较发达的细胞骨架系统，由密斑、密体和中间丝构成。密斑和密体都是电子密度高的小体，相当于横纹肌的Z线。密斑位于肌膜下，为扁平斑块状。密体位于细胞质中，为梭形小体。中间丝连接于密斑和密体之间，在平滑肌纤维内形成斜形的网络，构成细胞骨架，起支持的作用。

平滑肌纤维也有粗、细两种肌丝，但不形成肌原纤维和肌节。粗肌丝由肌球蛋白聚合而成，呈圆柱状，表面有成行排列的横桥，但相邻的两行横桥屈动方向相反，粗肌丝均匀地分布在细肌丝之间。细肌丝主要由肌动蛋白构成，其一端锚定于密斑或密体上，另一端游离环绕在粗肌丝周围。若干条粗肌丝和细肌丝聚集形成肌丝单位，又称收缩单位。平滑肌纤维的收缩也是通过粗肌丝和细肌丝之间的滑动来实现的。由于细肌丝和细胞骨架的附着点呈螺旋状分布，故肌丝滑动时，肌纤维呈螺旋状扭曲，使长轴变短。

第4节 神经组织

案例3-4

患者，男性，55岁。于3小时前突发意识障碍，由家属拨打120急诊送入院。入院后患者意识转清，出现说话吐字不清，口角歪斜，右侧肢体瘫痪。头部计算机断层扫描（CT）示左侧基底节区出血灶。

问题：1. 简述脑组织的构成。

2. 结合患者的症状，简述神经元的结构及功能。

神经组织（nervous tissue）由神经细胞和神经胶质细胞组成。神经细胞又称神经元（neuron），是神经系统的结构和功能单位，具有接受刺激、整合信息和传导冲动的能力。神经元之间通过突触相互连接，形成复杂的神经网络和通路，将接收的信息从一个神经元传给另一个神经元或其他细胞，产生神经冲动。婴幼儿大脑发育未成熟，可塑性强，环境刺激可充分激活神经细胞，促进大脑功能发育；而老年人可能会由多种原因导致神经细胞数量减少，从而出现记忆力减退、语言障碍等问题。神经胶质细胞的数量比神经元多，对神经元起支持、营养、绝缘和保护等作用。

一、神 经 元

（一）神经元的形态结构

神经元形态大小各异，可分为胞体和突起两部分（图3-33）。

1. 胞体 神经元的胞体主要位于中枢神经系统的灰质和周围神经系统的神经节内，是神经元代谢营养和整合信息的中心。胞体的大小不一，直径为4～120μm，由细胞膜、细胞核和细胞质构成。

（1）细胞膜 为可兴奋膜，有的膜蛋白是离子通道，有的膜蛋白是神经递质的受体。因此，细胞膜能接受刺激并产生和传导神经冲动。

（2）细胞核 位居中央，大而圆，着色浅，核仁明显。

（3）细胞质 除一般的细胞器外，还有两种特殊的细胞器：①尼氏体（Nissl body），在光镜下呈斑块状或颗粒状，为嗜碱性（图3-34）。电镜下可见尼氏体由许多平行排列的粗面内质网和散在其间的

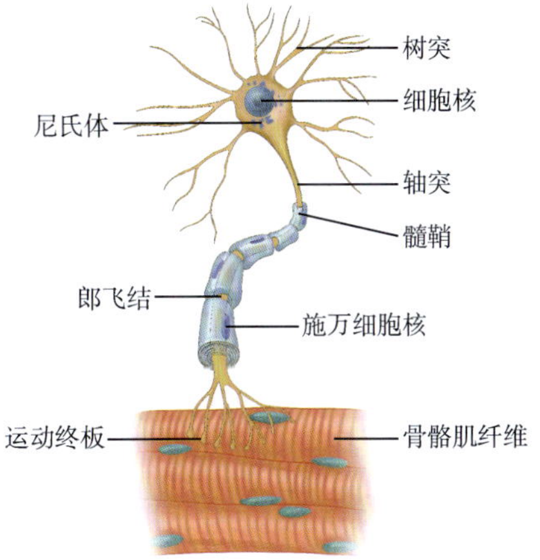

图3-33 神经元和神经纤维结构模式图

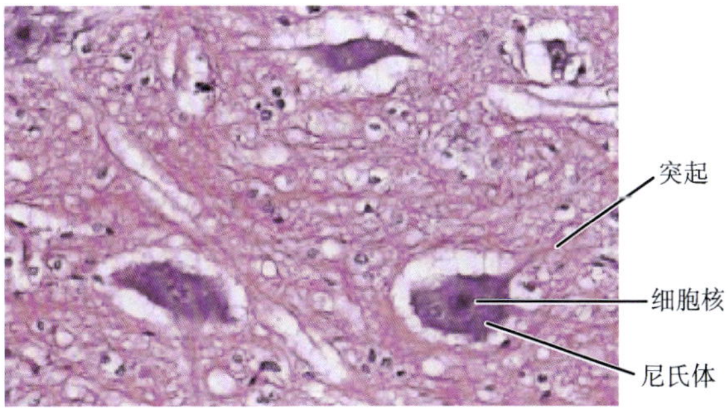

图3-34 神经元光镜结构（HE染色，10×40倍）

游离核糖体组成。功能是合成结构蛋白和分泌蛋白。②神经原纤维（neurofibril），在银染色标本中其呈棕褐色细丝，相互交织成网，并伸入到树突和轴突内。电镜下显示由神经丝和微管组成，构成神经元的细胞骨架，并有维持细胞形态、参与物质运输的功能。

链 接　神经元的再生能力

神经元的胞体是神经元的代谢、营养中心，其再生修复能力较差。在神经元的突起或胞体受到伤害或轴突断离时，如损伤部位距胞体较远，则胞体可出现逆行性改变，胞体肿胀、核偏位、尼氏体溶解，重者核消失。如轻度伤害，3 周后胞体开始恢复。一般神经轴突都有再生能力，可恢复原来的功能，所需时间一般为 3 ～ 6 个月。若损伤严重，两断端相距甚远，将影响再生。若神经元胞体或近胞体处发生严重损伤，可导致神经细胞解体死亡，一般难以修复再生。

2. 突起

（1）树突（dendrite）　每个神经元都有一个至数个树突，其反复分支，形如树枝状（图3-33，图3-34）。树突表面粗糙，有许多棘状小突，称树突棘，是神经元之间形成突触的部位，树突棘和树突增加了神经元的接受面。树突的功能主要是接受刺激，产生兴奋，并将兴奋传向胞体。

（2）轴突（axon）　呈细索状，一个神经元只有一个轴突，表面光滑，细而长，分支少（图3-33）。由胞体发出轴突的部位称轴丘，呈圆锥形，染色较浅，无尼氏体，染色淡。轴突末端分支较多，构成轴突终末。轴突内有许多与轴突平行的神经原纤维，无尼氏体和高尔基体，故不能合成蛋白质，轴突成分的更新及神经递质合成所需的酶和蛋白质是在胞体合成后输送到轴突及其终末的。轴突的功能是将神经冲动传向其他神经元或效应器。

考点：神经元的结构特点

（二）神经元的分类

1. 根据神经元突起的数量分类　①多极神经元：有一个轴突和多个树突；②双极神经元：有一个树突和一个轴突；③假单极神经元：从胞体发出一个突起，距胞体不远处又分为两支，一支分布到外周其他组织器官，称周围突；另一支进入中枢神经系统，称中枢突（图3-35）。

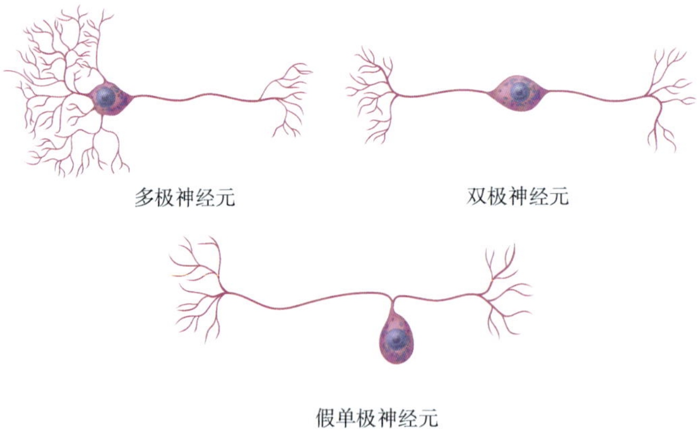

图3-35　各类神经元模式图

2. 根据神经元的功能分类　①感觉神经元：又称传入神经元，多为假单极神经元，胞体主要位于脑、脊神经节内，其周围突的末梢分布在皮肤和肌肉等处，接收刺激，并将刺激传向中枢；②运动神经元：又称传出神经元，多为多极神经元，胞体主要位于脑、脊髓和自主神经节内，将神经冲动传给肌肉或腺体，产生效应；③中间神经元：又称联络神经元，多为多极神经元，介于前两种神经元之间（图3-36）。

3. 根据神经元释放的神经递质分类 可分为胆碱能神经元、肾上腺素能神经元、肽能神经元等。

考点：神经元的分类

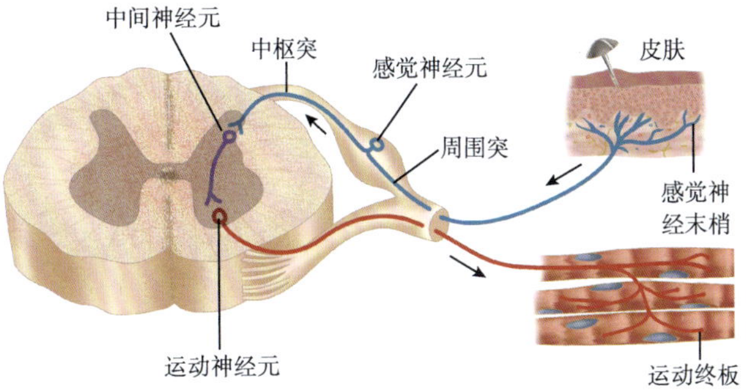

图3-36 不同功能的神经元模式图

（三）突触

突触（synapse）是神经元之间或神经元与非神经元之间用于传递神经冲动的一种特化的细胞连接。

1. 突触的分类 可根据形成突触的部位不同而命名，常见的是轴-树突触和轴-体突触，此外还有轴-轴突触、树-树突触和体-树突触。还可根据突触传递信息的方式，分为化学性突触和电突触，前者以神经递质作为传递兴奋的媒介、单向性传递神经冲动；后者即缝隙连接，以电信号方式双向性传递兴奋。

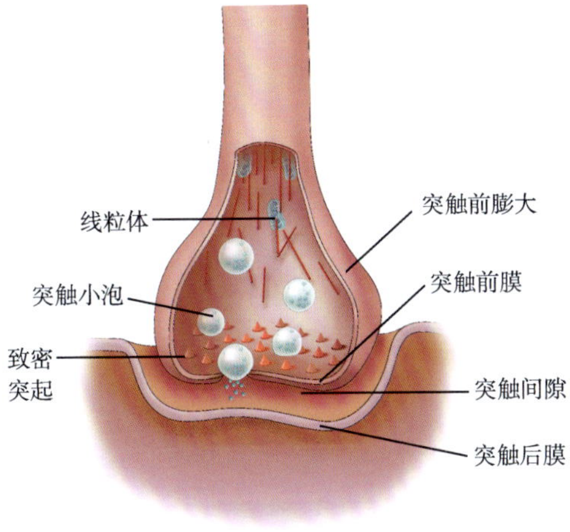

图3-37 化学性突触超微结构模式图

2. 化学性突触的结构 电镜下可见突触由突触前成分、突触间隙和突触后成分构成（图3-37）。突触前、后成分彼此相对的细胞膜较一般的细胞膜略增厚，分别称为突触前膜和突触后膜，两者之间的间隙即为突触间隙。突触前成分内有许多含有神经递质的突触小泡及线粒体、微丝和微管等。突触后膜上有神经递质的受体和离子导体。

当神经冲动传到突触前膜时，突触小泡贴附于突触前膜，以胞吐的方式将小泡内的神经递质释放到突触间隙，神经递质与突触后膜上的特异性受体结合，改变了突触后膜的离子通透性，导致突触后神经元膜电位发生变化，产生兴奋性或抑制性反应。

二、神经胶质细胞

神经胶质细胞广泛分布于神经系统。神经胶质细胞与神经元数目之比为（10～50）：1。神经胶质细胞具有突起，不分轴突和树突，没有传导神经冲动的功能。

（一）中枢神经系统的胶质细胞

中枢神经系统的胶质细胞由星形胶质细胞、少突胶质细胞、小胶质细胞和室管膜细胞组成（图3-38）。

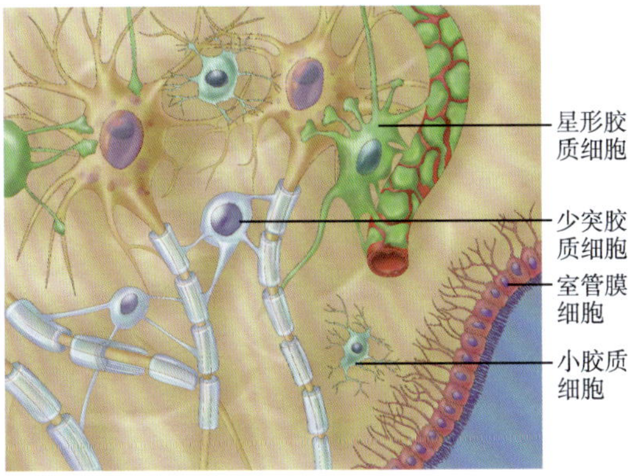

图3-38 中枢神经系统的胶质细胞模式图

1. 星形胶质细胞（astrocyte） 是最大的一种神经胶质细胞，包括纤维性星形胶质细胞和原浆性星形胶质细胞。星形胶质细胞从胞体发出的突起充填在神经元胞体及其突起之间，起支持和绝缘作用，有些突起末端扩大形成脚板，在脑和脊髓表面形成胶质界膜，或贴附在毛细血管壁上构成血脑屏障（图3-39）。血脑屏障能防止有害物质进入脑内，以维持脑组织内环境的相对恒定。

2. 少突胶质细胞（oligodendrocyte） 在银染色标本中，细胞突起较少，突起末端扩展成扁平状薄膜，呈同心圆包绕神经元的轴突形成髓鞘（myelin sheath），是中枢神经系统的髓鞘形成细胞。

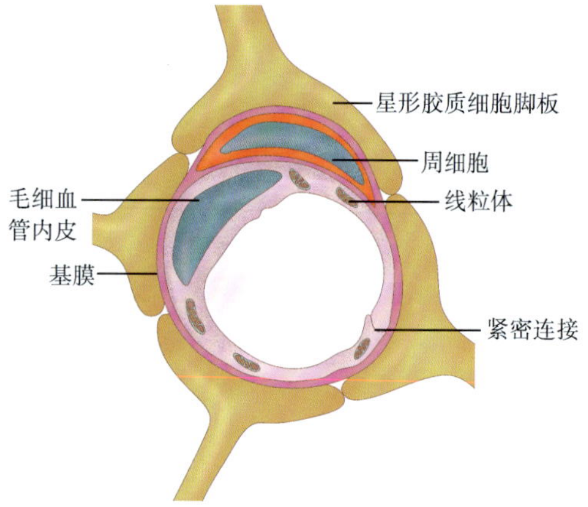

图 3-39　血脑屏障模式图

3. 小胶质细胞（microglia） 是最小的胶质细胞，具有吞噬功能，属于单核巨噬细胞系统。当中枢神经系统损伤时，小胶质细胞可吞噬细胞碎屑及退化变性的髓鞘。

4. 室管膜细胞（ependymal cell） 为立方形或柱形，呈单层分布于脑室和脊髓中央管的腔面，形成室管膜，可防止脑脊液进入脑和脊髓组织。

（二）周围神经系统的胶质细胞

1. 施万细胞（Schwann cell） 又称神经膜细胞。细胞呈薄片状，胞质少，细胞排列成串，一个连一个地包裹在周围神经的轴突表面，形成周围神经系统有髓神经纤维的髓鞘（图 3-40）。

2. 卫星细胞（satellite cell） 为神经节内包裹神经元胞体的一层扁平细胞，又称囊细胞。

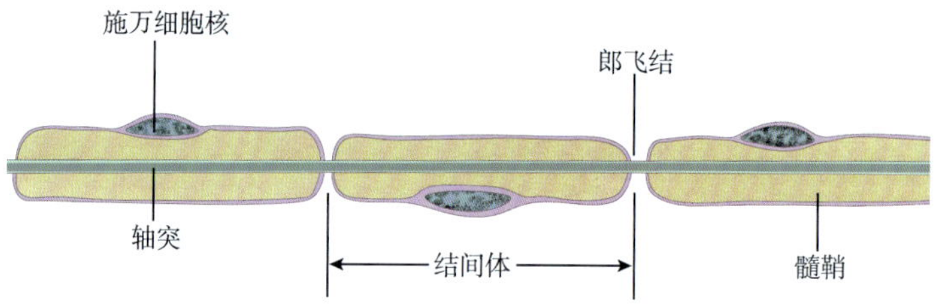

图 3-40　有髓神经纤维模式图

三、神经纤维

神经纤维由神经元的突起（轴突或长树突）及包绕在它们表面的胶质细胞组成。根据胶质细胞是否形成髓鞘，神经纤维可分为有髓神经纤维和无髓神经纤维。

1. 有髓神经纤维（myelinated nerve fiber） 由神经元的突起、髓鞘和神经膜组成。髓鞘由髓鞘形成细胞（周围神经系统的神经膜细胞、中枢神经系统的少突胶质细胞）的细胞膜层层包裹神经元突起而形成，呈节段状，相邻节段间的狭窄区域称郎飞结，相邻两个郎飞结之间的部分称结间体（图 3-40）。电镜下可见髓鞘呈明暗相间的同心圆板层状结构。郎飞结处无髓鞘，轴膜裸露，暴露于细胞外环境，电阻低。有髓神经纤维的兴奋传导呈跳跃式，即从一个郎飞结跳跃至另一个郎飞结，故传导速度较快。

2. 无髓神经纤维（unmyelinated nerve fiber） 周围神经系统内，无髓神经纤维可由一个施万细胞包裹多条轴突形成，但不形成髓鞘和郎飞结（图 3-41）。中枢神经系统的无髓神经纤维外无任何鞘膜，轴突是裸露的，可被星形胶质细胞分隔，与其他有髓神经纤维混杂在一起。无髓神经纤维因无髓鞘和郎飞结，神经冲动沿轴膜连续传导，故传导速度较慢。

考点：有髓神经纤维、无髓神经纤维的结构特点

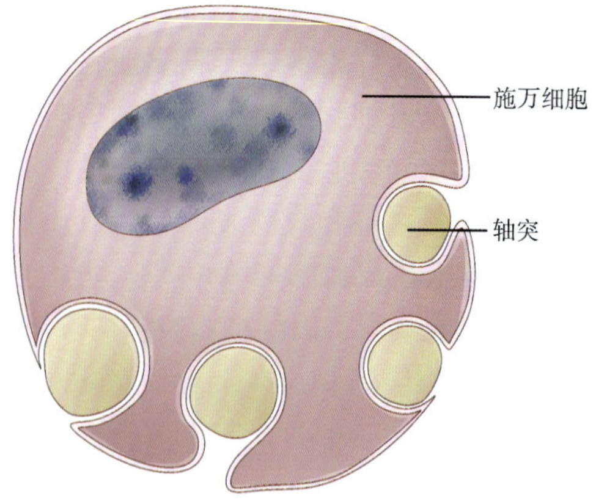

图 3-41　无髓神经纤维模式图

四、神经与神经末梢

周围神经系统的许多神经纤维平行排列，外包结缔组织膜，构成神经，分布到全身器官和组织。每条神经含若干神经束，每条神经束又含许多神经纤维，神经、神经束和神经纤维均有结缔组织包裹，这些结缔组织分别称为神经外膜、神经束膜和神经内膜。

神经末梢（nerve ending）为周围神经纤维的终末部分与其他组织一起形成的结构，按其功能可分为感觉神经末梢和运动神经末梢。

（一）感觉神经末梢

感觉神经末梢由感觉神经元周围突的终末部分与周围组织共同构成，又称感受器。根据是否有结缔组织被囊包裹可分成两类，即游离神经末梢和有被囊的神经末梢。有被囊的神经末梢包括触觉小体、环层小体、肌梭等。

1. 游离神经末梢 神经纤维末端反复分支，失去髓鞘后进入组织，裸露的细支分布在表皮、角膜、黏膜上皮、骨膜和牙髓等组织内，能接受冷、热和痛等刺激（图3-42）。

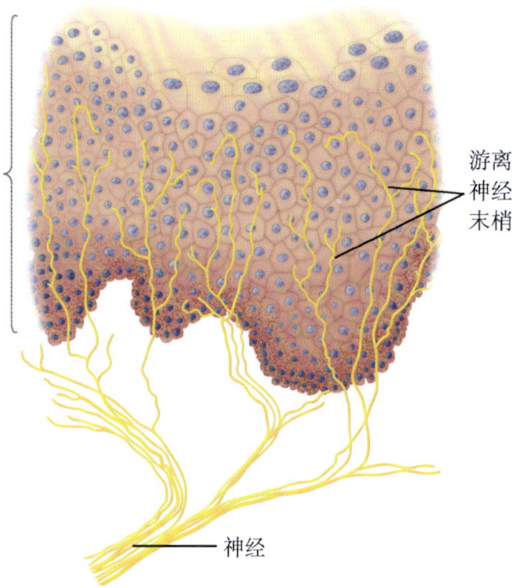

图3-42 游离神经末梢

2. 有被囊的神经末梢 常分为三类。

（1）触觉小体（tactile corpuscle） 分布在真皮乳头内，以手指的掌侧皮肤内最多。小体呈卵圆形，内有许多横行排列的扁平细胞。有髓神经纤维失去髓鞘后进入结缔组织被囊，末端分支缠绕在扁平细胞间，能感受触觉。

（2）环层小体（lamellar corpuscle） 分布在皮下组织、韧带和关节囊等处。小体呈圆形或椭圆形，被囊由中央的圆柱形神经纤维和数十层同心圆排列的扁平细胞组成，能感受压觉和振动觉。

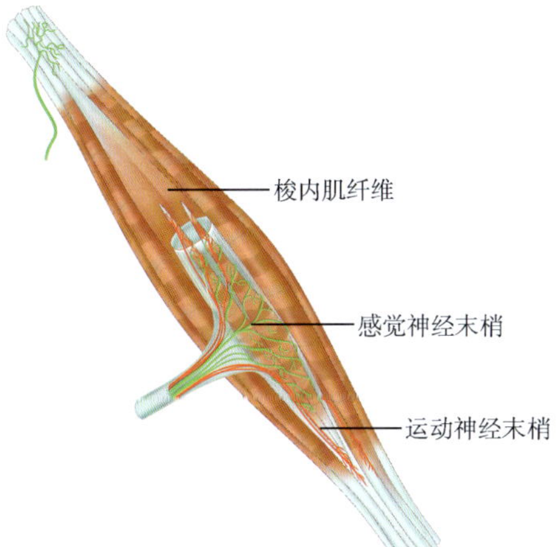

图3-43 肌梭

（3）肌梭（muscle spindle） 分布于骨骼肌纤维之间，被囊内含数条细小的骨骼肌纤维，称梭内肌纤维，裸露的轴突细支呈环状包绕梭内肌纤维的两端（图3-43）。肌梭主要感受肌纤维的伸缩变化，调节骨骼肌纤维的张力。

（二）运动神经末梢

运动神经末梢由运动神经元传出纤维的终末部分与周围组织共同构成，又称效应器。

1. 躯体运动神经末梢 又称运动终板。运动神经元的轴突终末反复分支，呈爪状，失去髓鞘后贴附于骨骼肌纤维的肌膜上，两者构成突触，故又称神经-肌突触或神经肌肉接头，能支配骨骼肌的运动（图3-44）。

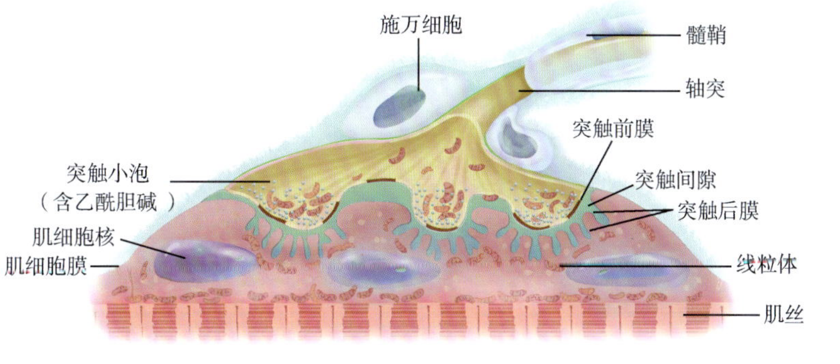

图3-44 运动终板超微结构模式图

2. 内脏运动神经末梢 分布于心肌、腺体、内脏和血管的平滑肌等处。无髓神经纤维的终末分支有膨体（内含突触小泡），呈串珠样，附着于肌纤维上或走行于腺细胞间，支配平滑肌、心肌纤维的收缩和腺体分泌。

自 测 题

一、单选题

1. 假复层纤毛柱状上皮分布于（　　）
   A. 食管　B. 小肠　C. 膀胱
   D. 气管　E. 外耳道
2. 下列有单层柱状上皮的器官是（　　）
   A. 血管　B. 膀胱　C. 皮肤
   D. 小肠　E. 食管
3. 衬于心血管和淋巴管腔面的单层扁平上皮称为（　　）
   A. 间皮　B. 内皮　C. 表皮
   D. 基膜　E. 被膜
4. 关于上皮组织结构特点的描述错误的是（　　）
   A. 细胞数量多　B. 细胞间质少
   C. 无神经末梢分布　D. 无血管
   E. 排列紧密
5. 变移上皮分布于（　　）
   A. 膀胱　B. 阴道　C. 口腔
   D. 胃　E. 淋巴管
6. 关于结缔组织的描述，错误的是（　　）
   A. 细胞数量少，种类多
   B. 细胞间质多，含纤维、基质和组织液
   C. 细胞形态较规则，分散于间质中
   D. 有丰富的血管分布
   E. 在体内广泛分布
7. 具有韧性大，抗拉力强，称为白纤维的是（　　）
   A. 胶原纤维　B. 弹性纤维　C. 网状纤维
   D. 神经纤维　E. 肌原纤维
8. 胞质内有异染性颗粒并可脱颗粒引发过敏的细胞是（　　）
   A. 浆细胞　B. 单核细胞
   C. 肥大细胞　D. 成纤维细胞
   E. 脂肪细胞
9. 下列关于骨骼肌纤维细胞核的描述，正确的是（　　）
   A. 多个，位于细胞中央
   B. 多个，均匀分布于肌浆内
   C. 一个，位于细胞中央
   D. 多个，位于肌膜下
   E. 一个，位于肌膜下
10. 下列关于心肌纤维的描述，不正确的是（　　）
    A. 闰盘位于肌纤维连接处
    B. 肌纤维分支吻合成网
    C. 具有横纹
    D. 含多个细胞核
    E. 呈圆柱状
11. 关于平滑肌纤维的光镜结构的描述，正确的是（　　）
    A. 平滑肌纤维呈长柱形，多核，位于细胞周边
    B. 平滑肌纤维呈短柱形，单核，位于细胞中央
    C. 沿细胞长轴可见明暗相间的横纹
    D. 平滑肌纤维呈长梭形，单核，位于细胞中央
    E. 平滑肌纤维的连接处可见闰盘
12. 肌节的组成是（　　）
    A. 1/2 A+I+1/2 A　B. 1/2 A+I
    C. 1/2 I+A+1/2 I　D. 1/2 A+1/2 I
    E. 1/2 I+A
13. 突触内与信息传递直接相关的结构是（　　）
    A. 中间丝　B. 微管　C. 突触小泡
    D. 微丝　E. 线粒体
14. 周围神经系统的神经胶质细胞有（　　）
    A. 星形胶质细胞和小胶质细胞
    B. 少突胶质细胞和星形胶质细胞
    C. 少突胶质细胞和卫星细胞
    D. 施万细胞和小胶质细胞
    E. 施万细胞和卫星细胞
15. 具有吞噬能力的神经胶质细胞是（　　）
    A. 小胶质细胞　B. 少突胶质细胞
    C. 星形胶质细胞　D. 施万细胞
    E. 卫星细胞
16. 轴突内不含有（　　）
    A. 微管　B. 神经丝
    C. 尼氏体　D. 神经原纤维
    E. 神经递质
17. 中枢神经系统的有髓神经纤维的髓鞘来自（　　）
    A. 星形胶质细胞　B. 少突胶质细胞
    C. 小胶质细胞　D. 卫星细胞
    E. 施万细胞

二、问答题

1. 上皮组织有哪几种类型？在人体的分布情况如何？
2. 结缔组织的基本特点有哪些？分为哪几种？
3. 突触的基本结构和功能有哪些？

（李丽梅　傅玉峰）

第4章 皮　　肤

学习目标

1. 知识目标　掌握表皮与真皮的结构与功能；了解皮肤的附属结构；熟悉皮下组织的构造及功能。
2. 能力目标　能在标本和模型上辨认皮肤的结构，具备将所学知识应用于临床的能力。
3. 素质目标　培养关爱患者及运用所学知识健康宣教的意识。

案例 4-1

患者，女性，16岁，因“面部起疹伴疼痛4月余”来院就诊。体格检查：面部多发粟粒大红丘疹及蚕豆大囊肿结节，皮下亦可触及数个蚕豆大囊肿结节，部分丘疹上可见脓头。患者发病以来无明显发热、肌肉酸痛等不适症状。血液分析和常规检查未见明显异常。临床诊断：囊肿性痤疮。

问题：1. 毛囊有何结构特点？
2. 何为皮脂腺？在青春期有何特点？

皮肤（skin）覆盖体表，是人体面积最大的器官。皮肤由表皮和真皮组成，借皮下组织与深部组织相连。皮肤附属器包括毛发、指（趾）甲、皮脂腺和汗腺（图4-1）。皮肤是人体与外界环境直接接触的界面，不但感受外环境的冷、热、痛、压感觉刺激，而且具有重要的屏障作用，可避免液体蒸发流失并防御外界有害物质的侵袭。皮肤还具有调节体温和排泄废物等功能。

考点：皮肤的组成与功能

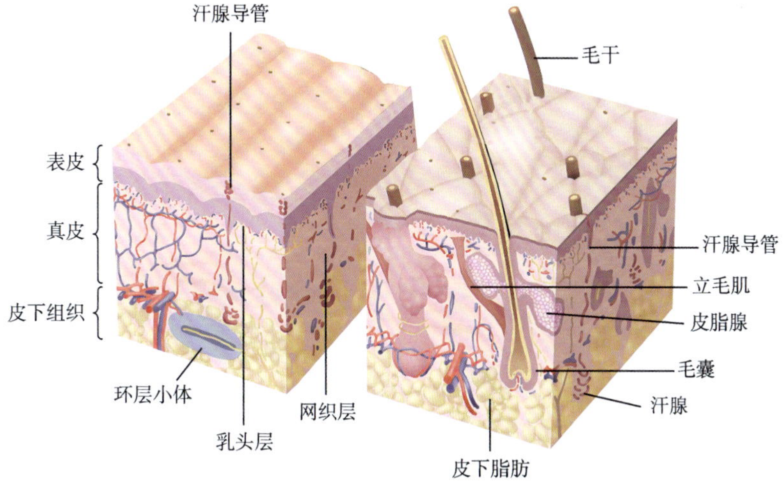

图4-1　手指掌面皮肤

第1节　皮肤的结构

一、表　　皮

表皮（epidermis）位于皮肤的浅层，由角化的复层扁平上皮组成（图4-2）。身体各部位表皮厚度不等，肘窝处最薄，手掌及足底处最厚。表皮细胞可分为两类，即角质形成细胞和非角质形成细胞。前者占表皮细胞的绝大多数，后者散在分布于表皮深层的角质形成细胞之间，包括黑色素细胞、朗格汉斯细胞和梅克尔细胞。

（一）角质形成细胞

角质形成细胞构成表皮的主体。手掌和足底等角质层较厚的皮肤，由深层至浅层可清楚地分为基底层、棘层、颗粒层、透明层、角质层五层结构。由基底层至角质层反映了角质形成细胞增殖、分化、迁移和脱落的过程，同时也是细胞逐渐生成角蛋白和角化的过程。正常生理情况下，表皮角质层细胞不断脱落和基底层细胞不断分化增殖保持着动态平衡，维持表皮一定的厚度和结构。正常表皮的更新周期为3～4周。

1. 基底层（stratum basale） 为位于波浪状基膜上的一层矮柱状细胞，排列整齐，胞质嗜碱性，着色较深，电镜下可见胞质内含许多游离核糖体和微丝。基底细胞之间以桥粒相连，基底细胞与基膜之间借半桥粒相连，从基膜渗入的组织液，通过细胞间隙营养表皮细胞。基底细胞是表皮的干细胞，细胞不断增殖，新生细胞向浅层推移并分化为其他各层细胞，故基底层又称生发层。

2. 棘层（stratum spinosum） 由4～10层较大的多角形细胞组成，胞核位于中央，由于细胞具有很多呈棘状的细小突起，故称为棘层。相邻细胞的突起借桥粒紧密相连。胞质呈弱碱性，游离核糖体较多，具有旺盛的合成能力。

3. 颗粒层（stratum granulosum） 由3～5层梭形细胞组成，胞质内充满嗜碱性颗粒，故称为颗粒层。此层细胞核渐趋退化。

4. 透明层（stratum lucidum） 由2～3层扁平细胞组成，细胞轮廓不清，细胞核与细胞器都退化消失。在薄的表皮中见不到透明层。

5. 角质层（stratum corneum） 为表皮的表层，由数层至数十层扁平的角质细胞组成。

这些细胞干硬，是已完全角化的死细胞。细胞表面褶皱不平，相邻细胞互相嵌合，靠近表面的细胞间的桥粒解体，细胞彼此连接不牢，逐渐脱落，成为皮屑。

考点：表皮的结构及功能

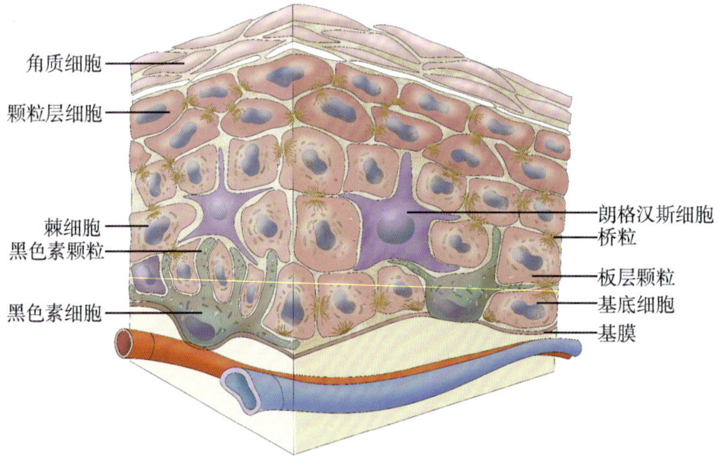

图4-2　角化的复层扁平上皮结构模式图

（二）非角质形成细胞

1. 黑色素细胞（melanocyte） 为一种具有许多细长突起的细胞，胞体大多散在于表皮基底细胞之间，其细长突起伸入基底细胞和棘细胞之间，但在HE染色的切片上不易辨认。在电镜下，可见胞质中有多个长圆形的小体，称黑素体，有膜包被，内含酪氨酸酶，能将酪氨酸转化为黑色素。黑素体充满黑色素后成为黑色素颗粒（图4-3）。黑色素颗粒移入突起末端，然后被输送到邻近的基底细胞内，因而基底细胞内常含许多黑色素颗粒，而黑色素细胞本身含黑色素颗粒却极少。黑色素为棕黑色物质，是决定皮肤颜色的一个重要因素。细胞中黑色素颗粒的大小和含量的差别，以及黑色素细胞合成色素的速度不同，决定了不同种族和个体不同部位皮肤颜色的差异。黑色素能吸收和散射紫外线，可保护表皮深层的幼稚细胞不受辐射损伤。

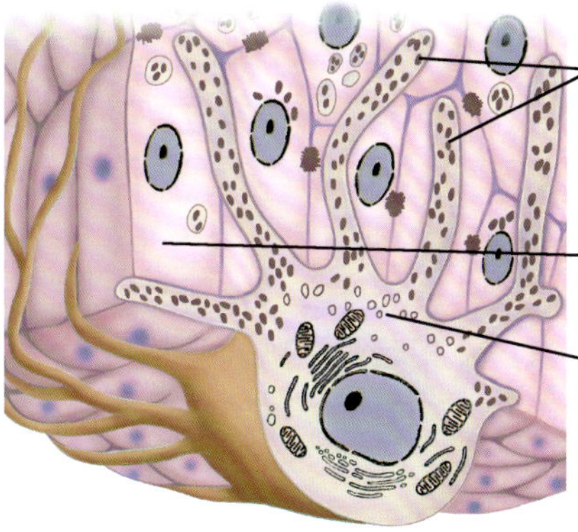

图4-3 黑色素细胞超微结构模式图

2. 朗格汉斯细胞（Langerhans cell） 位于表皮棘层（图4-4），在HE染色标本中，此种细胞与黑色素细胞形态近似。在镀金标本中，细胞呈星状，细长突起伸入棘细胞间。在电镜下可见胞质内含网球拍状颗粒。目前认为此种细胞是表皮内抗原呈递细胞。

3. 梅克尔细胞（Merkel cell） 位于表皮基层，细胞基部附有盘状感觉神经纤维末梢（图4-5），可能与感受触觉有关。

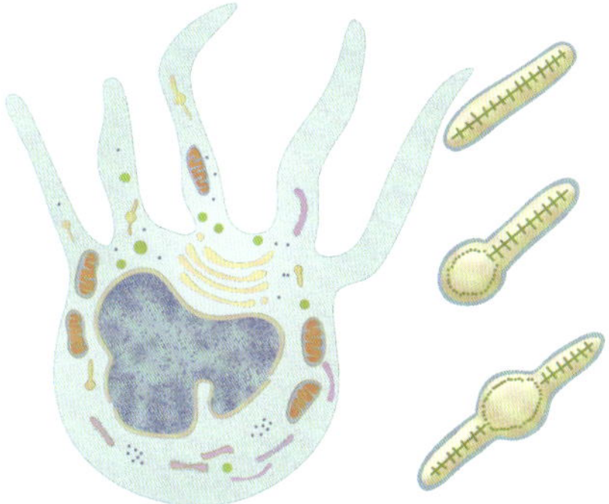
图4-4 朗格汉斯细胞

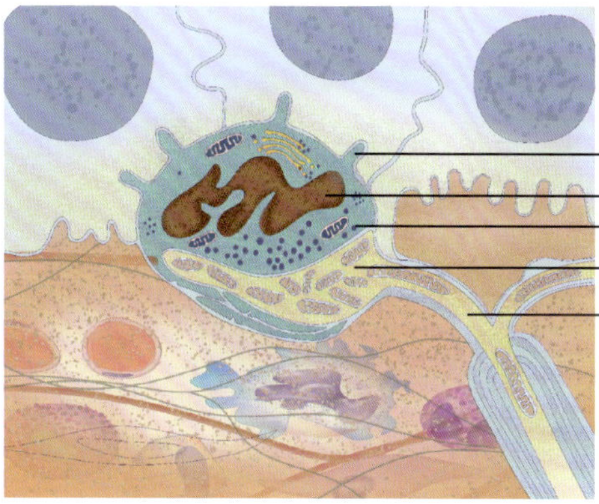

图4-5 梅克尔细胞

二、真 皮

真皮（dermis）位于表皮下方，分为浅部的乳头层和深部的网织层，由结缔组织构成。其厚度亦随身体部位而异，一般为1～2mm，足跟处可达3mm。

（一）乳头层

乳头层（papillary layer）位于真皮与表皮交界处，凹凸不平，真皮突起的乳头与表皮相嵌合，这种嵌合可增强真皮与表皮连接的牢固性并使表皮从真皮中获得营养。乳头层由疏松结缔组织构成，含成纤维细胞、肥大细胞和巨噬细胞，以及许多毛细血管、触觉小体和游离神经末梢。

（二）网织层

网织层（reticular layer）为乳头层深面较厚的致密结缔组织，细胞较少，密集的胶原纤维束及弹性纤维排列不规则，纵横交织，赋予皮肤较强的弹性和韧性，此层内除含较大血管、环层小体及神经纤维外，尚可见汗腺、毛囊及皮脂腺。

考点：真皮的结构及功能

链 接　皮肤烧伤

根据皮肤烧伤深度，临床上普遍采用三度四分法界定烧伤程度：Ⅰ度烧伤，烧伤累及表皮基底层以上，可依靠基底细胞的增殖迅速修复损伤；浅Ⅱ度烧伤，烧伤累及表皮全层和真皮乳头层，只能依靠残存的基底细胞、真皮深层中的毛囊等附属器上皮细胞增殖形成新的表皮；深Ⅱ度烧伤，除累及表皮、全部真皮乳头层外，真皮网织层部分受累，位于真皮深层的毛囊及汗腺尚有活力，依靠其上皮细胞逐步生长使创面上皮化，但可遗留瘢痕增生及挛缩畸形；Ⅲ度烧伤，伤及皮肤全层，甚至可深达皮下组织、肌和骨等，通常采用植皮治疗。

三、皮下组织

真皮下方的皮下组织（hypodermis）又称为浅筋膜，位于真皮的深部。皮下组织由疏松结缔组织和脂肪细胞构成，它的主要功能是将皮肤与深层组织器官相连，并使两者之间有一定的可移动性。皮下组织具有缓冲、保温、储存能量等功能。

链 接　皮内注射和皮下注射

皮内注射是将少量药液注入表皮与真皮之间，常用注射部位为前臂中段内侧、三角肌下缘，主要用于各种药物过敏试验和预防接种。药液注射在连接紧密的表皮和真皮之间，皮肤表面会因此而隆起一个皮丘。皮下注射是将少量药液注入皮下组织，液体在组织间隙弥散，迅速达到药效，常用注射部位为臂部三角肌下缘、两侧腹壁、大腿前侧和外侧。

第2节　皮肤的附属器

皮肤的附属器均由表皮衍生而来，包括汗腺、毛发、皮脂腺及指（趾）甲（图4-6）。

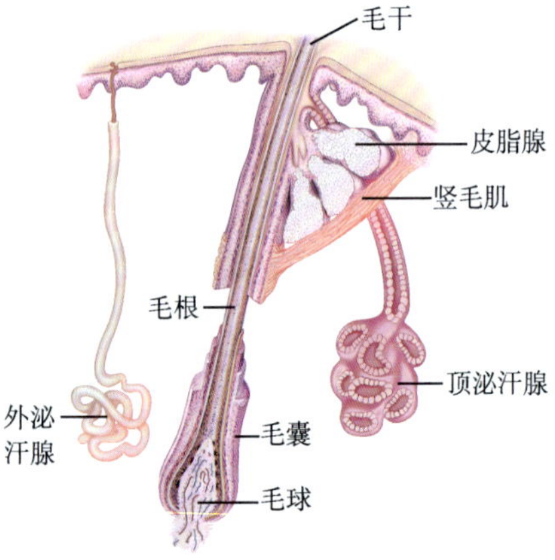

图4-6　皮肤的附属器示意图

（一）汗腺

汗腺（sweat gland）是盘曲的单管状腺，根据结构及分布等不同可分为外泌汗腺和顶泌汗腺两种。

1. 外泌汗腺　简称汗腺。除唇边、阴部等个别区域，外泌汗腺几乎遍布全身。汗腺由分泌部和导管部组成。分泌部位于真皮深层和皮下组织中，由单层柱状细胞或单层锥形细胞组成。上皮与基膜间有肌上皮细胞环绕，该细胞收缩有利于分泌物的排出。汗腺导管细长，开口于皮肤表面的汗孔。汗腺分泌在体温调节中起重要作用。

2. 顶泌汗腺　也称大汗腺。此腺分布于腋窝、乳晕、肛门及会阴等区域，外耳道内的耵聍腺和眼睑缘的摩尔腺均属于顶泌汗腺。顶泌汗腺比外泌汗腺大许多。分泌部盘曲成团，腺腔大，导管短，在皮脂腺上方开口于毛囊。顶泌汗腺分泌物含蛋白质，较黏稠，呈乳白色，被细菌分解后有臭味，俗称狐臭。

（二）毛发

人体皮肤除手掌、足底外，均有毛发。毛发的颜色、粗细因种族、年龄、性别及身体部位不同而有差异，但基本结构相同。毛发分为毛干、毛根和毛球3部分。露出皮肤外面的为毛干，埋于皮肤内部的为毛根。包在毛根外面的上皮和结缔组织形成的鞘称毛囊。毛囊分为两层，内层为上皮鞘，与表皮各层细胞相连续，结构也近似。外层为结缔组织鞘，由结缔组织构成。毛囊的末端膨大呈球状，称毛球。毛球的基部凹窝内为富含血管、神经的疏松结缔组织，称毛乳头，它供给毛球营养。围绕毛乳头的上皮细胞称毛母质，是毛发的生长点。此处细胞不断增殖，向上移动分化形成毛发及上皮鞘的细胞成分。毛母质内有散在黑色素细胞，黑色素颗粒由黑色素细胞的突起与10～36个毛发的角质细胞接触，向它们输送黑色素颗粒。黑色素颗粒的多少决定毛发呈黑色、棕色、灰色或白色。

毛发与皮肤表面存在一定的角度，在两者钝角的一侧，皮脂腺下方有一束平滑肌，称竖毛肌。它一端附于毛囊，另一端附于真皮乳头层。竖毛肌受交感神经支配，当寒冷或惊恐时，竖毛肌收缩，使毛发竖立。

（三）皮脂腺

皮脂腺为分支泡状腺，常位于毛囊与竖毛肌之间，以短导管开口于毛囊。皮脂腺最外层的低立方细胞为干细胞，不断分裂增殖，新生细胞不断长大向腺泡中央移动。胞质内合成的脂类颗粒增多，至腺泡中心胞核退化，整个细胞解体，与脂类产物一起排出，这种脂性分泌物称为皮脂。皮脂腺的分泌活动受性激素调控，在青春期，皮脂腺分泌旺盛，如皮脂排出障碍，可形成粉刺。

（四）指（趾）甲

指（趾）甲为指（趾）端背面的硬角质板，露在外面的部分为甲体，埋于皮内的部分为甲根，甲体下面的皮肤为甲床，甲根附着处的上皮为甲母质，为甲的生长点。新生细胞向指（趾）远端推移，逐步角化为甲体，如伤及甲母质，则甲不能再生。

自 测 题

一、单选题

1. 构成皮肤表皮的上皮是（　　）
   A. 变移上皮
   B. 未角化复层扁平上皮
   C. 复层柱状上皮
   D. 单层扁平上皮
   E. 角化复层扁平上皮
2. 厚表皮由浅层至深层的5层结构依次是（　　）
   A. 基底层，棘层，颗粒层，透明层，角质层
   B. 基底层，颗粒层，棘层，角质层，透明层
   C. 基底层，透明层，棘层，颗粒层，角质层
   D. 角质层，透明层，颗粒层，棘层，基底层
   E. 角质层，透明层，棘层，颗粒层，基底层
3. 表皮的更新周期为（　　）
   A. 3～4周　　B. 4～5周
   C. 5～6周　　D. 7～8周
   E. 10周
4. 朗格汉斯细胞位于（　　）
   A. 基底细胞　　B. 棘层
   C. 颗粒层　　D. 乳头层
   E. 网织层
5. 皮下注射是将药物注射在（　　）
   A. 肌组织内　　B. 皮下组织内
   C. 真皮乳头层内　　D. 真皮网织层内
   E. 表皮和真皮之间
6. 下列选项中，不属于角质形成细胞结构的是（　　）
   A. 基底层　　B. 棘层
   C. 颗粒层　　D. 角质层
   E. 梅克尔细胞
7. 竖毛肌受神经支配收缩时使毛竖立，该神经是（　　）
   A. 交感神经　　B. 副交感神经
   C. 迷走神经　　D. 面神经
   E. 三叉神经

二、问答题

皮肤附属器有哪些?

（侯潇婵）

第5章 运动系统

学习目标

1. 知识目标　掌握运动系统的组成；全身主要骨、关节、肌肉的名称和位置；鼻旁窦的名称和开口位置；椎间盘的结构；骨盆的构造及性别差异；全身重要的体表标志。熟悉全身骨的形态和结构；关节的结构；肌的形态和结构；颞下颌关节、肩关节、肘关节、腕关节、髋关节、膝关节、踝关节的组成、特点和运动；脊柱、胸廓的构成及功能；肋弓、肘三角、股三角、腹股沟三角、腹股沟管的位置；全身主要肌肉的作用。了解骨的理化特性；骨连结的分类；骨骼肌的起止和配布；新生儿颅的特点；足弓的构成及作用。

2. 能力目标　能在标本和模型上辨认运动系统各结构，具备将所学知识应用于临床的能力。

3. 素质目标　培养关爱患者及运用所学知识健康宣教的意识。

案例 5-1

患者，男性，72 岁，3 天前不慎摔倒，右侧髋部直接着地，当即感觉疼痛剧烈、活动受限，伤后无昏迷，无恶心、呕吐，无出血等，遂送医院就诊。摄髋关节 X 线片提示“右股骨颈骨折”，遂收住院。

问题：1. 股骨位于何处？

2. 股骨有哪些结构？

运动系统（locomotor system）由骨、骨连结和骨骼肌三部分组成，占成人体重的60%～70%。全身骨借骨连结形成人体的支架，骨骼肌附着于骨上。骨骼肌在神经系统支配下产生收缩，牵拉所附着的骨产生运动。在运动过程中，骨骼肌是主动的，骨是被动的，骨连结是运动的枢纽。运动系统具有运动功能，还参与体腔的围成，对体腔内器官具有保护作用。

考点：运动系统的组成

第1节　骨　　学

一、概　　述

成人共有206块骨，约占体重的20%。每块骨都具有一定的形态和构造，分布有丰富的血管、神经和淋巴管，并不断地进行新陈代谢和生长发育，具有修复、再生和重塑的功能。骨还具有支持、保护、造血及储备钙、磷的功能（图5-1）。

（一）骨的形态分类

按照形态，全身骨可分为长骨、短骨、扁骨及不规则骨4类（图5-2）。

1. 长骨（long bone）　呈长管状，分布于四肢，分为一体两端。两端膨大称骺，表面有光滑的关节面，关节面上有关节软骨附着；体部细长又称骨干，内有骨髓腔，容纳骨髓。干骺交界处称干骺端，在幼年时称为骺软骨，是骨生长的关键部位；成年以后，骺软骨骨化，干和骺融为一体，融合处遗留一骺线。

考点：骨的形态分类

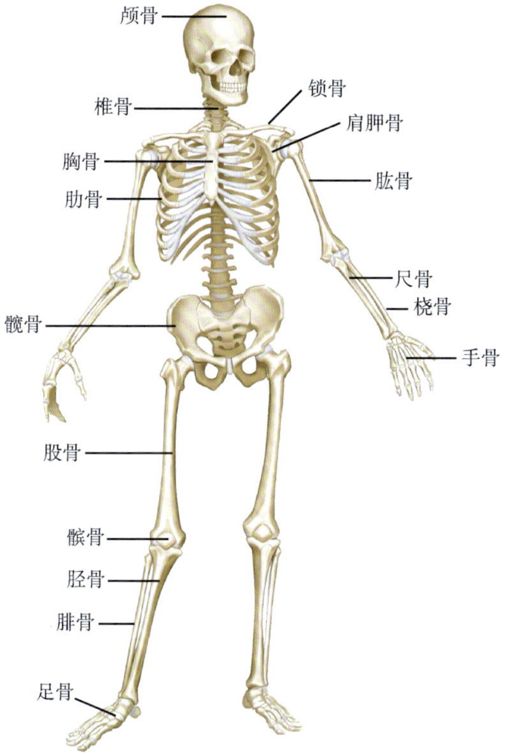

图5-1 全身骨骼

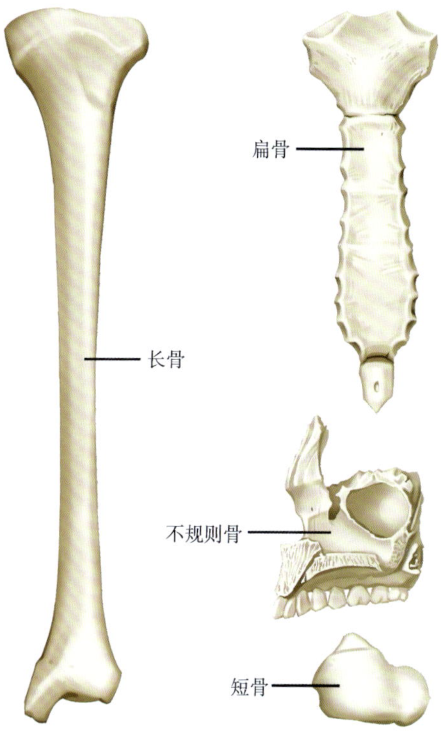

图5-2 骨的形态分类

2. 短骨（short bone） 形似立方体，多分布于运动较复杂的部位，如腕骨、跗骨等。

3. 扁骨（flat bone） 呈板状，主要构成颅腔、胸腔、盆腔的壁，具有保护作用，如顶骨、胸骨、肋骨和肩胛骨等。

4. 不规则骨（irregular bone） 形状不规则，主要分布于脊柱、颅底和面部，如椎骨、蝶骨、下颌骨等。有些内含空腔的不规则骨，称含气骨，如筛骨、上颌骨等。

此外，在某些肌腱内存在的大小不等的骨称籽骨，它们在运动中能够减少摩擦和转变肌牵引的方向，如髌骨等。

（二）骨的构造

骨由骨膜、骨质、骨髓及血管、神经和淋巴管构成（图5-3、图5-4）。

1. 骨膜（periosteum） 由致密结缔组织构成，薄而坚韧，覆盖于关节面以外的骨表面上，含有丰富的血管、神经和淋巴管。骨外膜又分为内、外两层。外层致密，含有血管、淋巴管及神经；内层疏松，紧贴骨的外表面，含有大量成骨细胞和破骨细胞，对骨的生长、再生、修复和骨折的愈合起重要作用。骨内膜又称骨髓膜，衬垫于骨髓腔内，与骨外膜内层的构造相似。

2. 骨质（bone substance） 由骨组织构成，分为骨密质和骨松质。骨密质分布于长骨的骨干和其他类型骨的表面，致密坚硬，抗压性强；骨松质分布于长骨两端和其他类型骨的内部，疏松呈海绵状，能承受较大的重力。

3. 骨髓（bone marrow） 充填于骨髓腔和骨松质的间隙内，分红骨髓和黄骨髓两种。红骨髓含有大量不同发育阶段的造血细胞，具有造血功能。胎儿和幼儿的骨髓都是红骨髓，随着年龄的增长，长骨骨髓腔内的红骨髓逐渐被脂肪组织替代，转变成为黄骨髓，失去造血功能。但当机体大量失血或重度贫血时，黄骨髓仍可转化为红骨髓，重新恢复造血功能。长骨的两端及短骨、扁骨和不规则骨内终生含有红骨髓，因此，临床上怀疑造血功能异常时可以选取髂骨或胸骨等处进行骨髓穿刺，以进行骨髓象检查。

4. 骨的血管、神经和淋巴管　骨的血管主要来自滋养血管和骨膜血管。神经主要是躯体感觉神经和内脏运动神经。躯体感觉神经多分布于骨膜；内脏运动神经多伴随滋养血管进入骨内，分布于血管壁。淋巴管主要分布于骨膜。

考点：骨的构造

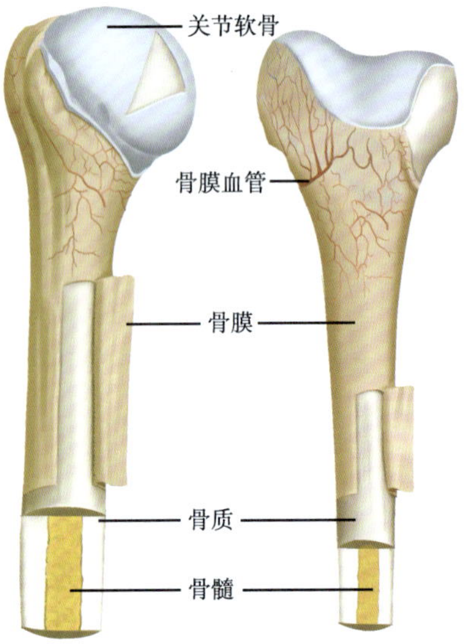

图5-3　骨的构造

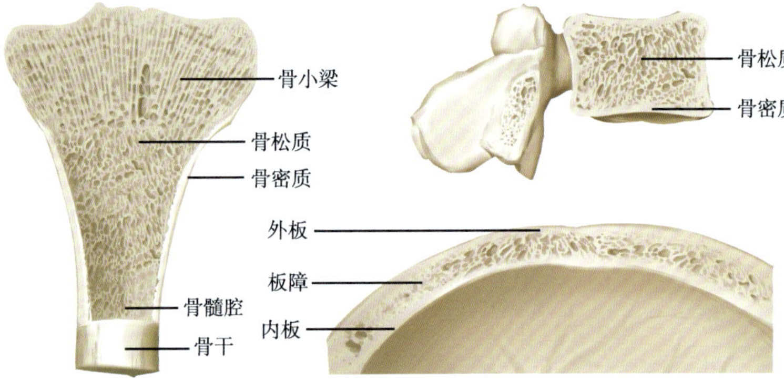

图5-4　骨质

（三）骨的化学成分和物理性质

骨主要由无机质和有机质组成。无机质主要是碱性磷酸钙和碳酸钙，使骨具有硬度和脆性；有机质主要是骨胶原纤维和糖胺聚糖（黏多糖）蛋白，使骨具有一定的弹性和韧性。随着年龄的增长，骨的有机质与无机质的比例不断变化。婴幼儿时二者比例近似于1∶1，有机质占比相对较多，故婴幼儿骨的弹性大，硬度差，不易骨折，但易变形。成年人骨的有机质和无机质比例约为3∶7，使骨既坚硬又有弹性。老年人骨的有机质占比较少，无机质占比较多，使骨的硬度增加的同时也增加了骨的脆性，易骨折。

考点：骨的理化性质

链 接　青枝骨折

青枝骨折是儿童和青少年好发的骨折现象，属于不完全骨折。发病原因主要有直接暴力、间接暴力、慢性损耗或骨质疾病。此外，过度运动和体质虚弱也是青枝骨折的诱因。骨折发生时，骨不易折断或折而不断，表现为骨质部分断裂和骨膜被拉长，出现皱褶或破裂，常有成角、弯曲畸形，有时不明显或仅有劈裂，状如春天很难折断的柳枝，故称为柳枝骨折或青枝骨折。究其原因，是儿童和青少年骨的特点所致。

二、全　身　骨

全身共有206块骨，按其位置分为躯干骨51块、颅骨29块（含6块听小骨）、四肢骨126块。

（一）躯干骨

躯干骨有51块，由椎骨、胸骨和肋骨组成。

1. 椎骨（vertebra） 有26块，包括颈椎7块、胸椎12块、腰椎5块、骶骨1块、尾骨1块。

（1）椎骨的一般形态　椎骨由前方的椎体和后方的椎弓构成，二者围成椎孔。椎弓与椎体连接处较细称椎弓根，其上下缘凹陷处分别称椎上切迹和椎下切迹。相邻椎骨的椎上、下切迹共同围成椎间孔，内有脊神经和血管通过。椎弓后部宽厚呈板状称椎弓板，椎弓板上发出7个突起，分别是单一的棘突和成对的横突、上关节突和下关节突。相邻椎骨的上、下关节突相连构成关节突关节（图5-5）。

考点：椎骨的一般形态

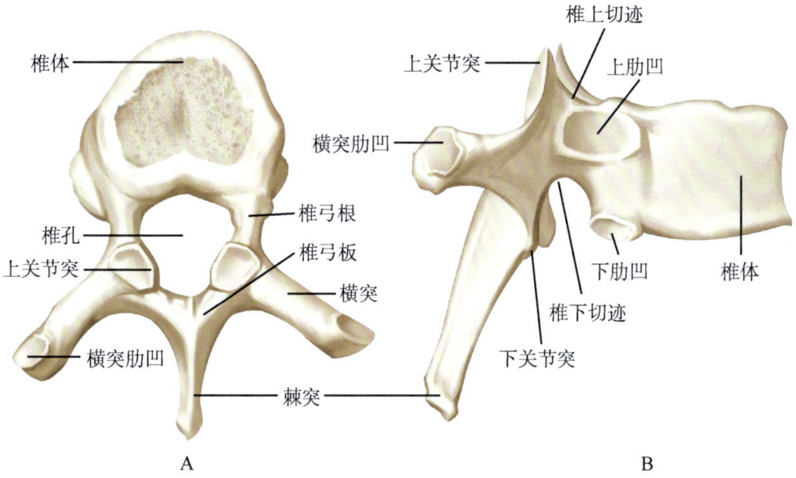

图5-5　椎骨的一般形态

A. 上面观；B. 侧面观

（2）各部椎骨的主要特征

1）颈椎（cervical vertebrate）：椎体较小，椎孔较大，呈三角形；横突根部有横突孔，棘突末端分叉，关节突关节面几乎呈水平位。

第1颈椎又称寰椎，无椎体、棘突和关节突，由前、后弓及侧块组成。前弓后面正中有齿突凹。侧块上、下两面各有一对关节面，分别与枕骨和第2颈椎构成关节。第2颈椎又称枢椎，椎体上方发出齿突，与第1颈椎的齿突凹构成关节。第7颈椎又称隆椎，棘突特别长，末端不分叉，活体上易于触及，是计数椎骨序数的标志（图5-6～图5-8）。

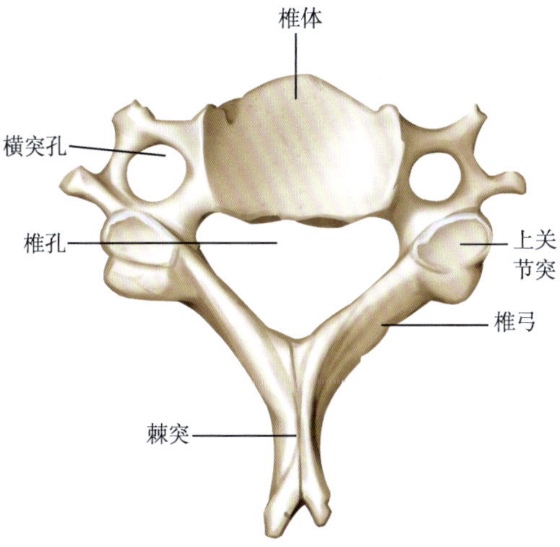

图5-6　颈椎（上面观）

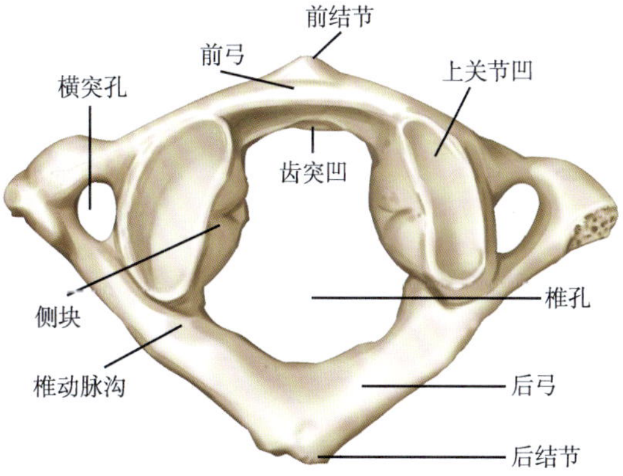

图5-7　寰椎（上面观）

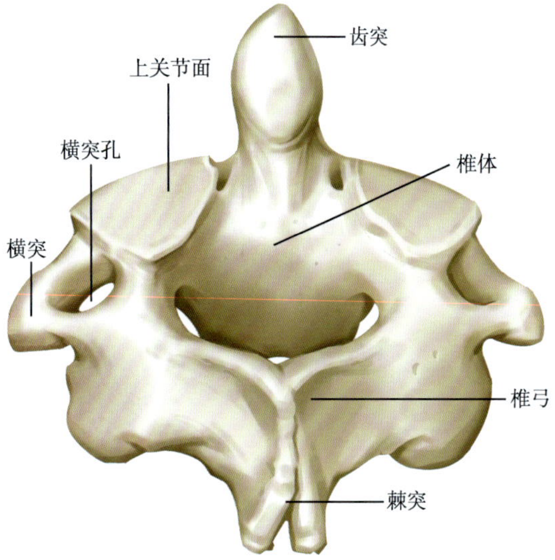

图5-8 枢椎（后面观）

2）胸椎（thoracic vertebra）：椎体自上向下逐渐增大，椎孔相对较小，呈圆形；椎体和横突上均有肋凹，与肋骨构成关节；棘突细长，斜向后下方，呈叠瓦状排列；关节突关节面几乎呈冠状位（图5-5）。

3）腰椎（lumbar vertebra）：椎体粗大，椎孔较大，呈三角形；上、下关节突粗大，关节突关节面几乎呈矢状位；棘突宽厚呈板状，水平伸向后方，各棘突间距离较大，是临床腰椎穿刺术进针的理想位置（图5-9）。

4）骶骨（sacrum）：由5块骶椎融合而成，呈倒置的三角形。尖向下，底向上，前面凹（有4对骶前孔），后面凸（有4对骶后孔）。骶骨底中部向前凸起称骶骨岬，后面正中线上有隆起的骶正中嵴，骶正中嵴下方的裂孔称骶管裂孔，向上通骶管。骶管裂孔两侧向下的突起称骶角，活体上易于触及，是骶管麻醉常用的体表标志（图5-10）。

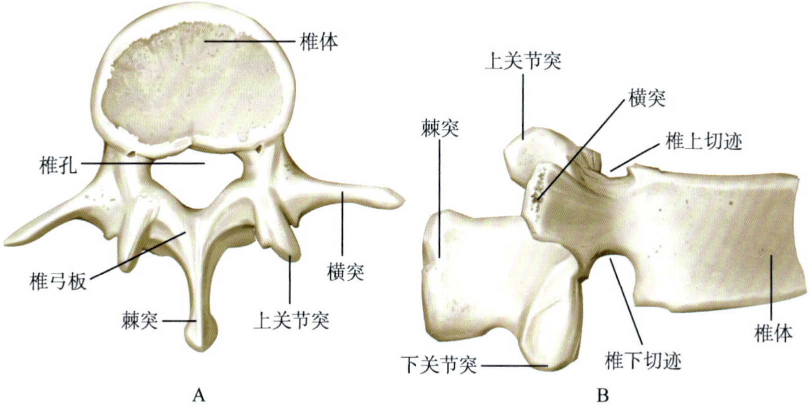

图5-9 腰椎

A. 上面观；B. 侧面观

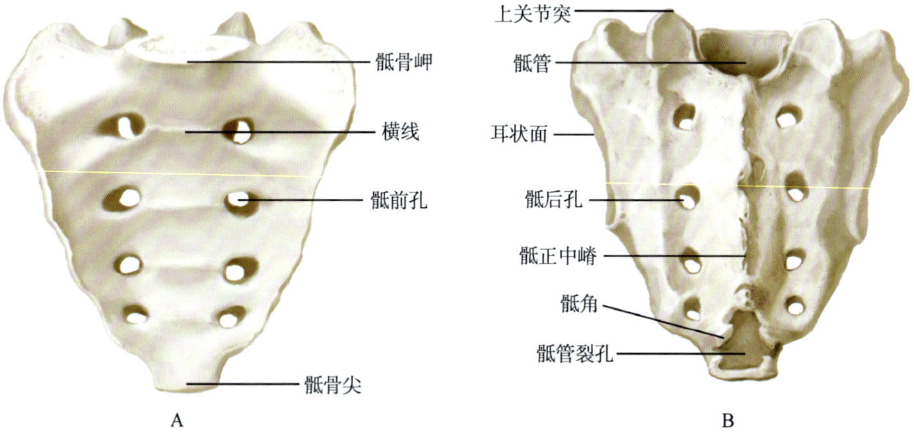

图5-10 骶骨

A. 前面观；B. 后面观

5）尾骨（coccyx）：由3～4块尾椎融合而成。上端与骶骨相连，下端游离称尾骨尖（图5-11）。

考点：各部椎骨的特征

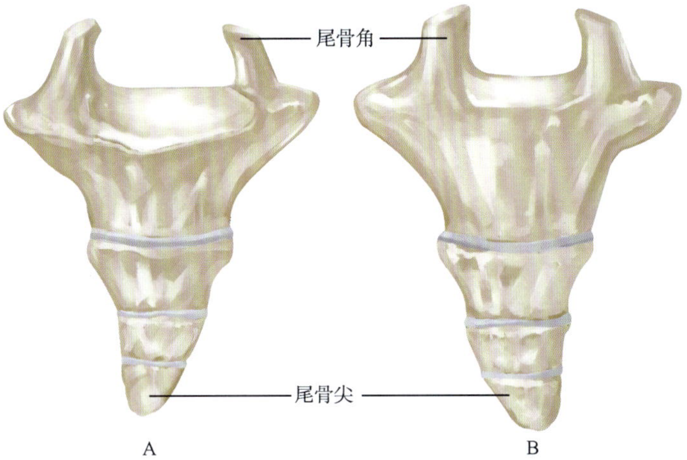

图5-11 尾骨
A. 前面观；B. 后面观

2. 胸骨（sternum） 位于胸前壁正中，属于扁骨，自上而下分为胸骨柄、胸骨体和剑突。胸骨柄上缘中部为颈静脉切迹，两侧为锁切迹，胸骨柄的两侧有第1肋切迹。胸骨柄与胸骨体连接处形成稍向前的突起称胸骨角，其两侧平对第2肋，是计数肋骨序数的重要标志。胸骨体两侧有第2～7肋切迹，分别与第2～7肋相关节。剑突薄而窄，上连胸骨体，下端游离（图5-12）。

考点：胸骨角

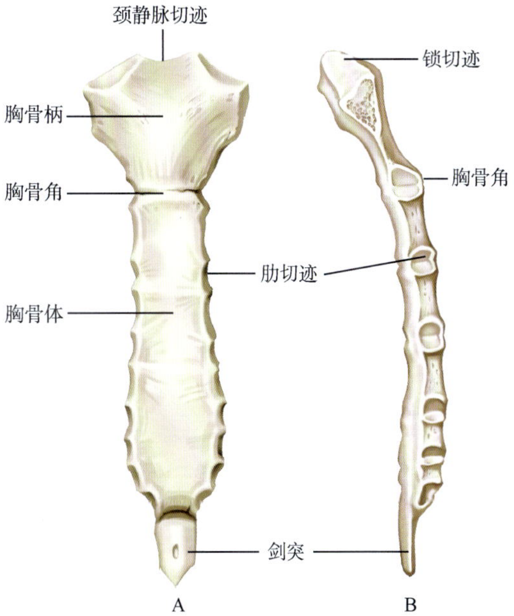

图5-12 胸骨
A. 前面观；B. 侧面观

3. 肋骨（costal bone） 属于扁骨，共12对。其分为一体和前、后两端。前端与肋软骨相连，后端与胸椎相连。肋骨后端膨大处称肋头，肋头外侧稍细的部分称肋颈，肋颈外侧的粗糙隆起处称肋结节。肋体分为内、外两面和上、下两缘。内面近下缘处有肋沟，是肋间神经和血管通行之处（图5-13）。

（二）颅骨

成人颅骨共23块（有6块听小骨未计入），按其位置分为脑颅骨和面颅骨两部分。

1. 脑颅骨 有8块，包括成对的顶骨、颞骨和不成对的额骨、枕骨、筛骨、蝶骨，它们共同围成颅腔。颅腔的顶称颅盖，颅腔的底称颅底。

2. 面颅骨 有15块，包括成对的鼻骨、泪骨、颧骨、腭骨、上颌骨、下鼻甲骨和不成对的下颌骨、犁骨、舌骨，它们共同构成面部的轮廓和支架，参与眶、骨性鼻腔和骨性口腔的构成。

下颌骨（mandible）为最大的面颅骨，分为一体二支。下颌体有上、下两缘及内外两面。上缘构成牙槽弓，内有牙槽；下缘圆钝称下颌底；内面正中有颏棘，为肌肉的附着处；外面正中有颏隆凸，前外侧面有颏孔，内有颏神经和颏血管通过。下颌支上端有两个突起，前方的称冠突，后方的称髁突，两突起之间为下颌切迹。下颌支与下颌体交界处形成下颌角，其内面有翼肌粗隆，外面有咬肌粗隆。下颌支内面中部有下颌孔，借体内的下颌管通向颏孔，颏孔内有下牙槽神经、血管通过（图5-14）。

3. 颅的整体观

（1）颅的侧面观 从侧面可见中部有外耳门，其后方为乳突，前方为颧弓。颧弓上方的凹陷称颞窝，颞窝内由额骨、顶骨、颞骨和蝶骨汇合处形成的H形区域称翼点或者翼区，此处骨质薄弱，内面有脑膜中动脉前支经过。外伤骨折时，容易损伤该动脉，引起硬膜外血肿（图5-15）。

考点：翼点

（2）颅的前面观　从前面可见眶、骨性鼻腔和骨性口腔（图5-16）。

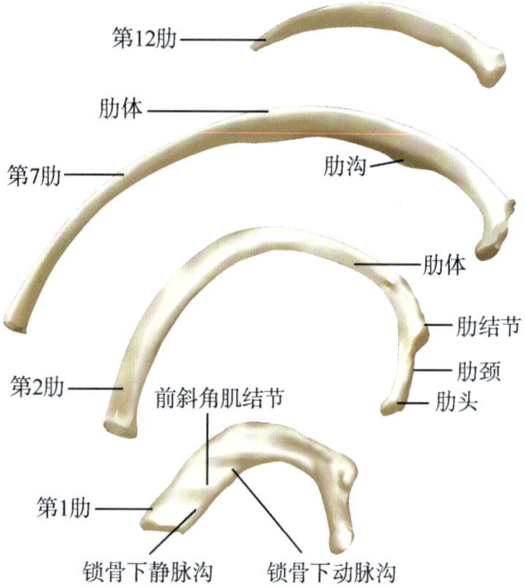

图5-13　肋骨

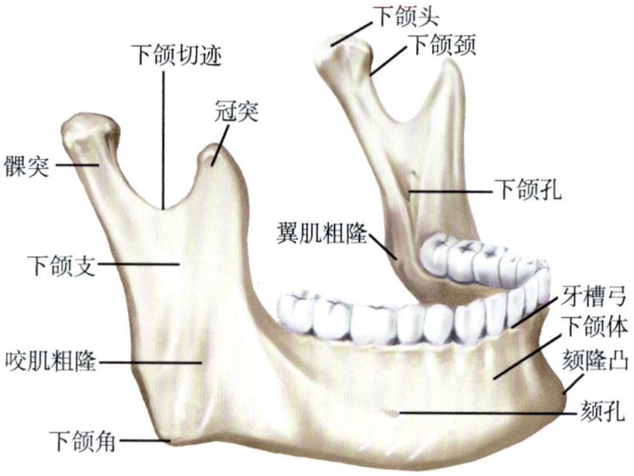

图5-14　下颌骨

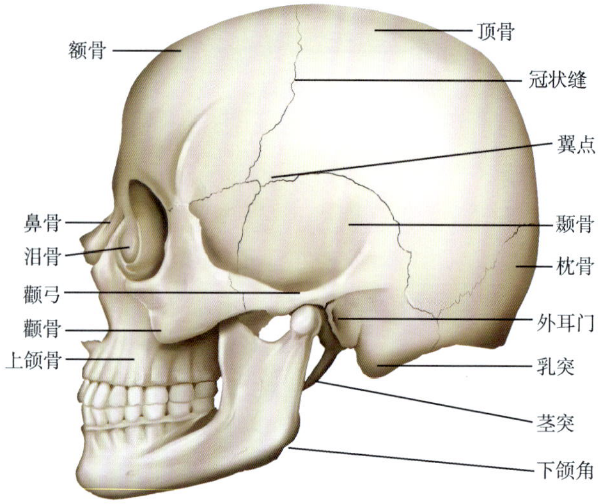

图5-15　颅的侧面观

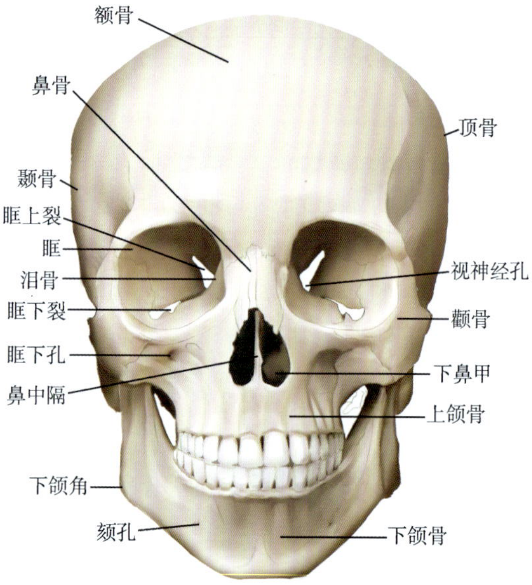

图5-16　颅的前面观

1）眶（orbit）：呈四棱锥形，分为一尖、一底和四壁，容纳眼球及其附属结构。眶尖处有视神经孔，向后通向颅中窝。眶底又称眶缘，略呈四边形。其中，眶上缘内、中1/3交界处有眶上切迹或眶上孔，眶下缘中点下方约1cm处有眶下孔。四壁为上壁、下壁、内侧壁、外侧壁，其中，眶上壁的前外侧部有泪腺窝，容纳泪腺。眶下壁有眶下沟，向前借眶下管通向眶下孔。眶内侧壁前下部为泪囊窝，容纳泪囊。眶外侧壁较厚，与眶上壁、眶下壁交界处分别形成眶上裂、眶下裂，通向颅中窝和颞下窝。

2）骨性鼻腔：位于面部中央，由犁骨和筛骨垂直板构成的骨性鼻中隔分为左、右两个鼻腔。其前方开口于梨状孔，后方开口于鼻后孔。鼻腔顶主要由筛板构成，借筛孔通向颅前窝。鼻腔底由骨腭构成，前端借切牙孔通向口腔。鼻腔的外侧壁上有上、中、下鼻甲，每片鼻甲下方的腔隙分别称上、中、下鼻道。上鼻甲后方与蝶骨之间的浅窝称蝶筛隐窝。下鼻道前上方有鼻泪管的开口（图5-17）。

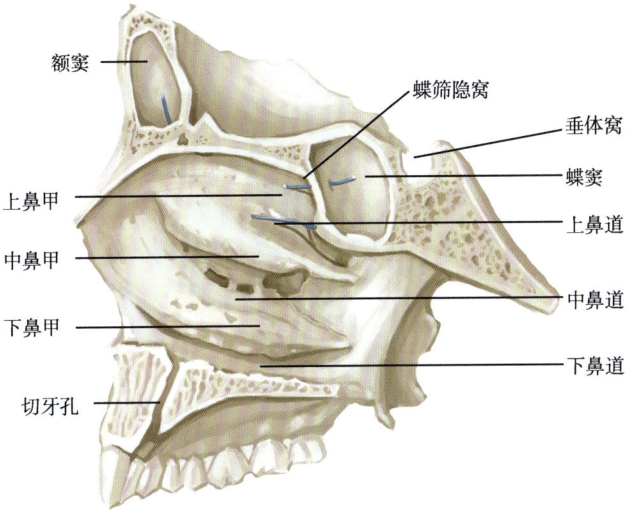

图5-17 骨性鼻腔外侧壁

3）骨性口腔：由上颌骨、腭骨和下颌骨围成。口腔顶为骨腭，由上颌骨的腭突和腭骨的水平部构成。前外侧壁由上、下颌骨的牙槽弓和牙围成。

（3）颅的底面观 包括内面观和外面观。

1）颅底外面：凹凸不平，有许多沟、管、孔、裂与颅内相通。前部可见骨腭，中部可见鼻后孔、卵圆孔、棘孔、破裂孔、颈动脉管外口、颈静脉孔、茎乳孔和下颌窝、关节结节，后部可见枕骨大孔、枕髁、舌下神经管外口和枕外隆凸（图5-18）。

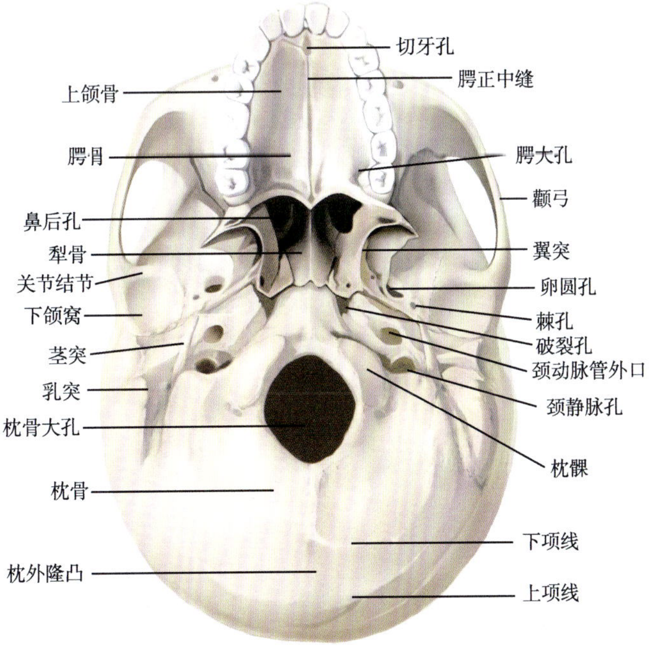

图5-18 颅底外面观

2）颅底内面：由前向后依次为颅前窝、颅中窝和颅后窝，窝内有很多沟、管、孔、裂与颅外相通（图5-19）。

颅前窝（anterior cranial fossa）：位置最浅，中央有向上突起的鸡冠，其两侧为筛板，筛板上有许多小孔称筛孔。

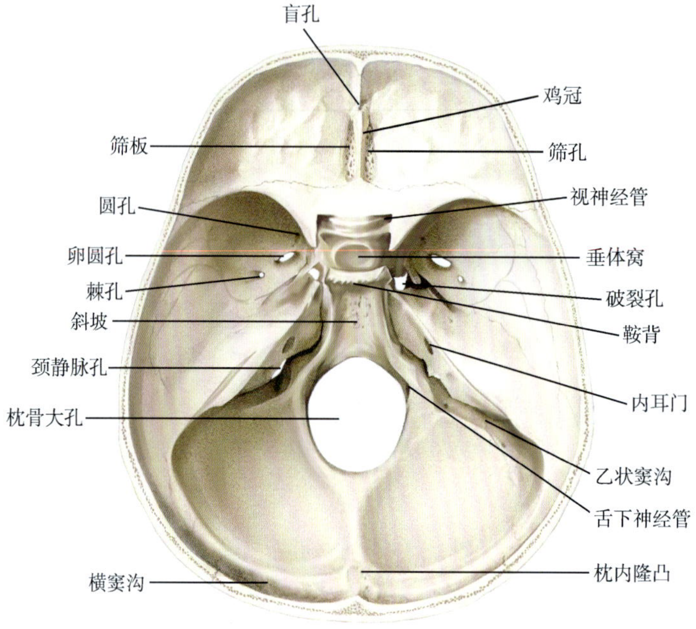

图 5-19 颅底内面观

颅中窝（middle cranial fossa）：次之，中央为马鞍形结构，称蝶鞍，由垂体窝、鞍背、鞍结节、前床突、后床突组成。垂体窝的前外侧为视神经管，视神经管的外侧为眶上裂。垂体窝的两侧，自前而后依次排列着圆孔、卵圆孔和棘孔。

颅后窝（posterior cranial fossa）：最深，可见枕骨大孔、舌下神经管内口、斜坡、枕内隆凸、横窦沟和乙状窦沟。

（4）颅的顶面观 颅顶又称颅盖，各骨之间借颅缝相连。介于额骨与顶骨之间的为冠状缝，介于两侧顶骨之间的为矢状缝，介于顶骨与枕骨之间的为人字缝。

4. 新生儿颅的特征 新生儿的颅骨，面颅比脑颅小，面颅约占全颅的1/8，而成年为1/4。由于新生儿颅骨的骨化尚未完成，各颅骨之间存在一定的间隙，间隙内充满结缔组织。这些结缔组织称颅囟（cranial fontanelle），主要有前囟、后囟、蝶囟、乳突囟等。前囟位于额骨与两块顶骨之间，面积最大，闭合时间较晚。出生以后前囟大小随颅骨发育而逐渐增大，6个月以后随颅骨的骨化而逐渐变小，一般在一岁半左右闭合。其他各囟均较小，出生后不久即闭合。因此，临床上常把前囟作为婴儿发育的检查指标之一（图 5-20）。

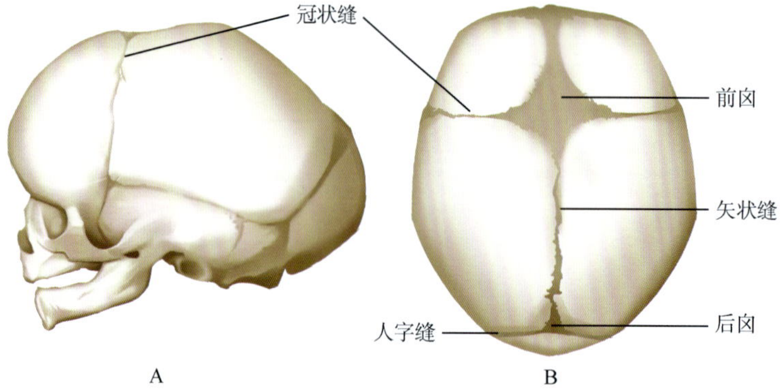

图 5-20 新生儿颅
A. 侧面观；B. 上面观

5. 鼻旁窦（paranasal sinus） 位于鼻腔周围颅骨内的含气空腔称鼻旁窦，共4对，分别为额窦、筛窦、蝶窦及上颌窦，均开口于鼻腔，对发音共鸣和减轻颅骨重量起重要作用。额窦位于眉弓深面，开口于中鼻道；筛窦位于筛骨迷路，分前、中、后三组，前、中组开口于中鼻道，后组开口于上鼻道；蝶窦位于蝶骨体内，开口于蝶筛隐窝；上颌窦位于上颌体内，是最大的一对，开口于中鼻道。鼻旁窦开口于鼻腔，当鼻腔黏膜发炎时，炎性分泌物会蔓延到鼻旁窦，引起鼻旁窦的炎症，临床上称为鼻窦炎。由于上颌窦的窦口高于窦底，直立时分泌物不易引流，故上颌窦发炎时不易治愈。

考点：鼻旁窦的名称与开口部位

（三）四肢骨

四肢骨包括上肢骨和下肢骨。

1. 上肢骨 共64块，包括上肢带骨和自由上肢骨。上肢带骨包括肩胛骨、锁骨。自由上肢骨包括肱骨、尺骨、桡骨、腕骨、掌骨和指骨。腕骨、掌骨和指骨合称手骨。

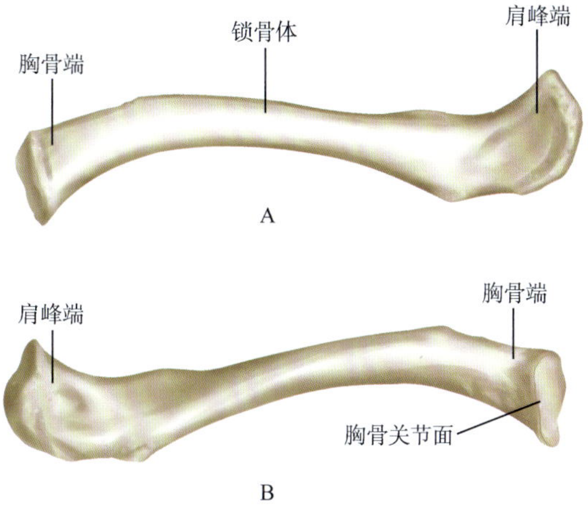

图5-21 锁骨
A. 上面观；B. 下面观

（1）锁骨（clavicle） 位于胸前壁的前上方，分为一体两端。内侧端称胸骨端，与胸骨相连接；外侧端称肩峰端，与肩峰相连接。锁骨体上面光滑、下面粗糙，呈“～”形弯曲，内侧2/3凸向前，外侧1/3凸向后，其中、外1/3交界处是骨折的好发部位（图5-21）。

（2）肩胛骨（scapula） 位于胸后壁的外上方，紧贴胸后壁，为一三角形的扁骨。其可分为两面、三缘、三角。前面为大而光滑的肩胛下窝，是肩胛下肌的附着处。后面为由内下向外上走行的肩胛冈，肩胛冈向外侧延伸移行为肩峰。肩胛冈上、下方的浅窝分别称冈上窝和冈下窝。上缘薄而短，其外侧部有向前凸起的喙突。内侧缘薄而锐利；外侧缘厚而圆钝。上角又称内侧角，平对第2肋，下角平对第7肋，是计数肋骨序数的标志；外侧角膨大，上有朝向外侧的关节盂（图5-22）。

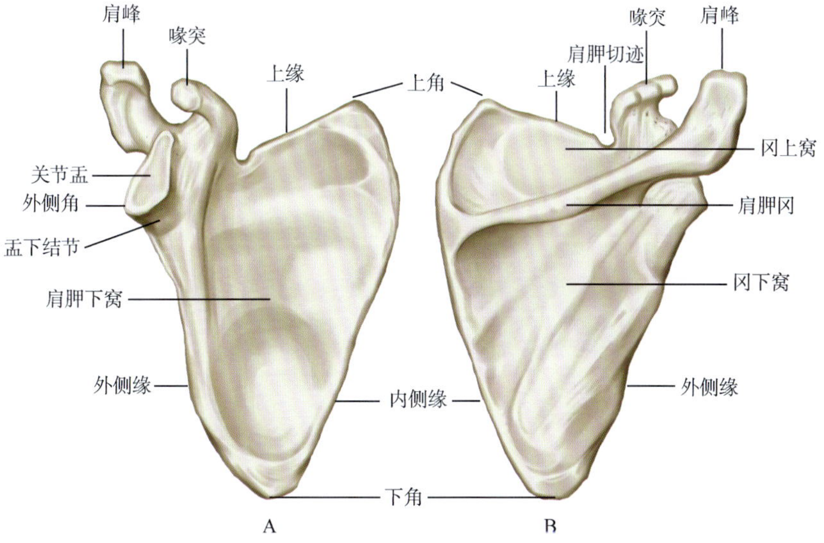

图5-22 肩胛骨（右侧）
A. 前面观；B. 后面观

（3）肱骨（humerus） 位于臂部，属于典型的长骨，分为一体两端。上端有肱骨头、解剖颈、大结节、小结节和结节间沟。上端与体交界处稍细称外科颈，是肱骨骨折的好发部位。肱骨体中部外侧

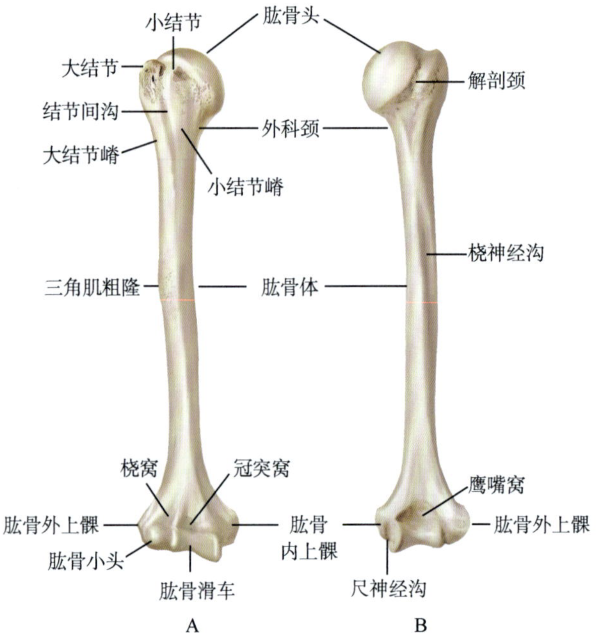

图5-23 肱骨（右侧）

A. 前面观；B. 后面观

面有粗糙的三角肌粗隆，后面中部有自内上斜向外下的桡神经沟，沟内有桡神经和肱深动脉走行。下端较扁，外侧部有肱骨小头，内侧部有肱骨滑车，前面有桡窝和冠突窝，后方有鹰嘴窝。肱骨小头外上方和肱骨滑车内上方的突起，分别称肱骨外上髁和肱骨内上髁，在体表易于触及。肱骨内上髁后下方有尺神经沟，尺神经在此经过。下端与体交界处骨质较薄弱，是肱骨髁上骨折的好发部位（图5-23）。

（4）桡骨（radius） 位于前臂外侧，分一体两端。上端膨大称桡骨头，桡骨头下方缩细处称桡骨颈，桡骨颈的内下方突起处称桡骨粗隆。桡骨体呈三棱柱形，内侧缘与尺骨相对。下端前凹后凸，有伸向下方的桡骨茎突，在体表易于触及；内侧面有尺切迹，与尺骨头相关节；下面有腕关节面，与腕骨相关节（图5-24）。

（5）尺骨（ulna） 位于前臂内侧，分一体两端。上端粗大，有鹰嘴、冠突和滑车切迹，冠突的外侧面上有桡切迹，下方有尺骨粗隆。尺骨体上段粗、下段细，外侧缘与桡骨相对。下端为尺骨头、尺骨茎突，二者在体表均易于触及（图5-25）。

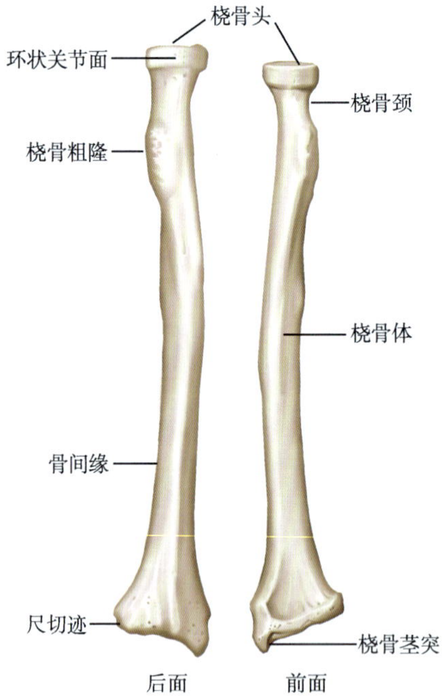

图5-24 桡骨（右侧）

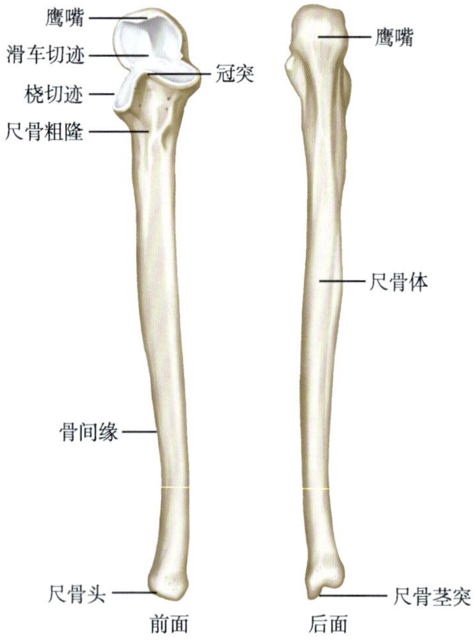

图5-25 尺骨（右侧）

（6）腕骨（carpal bone） 由8块短骨组成，分为远侧、近侧两列。近侧列自桡侧向尺侧依次为手舟骨、月骨、三角骨和豌豆骨；远侧列自桡侧向尺侧依次为大多角骨、小多角骨、头状骨和钩骨（图5-26）。

（7）掌骨（metacarpal bone） 由5块长骨组成，自桡侧向尺侧依次为第1～5掌骨。其形态可分为掌骨头、掌骨体和掌骨底（图5-26）。

（8）指骨（phalanx） 由14块长骨组成。拇指为2块，分为近节指骨和远节指骨；其余各指为3块，分别为近节指骨、中节指骨和远节指骨。每节指骨的形态可分为指骨底、指骨体和指骨滑车（图5-26）。

考点：上肢骨的骨性标志

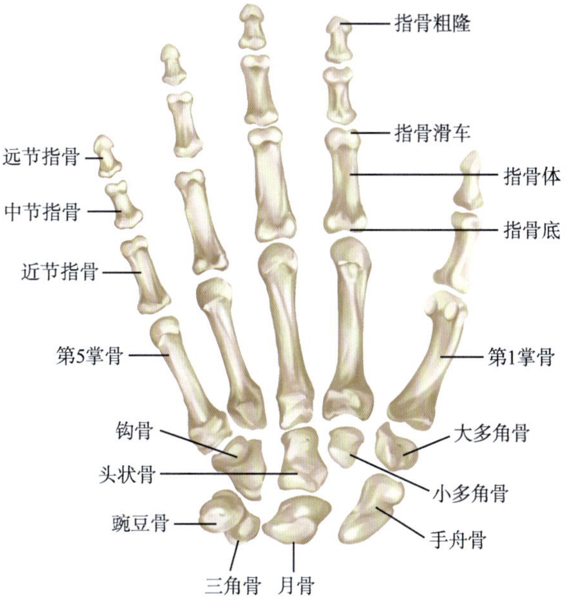

图5-26 手骨（右侧）

2. 下肢骨 共62块，包括下肢带骨和自由下肢骨。下肢带骨包括髋骨；自由下肢骨包括股骨、髌骨、胫骨、腓骨、跗骨、跖骨和趾骨。跗骨、跖骨和趾骨合称足骨。

（1）髋骨（hip bone） 位于盆部，属于不规则骨。由髂骨、坐骨和耻骨融合而成，三骨融合处形成髋臼。髋臼下方的孔称闭孔，有闭孔膜附着（图5-27）。幼年时髂骨、坐骨和耻骨借软骨相连，15岁以后融合成1块髋骨（图5-28）。

1）髂骨（ilium）：位于髋骨的上部，其上缘游离称髂嵴。髂嵴的前端称髂前上棘，后端称髂后上棘，两棘下方各有髂前下棘和髂后下棘。在髂前上棘后方，髂嵴的前、中1/3交界处有一向外的突起称髂结节。髂骨翼的内面，前方的浅窝称髂窝，后方粗糙的耳形关节面称耳状面。髂嵴、髂前上棘、髂后上棘、髂结节在体表均易触及。

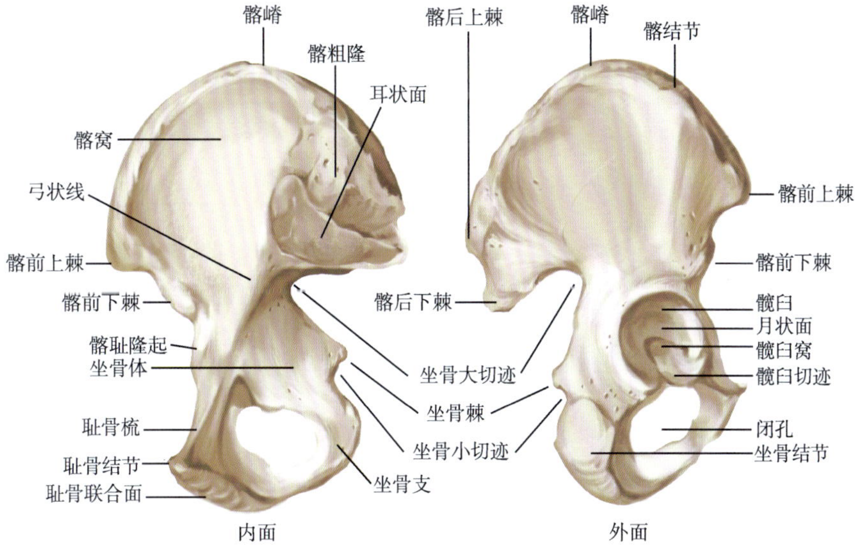

图5-27 髋骨（右侧）

2）坐骨（ischium）：位于髋骨的后下部，其后缘有突起的坐骨棘。坐骨棘上、下方的凹陷分别称坐骨大切迹和坐骨小切迹。坐骨小切迹下方有粗糙而肥厚的坐骨结节，在体表易于触及。自坐骨结节向前上方的延伸部分称坐骨支，与耻骨下支一起构成耻骨弓。

3）耻骨（pubis）：位于髋骨的前下部，其前方的粗糙骨面称耻骨联合面。耻骨联合面外上方的突起称耻骨结节，由耻骨结节向外上方走行的隆起称耻骨梳，耻骨梳下方为耻骨上支。由耻骨联合面急转向后外下成为耻骨下支。

（2）股骨（femur） 位于大腿，是人体最长的长骨，分为一体两端。上端有股骨头、股骨颈、大转子、小转子，两转子之间，前面有转子间线，后面有转子间嵴。股骨体粗壮结实，呈圆柱形，后面有纵行隆起的粗线。粗线向上外延续为臀肌粗隆；粗线向下分为内、外两线，两线之间的骨面称腘面。下端膨大形成股骨内、外侧髁，两髁前方的关节面称髌面，后方的凹陷为髁间窝。两髁的侧面上方各有一突起，分别称为内上髁和外上髁。大转子，内、外侧髁，内、外上髁在体表均易于触及（图5-29）。

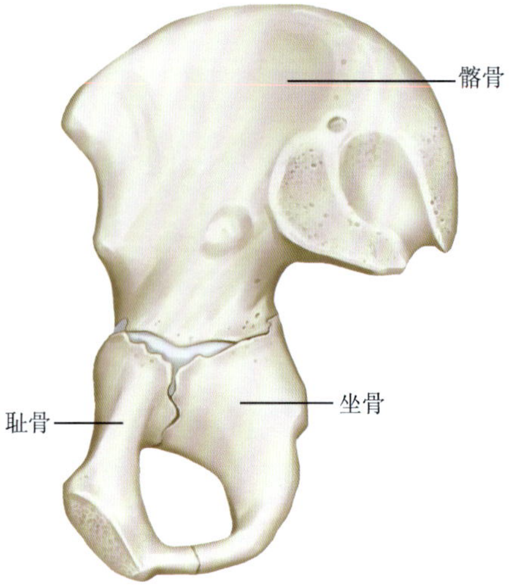

图5-28 幼年髋骨（右侧内面）

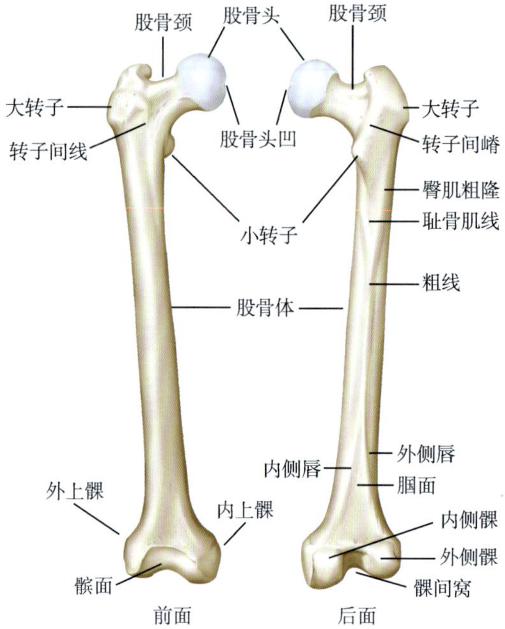

图5-29 股骨（右侧）

（3）髌骨（patella） 位于膝关节前方，是人体最大的籽骨。髌骨略呈倒置的三角形，尖朝下，底朝上。前面粗糙，为股四头肌腱所包绕；后面光滑，与股骨的髌面相关节（图5-30）。

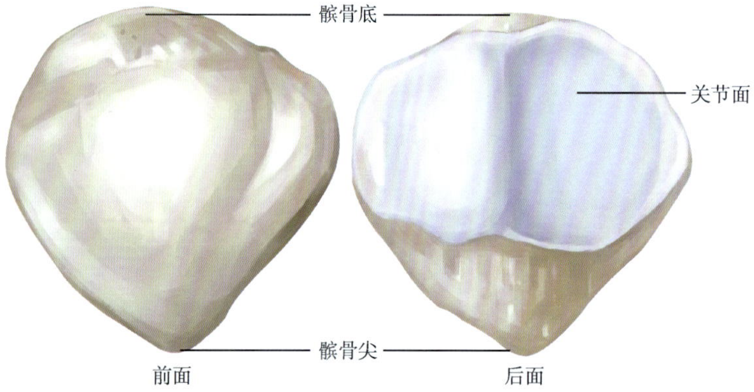

图5-30 髌骨

（4）胫骨（tibia） 位于小腿内侧，分一体两端。上端有内侧髁、外侧髁、髁间隆起，两髁前下方的隆起称胫骨粗隆（胫骨结节），外侧髁的后下方有腓关节面，与腓骨头相关节。胫骨体呈三棱柱形，前缘和内侧面在体表易于触及。下端向内下方的突起称内踝，在体表易于触及；下端的外侧面有腓切迹，与腓骨相连接；下面有下关节面，与距骨相关节（图5-31）。

（5）腓骨（fibula） 位于小腿外侧，分一体两端。上端膨大形成腓骨头，头下方缩细部分称腓骨颈。腓骨体较细弱，内侧有骨间缘。下端膨大称外踝。腓骨头、外踝在体表均易于触及（图5-32）。

（6）跗骨（tarsal bone） 共7块，属于短骨，包括跟骨、距骨、足舟骨、骰骨和楔骨。跟骨后下方的膨隆称跟骨结节，在体表易于触及（图5-33）。

（7）跖骨（metatarsal bone） 共5块，属于长骨，自胫侧向腓侧依次为第1～5跖骨，形态和排列与掌骨大致相似（图5-33）。

（8）趾骨（phalange of toe）共14块，属于长骨，形态、命名与指骨大致相似（图5-33）。

考点：下肢骨的骨性标志

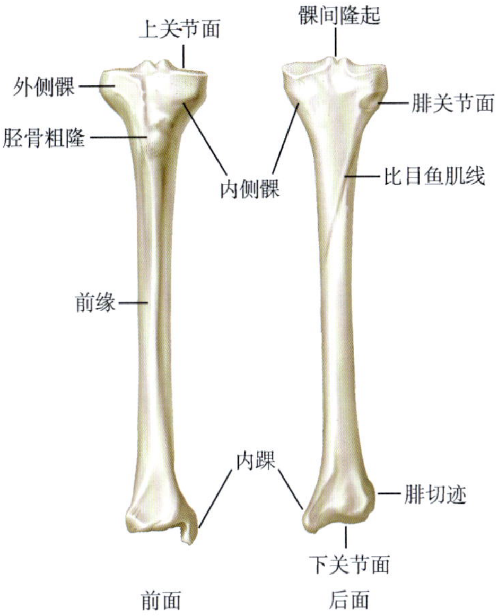

图5-31　胫骨（右侧）

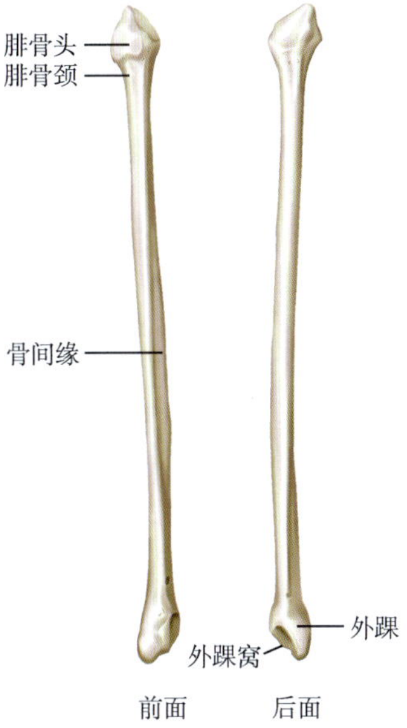

图5-32　腓骨（右侧）

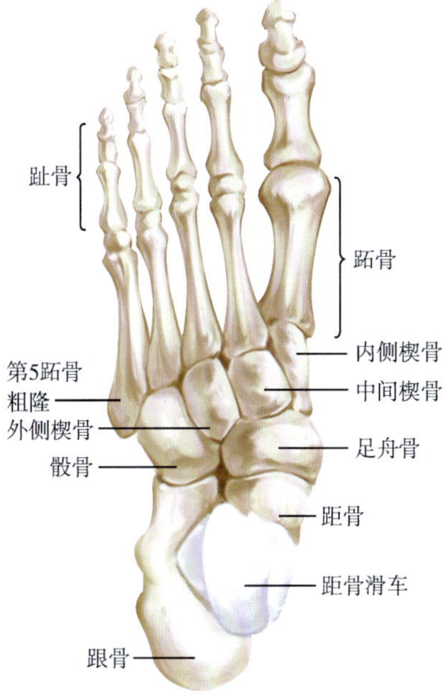

图5-33　足骨（左侧）

链 接　重要的骨性标志

在全身骨的不同部位，由于肌肉附着而形成的一些骨的突起或凹陷，称为骨性标志。重要的骨性标志有眶上切迹、颏隆凸、下颌角、颧弓、乳突、枕外隆凸、颈静脉切迹、胸骨角、剑突、隆椎棘突、骶正中嵴、骶角、尾骨尖、肩胛冈、肩峰、喙突、肩胛骨上角、肩胛骨下角、锁骨、肱骨大结节、肱骨内上髁、肱骨外上髁、尺骨鹰嘴、桡骨茎突、髂嵴、髂前上棘、髂后上棘、髂结节、耻骨结节、坐骨结节、股骨大转子、股骨内侧髁、股骨外侧髁、髌骨、胫骨内侧髁、胫骨外侧髁、胫骨粗隆、内踝、腓骨头、外踝、跟骨结节等。

第2节　关　节　学

一、概　　述

（一）骨连结的概念及分类

骨与骨之间的连结称骨连结。按其连结形式可分为直接连结和间接连结两类。

1. 直接连结　骨与骨之间直接相连，连结牢固，不活动或仅能少许活动。直接连结分为纤维连结、软骨连结和骨性结合。

（1）纤维连结（fibrous joint）　骨与骨之间借结缔组织直接相连，称纤维连结。如前臂骨间膜、椎骨之间的韧带、颅骨之间的缝等。

（2）软骨连结（cartilaginous joint）　骨与骨之间借软骨直接相连，称软骨连结。如椎间盘、耻骨联合等。

（3）骨性结合（synostosis）　骨与骨之间直接融合在一起，称骨性结合。如骶椎融合成骶骨，髂

骨、坐骨、耻骨融合成髋骨等

2. 间接连结 又称关节（articulation），是人体骨连结的最高分化形式。其特点是骨与骨之间有间隙，骨的活动度大。

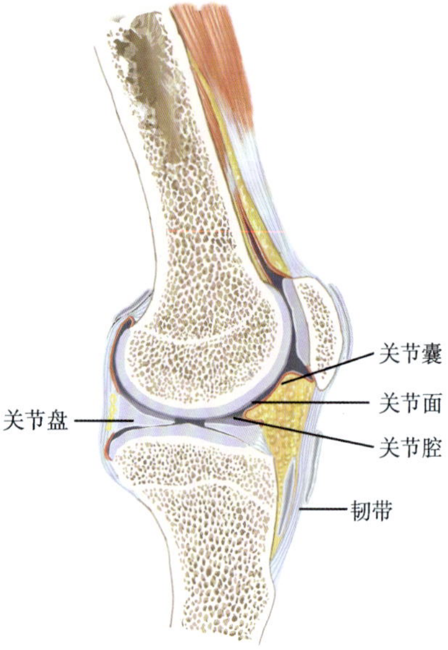

图5-34 关节的基本结构

（二）关节的结构

1. 关节的基本结构 包括关节面、关节囊和关节腔（图5-34）。

（1）关节面（articular surface） 是指构成关节各骨的接触面。一般凸者称关节头，凹者称关节窝。关节面上有关节软骨覆盖，软骨光滑有弹性，可以减少运动时产生的摩擦、缓冲震荡和冲击。随着年龄的增长，关节软骨会逐渐磨损、退化，导致退行性关节病变。

（2）关节囊（articular capsule） 由结缔组织构成，附着于关节面以外的骨面上。关节囊分内、外两层：外层为纤维膜，由致密结缔组织构成，厚而坚韧，富含血管、神经和淋巴管；内层为滑膜，由疏松结缔组织构成，薄而柔软，能分泌滑液。

（3）关节腔（articular cavity） 是关节囊的滑膜层与关节面之间围成的密闭腔隙，内含少量滑液，起润滑作用。关节腔呈负压，对维持关节的稳定性起一定作用。

2. 关节的辅助结构 除基本结构外，关节还有韧带、关节盘、关节唇等辅助结构，以增加关节的稳定性和灵活性。

（1）韧带（ligament） 连于两骨之间的致密结缔组织束，有增加关节的稳定性或限制关节过度运动的作用。

（2）关节盘（articular disc） 属于纤维软骨盘，中央薄，边缘厚，附着于关节囊内层。关节盘位于两关节面之间，使两骨的关节面更好地接触，增加关节的稳定性和灵活性，还能缓冲震荡和外力冲击。膝关节内的关节盘呈半月形，又称半月板。

（3）关节唇（articular labrum） 为附着于关节窝周缘的纤维软骨环，可增加关节窝的深度和广度，使关节更加稳定。

考点：关节的结构

（三）关节的运动形式

关节一般都是围绕一定的运动轴做运动，其运动形式如下。

1. 屈和伸 关节沿冠状轴所做的运动。运动时两骨互相靠拢，夹角变小者称为屈，反之称为伸。

2. 内收和外展 关节沿矢状轴所做的运动。运动时骨向身体正中线靠近者称为内收，远离正中线者称为外展。

3. 旋转 关节沿垂直轴所做的运动。运动时骨的前面转向内侧者称为内旋，转向外侧者称为外旋。对于前臂来说，内旋又称旋前，外旋又称旋后。

4. 环转 关节沿多个运动轴所做的连续运动。运动时以骨的近端为支点，远端做连续的圆周运动。

（四）关节的类型

1. 按照运动轴的数量分为单轴关节、双轴关节和多轴关节三类。单轴关节只能沿某一个运动轴运动，如肘关节。双轴关节沿两个运动轴运动，如腕关节。多轴关节沿多个运动轴运动，如肩关节。

2. 按照关节面的形态分为滑车关节、车轴关节、椭圆关节、鞍状关节、球窝关节、平面关节等。滑车关节如指骨间关节，车轴关节如桡尺近侧关节，椭圆关节如腕关节，鞍状关节如拇指腕掌关节，球窝关节如肩关节，平面关节如腕骨间关节等。

此外，还有单关节和复杂关节，单动关节和联动关节等。

二、全身主要的骨连结

（一）躯干骨的连结

躯干骨的连结包括椎骨的连结、胸椎与肋骨的连结，以及胸骨与肋骨的连结。

1. 椎骨的连结 包括椎体间连结和椎弓间连结，它们共同连结成脊柱。

（1）椎体间连结 相邻的两个椎体借椎间盘、前纵韧带和后纵韧带相连。

1）椎间盘（intervertebral disc）：是连于两个椎体之间的纤维软骨盘，由纤维环和髓核组成。纤维环由数层同心圆排列的纤维软骨环组成，前宽后窄。髓核位于椎间盘的中央，呈胶冻状，富于弹性。椎间盘坚韧、有弹性，不仅能连结相邻椎体，还可承受压力、缓冲震荡及允许椎体间的适量运动（图5-35）。

2）前纵韧带（anterior longitudinal ligament）：位于椎体和椎间盘的前面，有限制脊柱过度后伸的作用。

3）后纵韧带（posterior longitudinal ligament）：位于椎体和椎间盘的后面，有限制脊柱过度前屈的作用。

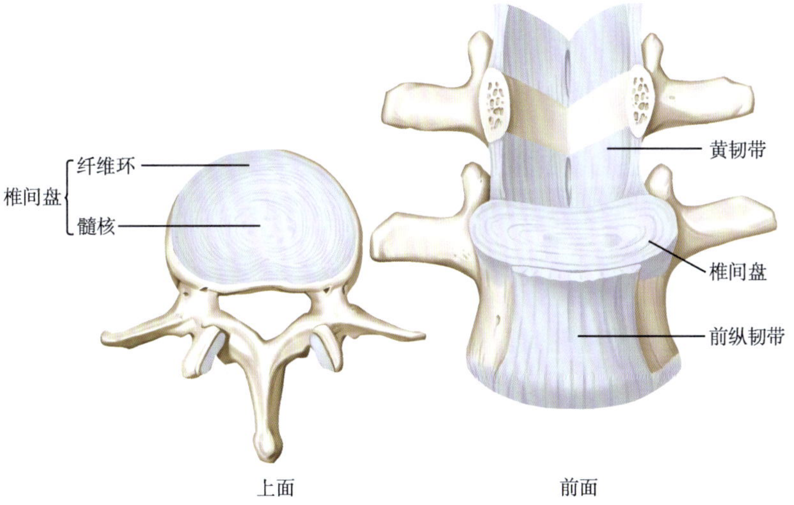

图5-35 椎间盘

链 接 椎间盘突出症

椎间盘突出症是指椎间盘发生退行性改变后，在外力的作用下，纤维环破裂，髓核向后外侧脱出，压迫脊神经引起以腰腿疼痛为主要症状的一种病变。椎间盘厚薄不一，胸部最薄，颈部较厚，腰部最厚。由于腰部活动度最大且负重也大，因此椎间盘突出多以腰椎间盘突出为常见，表现为患侧腰腿疼痛、麻木、活动受限等。

（2）椎弓间连结 椎弓间借棘上韧带、棘间韧带、弓间韧带和关节突关节等相连结（图5-36）。

1）棘上韧带（supraspinal ligament）：附着于棘突之上，自第7颈椎棘突以上，棘上韧带向后上扩展为项韧带，有限制脊柱过度前屈的作用。

2）棘间韧带（interspinal ligament）：位于棘突之间，有限制脊柱过度前屈的作用。

3）弓间韧带（ligamenta flava）：连于相邻椎弓板之间，由弹性纤维构成，活体呈黄色，又称黄韧带，有限制脊柱过度前屈的作用。

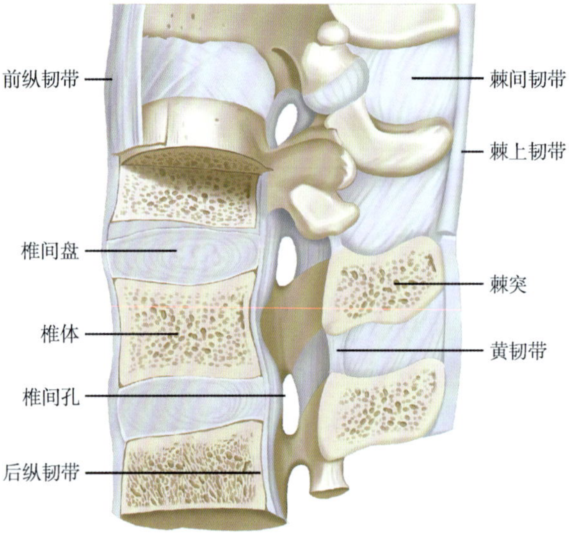

图 5-36　椎骨间连结

4）关节突关节：由相邻椎骨的上、下关节突构成，可做轻微运动。

5）寰枢关节：由寰椎的齿突凹和枢椎的齿突构成，可使寰椎连同头部做摇头运动。

6）寰枕关节：由寰椎上关节凹和枕骨髁构成，可使头做前俯、后仰和侧屈运动。

（3）脊柱（vertebral column）　成年脊柱由7块颈椎、12块胸椎、5块腰椎、1块骶骨和1块尾骨借椎间盘、韧带和关节紧密连结而成。脊柱上承颅骨，下连髋骨，中附肋骨，参与围成胸腔、腹腔和盆腔。脊柱内有椎管，可容纳脊髓及其被膜和脊神经根。从侧面观察，脊柱有4个生理弯曲，即颈曲、胸曲、腰曲和骶曲。其中，颈曲、腰曲凸向前，胸曲、骶曲凸向后。脊柱的生理弯曲增加了脊柱的弹性，有利于维持身体平衡，还可以缓冲震荡，保护脑和胸腹腔器官。从后面观察，所有的棘突连成一条线。从前面观察，椎体由无到有、由小变大，再由大变小。脊柱除具有支持、保护作用外，还具有运动功能，可做前屈、后伸、侧屈和环转运动。脊柱的颈部和腰部运动灵活，容易出现损伤，如扭伤、椎间盘突出等（图5-37）。

新生儿脊柱仅有轻微后凸，类似于直线型；婴儿3～4个月能抬头时，出现颈曲；6～7个月能坐时，出现胸曲；约1岁能行走时，出现腰曲。婴儿期颈曲、胸曲、腰曲未被固定，仰卧位时脊柱仍可伸平。6～7岁时颈曲、胸曲、腰曲被韧带固定。

2. 胸椎与肋骨的连结　胸椎与肋骨构成肋椎关节，包括肋头关节和肋横突关节。肋头关节由肋头和椎体肋凹构成；肋横突关节由肋结节和横突肋凹构成。

3. 胸骨与肋骨的连结　肋骨前端借肋软骨与胸骨相连结，肋骨和肋软骨构成肋。前7肋称真肋，其中第1肋与胸骨柄形成第1胸肋结合，第2～7肋与胸骨体构成第2～7胸肋关节；第8～10肋称假肋，借肋软骨相连形成肋弓（costal arch）；第11、12肋游离，称浮肋。

4. 胸廓（thoracic cage）　由12块胸椎、12对肋和1块胸骨通过骨连结而成。成人胸廓呈前后略扁的圆锥形，有上、下两口。上口较小，由颈静脉切迹、第1肋和第1 胸椎围成；下口较大而不规则，由剑突、肋弓、第11肋前端、第12肋和第12胸椎围成。相邻各肋之间的缝隙称肋间隙，两侧肋弓之间形成的夹角称胸骨下角，胸廓的内腔称胸腔。胸廓的形状和大小与年龄、性别、健康状况等因素有关。成年女性的胸廓短而圆，肺气肿患者的胸廓各径线增大，呈圆桶状，佝偻病患儿的胸廓前后径增大，胸骨前突形成“鸡胸”。胸廓内容纳心、肺、气管、食管等重要器官，具有保护和支持作用；胸廓还参与呼吸运动，协助吸气和呼气（图5-38）。

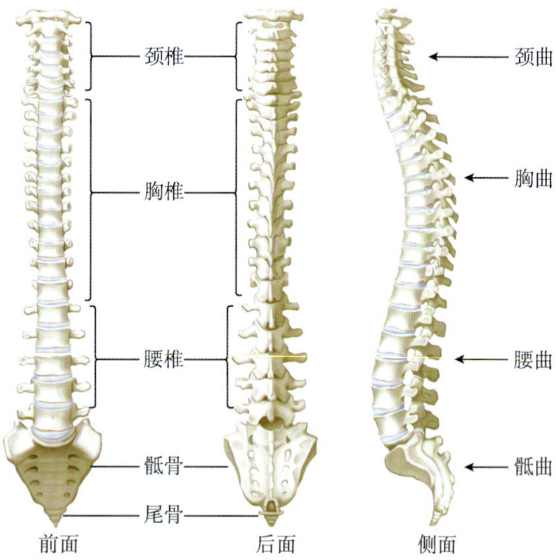

图 5-37　脊柱

（二）颅骨的连结

颅骨之间大多数是直接连结，只有下颌骨与颞骨构成颞下颌关节。

颞下颌关节（temporomandibular joint）由颞骨的下颌窝、关节结节和下颌骨的下颌头构成。特点是关节囊薄而松弛，前部薄弱，后部坚韧，外侧有韧带加强；囊内有关节盘，将关节腔分为上、下两腔。双侧颞下颌关节联合运动，能做开口运动、闭口运动、前伸运动、后退运动和侧方运动（图5-39）。

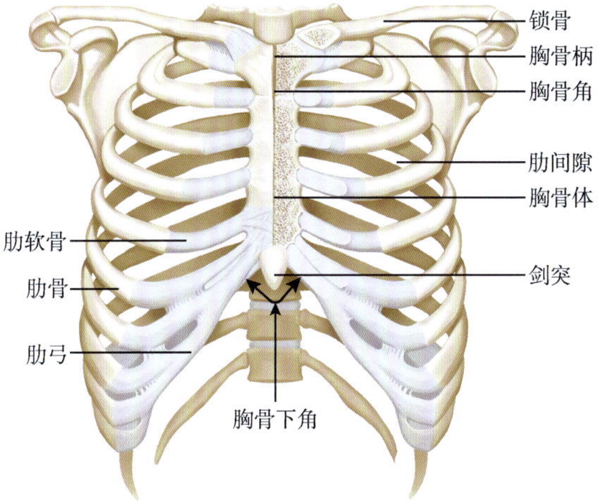

图5-38 胸廓

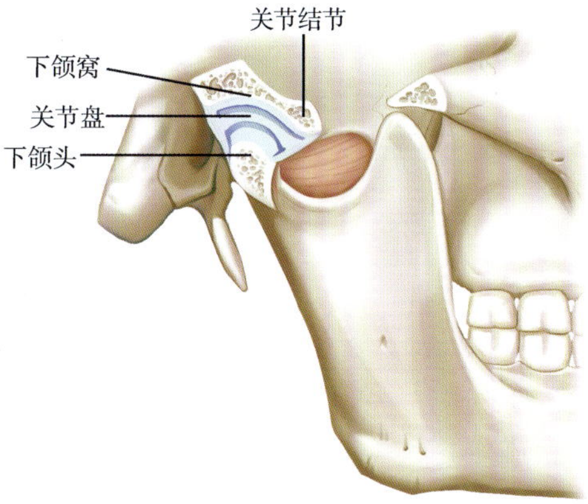

图5-39 颞下颌关节

链 接 颞下颌关节脱位

颞下颌关节脱位即下巴脱臼，是指下颌头脱离原来的位置，与关节窝、关节结节或关节盘分离，闭口时不能回到原来位置的一种症状。脱位后，患者不能闭口、不能说话、不能正常饮食，同时伴有颞下颌关节疼痛。脱位原因大多数是张口过大、过猛，也有暴力、习惯、情绪、插管等因素。脱位后可以采取中医的手法复位，复位后以三角巾悬吊1～2周，防止再次脱位。

（三）四肢骨的连结

1. 上肢骨的连结 主要包括胸锁关节、肩锁关节、肩关节、肘关节、前臂骨连结和手关节。

（1）胸锁关节（sternoclavicular joint） 由胸骨柄的锁切迹和锁骨的内侧端构成（图5-40）。特点是关节囊厚而坚韧，周围有韧带加强，关节囊内有关节盘。胸锁关节可使锁骨外侧端做向前、向后、向上、向下、旋转和环转运动，但运动幅度均较小。

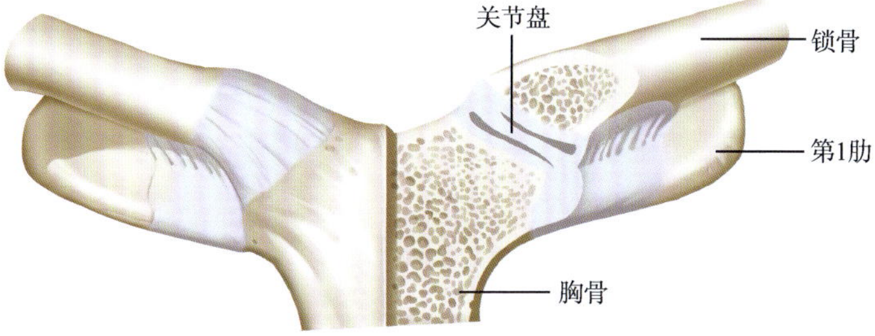

图5-40 胸锁关节

（2）肩锁关节（acromioclavicular joint） 由肩胛骨的肩峰和锁骨的外侧端构成，运动幅度小。

（3）肩关节（shoulder joint） 由肱骨头与肩胛骨的关节盂构成。特点是肱骨头大，关节盂浅，周围有关节盂唇加固；关节囊薄而松弛，囊内有肱二头肌长头腱通过；囊外有喙肩韧带、喙肱韧带加强；囊的前、后和上方有肌和肌腱跨越，并与关节囊纤维相互交织；下壁缺乏肌、肌腱和韧带加强，是肩关节的薄弱区，临床上肩关节易向前下方脱位。肩关节是全身运动幅度最大、最灵活的关节，可做前屈、后伸、内收、外展、内旋、外旋和环转运动（图5-41）。

考点：肩关节的组成、特点

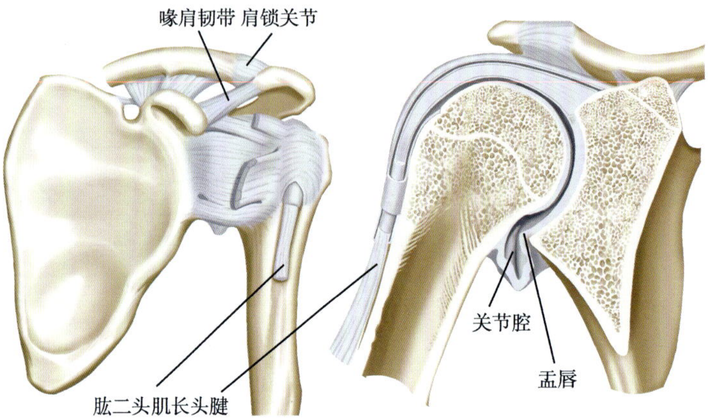

图5-41 肩关节

（4）肘关节（elbow joint） 由肱骨下端和桡骨、尺骨的上端共同构成，包括3个关节，即肱尺关节（由肱骨滑车和尺骨的滑车切迹构成）、肱桡关节（由肱骨小头和桡骨头构成）、桡尺近侧关节（由桡骨头环状关节面和尺骨的桡切迹构成）。特点是这3个关节包在一个关节囊内，共用一个关节腔；关节囊前后壁薄弱，两侧有桡侧副韧带和尺侧副韧带加强。桡骨头环状韧带附着于桡切迹前后端，包绕在桡骨头周围，限制桡骨头的运动。肘关节可做前屈、后伸运动。

当肘关节后伸时，肱骨内、外上髁与鹰嘴三点位于一条直线上；当肘关节前屈时，上述三点连成一等腰三角形，称肘后三角。当肘关节脱位时，上述三点的位置关系即发生改变（图5-42）。

考点：肘关节的组成、特点

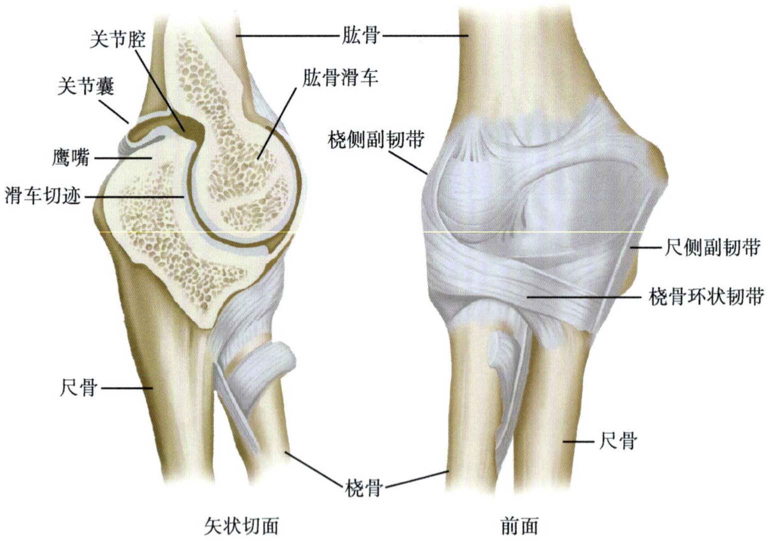

图5-42 肘关节

链 接 桡骨头半脱位

桡骨头半脱位是一种常见病，常见于5岁以下幼儿，由于幼儿桡骨头发育尚未完全，桡骨环状韧带相对宽松，当上肢受到暴力牵扯时，可致桡骨头向远端滑移，不能及时恢复原位，使桡骨头环状韧带的上半部卡压在肱桡关节内，成为桡骨头半脱位。患儿通常表现为肘部疼痛，不肯用该手取物和活动肘部，拒绝别人触摸，肘关节呈半屈曲位。通常在大人牵领患儿走路、上台阶时于跌倒瞬间猛然拉住患儿手所伤；或从床上拉起患儿，或抓住患儿双手转圈玩耍等，患儿肘关节处于伸直、前臂旋前位突然受到牵拉而发病致伤。桡骨头半脱位通过手法复位即可治愈。

（5）前臂骨连结 包括桡尺近侧关节、桡尺远侧关节和骨间膜。桡尺近侧关节在肘关节部分已介绍。桡尺远侧关节由桡骨下端的尺切迹和尺骨头环状关节面构成，骨间膜连于尺骨与桡骨骨间缘之间，起固定作用。前臂围绕垂直轴可做旋转运动（图5-43）。

（6）手关节 包括桡腕关节、腕骨间关节、腕掌关节、掌指关节、指骨间关节（图5-44）。

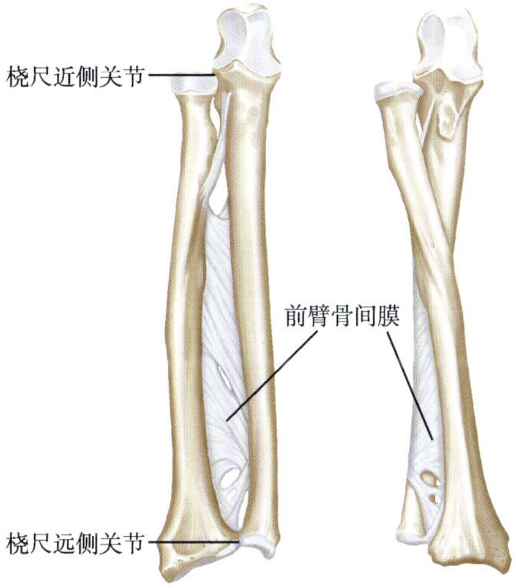

图5-43 前臂骨的连结

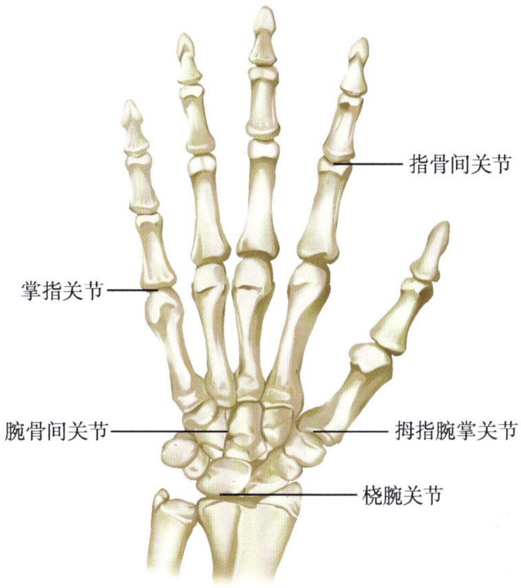

图5-44 手关节

1）桡腕关节：又称腕关节（wrist joint），由桡骨、手舟骨、月骨、三角骨和尺骨远端的关节盘构成。特点是关节囊薄而松弛，周围有韧带加强。腕关节可做掌屈、背伸、内收、外展和环转运动（图5-45）。

2）腕骨间关节：为相邻腕骨之间构成的关节，属于微动关节，只能做轻微的运动。

3）腕掌关节：由远侧列腕骨与5块掌骨底构成。第1掌骨底与大多角骨构成拇指腕掌关节，关节囊松弛，运动灵活，可做屈、伸、收、展、环转和对掌运动。其他各腕掌关节活动范围较小。

4）掌指关节：由掌骨头和近节指骨底构成，可做屈、伸、收、展和环转运动。

5）指骨间关节：由相邻的指骨底和指骨滑车构成，能做屈、伸运动。

考点： 腕关节的组成、特点

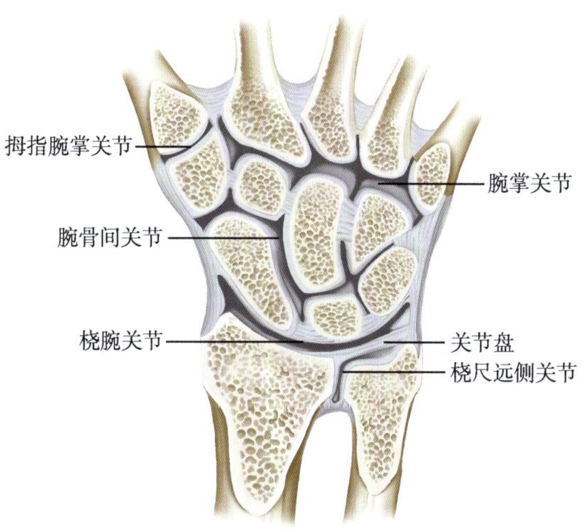

图5-45 桡腕关节（冠状切面）

2. 下肢骨的连结 主要包括骶髂关节、耻骨联合、髋关节、膝关节、小腿骨的连结、足关节。

（1）骶髂关节（sacroiliac joint） 为骶骨与髂骨的连结，由骶骨的耳状面与髂骨的耳状面构成。关节面结合紧密，关节囊厚而坚韧，周围有髂腰韧带、骶结节韧带和骶棘韧带等。其中，骶棘韧带与坐骨大切迹围成坐骨大孔，骶棘韧带、骶结节韧带与坐骨小切迹围成坐骨小孔，孔内均有血管和神经出入。骶髂关节的运动范围甚小，几乎不运动（图5-46）。

（2）耻骨联合（pubic symphysis） 为髋骨之间的连结，由两侧耻骨联合面借耻骨间盘和耻骨上韧带、耻骨弓状韧带连结而成。耻骨间盘为纤维软骨盘，内有一矢状位裂隙。女性耻骨间盘较厚，裂隙也大，在分娩时稍有分离，以增加骨盆下口的径线，有利于胎儿的娩出（图5-47）。

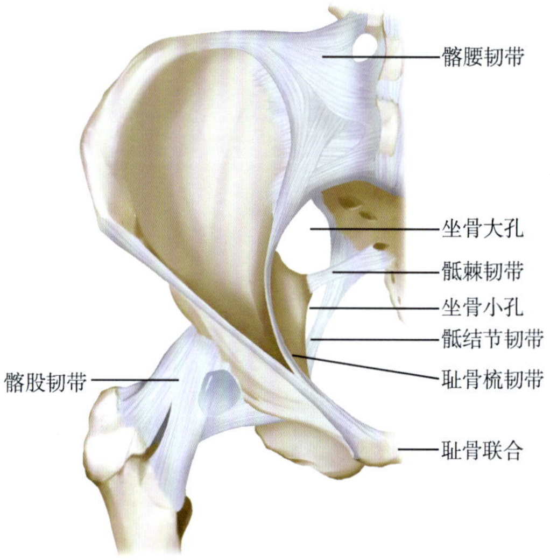

图5-46 骨盆的连结

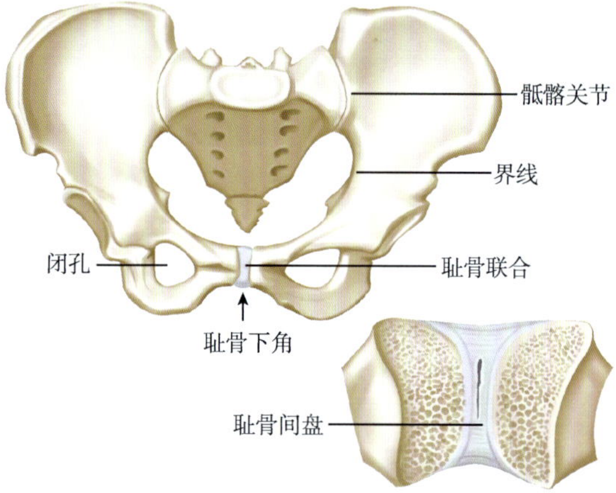

图5-47 骨盆

（3）骨盆（pelvis） 由骶骨、尾骨与髋骨借骨连结共同构成（图5-47）。从骶骨岬经弓状线、耻骨梳、耻骨结节、耻骨嵴至耻骨联合上缘形成的环状线称界线，是大、小骨盆的分界线。界线上方的称大骨盆，界线下方的称小骨盆。大骨盆较宽大，参与腹腔的构成。小骨盆窄小，有上、下两口。上口由界线围成，下口由尾骨尖、骶结节韧带、坐骨结节、坐骨支、耻骨下支和耻骨联合下缘围成。两口之间的空隙称盆腔，有性别差异（表5-1）。

表5-1 骨盆的性别差异

类别	男性	女性
小骨盆上口	呈心形	呈圆形
小骨盆下口	较小	较大
盆腔	长而窄，呈漏斗形	宽而短，呈圆桶形
耻骨下角	70°～75°	90°～100°

考点：骨盆的性别差异

（4）髋关节（hip joint） 由髋臼与股骨头构成。特点是股骨头大，髋臼也大且有髋臼唇；关节囊厚而坚韧，上方附着于髋臼周缘，下方附着于转子间线和股骨颈后面的中外1/3交界处；囊内有股骨头韧带加强；囊外有髂股韧带、坐股韧带、耻股韧带加强。髋关节可做前屈、后伸、内收、外展、内旋、外旋和环转运动，但运动幅度较肩关节小，灵活性差，稳定性好（图5-48）。

考点：髋关节的组成、特点

（5）膝关节（knee joint） 由股骨下端、胫骨上端和髌骨构成，是人体最大、最复杂的关节。特点是关节囊薄而松弛，周围有韧带加强（前方有髌韧带，后方有腘斜韧带，内侧有胫侧副韧带，外侧有腓侧副韧带）；囊内有前、后交叉韧带，分别限制胫骨前移和后移；囊内有半月板（内侧C形、外侧O形），可稳定关节，缓冲震荡；囊内有滑膜襞，充填关节腔；囊内有滑膜囊，内含滑液。膝关节可做前伸、后屈运动，在半屈位时膝关节还可做轻度的旋内和旋外运动（图5-49～图5-51）。

考点：膝关节的组成、特点

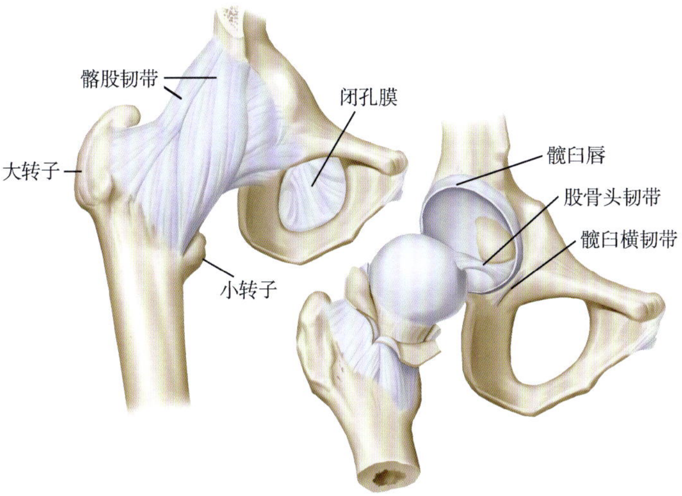

图5-48 髋关节（右侧）

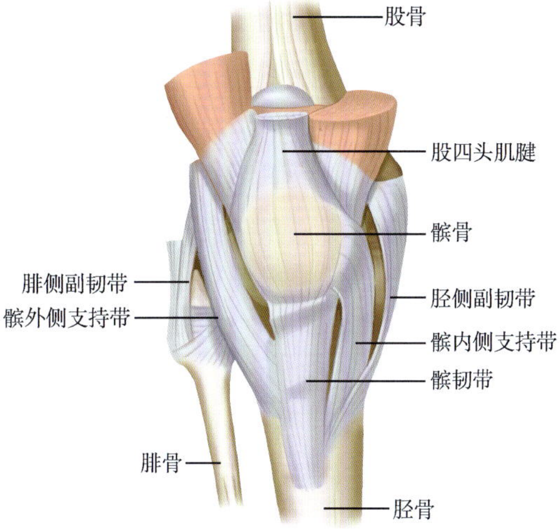

图5-49 膝关节（右侧）

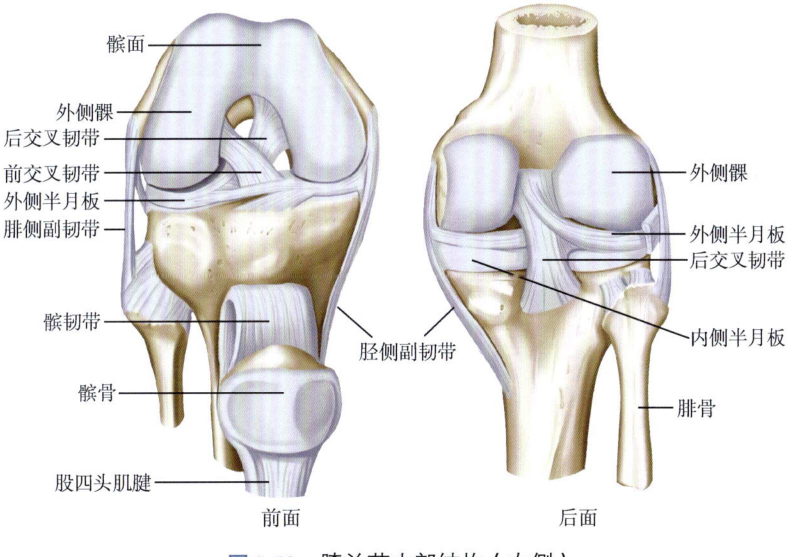

图5-50 膝关节内部结构（右侧）

（6）小腿骨的连结 胫骨、腓骨上端借胫腓关节相连，下端借胫腓韧带相连，中间借骨间膜相连。胫骨、腓骨间的运动较小。

（7）足关节 主要包括距小腿关节、跗骨间关节、跗跖关节、跖趾关节、趾间关节（图5-52）。

1）距小腿关节：又称踝关节（ankle joint），由胫骨下端、腓骨下端和距骨构成。特点是关节囊前、后壁薄而松弛，两侧有韧带加强。其中，内侧韧带强韧，外侧韧带相对薄弱。踝关节能做跖屈和背伸运动。

2）跗骨间关节：类似于手的腕骨间关节，可做足底

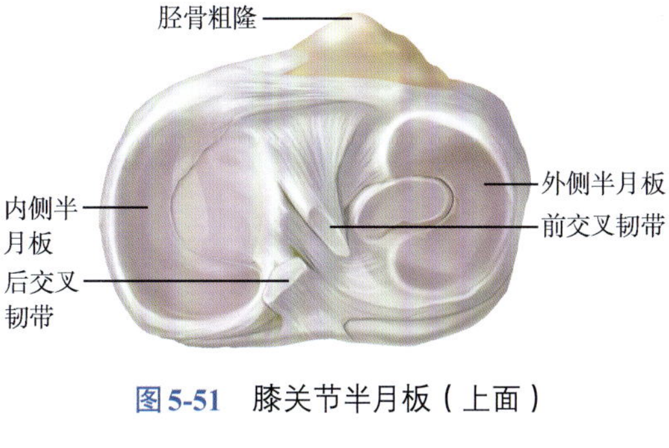

图5-51 膝关节半月板（上面）

内翻和外翻运动。运动时常伴有踝关节的屈伸运动。如足底内翻时，常伴有踝关节跖屈；足底外翻时，常伴有踝关节背伸。因此，行走时要注意正确的姿势，以防扭伤踝关节。

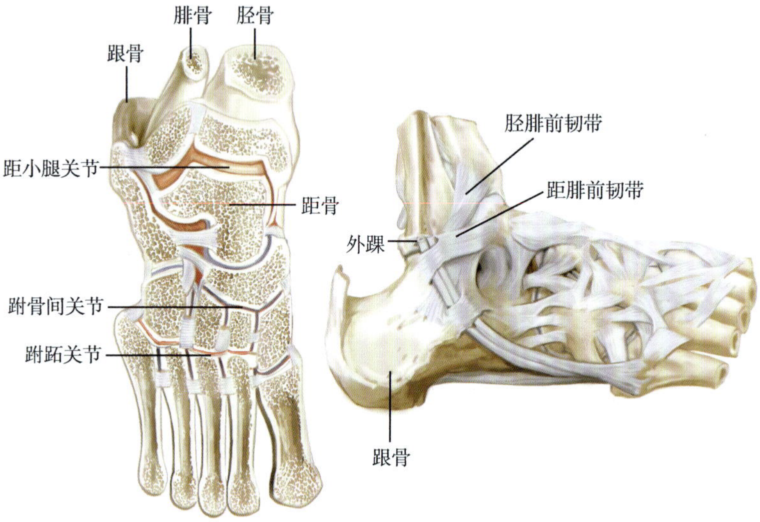

图 5-52　足关节

3）跗跖关节、跖趾关节和趾间关节：其结构上类似于手的腕掌关节、掌指关节和指骨间关节，但运动的灵活性和范围均大大降低。

考点：踝关节的组成、特点

（8）足弓（arcus pedis）由足骨借骨连结形成，分为足纵弓和足横弓。站立时，足弓仅以跟结节、第1跖骨头和第5跖骨头三点着地，如同三脚架，既能保证直立时的稳定性，又能在行走和跳跃时增加弹性，发挥缓冲震荡的作用；同时还能保护足底的血管和神经免受压迫（图5-53）。

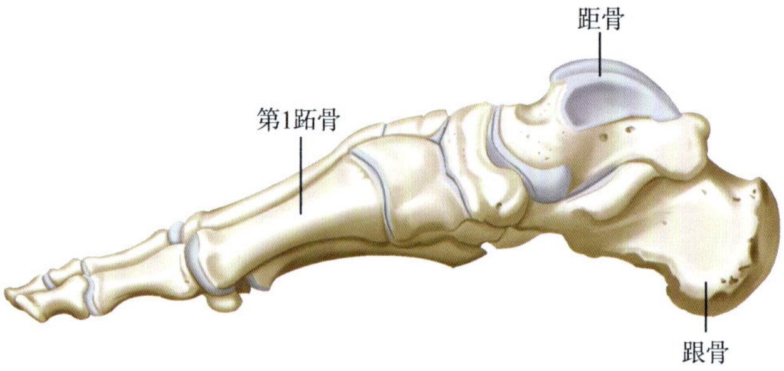

图 5-53　足弓

足弓主要靠足底韧带、肌肉和肌腱的牵拉作用来维持，如果上述结构发育不良或者损伤，会造成足弓塌陷，成为扁平足。

第3节　肌　　学

一、概　　述

全身骨骼肌有600余块，约占体重的40%。每块骨骼肌都具有一定的形态、结构、位置，并有丰富的血管、神经和淋巴管分布。因此，每块骨骼肌都可视为一个器官（图5-54）。

（一）肌的形态

肌的形态多种多样，按其形态可分为长肌、短肌、扁肌和轮匝肌。长肌大多分布于四肢；短肌多分布于躯干深部；扁肌宽扁而薄，多分布于胸腹壁；轮匝肌主要分布于孔、裂的周围，收缩时可以缩小孔、裂（图5-55）。

（二）肌的结构

1. 基本结构　骨骼肌由肌腹和肌腱两部分构成。肌腹（muscle belly）由骨骼肌纤维构成，色红柔软，有收缩能力。肌腱（muscle tendon）主要由致密结缔组织构成，附着于骨骼上，色白坚韧，无收缩能力。扁肌的肌腱呈膜状，又称腱膜（图5-55）。

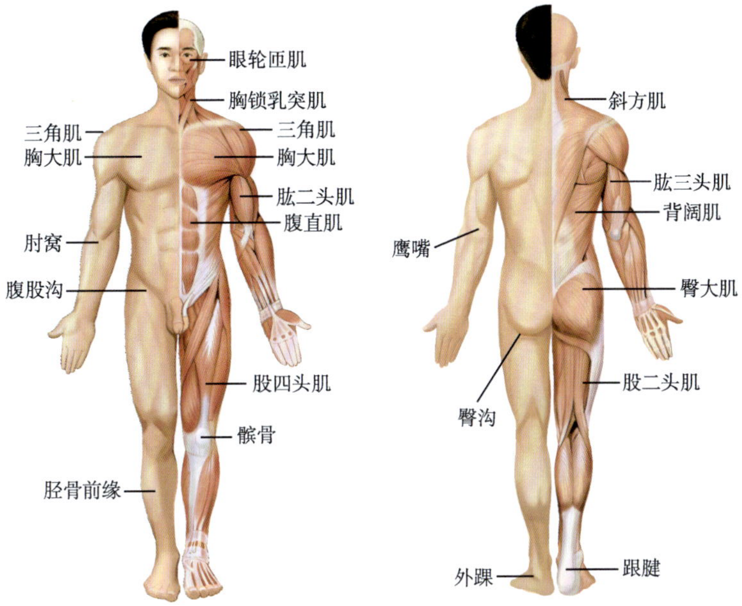

图5-54 全身骨骼肌

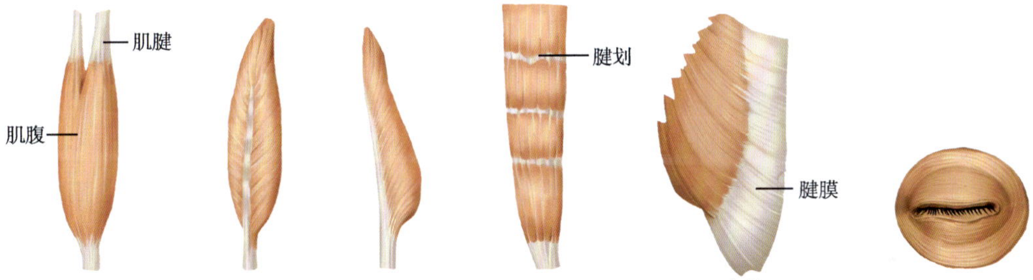

图5-55 肌的形态和构造

2. 辅助结构 肌肉除基本结构以外，还有筋膜、滑膜囊、腱鞘等辅助结构，它们具有协助、约束、保护和减少运动时产生的摩擦等功能。

（1）筋膜（fascia） 分浅、深两种。浅筋膜（superficial fascia）位于皮肤的深面，又称皮下筋膜，由疏松结缔组织构成，富含脂肪、血管、淋巴管和神经等，具有维持体温和保护深面结构的作用。深筋膜（deep fascia）位于浅筋膜的深面，又称固有筋膜，由致密结缔组织构成，包裹肌、肌群、血管和神经等，形成肌间隔、筋膜鞘、支持带和血管神经鞘等结构，具有保护、约束、支持和利于肌群的独立运动等作用（图5-56）。

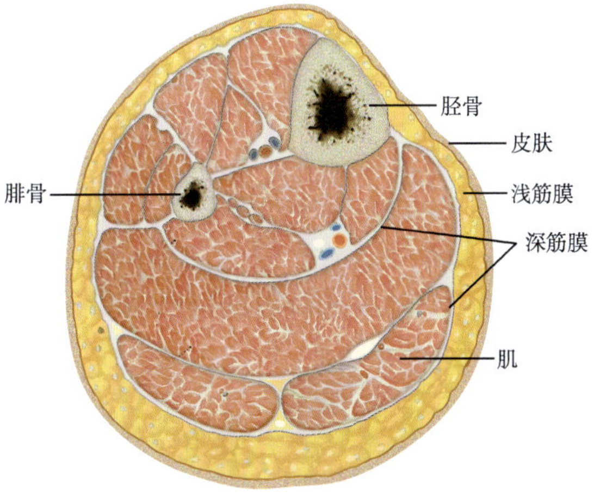

图5-56 筋膜

（2）滑膜囊（synovial bursa） 为封闭的结缔组织囊，内含有少量滑液，多位于肌腱与骨面之间或者肌腱与皮肤之间，具有减少二者之间摩擦的作用。

（3）腱鞘（tendinous sheath） 为套在长肌腱周围的结缔组织鞘管，多位于四肢活动度较大的部位，如腕关节和踝关节等处。腱鞘分为内、外两层，外层为纤维鞘，由致密结缔组织构成；内层为滑膜鞘，由滑膜构成。滑膜鞘又分为脏、壁两层，脏层紧贴肌腱表面，壁层贴于纤维鞘的内面。脏、壁两层相互移行形成滑膜腔，内含少量滑液。腱鞘对肌腱具有约束作用，同时还能减少肌腱与周围组织的摩擦（图5-57）。

考点：肌的结构

（三）肌的起止、配布和作用

1. 肌的起止点　肌通常附着于不同的骨上，中间跨过一个或多个关节，使骨产生运动。通常把靠近身体中线或者四肢近端的附着点称为起点；远离身体中线或者四肢远端的附着点称为止点。运动时，一块骨的位置相对固定，另一块骨的位置相对移动。通常又把固定骨上的附着点称为定点；移动骨上的附着点称为动点。肌肉收缩时，动点滑向定点，引起关节运动（图5-58）。

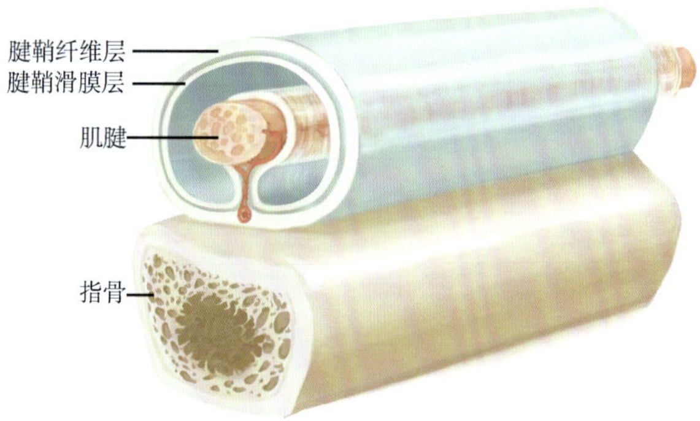

图5-57　腱鞘

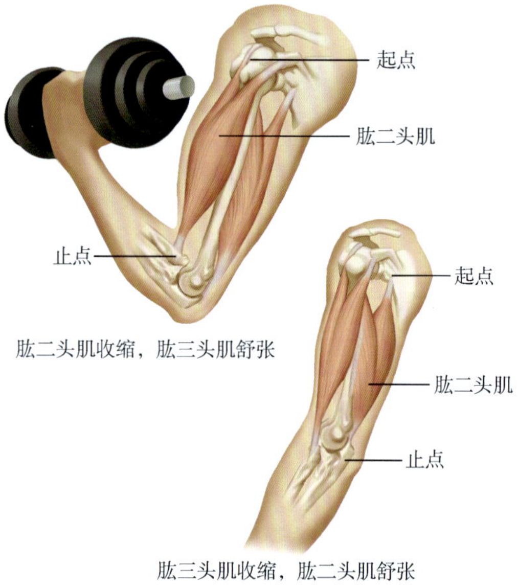

图5-58　肌肉的起止点

2. 肌肉的配布　骨骼肌大多分布于关节的周围，参与人体的直立、行走、劳动及身体重心的维持等。在日常生活中，每一个动作都是由分布在关节不同方位的肌群共同协作来完成的。其中，分布于关节两侧，作用相互对抗的肌称拮抗肌，而分布于关节同侧，作用相同或相似的肌称协同肌。

3. 肌的作用　肌具有收缩作用，主要表现为两个方面。一是动力作用，表现为身体的各种运动。二是静力作用，表现为肌具有一定的紧张度，即肌张力，使身体能保持某种姿势。

（四）肌的命名

肌的命名原则有多种，可以按照肌的形态、大小、位置、起止点和作用等来命名。如斜方肌是按照形态命名的；冈下肌是按照位置命名的；臀大肌是按照位置和大小命名的；胸锁乳突肌是按照起止点命名的；旋后肌是按照作用命名的。熟悉肌的命名有助于学习骨骼肌。

二、全身肌肉

按照骨骼肌所在部位，将其分为头颈肌、躯干肌和四肢肌。

（一）头颈肌

1. 头肌　分为面肌和咀嚼肌。

（1）面肌（facial muscle）　为扁薄的皮肌，位置表浅，大多起自颅骨，止于面部皮肤，分布于眼裂、口裂和鼻孔周围。面肌分为环形肌和放射状肌两种，有闭合或开大上述孔裂的作用，同时牵拉面部皮肤产生喜、怒、哀、乐各种表情，又称表情肌（mimetic muscle），主要有如下表情肌（图5-59）。

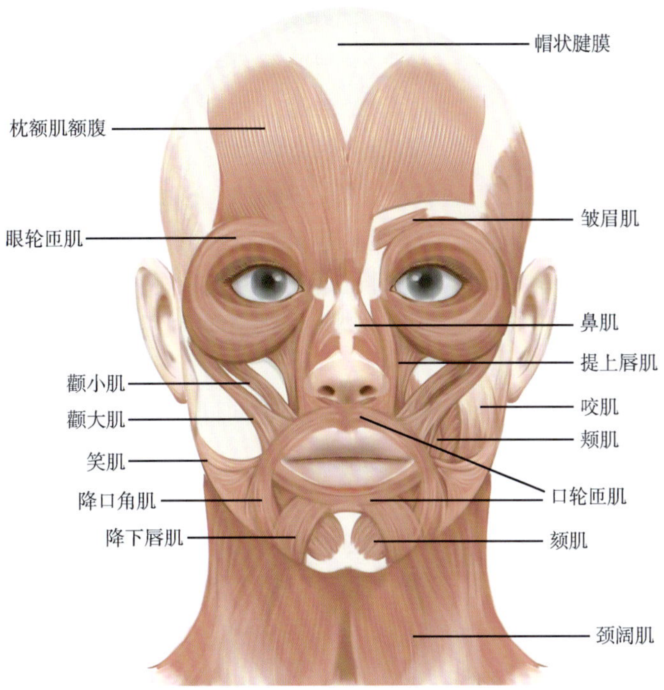

图5-59　表情肌

1）眼轮匝肌（orbicularis oculi）：位于眼裂周围，收缩时可使眼裂缩小。

2）口轮匝肌（orbicularis oris）：位于口裂周围，收缩时可使口裂缩小。

3）枕额肌：位于颅顶，由枕腹、额腹和帽状腱膜构成。枕腹起自枕骨，止于帽状腱膜；额腹起自帽状腱膜，止于额部皮肤。收缩时可提眉并使额部皮肤产生皱纹。

另外，在口裂周围还有一些放射状肌，可提上唇、降下唇及牵拉口角向上、向下、向外等，以产生面部表情。

（2）咀嚼肌（masticatory muscle）　位于颞下颌关节周围，参与咀嚼运动。其包括颞肌、咬肌、翼内肌和翼外肌（图5-60）。

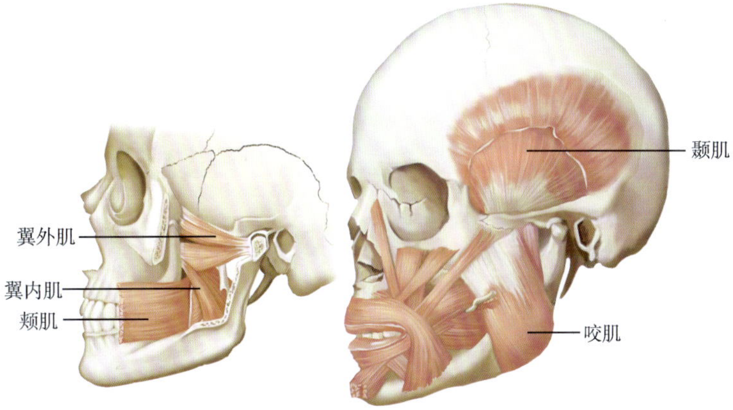

图5-60　咀嚼肌

1）颞肌（temporalis）：起自颞窝，止于冠突，参与颞下颌关节的闭口运动和后退运动。

2）咬肌（masseter）：起自颧弓，止于咬肌粗隆，参与颞下颌关节的闭口运动。

3）翼内肌（medial pterygoid）：起自翼突，止于翼肌粗隆，参与颞下颌关节的闭口运动、前伸运动和侧方运动。

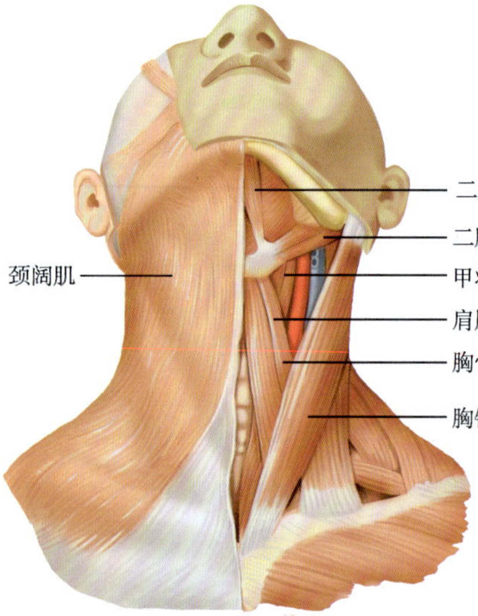

图5-61 颈肌

4）翼外肌（lateral pterygoid）：起自翼突，止于下颌颈，参与颞下颌关节的前伸运动和侧方运动。

2. 颈肌 主要包括颈阔肌，胸锁乳突肌，舌骨上、下肌群和斜角肌群等（图5-61）。

（1）颈阔肌（platysma） 位于颈部浅筋膜中，属于表情肌。起自肩部和胸上部的深筋膜，止于口角处皮肤。收缩时可紧张颈部皮肤，拉口角向下。

（2）胸锁乳突肌（sternocleidomastoid） 是颈部重要的体表标志，起自胸骨柄和锁骨的内侧端，止于乳突。一侧收缩时，头向同侧屈，面转向对侧；双侧同时收缩时，头向后仰。

考点：胸锁乳突肌的收缩特点

（3）舌骨上、下肌群 舌骨上肌群位于舌骨与下颌骨之间，包括二腹肌、下颌舌骨肌、茎突舌骨肌和颏舌骨肌，参与口腔底的构成。舌骨下肌群位于颈前正中线的两侧，包括浅层的胸骨舌骨肌、肩胛舌骨肌和深层的胸骨甲状肌、甲状舌骨肌。

（4）斜角肌群 包括前斜角肌、中斜角肌和后斜角肌，三肌均起自颈椎横突，前斜角肌、中斜角肌止于第1肋，后斜角肌止于第2肋。前斜角肌、中斜角肌与第1肋之间形成三角形的裂隙，称斜角肌间隙，内有锁骨下动脉和臂丛神经通过（图5-62）。

（二）躯干肌

按照位置将躯干肌可分为背肌、胸肌、腹肌、膈及会阴肌。

1. 背肌 位于躯干后面，可分为浅、中、深三层（图5-63）。

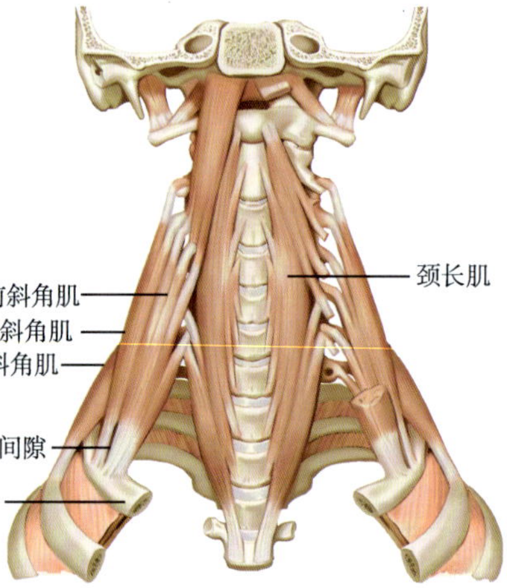

图5-62 斜角肌群

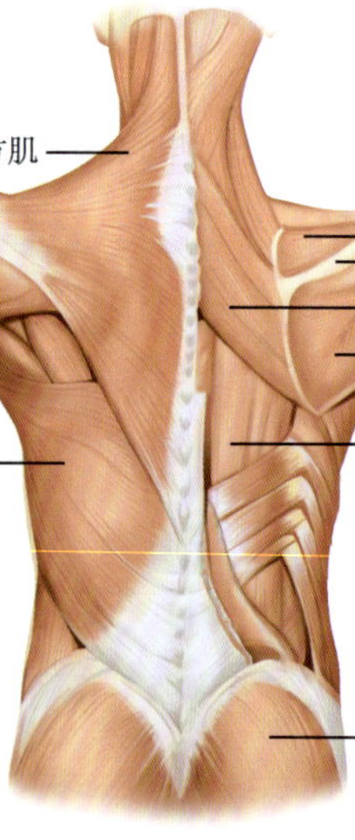

图5-63 背肌

（1）浅层 有斜方肌和背阔肌。

1）斜方肌（trapezius）：位于项部和背上部，起自枕外隆凸、项韧带和全部胸椎的棘突，止于锁骨的外侧1/3、肩峰和肩胛冈。单侧收缩可使肩胛骨上提、下降并向脊柱靠拢；双侧收缩可使头后仰。

2）背阔肌（latissimus dorsi）：位于背下部、腰部和胸外侧部，为全身最大的扁肌。起自下6位胸椎棘突、全部腰椎棘突、骶正中嵴和髂嵴后份，止于肱骨小结节嵴。收缩时，可使肩关节内收、内旋和后伸。当上肢上举固定时，还可上提躯干。

（2）中层　主要有肩胛提肌、菱形肌。

1）肩胛提肌（levator scapulae）：位于项部两侧，起自第1～4颈椎横突，止于肩胛骨上角和内侧缘的上部。收缩时可上提肩胛骨。

2）菱形肌（rhomboideus）：位于斜方肌中部的深面，起自第6、7颈椎棘突和第1～4胸椎棘突，止于肩胛骨内侧缘。收缩时可牵拉肩胛骨向内上方并向脊柱靠拢。

（3）深层　主要为竖脊肌（erector spinae），又称骶棘肌，位于棘突两侧，为背肌中最长的肌。起自骶骨背面和髂嵴后份，向上分出三群肌束，沿途止于棘突、横突和肋骨，最后到达乳突。收缩时可使脊柱后伸和仰头，并在维持人体直立姿势中起重要作用。

考点：斜方肌、背阔肌、竖脊肌的作用

2. 胸肌　分为胸上肢肌和胸固有肌两部分。

（1）胸上肢肌　包括胸大肌、胸小肌和前锯肌。

1）胸大肌（pectoralis major）：位于胸前壁上部，起自锁骨的内侧半、胸骨外侧缘和第1～6肋的外面，止于肱骨大结节嵴。收缩时，能使肩关节内收、内旋和前屈。当上肢上举固定时，还可上提躯干，并能使肋骨上提，助吸气（图5-64）。

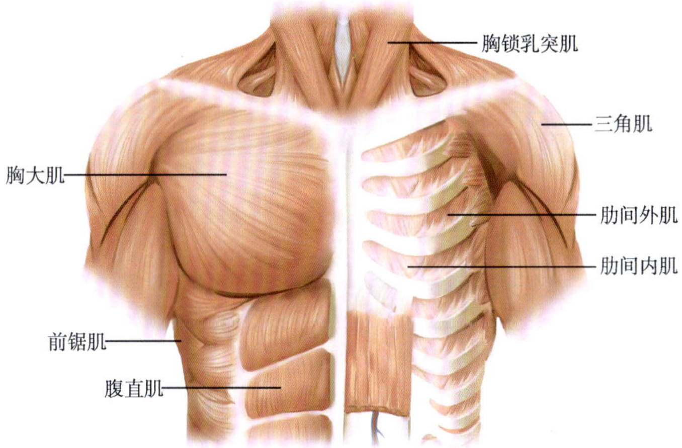

图5-64　胸肌

考点：胸大肌的作用

2）胸小肌（pectoralis minor）：位于胸大肌深面，起自第3～5肋的外面，止于肩胛骨的喙突。收缩时，可牵拉肩胛骨向前下，使其紧贴胸壁。当肩胛骨固定时，可使肋骨上提，助吸气。

3）前锯肌（serratus anterior）：位于胸外侧壁，起自第1～8肋的外面，止于肩胛骨的内侧缘和下角。收缩时，可牵拉肩胛骨向前并紧贴胸壁；下部肌束收缩可使肩胛骨下角外旋，助臂上举（图5-65）。

（2）胸固有肌　包括肋间外肌、肋间内肌（图5-65）。

1）肋间外肌（intercostales externi）：位于肋间隙的浅层，起自上位肋骨的下缘，止于下位肋骨的上缘。收缩时，可使肋骨上提，助吸气。

2）肋间内肌（intercostales interni）：位于肋间外肌的深面，起自下位肋骨的上缘，止于上位肋骨

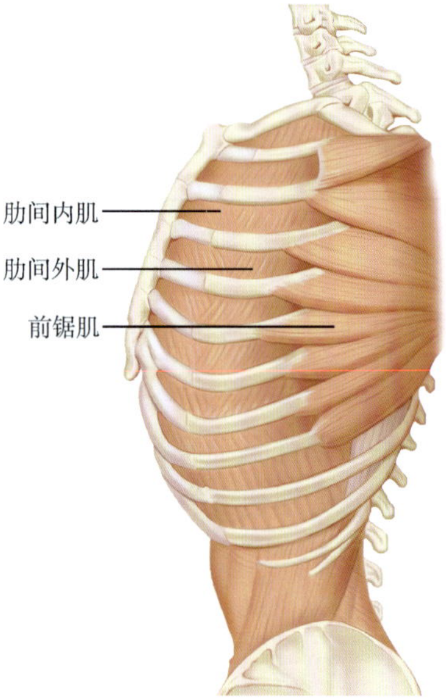

图5-65 肋间肌

的下缘。收缩时，可使肋骨下降，助呼气。

3. 腹肌 分为前外侧群和后群。

（1）前外侧群 位于腹前外侧壁，包括3块扁肌和1块直肌。3块扁肌指的是腹外斜肌、腹内斜肌和腹横肌，由浅入深依次排列。腹外斜肌起自下8位肋骨的外面；腹内斜肌起自胸腰筋膜、髂嵴和腹股沟韧带外侧半；腹横肌起自下6位肋骨的内面、胸腰筋膜、髂嵴和腹股沟韧带外侧1/3。三层扁肌的肌束分别走向前内下方、内上方和横行向内并彼此交错，于腹直肌外侧缘移行为腱膜，分别包绕腹直肌形成腹直肌鞘。

1）腹直肌鞘（sheath of rectus abdominis）：分前、后两层，前层完整；后层在脐下4～5cm处，全部转至腹直肌的前面参与前层的构成，使该处形成下缘游离并凸向上方的弧形线，称弓状线。弓状线以下腹直肌鞘的后层缺如，腹直肌后面直接与腹横筋膜相贴（图5-66、图5-67）。

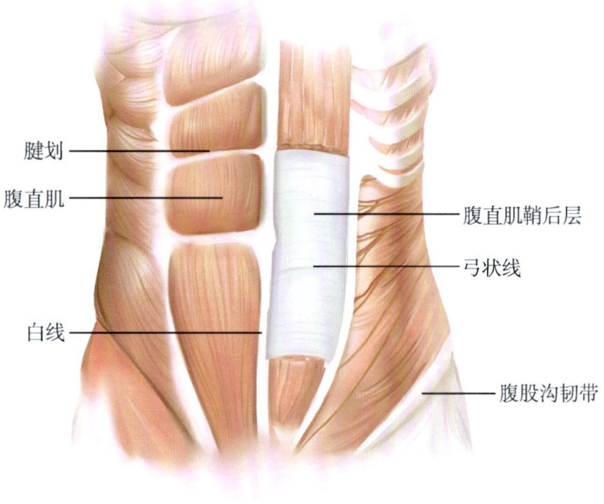

图5-66 腹肌

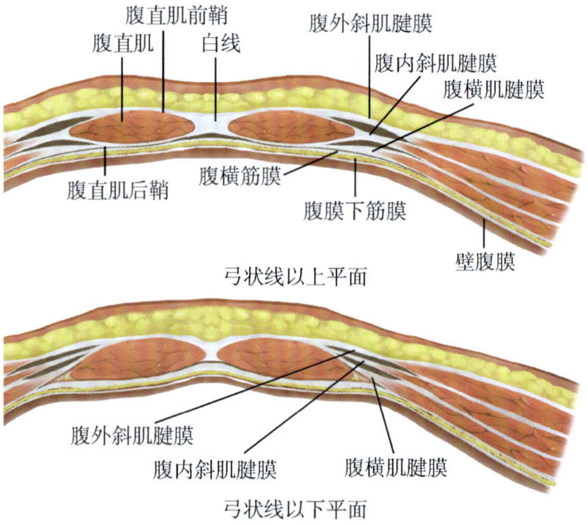

图5-67 腹前壁横断面

2）三层扁肌：腹外斜肌腱膜的下缘卷曲增厚连于髂前上棘与耻骨结节之间，形成腹股沟韧带；在耻骨结节的外上方，腹外斜肌腱膜形成的三角形缺损，称腹股沟管浅环。腹内斜肌与腹横肌腱膜下缘汇合，形成腹股沟镰（又称联合腱），止于耻骨梳的内侧份；腹内斜肌与腹横肌的下部肌束一起随精索降入阴囊，形成提睾肌（图5-68）。

考点：腹肌前外侧群三层扁肌的排列层次

（2）后群 位于腹后壁，包括腰大肌和腰方肌。

1）腰大肌：与髂肌合成髂腰肌，放在下肢肌中介绍。

2）腰方肌：位于腰椎体两侧，起自髂嵴后份，肌束向上止于第12肋和第1～4腰椎横突。该肌能下

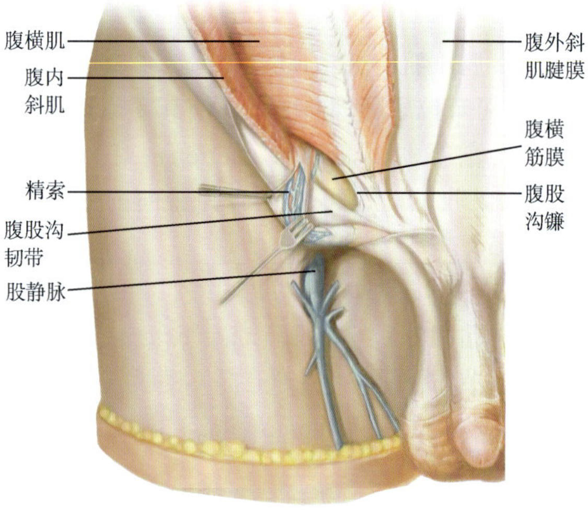

图5-68 腹前外侧壁肌（下部）

降和固定第12肋，并使脊柱侧屈。

（3）腹股沟管（inguinal canal） 位于腹股沟韧带内侧半的上方，由腹前外侧壁的扁肌和腹股沟韧带围成。长4～5cm，有内、外两口和前、后、上、下四壁（图5-69）。内口称深环（腹环），位于腹股沟韧带中点上方1.5cm处。外口称浅环（皮下环），位于耻骨结节的外上方。男性有精索通过，女性有子宫圆韧带通过。腹股沟管是腹壁的薄弱区，当腹腔内容物经深环突出，向内下进入腹股沟管，再经浅环突出进入阴囊，就形成了腹股沟斜疝。

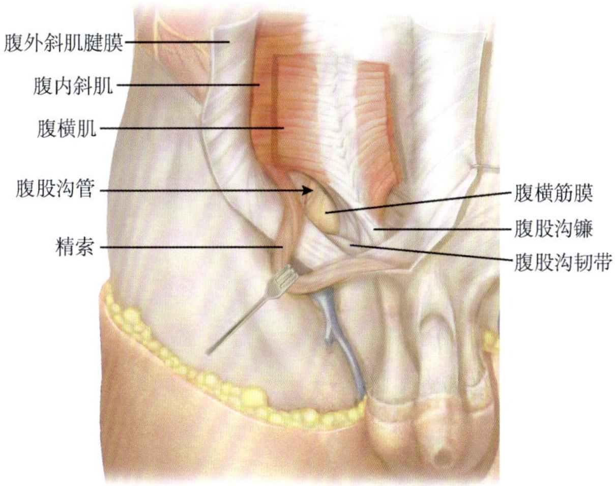

图5-69 腹股沟管

（4）腹股沟三角（inguinal triangle） 又称海氏三角，位于腹前壁下部的深面，由腹直肌外侧缘、腹股沟韧带和腹壁下动脉围成。腹股沟三角也是腹壁的薄弱区，当腹腔内容物直接从腹股沟三角由后向前突出，不经深环，不进入阴囊，就形成了腹股沟直疝。

4. 膈（diaphragm） 位于胸、腹腔之间，构成胸腔的底和腹腔的顶。膈为穹隆形的扁肌，起自胸廓下口和上腰椎前面，肌纤维向中央聚集止于中心腱。膈肌有三个裂孔，分别是腔静脉孔、食管裂孔和主动脉裂孔。腔静脉孔位于食管裂孔的右前方，位置最高，约平对第8胸椎，有下腔静脉通过。食管裂孔位于主动脉裂孔的左前上方，约平对第10胸椎，有食管和迷走神经通过。主动脉裂孔位于脊柱前方，约平对第12胸椎，有主动脉和胸导管通过（图5-70）。

考点：膈的裂孔、作用

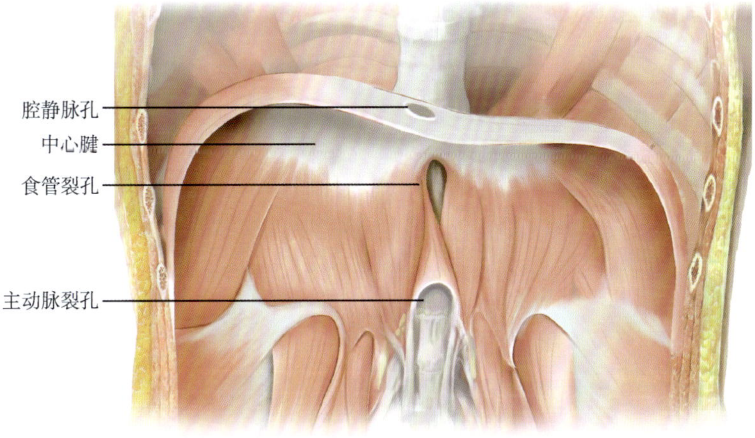

图5-70 膈肌

膈是重要的呼吸肌，收缩时，膈肌顶部下降，胸腔上下直径增加，容积扩大，助吸气；舒张时，膈肌顶部回升，胸腔上下直径减小，容积缩小，助呼气。

5. 会阴肌 是指封闭小骨盆下口的肌肉总称，包括肛提肌、尾骨肌、会阴浅横肌、会阴深横肌、尿道膜部括约肌（男）、尿道阴道括约肌（女）等，对肛门、尿道和阴道有括约作用，将在生殖系统中描述。

（三）四肢肌

1. 上肢肌 按照位置将上肢肌分为肩肌、臂肌、前臂肌和手肌。

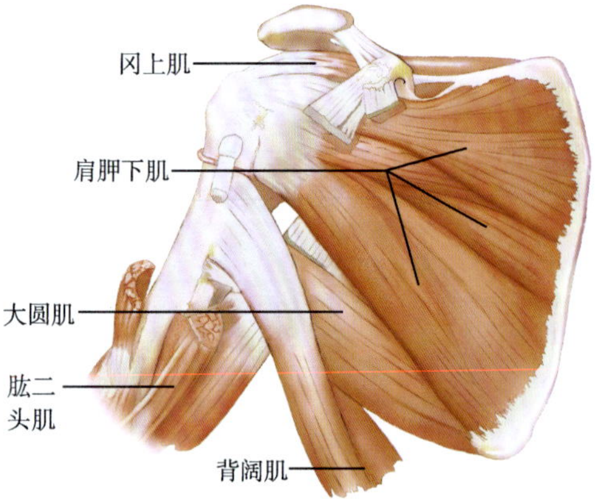

图5-71 肩肌

（1）肩肌 配布于肩关节周围，可以运动肩关节。其包括三角肌、冈上肌、冈下肌、小圆肌、大圆肌和肩胛下肌（图5-71）。

1）三角肌（deltoid）：起自锁骨的外侧1/3、肩峰和肩胛冈，肌束从前、后、外侧三方面覆盖肩关节，并向外下方集中，止于三角肌粗隆。主要作用是使肩关节外展。

2）冈上肌：起自冈上窝，经过肩关节上方，止于肱骨大结节上部，收缩时可使肩关节外展。

3）冈下肌：起自冈下窝，经过肩关节后方，止于肱骨大结节中部，收缩时可使肩关节外旋。

4）小圆肌：起自肩胛骨外侧缘的背面，经过肩关节后方，止于肱骨大结节下部，收缩时可使肩关节外旋。

5）大圆肌：起自肩胛骨下角的背面，经过肩关节前方，止于肱骨小结节嵴，收缩时可使肩关节内收和内旋。

6）肩胛下肌：起自肩胛骨下窝，经过肩关节前方，止于肱骨小结节，收缩时可使肩关节内收和内旋。

链 接 三角肌注射术

三角肌注射术是指将药物通过三角肌注入体内的一种肌内注射方法。因三角肌构成肩部膨隆的外形，在体表易于触及，而且，其外上1/3处肌肉较厚，没有大的血管和神经通过，故临床上常选择在此处进行肌内注射。

（2）臂肌 分前、后两群（图5-72、图5-73）。

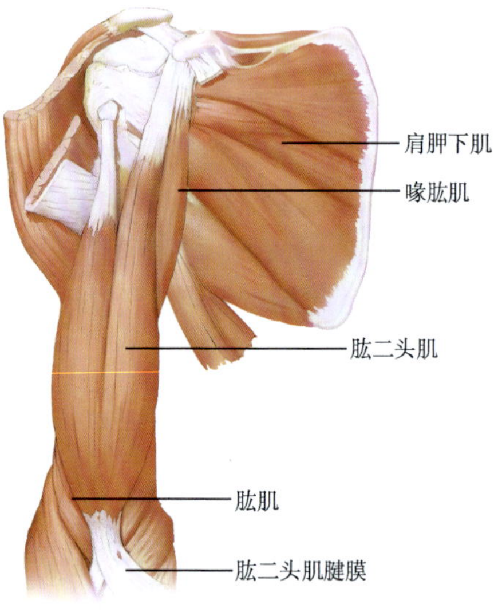

图5-72 臂肌（前群）

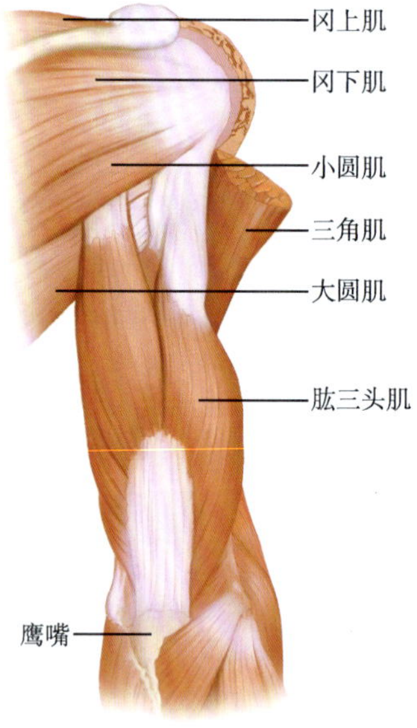

图5-73 臂肌（后群）

1）前群：为屈肌，包括肱二头肌、喙肱肌和肱肌。

肱二头肌（biceps brachii）：有两个头，长头起自关节盂上方的盂上结节，短头起自喙突。两头在臂下部合成一块肌腹，向下延续为肌腱，经肘关节前方，止于桡骨粗隆。另有部分腱性纤维分出止于前臂内侧深筋膜。收缩时可使肘关节前屈，长头能协助肩关节前屈，还能使前臂做旋后运动。

喙肱肌（coracobrachialis）：起自喙突，止于肱骨中部内侧。收缩时可使肩关节前屈和内收。

肱肌（brachialis）：起自肱骨体下部前面，止于尺骨粗隆。收缩时可使肘关节前屈。

2）后群：为伸肌，主要是肱三头肌。

肱三头肌（triceps brachii）有三个头，长头起自盂下结节，内、外侧头分别起自桡神经沟的内下方和外上方，三头向下合成一条肌腹，以扁腱止于尺骨鹰嘴。收缩时可使肘关节后伸，长头能协助肩关节后伸。

考点：三角肌、肱二头肌、肱三头肌的作用

（3）前臂肌　分前、后两群。前群为屈肌，主要作用是屈腕、屈指和使前臂旋前。后群为伸肌，主要作用是伸腕、伸指和使前臂旋后。

1）前群肌：共9块，分浅、深两层。浅层有6块，自桡侧向尺侧依次为肱桡肌、旋前圆肌、桡侧腕屈肌、掌长肌、指浅屈肌和尺侧腕屈肌；深层有3块，分别是拇长屈肌、指深屈肌和旋前方肌（图5-74、图5-75）。

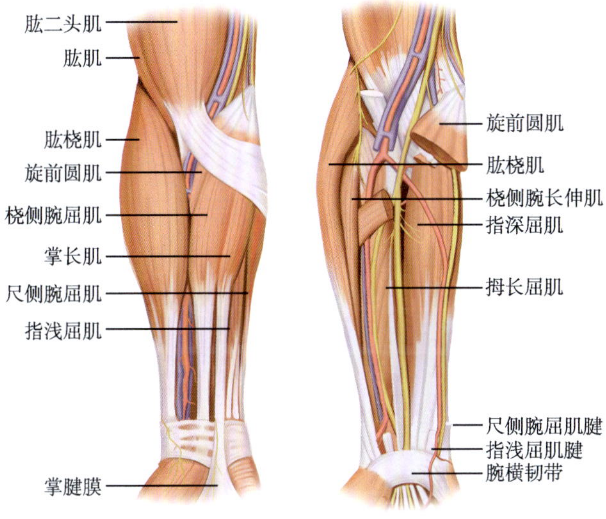

图5-74　前臂肌前群（浅层）

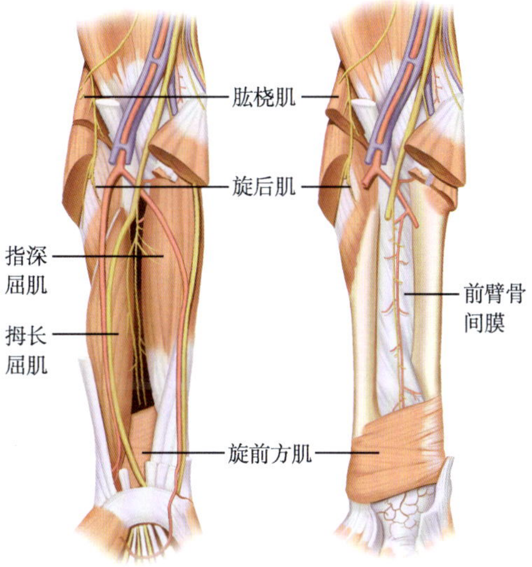

图5-75　前臂肌前群（深层）

2）后群肌：共10块，分浅、深两层。浅层有5块，自桡侧向尺侧依次为桡侧腕长伸肌、桡侧腕短伸肌、指伸肌、小指伸肌和尺侧腕伸肌。深层有5块，自上而下，由桡侧向尺侧依次为旋后肌、拇长展肌、拇短伸肌、拇长伸肌和示指深肌（图5-76）。

（4）手肌　集中在手掌，分为外侧群、中间群和内侧群（图5-77）。

1）外侧群：共4块，较发达，在拇指侧形成鱼际，隆起于皮下。主要活动拇指，可使拇指屈曲、内收、外展和对掌。

2）中间群：共11块，包括7块骨间肌和4块蚓状肌。骨间肌能使示指、环指和小指内收及外展；蚓状肌能使掌指关节前屈和指骨间关节后伸。

3）内侧群：共3块，在小指侧形成小鱼际，隆起于皮下。主要活动小指，能使小指屈曲、外展和对掌。

（5）腋窝（axillary fossa）为位于臂上部与胸外侧壁之间的锥形腔隙，有一顶、一底和四壁。腋窝的顶由第1肋、锁骨和肩胛骨上缘围成，与颈部相通；底由深筋膜构成；前壁为胸大肌和胸小肌；后壁为肩胛下肌和背阔肌；内侧壁为肋骨、肋间肌和前锯肌；外侧壁为肱骨、肱二头肌和喙肱肌。腋窝中有腋动脉、腋静脉、腋淋巴结和臂丛等重要结构。

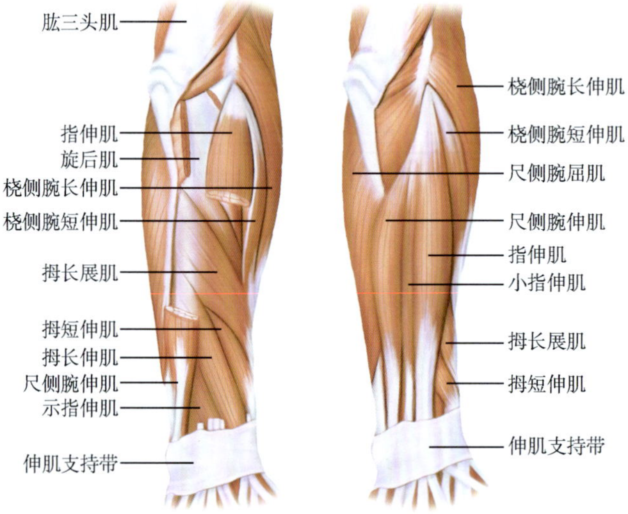

图 5-76　前臂肌后群

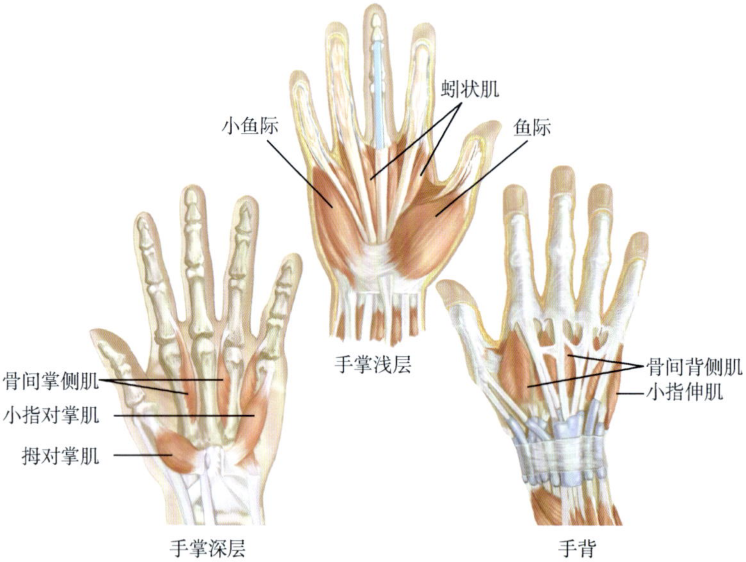

图 5-77　手肌

（6）肘窝（cubital fossa）　为肘关节前方的三角形浅窝，上界为肱骨内、外上髁之间的连线，内侧界为旋前圆肌，外侧界为肱桡肌。窝内有神经、血管通过。

（7）腕管（carpal canal）　位于腕关节掌面，由腕骨沟与屈肌支持带围成。管内有拇长屈肌腱、指深屈肌腱、指浅屈肌腱和正中神经通过。当有外伤、炎症、水肿等情况时，管内结构因受到压迫而出现手的功能障碍，临床称为腕管综合征。

2. 下肢肌　可分为髋肌、大腿肌、小腿肌和足肌。

（1）髋肌　分布于髋关节周围，分前、后两群。

1）前群：主要是髂腰肌。髂腰肌（iliopsoas）由髂肌和腰大肌组成。髂肌起自髂窝，腰大肌起自腰椎体侧面和横突，两肌向下会合，经髋关节前方止于股骨小转子。收缩时可使髋关节前屈和外旋（图 5-78）。

另外，阔筋膜张肌也属于髋肌的前群肌，具有屈髋、伸膝的作用。

2）后群：包括臀大肌、臀中肌、臀小肌和梨状肌等（图 5-79）。

臀大肌（gluteus maximus）：起自髂骨翼的外面和骶尾骨的后面，肌束向斜外下止于股骨的臀肌粗隆和髂胫束。收缩时可使髋关节后伸和外旋。臀大肌肥大宽厚，形成臀部膨隆的外形，在臀部易于触及。

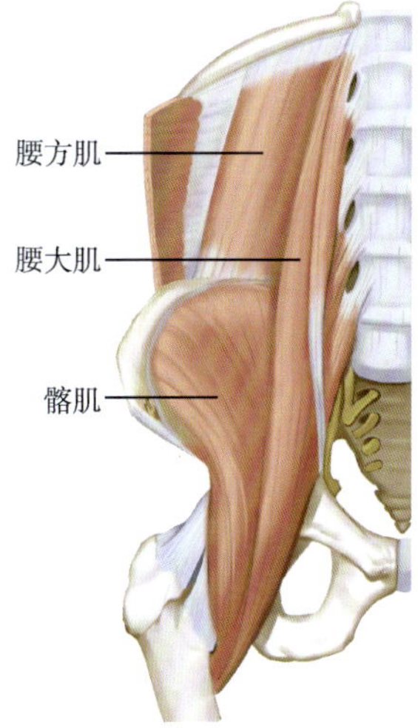

图5-78 髂腰肌

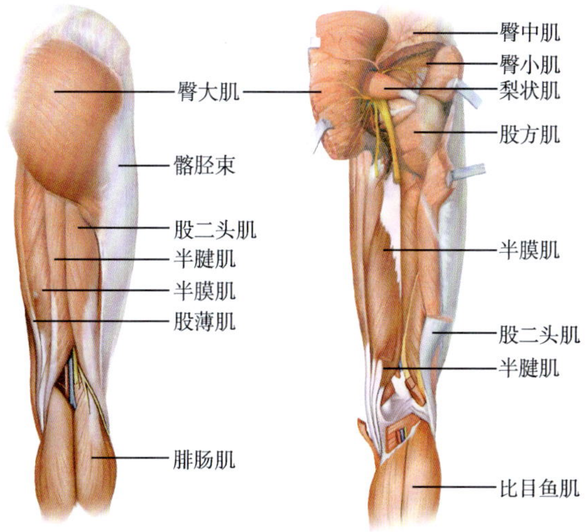

图5-79 髋肌和大腿肌（后群）

链 接 臀大肌注射术

臀大肌注射术是指将药物通过臀大肌注入体内的一种肌内注射技术，也是临床上常用的肌内注射技术。因臀大肌内含有丰富的毛细血管，注射后药液能迅速吸收入血并产生疗效，故凡是不宜口服的药物或者患者不能口服时，均可采用臀大肌注射术给药。臀大肌注射区一般采取“十字法”进行定位：取臀裂顶点画横线，髂嵴最高点画垂线，将臀部分为四区，因为外上1/4区没有大的血管和神经通过，故为最佳注射部位。

臀中肌（gluteus medius）和臀小肌（gluteus minimus）：共同起自髂骨翼外面，止于股骨大转子。收缩时可使髋关节外展。

梨状肌（piriformis）：起自骶骨前面，肌束向外经坐骨大孔出盆腔，止于股骨大转子。收缩时可使髋关节外旋。

（2）大腿肌　分为前群、内侧群和后群。

1）前群：包括股四头肌和缝匠肌（图5-80）。

股四头肌（quadriceps femoris）：是人体最大的肌，有股直肌、股内侧肌、股外侧肌和股中间肌4个头。股直肌起自髂前下棘，股内、外侧肌起自股骨粗线，股中间肌起自股骨体的前面，肌束向下合成一条肌腱，包绕髌骨并向下延续为髌韧带，止于胫骨粗隆。股四头肌收缩可使膝关节前伸和髋关节前屈。

缝匠肌（sartorius）：是人体最长的肌，起自髂前上棘，肌束斜向内下，止于胫骨上端的内侧面。收缩时可使髋关节前屈和膝关节后屈；在屈膝位时，其还能使小腿轻微内旋。

2）内侧群：又称内收肌群，包括股薄肌、耻骨肌、长收肌、短收肌、大收肌，且均起自耻骨支、坐骨支和坐骨结节周围的骨面，除股薄肌止于胫骨上端内侧面外，其余各肌均止于股骨粗线。主要使髋关节内收（图5-80）。

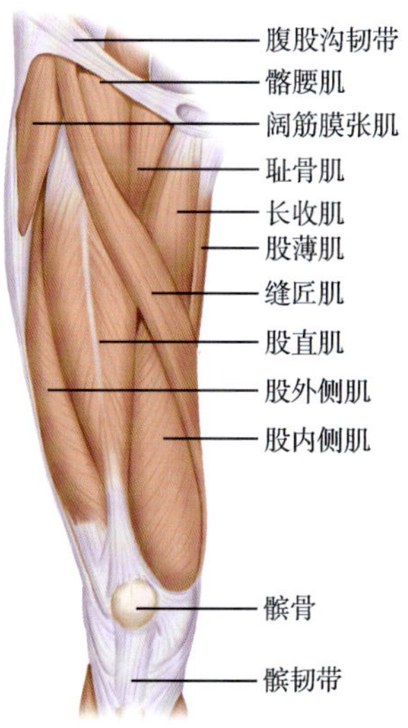

图5-80 大腿肌（前群和内侧群）

3）后群：包括股二头肌、半腱肌和半膜肌（图5-79）。

股二头肌（biceps femoris）：位于大腿后面的外侧，有长短两个头。

长头起自坐骨结节，短头起自股骨粗线，两头合并向下止于腓骨头。

半腱肌：因肌腱细长，约占肌的一半而得名。起自坐骨结节，止于胫骨上端的内侧面。

半膜肌：因腱膜扁长，约占肌的一半而得名。起自坐骨结节，止于胫骨内侧髁的后面。

三块肌收缩时均可使膝关节后屈和髋关节后伸。股二头肌还可使小腿外旋，半腱肌和半膜肌还可使小腿内旋。

（3）小腿肌　分为前群、外侧群和后群。前群为伸肌，后群为屈肌，外侧群为外翻肌。

1）前群：主要包括胫骨前肌、踇长伸肌和趾长伸肌。其作用是伸踝和伸趾，胫骨前肌还能使足底内翻（图5-81）。

2）外侧群：包括腓骨长肌和腓骨短肌。两肌均起自腓骨外侧面，腓骨短肌走在腓骨长肌的深面，两肌腱经外踝后方进入足底，腓骨长肌止于第1跖骨底和内侧楔骨，腓骨短肌止于第5跖骨粗隆。作用是使足底外翻，并助踝关节跖屈（图5-82）。

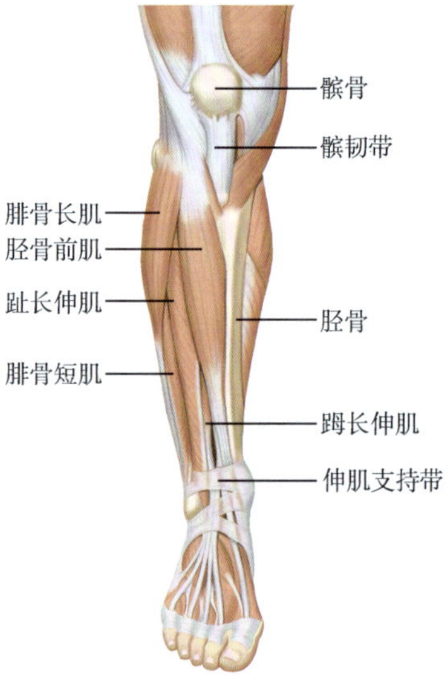

图5-81　小腿肌（前群）

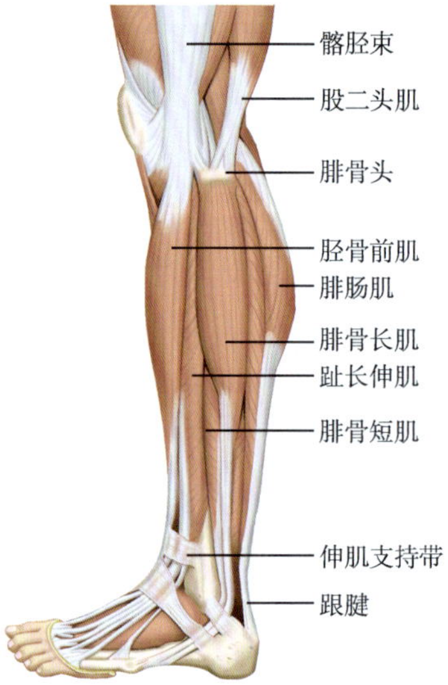

图5-82　小腿肌（外侧群）

3）后群：分为浅、深两层（图5-83）。

浅层：为小腿三头肌（triceps surae），由腓肠肌（gastrocnemius）和比目鱼肌（soleus）组成。腓肠肌的内、外侧头分别起自股骨下端的内、外侧髁，比目鱼肌起自胫骨、腓骨上端的后面，三头向下移行为粗壮的跟腱（tendo calcaneus）止于跟骨结节。收缩时能上提足跟，使踝关节跖屈，腓肠肌还能使膝关节后屈。

深层：主要包括胫骨后肌、踇长屈肌和趾长屈肌。其作用是屈踝和屈趾，胫骨后肌还能使足底内翻。

考点：臀大肌、髂腰肌、缝匠肌、股四头肌、小腿三头肌的作用

（4）足肌　分为足背肌和足底肌。足背肌较弱小，包括踇短伸肌和趾短伸肌。足底肌的配布和作用与手肌近似，主要作用是运动足趾和维持足弓，但足趾的运动远不如手指灵活（图5-84）。

（5）股三角（femoral triangle）　位于大腿前面的上部，是由腹股沟韧带、缝匠肌内侧缘和长收肌内侧缘围成的三角形区域，三角内有股神经、股动脉、股静脉、股管和淋巴结等。

（6）腘窝（popliteal fossa）　位于膝关节后面的凹陷，呈菱形。腘窝的上外侧界为股二头肌，上内侧界为半腱肌和半膜肌，下外侧界为腓肠肌的外侧头，下内侧界为腓肠肌的内侧头。腘窝内有腘动脉、腘静脉、胫神经、腓总神经、淋巴结和脂肪等。

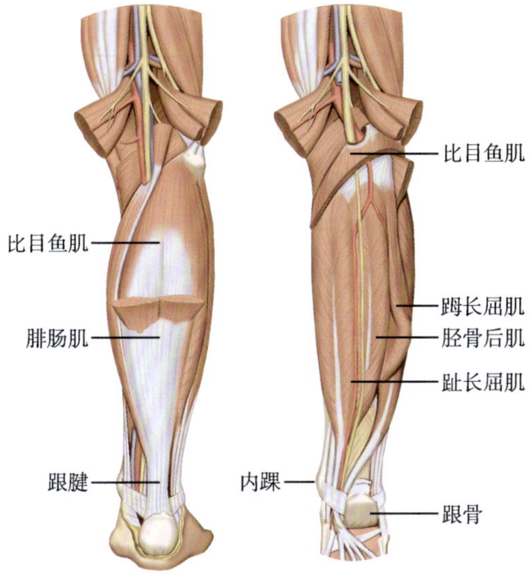

图 5-83 小腿肌（后群）

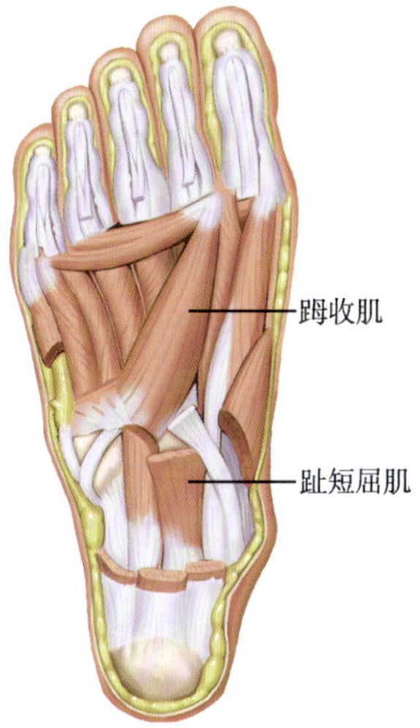

图 5-84 足底肌

自 测 题

一、单选题

1. 骨的构造包括（　　）
A. 骨干和骺　　B. 骨板和骨小梁
C. 骨质、骨膜和骨髓　　D. 密质骨和松质骨
E. 内、外板和板障

2. 临床上骨髓穿刺可选择的骨是（　　）
A. 肱骨　　B. 锁骨
C. 胫骨　　D. 顶骨
E. 髂骨

3. 下列骨属于长骨的是（　　）
A. 肱骨　　B. 腕骨
C. 枕骨　　D. 舟骨
E. 髌骨

4. 在骨的生长过程中逐渐钙化的结构是（　　）
A. 骨膜　　B. 关节软骨
C. 骺线　　D. 骺软骨
E. 骨髓

5. 关节的辅助结构包括（　　）
A. 关节囊、囊内韧带、囊外韧带
B. 关节囊、关节软骨、关节盘
C. 韧带、关节盘、关节唇
D. 关节软骨、关节盘、关节唇
E. 关节囊、关节面、关节盘

6. 关于脊柱的正常生理弯曲的说法正确的是（　　）
A. 颈曲凸向后　　B. 胸曲凸向前
C. 胸曲凸向后　　D. 骶曲凸向前
E. 腰曲是出生时就有的

7. 关于肘关节的描述，正确的是（　　）
A. 由肱桡、肱尺两个关节组成
B. 关节囊两侧松弛，前后紧张
C. 可做内收和外展运动
D. 肱尺关节可做旋前、旋后运动
E. 以上都不对

8. 胸骨角平对（　　）
A. 第1肋　　B. 第2肋
C. 第3肋　　D. 第4肋
E. 第5肋

9. 属于躯干骨的是（　　）
A. 胸骨　　B. 肱骨
C. 尺骨　　D. 桡骨
E. 肩胛骨

10. 全身运动最灵活的关节是（　　）
A. 髋关节　　B. 膝关节
C. 肩关节　　D. 肘关节
E. 颞下颌关节

11. 临床肌内注射最常选用的肌肉是（　　）
A. 腹直肌　　B. 臀大肌
C. 肱二头肌　　D. 背阔肌
E. 斜方肌

12. 下列骨中，属于扁骨的是（　　）
A. 肩胛骨　　B. 椎骨
C. 豌豆骨　　D. 股骨
E. 趾骨

13. 下颌骨属于（　　）

A. 上肢骨　　B. 躯干骨
C. 下肢骨　　D. 脑颅骨
E. 面颅骨

14. 属于上肢的肌肉是（　　）
A. 腹直肌　　B. 臀大肌
C. 肱二头肌　　D. 股四头肌
E. 小腿三头肌

15. 关于椎间盘的描述，正确的是（　　）
A. 所有椎骨之间都有椎间盘
B. 由髓核和纤维环组成
C. 纤维环由透明软骨构成，富有弹性
D. 椎间盘有206块
E. 椎间盘有62块

16. 开口于蝶筛隐窝的鼻旁窦是（　　）
A. 额窦　　B. 蝶窦
C. 筛窦　　D. 上颌窦
E. 海绵窦

17. 关于骨的构造的描述，不正确的是（　　）
A. 骨由骨膜、骨质、骨髓构成
B. 骨膜覆盖整块骨
C. 骨质分密质和松质
D. 骨髓分红、黄2种
E. 长骨的两端为骨松质

18. 髌骨属于（　　）
A. 长骨　　B. 短骨
C. 扁骨　　D. 不规则骨
E. 籽骨

19. 不属于肌的辅助结构的是（　　）
A. 肌腱　　B. 滑膜囊
C. 筋膜　　D. 腱鞘
E. 滑膜襞

20. 关于关节的描述，不正确的是（　　）
A. 由关节面、关节囊、关节腔组成
B. 关节面上有关节软骨覆盖
C. 关节腔内为负压，并有少量滑液
D. 所有关节囊内均有关节盘
E. 关节可做屈、伸、收、展、旋转和环转等运动

21. 下列各骨，不属于躯干骨的是（　　）
A. 骶骨　　B. 胸骨
C. 椎骨　　D. 肩胛骨
E. 肋骨

22. 构成肋弓的是（　　）
A. 第5～8肋　　B. 第6～9肋
C. 第8～10肋　　D. 第8～12肋
E. 第9～12肋

23. 属于脑颅骨的是（　　）
A. 下颌骨　　B. 肱骨
C. 胫骨　　D. 月骨
E. 顶骨

24. 关于骨盆的描述，不正确的是（　　）
A. 骨盆由骶骨、尾骨和髋骨组成
B. 男女骨盆差异不明显
C. 界线即小骨盆上口
D. 骨盆被界线分为大、小骨盆
E. 耻骨下角男性为70°～75°，女性为80°～100°

25. 关于肩关节的说法，不正确的是（　　）
A. 由关节盂和肱骨头组成
B. 关节囊内有肱二头肌长头腱通过
C. 关节容易向前下方脱位
D. 关节的运动不如髋关节灵活
E. 关节囊内有关节唇

26. 关于膝关节的说法，不正确的是（　　）
A. 是全身运动最灵活的关节
B. 关节囊内有前、后交叉韧带
C. 关节囊内有半月板
D. 由股骨下端、胫骨上端和髌骨构成
E. 关节囊两侧有韧带加强

27. 计数肋骨序数的重要标志是（　　）
A. 乳突　　B. 乳头
C. 胸骨角　　D. 剑突
E. 第7胸椎棘突

28. 一侧胸锁乳突肌收缩时（　　）
A. 头偏向对侧，面转向同侧
B. 头偏向同侧，面转向同侧
C. 头偏向同侧，面转向对侧
D. 头向前屈
E. 头向后仰

29. 三角肌的主要作用是（　　）
A. 肩关节外展　　B. 肩关节前屈
C. 肩关节后伸　　D. 肩关节内旋
E. 肩关节外旋

二、问答题

1. 全身重要的关节有哪些？
2. 全身重要的肌肉有哪些？
3. 全身重要的体表标志有哪些？

（郭庆河）

第6章 消化系统

学习目标

1. 知识目标　掌握消化系统的组成及消化管壁的一般结构；牙的形态和构造、名称及排列；食管的位置、分部和狭窄；胃的位置、形态、分部、微细结构；阑尾的位置、体表投影；肝的形态、位置及微细结构；胆囊和输胆管系统的组成；腹膜的分布及腹膜腔的形成。熟悉内脏的一般形态和构造；咽的分部；小肠、大肠的位置、分部、形态和微细结构；胰腺的位置、形态和微细结构。了解内脏的概念；胸部的标志线和腹部的分区。

2. 能力目标　能在标本和模型上辨认消化系统各结构，具备将所学知识应用于临床的能力。

3. 素质目标　培养关爱患者及运用所学知识健康宣教的意识。

案例 6-1

患者，男性，30 岁。上腹疼痛 3 小时，其于晚餐后突发上腹剧痛，伴恶心、呕吐。体格检查：腹膨隆，全腹有肌紧张、压痛和反跳痛，以上腹区为著。叩诊肝浊音界消失，听诊肠鸣音弱。实验室检查：白细胞计数为 15.2×10^9/L，中性粒细胞为 0.85，淋巴细胞为 0.15。诊断为胃十二指肠溃疡穿孔。

问题：1. 十二指肠分为几部分？

2. 容易发生溃疡的是哪部分？

第1节　概　　述

消化系统（alimentary system）由消化管和消化腺两部分组成（图6-1）。

消化管包括口腔、咽、食管、胃、小肠（十二指肠、空肠、回肠）和大肠（盲肠、阑尾、结肠、直肠和肛管）。消化腺包括唾液腺、肝、胰及消化管壁内的小腺体。

临床上常把十二指肠及其以上的消化管称为上消化道，空肠及其以下的消化管称为下消化道。

考点：上、下消化道的组成

消化系统的主要功能是消化食物、吸收营养、排出食物残渣。口腔与咽还参与呼吸和语言的活动。

位于胸腔、腹腔、盆腔内的消化、呼吸、泌尿和生殖系统的器官，在形态结构上，都由一套连续的管道和一个或几个实质性器官组成，并且都通过孔道直接或间接地与外界相通，统称为内脏（viscera）。

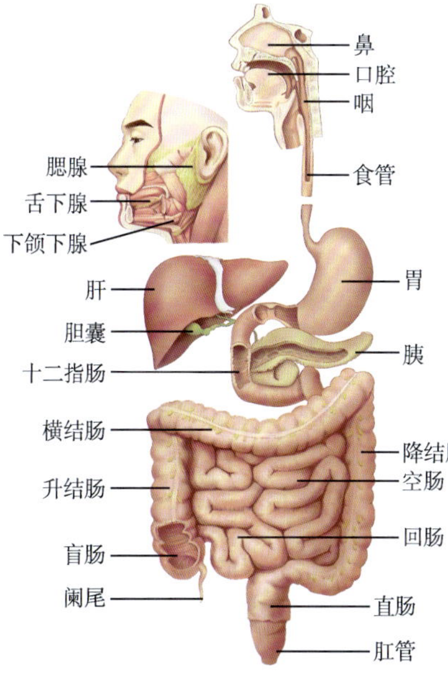

图6-1　消化系统概况

一、内脏的一般结构

内脏各器官虽然各有其特征，但从基本构造上来看，可分为中空性器官和实质性器官两大类。

1. 中空性器官 呈管状或囊状，内部均有空腔，如消化道的胃、空肠，呼吸道的气管、支气管，泌尿道的输尿管、膀胱和生殖道的输精管或输卵管、子宫等。中空性器官的管壁一般由多层组织构成。

2. 实质性器官 表面包以结缔组织被膜，如肝、胰、肾及生殖腺等，结缔组织被膜深入器官实质内，将器官的实质分割成若干个小单位，称小叶，如肝小叶。

内脏大部分器官在胸腔、腹腔或盆腔内占据相对固定的位置，而掌握内脏器官的正常位置，对于临床诊断检查具有重要的实用意义。

二、胸部标志线

为了描述胸腔内各器官的位置及其体表投影，通常在胸部体表确定一些标志线和划分一些区域（图6-2）。

1. 前正中线 人体前面正中的垂线。

2. 胸骨线 胸骨外侧缘的垂线。

3. 胸骨旁线 胸骨线与锁骨中线中点的垂线。

4. 锁骨中线 锁骨中点的垂线。

5. 腋前线 腋前襞的垂线。

6. 腋后线 腋后襞的垂线。

7. 腋中线 腋前、后线之间中点的垂线。

8. 肩胛线 肩胛下角的垂线。

9. 后正中线 人体后面正中的垂线。

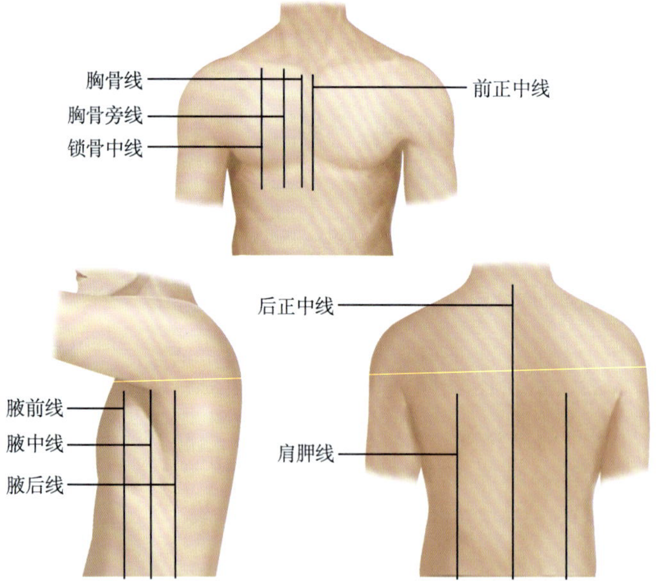

图6-2 胸部标志线

三、腹部分区

通常用两条横线和两条纵线将腹部分成3部9区（图6-3）。两条横线分别是两肋弓最低点的连线和两侧髂结节的连线，两纵线是通过两侧腹股沟韧带中点的垂直线。上述4条线相交将腹部分成9个区，即左季肋区、腹上区、右季肋区、左腰区（左腹外侧区）、脐区、右腰区（右腹外侧区）、左腹股沟区、腹下区（耻区）和右腹股沟区。

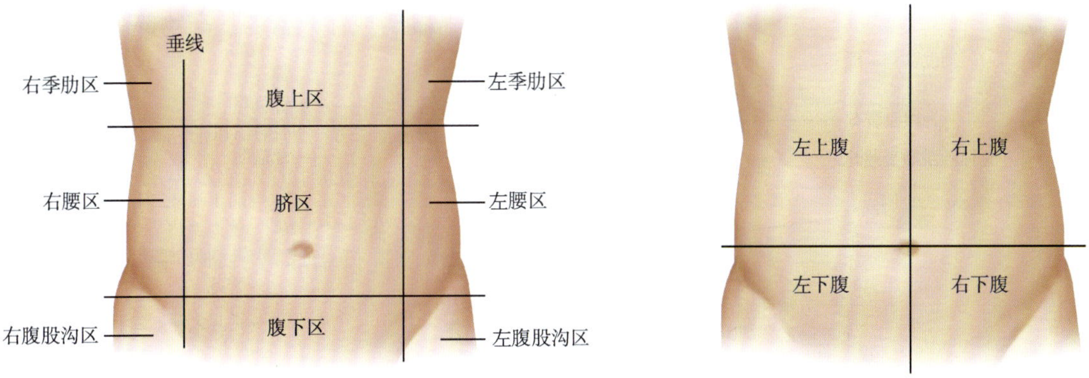

图6-3 腹部的分区

临床上常以前正中线和通过脐的水平线将腹部分为左上腹、右上腹、左下腹、右下腹4个区。

第2节 消 化 管

一、消化管壁的一般结构

消化管壁的结构由内向外依次为黏膜、黏膜下层、肌层和外膜（图6-4）。

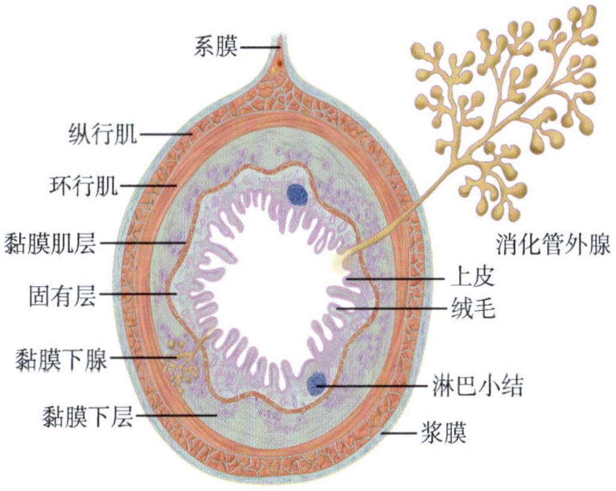

图6-4 消化管壁的一般结构模式图

1. 黏膜（mucosa） 位于消化管的最内层，是消化管进行消化、吸收的重要结构。黏膜由上皮、固有层和黏膜肌层构成。上皮衬于消化管的腔面，胃和肠为单层柱状上皮，参与食物的消化和吸收；口腔、食管和肛门等处为复层扁平上皮，能适应摩擦，起保护作用。固有层由结缔组织组成，含有丰富的血管、腺及淋巴管和淋巴组织，消化管的淋巴组织以咽、回肠和阑尾等处最为丰富。黏膜肌层由薄层的平滑肌构成。平滑肌收缩和舒张可以改变黏膜形态，促进腺分泌物的排出和血液、淋巴的运行，有助于食物的消化和营养物质的吸收。

2. 黏膜下层（submucosa） 为疏松结缔组织，内含较大的血管、淋巴管和黏膜下神经丛。黏膜和部分黏膜下层共同向腔内突出，形成纵行或环行的皱襞，扩大了黏膜表面积。

3. 肌层（muscularis） 除口腔、食管的上1/3段和肛门外括约肌为骨骼肌外，食管的下1/3段、胃、小肠和结肠的肌层由平滑肌组成。肌层一般可分为两层，内层环行，外层纵行。在消化管的某些部位，环行肌增厚，构成括约肌。肌层之间有肌间神经丛，可调节消化管的活动。

4. 外膜（outer membrane） 位于消化管的外层。咽、食管、直肠下部等处的外膜由结缔组织构成，称纤维膜；其他部分的外膜由结缔组织及其表面的间皮共同构成，称浆膜。浆膜的游离面润滑，有利于器官的活动。

二、口 腔

口腔（oral cavity）是消化管的起始部，前借口裂与外界相通，后经咽峡与咽相续，口腔前为上、下唇，两侧为颊，上为腭，下为肌性结构，称为口腔底（图6-5）。口腔内有牙、舌等器官。口腔以上、

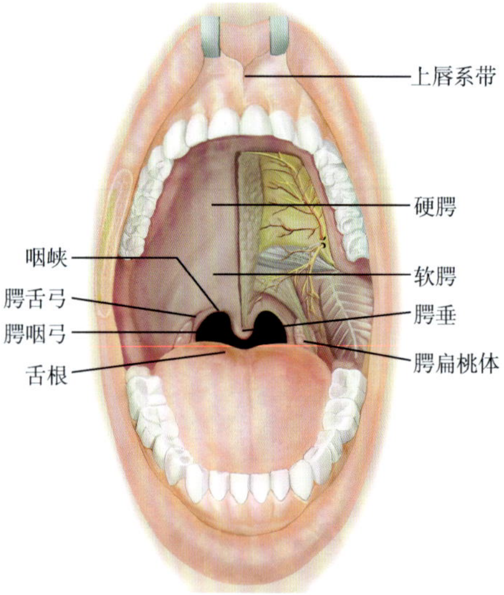

图6-5 口腔

下牙弓分界分为口腔前庭和固有口腔两部分。当上、下牙列咬合时，口腔前庭与固有口腔仍可经第三磨牙后方间隙相通，借此间隙，可进行急救插管或注入营养、药物等。

（一）口唇和颊

口唇（oral lip）分为上唇和下唇，两唇间的裂隙为口裂，左右结合处称口角，上唇两侧的浅沟为鼻唇沟，是颊部的分界。上唇外面正中有一纵行浅沟称人中，是人类特有的结构，昏迷患者急救时常在此进行指压或针刺。颊（cheek）是口腔的侧壁，并构成颜面的一部分。

（二）腭

腭（palate）呈穹隆状，构成固有口腔的顶，前部2/3以骨腭为基础，称硬腭；后部1/3主要由肌和肌腱构成，称软腭，表面覆以黏膜。软腭后缘游离，其中央部向下的突起称腭垂（悬雍垂）。腭两侧各有一对黏膜皱襞，前方向下续于舌根两侧，称腭舌弓；后方向下移行于咽侧壁称腭咽弓。腭垂两侧的腭舌弓和舌根共同围成咽峡（isthmus of fauces），它是口腔与咽的分界（图6-5）。

（三）舌

舌（tongue）位于口腔底，是肌性器官，具有搅拌食物、协助吞咽、感受味觉和辅助发音等功能（图6-6）。

1. 舌的形态 舌可分为舌尖、舌体和舌根3个部分。舌前2/3为舌体，舌后1/3为舌根，舌体前端称舌尖。舌体与舌根之间有一条开口向前的V形界沟。舌有上、下两面。舌的前部下面在中线处有一条连于口腔底的黏膜皱襞，称舌系带，舌系带根部两侧的黏膜各形成一小隆起，称舌下阜。舌下阜的后方外侧，有一条由口腔底部黏膜形成的斜行皱襞，称舌下襞，其深面有舌下腺等结构（图6-7）。

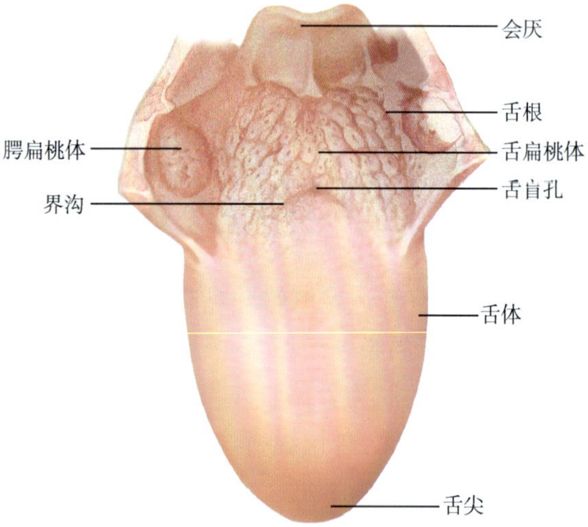

图6-6 舌

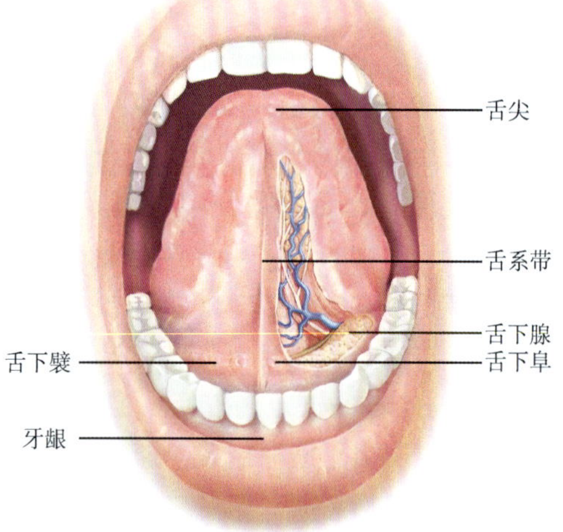

图6-7 口腔底和舌下面的黏膜

2. 舌黏膜 呈淡红色，覆盖于舌的表面（图6-6）。舌上面的黏膜形成许多小突起称舌乳头，按形态主要分为4种。丝状乳头数量最多，如丝绒状，分布于舌背，能感觉触觉。菌状乳头形体大，鲜红色圆点状，分布于舌尖和舌缘丝状乳头之间。轮廓乳头最大，在界沟前方，为7～11个，乳突中央隆起，周围有环形沟。叶状乳头位于舌侧缘的后部，呈叶片形的黏膜皱襞，该类乳头在人类不发达。轮廓乳头、菌状乳头、叶状乳头和软腭、会厌等处的黏膜上皮中含有味觉感受器，即味蕾，能够感受酸、甜、苦、咸等味觉刺激。而丝状乳头中无味蕾，故无味觉功能，只有一般感觉。

丝状乳头浅层的上皮细胞不断角化脱落，脱落的上皮细胞与唾液、食物残渣、细菌等混合在一起，附着于黏膜表面形成淡薄的白色舌苔，其色泽、厚薄可反映人体健康与疾病状况。

考点：舌乳头的形态分类及其功能

3. 舌肌 可分为舌内肌和舌外肌，属骨骼肌。舌内肌构成舌的主体，其纤维排列呈纵行、横行、垂直走行3个方向，收缩时可改变舌的外形（图6-8）。舌外肌起自舌外，止于舌内，共有4对，其中以颏舌肌在临床上较为重要，起于下颌骨体内面中线两侧，肌束向后上方呈扇形进入舌内，两侧颏舌肌同时收缩时，使舌向前下部运动，即伸舌；一侧收缩时，舌尖伸向对侧。

考点：颏舌肌的作用

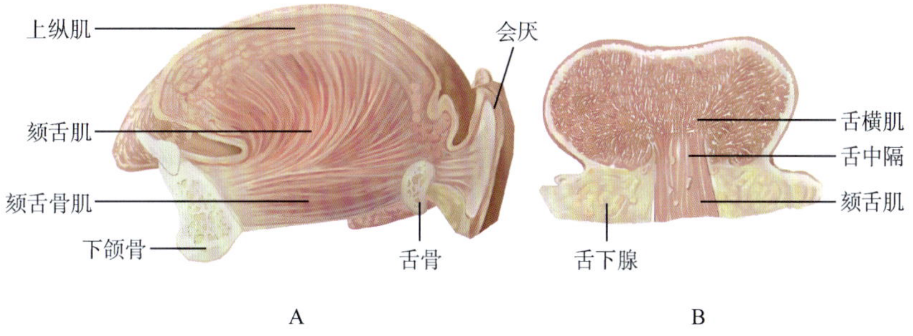

图6-8 舌肌

A. 正中矢状切面；B. 冠状切面

（四）牙

牙（teeth）是人体最坚硬的器官，镶嵌在上、下颌骨的牙槽内，有咀嚼和辅助发音等重要作用。

1. 牙的形态和构造 根据牙的外形可分为牙冠、牙根和牙颈。暴露于口腔内的称牙冠，嵌于牙槽内的称牙根，牙冠与牙根之间的部分为牙颈（图6-9）。

牙主要由牙釉质、牙本质、牙骨质和牙髓构成。前三者均为高度钙化的坚硬组织。牙本质构成牙的主体，呈淡黄色，其硬度次于牙釉质而强于牙骨质。牙釉质覆盖在牙冠部的牙本质外面，是人体内最坚硬的组织，呈半透明状。牙骨质覆于牙根和牙颈的牙本质外面，其结构与骨组织类似。牙髓位于牙腔内，由结缔组织、神经和血管共同组成。

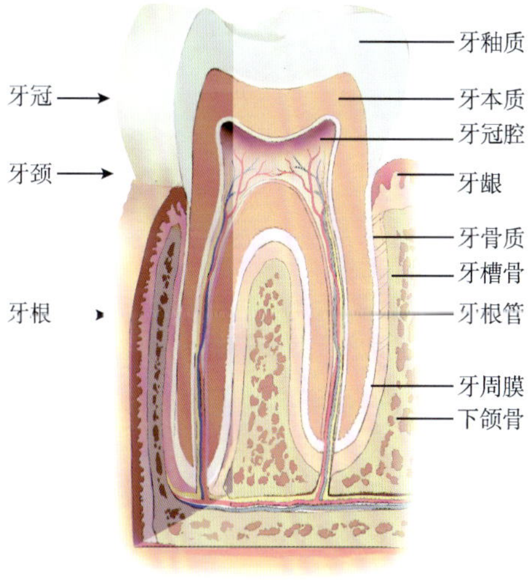

图6-9 牙的形态和构造模式图

2. 牙周组织 对牙有保护、固定和支持作用，包括牙周膜、牙槽骨和牙龈（图6-9）。牙周膜是介于牙根与牙槽骨之间的致密结缔组织膜，有固定牙根和缓冲咀嚼时所产生的压力作用。牙槽骨属于上、下颌骨的牙槽突，其骨壁为多孔的骨板，对牙周膜纤维有附着固定的作用。牙脱落后，牙槽骨会逐渐萎缩、变形或消失。牙龈是口腔黏膜的一部分，覆盖于牙颈及邻近的牙槽骨上，其血管丰富，呈淡红色，坚韧而有弹性，因缺少黏膜下层而直接与骨膜相连，故牙龈不能移动。

3. 牙的种类和排列 人类先后萌出两组牙（图6-10、图6-11）。第一组为乳牙，一般在出生后6个月开始萌出，至3岁左右出齐，共20颗，上、下颌各10颗（表6-1）。第二组为恒牙，6岁左右乳牙开始逐渐脱落，第一磨牙首先萌出，大部分恒牙在14岁左右出齐。唯有第三磨牙萌出最迟，称迟牙或智齿，该牙终生不萌出者约占30%。恒牙全部出齐共32颗，上、下颌各16颗（表6-2）。60岁以上的老年人，牙齿开始脱落。

根据牙的形态和功能，人类的牙可分为切牙、尖牙和磨牙，恒牙又分为磨牙和前磨牙。

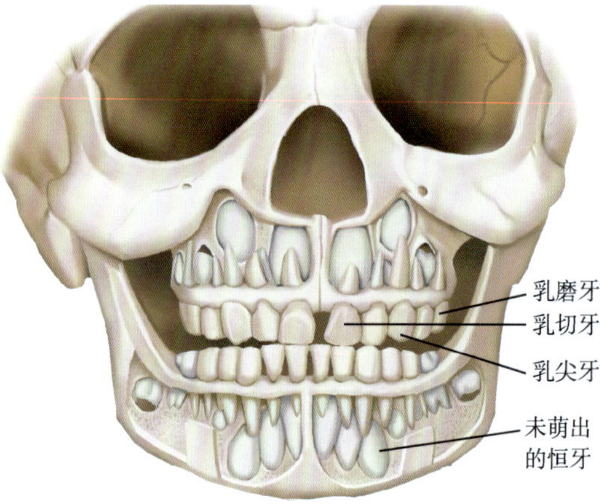

图6-10 乳牙的名称及排列

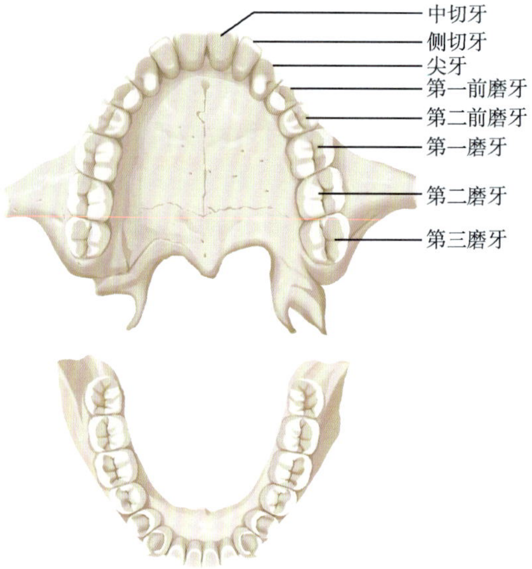

图6-11 恒牙的名称及排列

表6-1 乳牙的萌出和脱落时间

名称	萌出时间	脱落时间
乳中切牙	6～8个月	6岁
乳侧切牙	6～10个月	8岁
乳尖牙	16～20个月	12岁
第一乳磨牙	12～16个月	10岁
第二乳磨牙	20～30个月	11～12岁

表6-2 恒牙的萌出

名称	萌出时间
中切牙	6～8岁
侧切牙	7～9岁
尖牙	9～12岁
第一前磨牙	10～12岁
第二前磨牙	10～12岁
第一磨牙	6～7岁
第二磨牙	11～13岁
第三磨牙	17～28岁

临床上为迅速、准确而简便地记录各乳牙和恒牙的位置，常以患者的方位为准，以“+”记号划分为上、下颌和左、右区，由正中线向两侧，按序号代表各牙。目前临床部位记录法最常用，以罗马数字Ⅰ～Ⅴ表示乳牙，阿拉伯数字1～8表示恒牙（图6-12、图6-13），如“4|”表示右上颌第一前磨牙；“|V”表示左下颌第二乳磨牙。

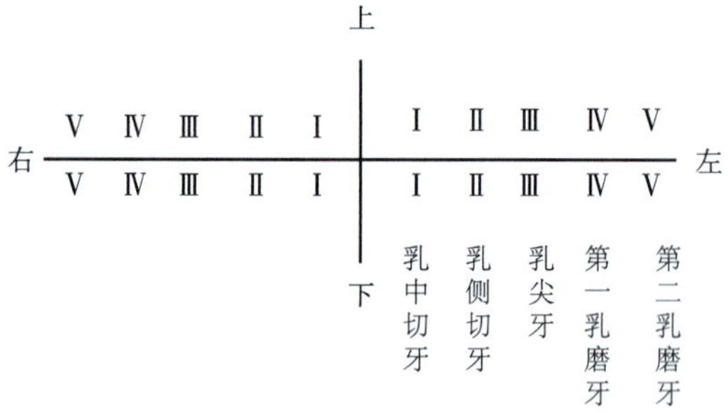

图6-12 乳牙的名称及符号

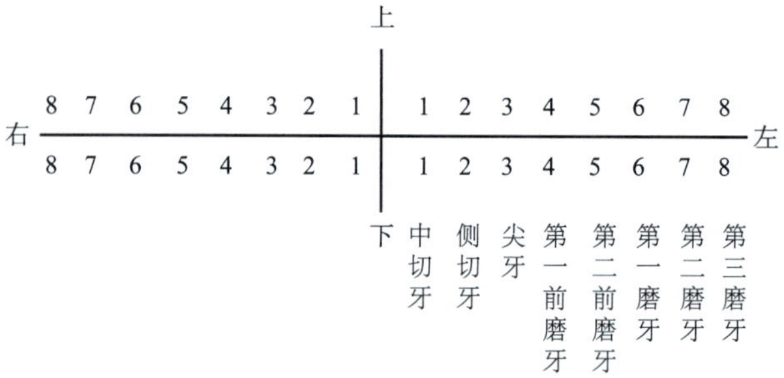

图6-13 恒牙的名称及符号

（五）唾液腺

唾液腺分泌唾液，根据腺体的大小和位置分为大唾液腺和小唾液腺。小唾液腺属于黏液腺，位于口腔各部的黏膜内，如唇腺、腭腺、颊腺和舌腺等。大唾液腺有以下3对（图6-14）。

1. 腮腺（parotid gland） 是最大的一对唾液腺，呈不规则的三角形。位于耳屏前下方，上达颧弓，下至下颌角附近。腮腺管自腮腺前缘上部发出，在颧弓下方一横指处，横过咬肌，穿颊肌，开口于平对上颌第二磨牙颊黏膜的腮腺乳头处。

2. 舌下腺（sublingual gland） 为最小的一对唾液腺，位于口腔底的舌下襞深面，开口于舌下襞和舌下阜。

3. 下颌下腺（submandibular gland） 呈卵圆形，位于下颌骨体内面的下颌下腺凹，下颌下腺开口于舌下阜。

考点：唾液腺的位置及其开口部位

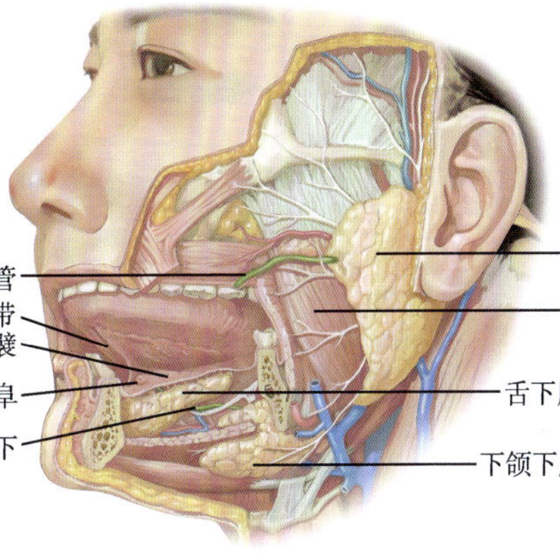

图6-14 口腔腺

三、咽

咽（pharynx）是前后扁的漏斗形肌性管道，位于第1～6颈椎的前方，上起颅底，下达第6颈椎下缘移为食管，全长共12cm，是消化道与呼吸道的共同通道。它可分为鼻咽、口咽和喉咽3个部分（图6-15）。

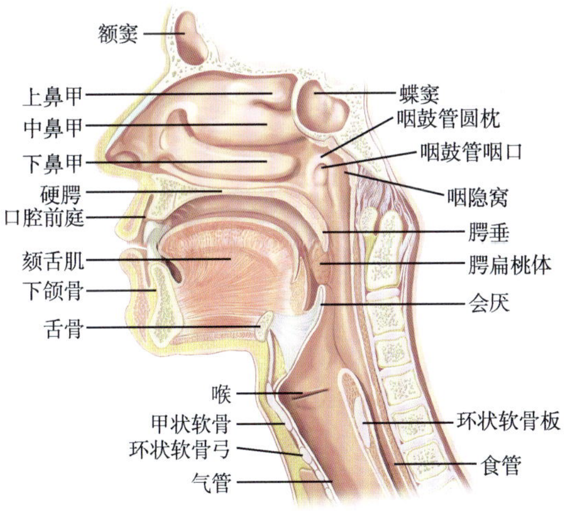

图6-15 鼻咽、口咽、喉咽正中矢状切面

（一）鼻咽

鼻咽位于鼻腔的后方，颅底与软腭之间，向前经鼻后孔通鼻腔，在鼻咽的侧壁上正对下鼻甲后端1.5cm处，有三角形的咽鼓管咽口借咽鼓管通中耳鼓室。咽鼓管的后上方有一纵行深窝称咽隐窝，是鼻咽癌的好发部位。此壁的黏膜内有丰富的淋巴组织称咽扁桃体，在婴幼儿较为发达，6～7岁后开始萎缩，10岁以后完全退化（图6-16）。

（二）口咽

口咽位于口腔的后方，软腭与会厌上缘之间，向上通鼻咽，向下通喉咽，向前经咽峡通口腔。在咽的外侧壁，腭舌弓与腭咽弓之间有一凹窝，称扁桃体窝，容纳腭扁桃体。腭扁桃体主要由淋巴组织构成，呈卵圆形，表面覆盖黏膜，内侧面朝向咽腔。黏膜上皮向深部陷入形成许多小凹，称扁桃体小窝，腭扁桃体发炎时常红肿、疼痛，此处是食物残渣、脓液易滞留的部位（图6-16）。

咽扁桃体、腭扁桃体和舌扁桃体等共同围成咽淋巴环，具有重要的防御功能。

（三）喉咽

喉咽位于会厌的后方，上起会厌上缘，下至第6颈椎体下缘平面移行于食管，向前经喉口与喉腔相通，在喉口的两侧各有一深窝称梨状隐窝（piriform recess），是异物易滞留的部位（图6-16）。

考点：咽的分部及其交通

（四）咽肌

咽肌为骨骼肌，根据其功能分为咽缩肌和咽提肌（图6-17）。当吞咽时，各咽缩肌自上而下依次收缩，将食团推向食管。咽提肌收缩时，可上提咽和喉，使舌根后压，导致会厌封闭喉口，食团越过会厌，经喉咽进入食管。

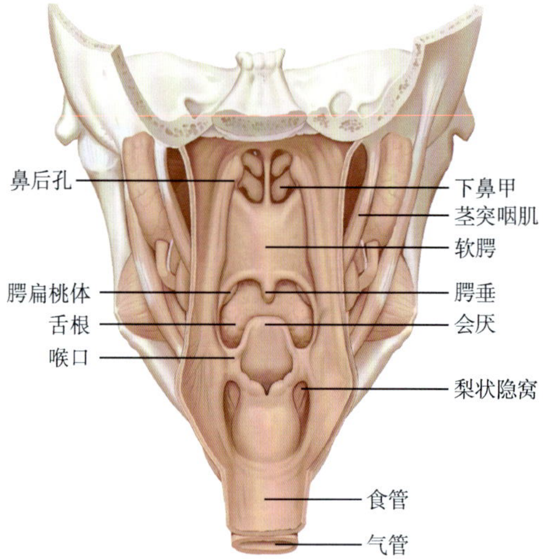

图6-16 咽的后面观（咽后壁切开）

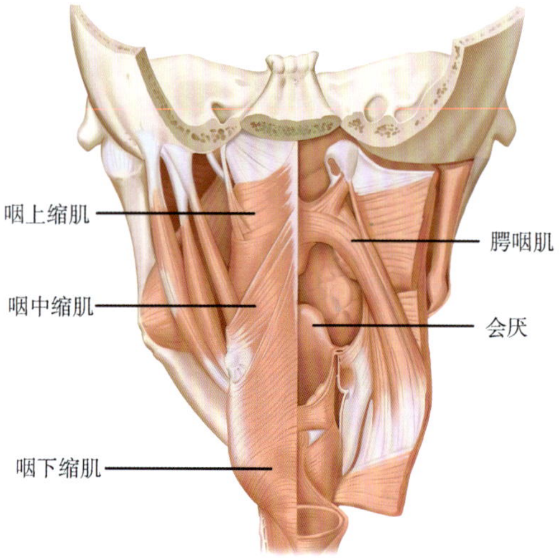

图6-17 咽肌

四、食 管

（一）食管的形态、位置和分部

食管（esophagus）为前后扁窄的肌性管道，上端于第6颈椎体下缘平面与咽相续，下行穿过膈的食管裂孔，下端在第11胸椎体左侧与胃的贲门相连，长约25cm。食管依其行程，分为颈部、胸部、腹部3个部分，颈部长约5cm，胸部长18～20cm，腹部仅1～2cm（图6-18）。

（二）食管的狭窄

食管全长有3个生理性狭窄。第一个狭窄位于食管的起始处，距中切牙约15cm；第二个狭窄位于食管与左支气管交叉处，距中切牙约25cm；第三个狭窄位于食管穿膈处，距中切牙约40cm。这些狭窄是食管肿瘤的好发部位，也是异物易滞留处，进行食管内插管时，要注意这3个狭窄（图6-18）。

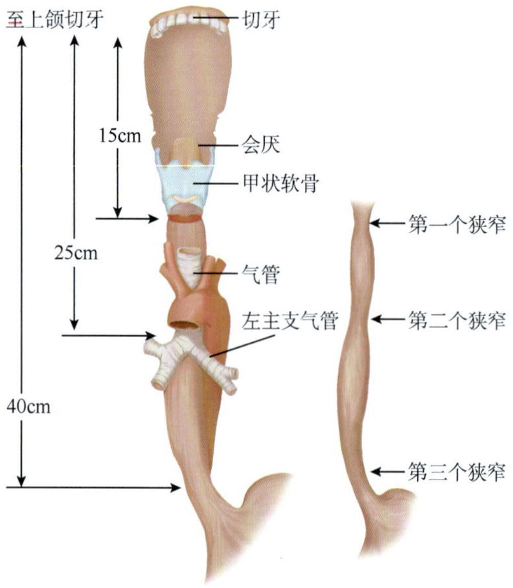

图6-18 食管（前面，示毗邻结构及3个狭窄位置）

考点：食管生理性狭窄的位置

（三）食管壁的形态和微细结构特点

食管壁较厚，具有消化管典型的4层结构（图6-19）。食管空虚时，前后壁贴近。食管黏膜形成纵行皱襞凸向管腔，故食管横断面常呈略扁的星形裂隙。正常食管黏膜光滑湿润，内镜下的黏膜色泽浅红或浅黄，黏膜下血管隐约可见。食管的黏膜下层中含有血管、神经、淋巴管及大量的黏液腺。食管的肌层由内环、外纵两层肌肉构成，上1/3段为骨骼肌，中1/3段由骨骼肌和平滑肌混合组成，下1/3段为平滑肌。

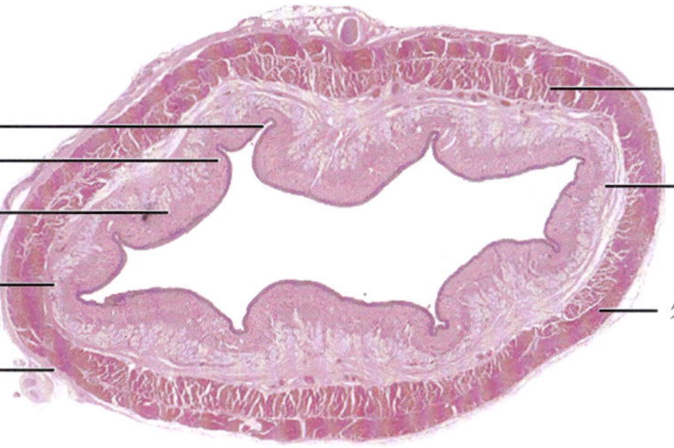

图6-19 食管壁微细结构（HE染色，10×10倍）

五、胃

胃（stomach）是消化管最膨大的部分，上连食管，下续十二指肠。成年人胃的容量约1500ml。胃有分泌胃液、容纳和消化食物的作用。

（一）胃的形态和分部

胃有两壁、两口和两缘，两壁即前壁和后壁；两口即入口称贲门（cardia），与食管相接；出门称幽门（pylorus），与十二指肠相续。两缘即上缘，凹而短，朝向右上方称胃小弯，胃小弯最低处，形成一切迹，称角切迹；下缘凸而长，朝向左下方称胃大弯（图6-20）。

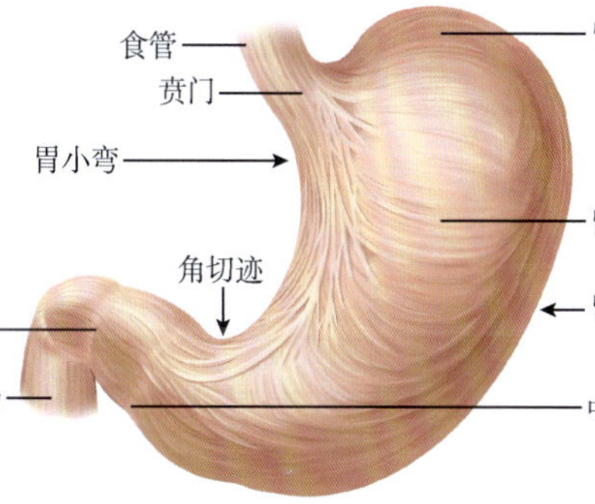

图6-20 胃的形态

胃通常分为贲门部、胃底、胃体和幽门部。贲门部指贲门周围的部分，其边界不明显。胃底是贲门平面以上，向左上方膨出的部分，临床上亦称为胃穹隆。胃体为自胃底向下至角切迹处的中间大部分，在胃大弯侧无明显界标。幽门部为胃体下界与幽门之间的部分。幽门部以中间沟为界将幽门部分为右侧的幽门管和左侧的幽门窦。胃溃疡和胃癌多发生于胃幽门窦近胃小弯处。

考点：胃的形态及其分部

（二）胃的位置和毗邻

胃的位置随体位、胃的充盈度和体型不同而变化；中等充盈、卧位时，胃大部分位于左季肋区，小部分位于腹上区。瘦长者，有的可入盆腔。

胃的前壁右侧与肝左叶相邻；左侧与膈相邻，并被左肋所遮盖，在剑突下方的胃前壁直接与腹前壁相贴，该处是胃的触诊部位。胃的后壁与胰、横结肠、左肾、左肾上腺相邻，胃底与膈和脾相邻（图6-21）。

（三）胃壁的形态和微细结构特点

胃壁由内向外分别为黏膜、黏膜下层、肌层和浆膜。

1. 黏膜 活体胃黏膜柔软，血管丰富，呈淡红色，空虚时形成许多皱襞。胃小弯处黏膜形成4～5条较恒定的纵行皱襞（图6-22）。黏膜表面可见许多针孔状小窝称胃小凹，是胃底腺的开口（图6-23）。

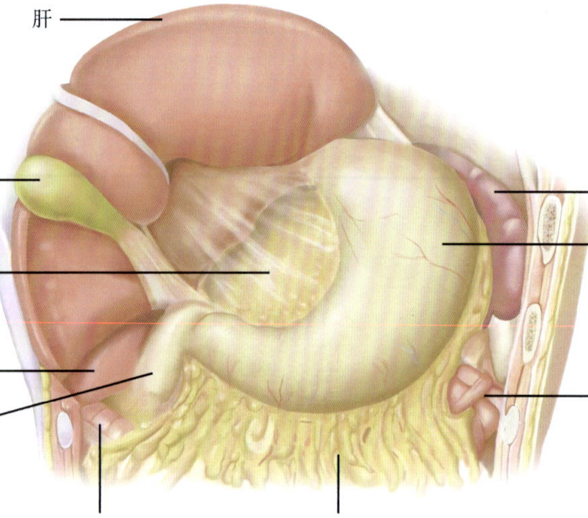

图6-21 胃的位置和毗邻

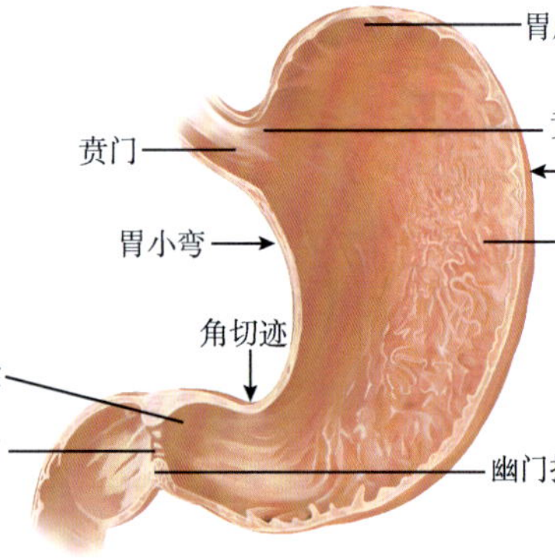

图6-22 胃壁

（1）上皮　为单层柱状上皮，上皮细胞分泌黏液，黏液覆盖上皮的游离面，与上皮细胞紧密连接，上皮细胞的黏液层构成胃黏膜屏障，可阻止胃液的盐酸和胃蛋白酶对黏膜的自身消化，起抗酸、抗酶和抗摩擦等作用。

（2）固有层　由结缔组织构成。内有许多管状腺称胃腺。根据胃腺所在部位分为贲门腺、幽门腺和胃底腺。这些腺体分泌物经胃小凹排入胃腔内而形成胃液。

1）贲门腺：位于贲门部固有层内，分泌黏液与溶菌酶。

2）幽门腺：位于幽门部固有层内，主要分泌促胃泌素和黏液。

3）胃底腺：位于胃底与胃体的固有层内，是分泌胃液的主要腺体。胃底腺主要由壁细胞、主细胞、颈黏液细胞三种腺细胞组成。

壁细胞（parietal cell）又称盐酸细胞，分布在腺的体部和颈部，细胞较大，呈圆形或锥体形，核呈圆形，位于细胞中央，细胞质呈嗜酸性。壁细胞具有分泌盐酸、激活胃蛋白酶原和杀菌作用。另外，壁细胞还分泌内因子，能促进回肠对维生素B_{12}的吸收。

主细胞（chief cell）又称胃酶细胞，数量较多，多分布于腺的体部和底部。细胞呈柱状，胞核呈圆形，靠近基底部，细胞质呈嗜碱性，顶部充满酶原颗粒。主细胞分泌胃蛋白酶原。胃蛋白酶原经盐酸作用后成为有活性的胃蛋白酶，从而胃蛋白酶参与分解蛋白质的作用。

颈黏液细胞位于腺的颈部，数量少。细胞呈柱状，核扁圆，位于基底部，细胞质内有黏液原颗粒，此细胞产生黏液，对胃黏膜起保护作用。

2. 黏膜下层　同消化管的一般结构。

3. 肌层　胃的肌层较厚，由内斜行、中环行和外纵行三层平滑肌构成（图6-23）。环行肌在幽门处增厚，形成幽门括约肌，收缩时关闭幽门。

4. 浆膜　胃的外膜为浆膜。

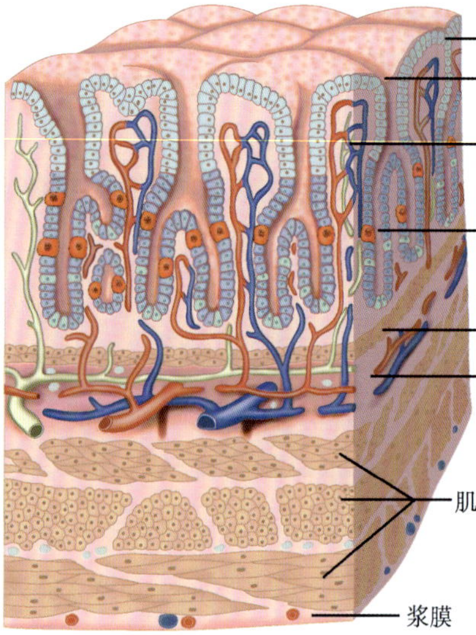

图6-23 胃壁结构

链接 插胃管术

插胃管术常经口腔或鼻腔将胃管经咽、食管插入胃内进行洗胃或输入营养物质。对牙关紧闭的患者经口腔插管，宜从第三磨牙后方间隙插管。经鼻腔插入时，注意鼻中隔前下部的易出血区，避免损伤黏膜。当胃管进入咽部时，嘱患者做吞咽动作，以免胃管误入喉内，吞咽动作有利于胃管进入食管，故吞咽动作对插管成功至关重要。若患者发生呛咳，提示胃管误入喉内，应立即退出。插胃管至45～50cm标记处时，通过回抽可见胃内容物证实胃管已进入胃内，此时可输入营养物质或洗胃液。

六、小 肠

小肠（small intestine）为消化管中最长的一段，长5～7m，是消化食物和吸收营养物质的主要器官。上起幽门，下连盲肠，分为十二指肠、空肠和回肠3部分。

（一）十二指肠

十二指肠（duodenum）为小肠的起始段，全长约25cm，呈C形包绕胰头，分为上部、降部、水平部和升部（图6-24）。

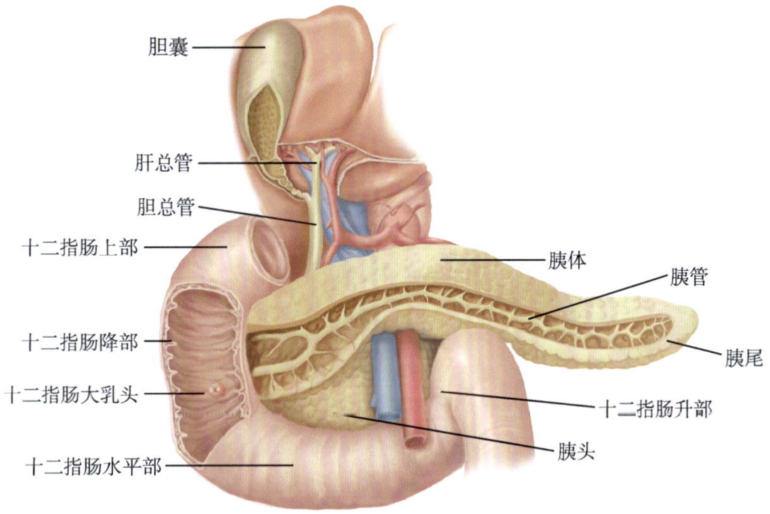

图6-24 胰和十二指肠

1. 上部 于第1腰椎的右侧起自幽门，行向右后方，至肝门下方，转向下行，延续为十二指肠降部，转折处称十二指肠上曲，上部与幽门相接，为2～5cm的一段肠管，其肠壁薄，管径大，黏膜面光滑平坦，无环状襞，临床上称此段为十二指肠球，是十二指肠溃疡的好发部位。

2. 降部 在第1～3腰椎体右侧下降至第3腰椎体下缘平面弯向左侧，移行为水平部，转折处称十二指肠下曲。

3. 水平部 向左跨过下腔静脉至腹主动脉前方，移行为升部。

4. 升部 与水平部相续，斜向左上方至第2腰椎体左侧，再向前下方弯曲续于空肠，此弯曲称十二指肠空肠曲。此曲被十二指肠悬肌连于腹后壁。十二指肠悬肌表面被覆腹膜，共同形成十二指肠悬韧带，临床上称Treitz韧带。手术时，Treitz韧带可作为确认空肠起始的重要标志。

考点：十二指肠的形态分部

（二）空肠和回肠

空肠（jejunum）和回肠（ileum）互相延续为袢状，迂曲盘旋于腹腔中、下部，全部被腹膜包被。

空肠与回肠无明显分界，一般空肠占空肠、回肠全长近侧2/5，远侧3/5为回肠。空肠位于左上腹，管径较大，管壁厚，血供丰富，呈淡红色；回肠位于右下腹，管径小，管壁薄，颜色淡（图6-25）。

（三）小肠壁的形态与微细结构特点

小肠是吸收的主要部位，结构特点是管壁有环行皱襞，黏膜有许多绒毛，固有层内有大量的肠腺（图6-26）。

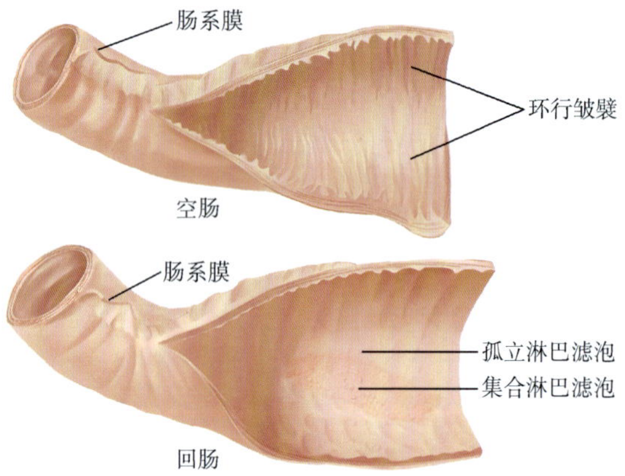

图6-25　空肠与回肠

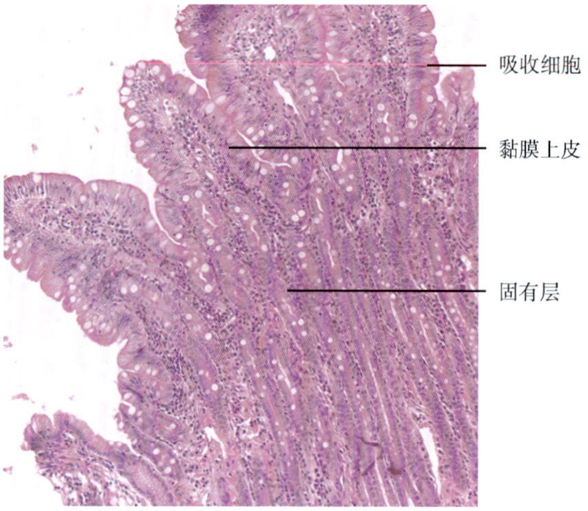

图6-26　小肠黏膜光镜图（HE染色，10×10倍）

1. 环行皱襞　在小肠各段的内面，除十二指肠球部和回肠末端外，其余部分均布有环行或半环行的皱襞。十二指肠降部后内侧有一纵行皱襞称十二指肠纵襞，其下端的隆起称十二指肠大乳头，是胆总管和胰腺管共同开口处。

2. 绒毛　小肠黏膜表面有许多细小指状突起称绒毛，长0.5～1.5mm，呈叶状或指状，它是小肠特有的结构，由上皮和固有层向肠腔突出而成（图6-26）。

（1）上皮　为绒毛表面，是单层柱状上皮，由吸收细胞和杯状细胞构成。

1）吸收细胞：又称柱状细胞，量多，占小肠上皮细胞的90%，细胞呈高柱状，核椭圆，位于细胞基底部，细胞游离面有纹状缘，由许多排列整齐的微绒毛构成。环行皱襞、肠绒毛和微绒毛扩大了小肠的表面积，有利于小肠的吸收功能。

2）杯状细胞：散在于吸收细胞之间，量少，呈杯状，小肠的上段少，下段多。杯状细胞分泌黏液，起润滑和保护作用。

（2）固有层　含有丰富的毛细血管、毛细淋巴管和散在的纵行平滑肌纤维。在绒毛的中轴内有1～2条纵行的毛细淋巴管称中央乳糜管，其平滑肌收缩可使肠绒毛产生伸缩运动，以促进营养物质的吸收和运行。

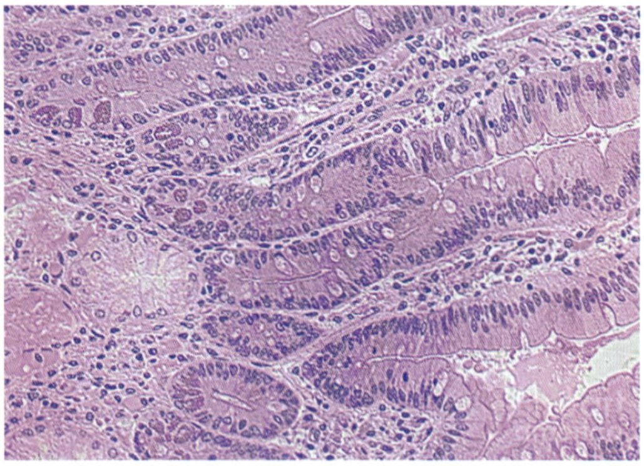

图6-27　小肠腺光镜图（HE染色，10×20倍）

3. 肠腺　是黏膜上皮向固有层内陷而形成的管状腺，开口于绒毛根部之间。肠腺主要有柱状细胞、杯状细胞和帕内特细胞（Paneth cell，又称潘氏细胞）（图6-27）。其中柱状细胞数量最多，分泌多种消化酶。帕内特细胞分布于腺的底部，呈锥体形，细胞质内含有粗大的嗜酸性颗粒，此种细胞可分泌溶菌酶。

十二指肠上段的黏膜下层内有十二指肠腺，可分泌碱性黏液，保护自身黏膜，避免酸性胃液的侵蚀，它还可分泌抑胃素，抑制胃酸分泌。

4. 淋巴组织 小肠固有层内散布着许多淋巴组织，是小肠壁内的防御装置。淋巴组织在小肠各段分布有所不同：十二指肠的淋巴组织较少，且疏散；空肠有很多散在的粟粒状孤立淋巴滤泡；回肠的淋巴组织聚在一起，形成集合淋巴滤泡（图6-25），沿小肠长轴排列，集合淋巴滤泡在回肠下段多见。肠伤寒病变多侵犯集合淋巴滤泡，可并发肠穿孔或肠出血。

空肠、回肠的主要区别见表6-3。

表6-3 空肠、回肠的主要区别

区别点	空肠	回肠
位置	腹腔左上腹	腹腔右下腹
长度	占全长的2/5	占全长的3/5
口径	大	小
管壁	厚	薄
血管	丰富	较少
环行皱襞	密而高	疏而低
淋巴滤泡	孤立	集合、孤立

七、大　肠

案例6-2

患者，男性，35岁，于4小时前无明显诱因出现上腹部持续性疼痛，伴发热、恶心、呕吐。约2小时后上腹部疼痛减轻，但右下腹开始疼痛。体格检查：急性病面容，右下腹肌紧张，有压痛和反跳痛。确诊为急性阑尾炎。

问题： 1. 阑尾炎患者对压痛和反跳痛最敏感的位置在何处？

2. 阑尾手术时寻找阑尾最可靠的方法是什么？

3. 阑尾在腹腔内可能的位置变化有哪些？

大肠（large intestine）起端续接于回肠，终于肛门（图6-28），全长1.5m，分为盲肠、阑尾、结肠、直肠和肛管五部分。其功能是吸收水分，分泌黏液，使食物残渣形成粪便排出体外。

盲肠和结肠的外形具有三种特征性结构，即结肠带、结肠袋和肠脂垂（图6-29）。结肠带有三条，是肠壁纵行肌聚集增厚而成，三条结肠带汇集于阑尾根部。结肠袋是管壁向外膨出的囊状突出。肠脂垂附于结肠带的边缘，是脂肪组织聚集成的大小不等突起。上述三种结构特点作为区别小肠和大肠的标志。

考点：盲肠和结肠的三种特征性结构

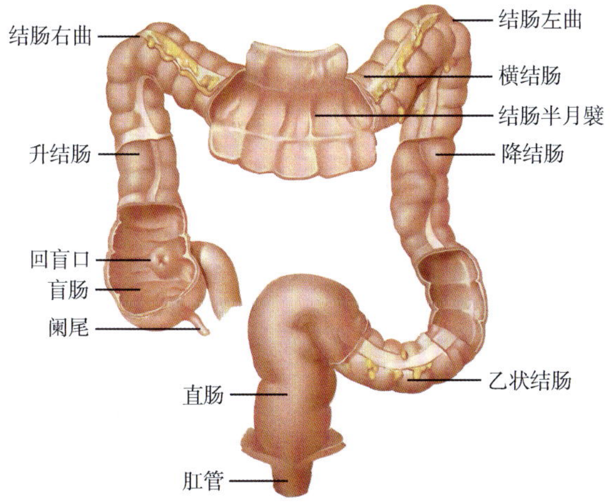

图6-28 大肠模式图

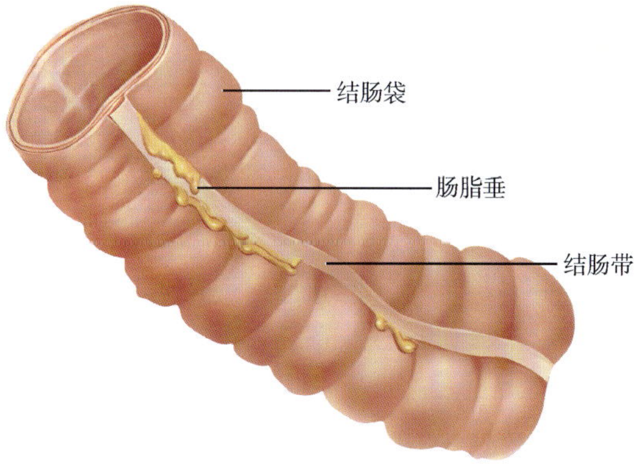

图6-29 结肠的外观特征

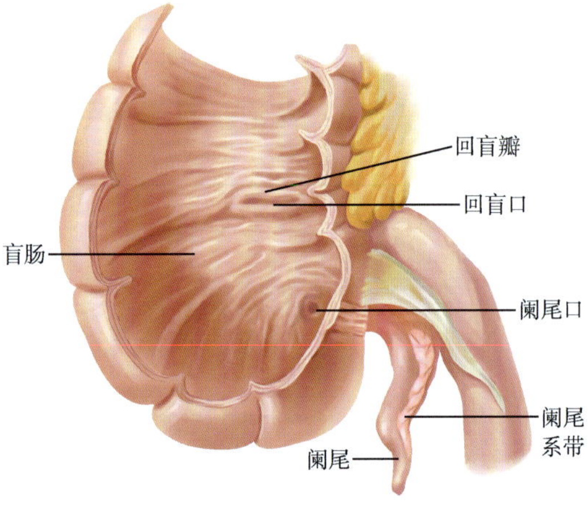

图6-30　盲肠和阑尾

（一）盲肠

盲肠（cecum）是大肠的起端，位于右髂窝内，呈囊袋状，长6～8cm；盲肠与回肠相接处，上、下各有一唇状黏膜皱襞称回盲瓣（图6-30），此瓣可以控制回肠内容物进入盲肠的速度，又可阻止大肠内容物逆流入回肠。在回盲瓣下方约2cm处，有阑尾的开口。

（二）阑尾

阑尾（vermiform appendix）为一蚓状突起的盲管（图6-30），开口于盲肠的后壁内侧壁，末端游离，一般长6～8cm，阑尾多位于右髂窝内，以回肠前位、下位和盲肠后位为多，其次是盆位（图6-31）。但阑尾的根部位置较固定，三条结肠带汇集阑尾根部，临床行阑尾手术时，可沿结肠带向下寻找阑尾。阑尾根部的体表投影约在脐与右髂前上棘连线的中、外1/3交点处（图6-32），此点称麦克伯尼点（又称麦氏点，McBurney point）。急性阑尾炎时，此处有明显压痛，有一定的诊断价值。

考点：阑尾根部的体表投影

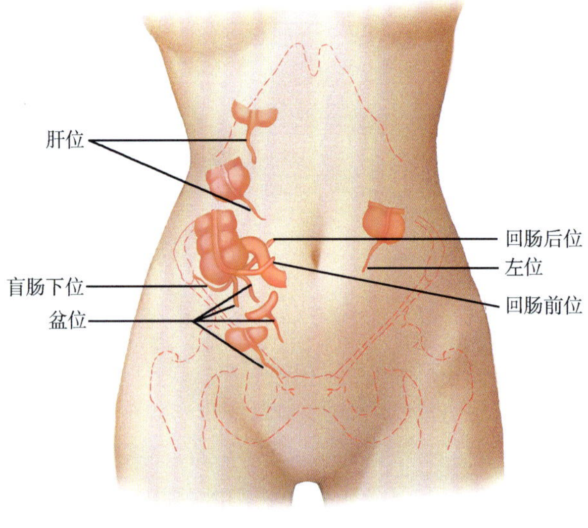

图6-31　阑尾的位置

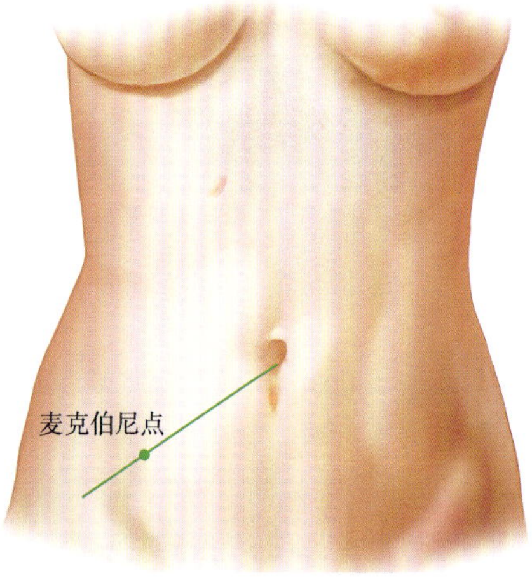

图6-32　阑尾根部的体表投影

（三）结肠

1. 结肠（colon）的位置与分部　结肠围绕于空肠和回肠周围，按其行程可分为升结肠、横结肠、降结肠和乙状结肠四部分（图6-28）。

（1）升结肠　是盲肠的直接延续，在右腹外侧区上升至肝右叶下方，弯向左前方移行于横结肠，弯曲称结肠右曲或肝曲。

（2）横结肠　起自结肠右曲，向左行至左季肋区，在脐的下方，转折向下形成结肠左曲或脾曲。横结肠活动度较大，常形成一个下垂的弯曲。

（3）降结肠　起自结肠左曲，在左腹外侧区下降，至左髂嵴处移行为乙状结肠。

（4）乙状结肠　在左髂区内，呈“乙”字形弯曲，活动度较大，向下至第3骶椎平面移行为直肠。

考点：结肠的分部

2. 结肠黏膜的形态和微细结构特点　结肠的主要功能是吸收水分和电解质。结肠黏膜游离面光滑，无绒毛，黏膜可见半月形皱襞，肠腺排列很密，杯状细胞多，分泌大量黏液，起润滑作用，有利于粪便排出；固有层内含有淋巴组织，参与免疫。结肠肌层的外纵肌增厚，形成三条结肠带。

（四）直肠

直肠（rectum）位于盆腔内，长10～14cm。其位于骶骨前方，上端于第3骶椎平面处接续乙状结肠，向下穿盆膈，移行为肛管。直肠并不直，在矢状面上有两个弯曲，即骶曲和会阴曲。骶曲是直肠在骶骨、尾骨前面下降形成凸向后的弯曲；会阴曲是直肠绕过尾骨尖形成凸向前的弯曲（图6-33）。临床上进行直肠或乙状结肠镜检查时须注意以上弯曲，防止对肠管造成损伤。

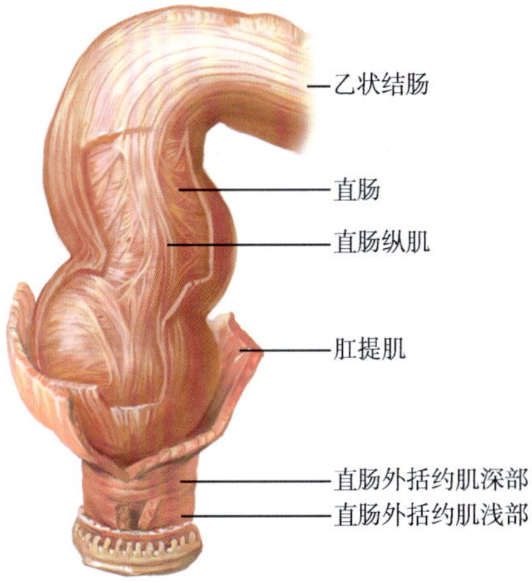

图6-33 直肠的外形

直肠下端膨大，称直肠壶腹（ampulla of rectum），腔面有3条直肠横襞，由黏膜和环行肌共同形成。其中第2条最为恒定，位于直肠前右侧壁，距肛门约7cm，可作为直肠、乙状结肠镜检查时的定位标志。

考点：第2条直肠横襞距肛门的距离

（五）肛管

肛管（anal canal）长3～4cm，上续直肠，末端终于肛门（图6-34）。肛管内面有6～10条纵行的黏膜皱襞称肛柱。肛柱下端借半月形黏膜皱襞相连，此襞称肛瓣。肛瓣与相邻的肛柱下部围成开口向上的凹窝称肛窦，窦内常积存粪便而诱发感染。

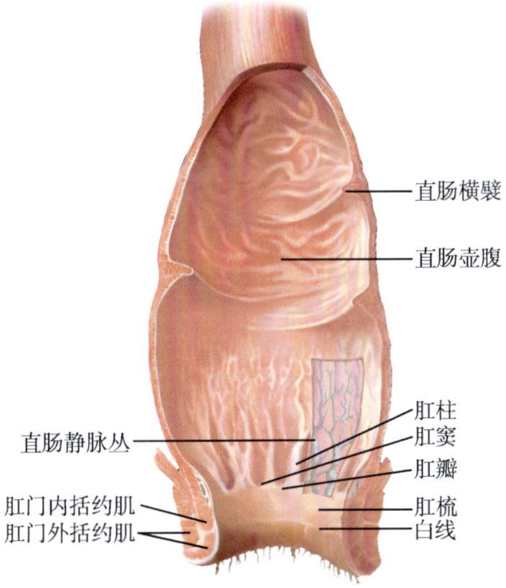

图6-34 直肠和肛肠（内面观）

各肛柱的下端和肛瓣的边缘连成一环形的锯齿状线称齿状线或肛皮线，齿状线以上的腔面被覆黏膜，齿状线以下的腔面被覆皮肤。齿状线上、下两区域动脉供应、静脉回流和神经支配等均不相同，这些具有重要临床意义。齿状线的下方，肛管内面由肛门内括约肌紧缩形成略微凸起的环形带称肛梳或痔环。在肛门上方1.0～1.5cm处，有一浅沟称白线，是肛门内、外括约肌分界处，直肠指诊时可触及。

在肛管的黏膜下和皮下有丰富的静脉丛，有时由于病理原因，静脉丛淤血而曲张，向肛管内突起称为痔，发生在齿状线以上的痔称为内痔，位于齿状线以下的痔称为外痔（图6-35）。

考点：齿状线的概念

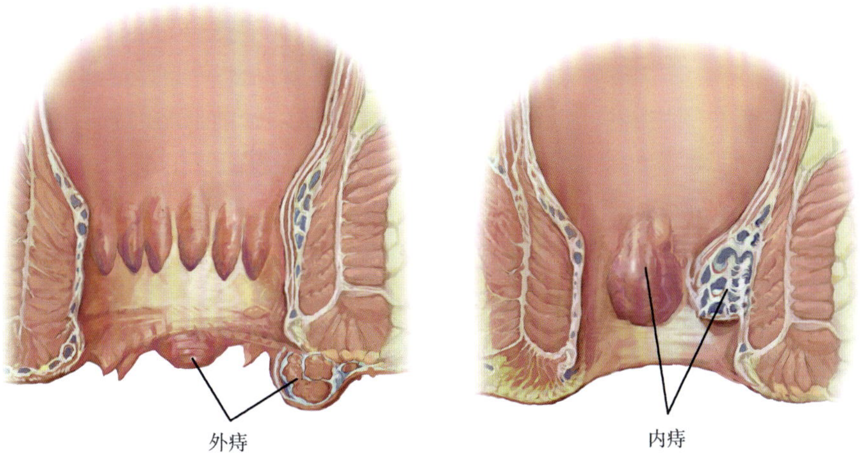

图6-35 痔

肛管周围有内、外括约肌环绕，肛门内括约肌属于平滑肌，由直肠的环行肌在肛管上3/4处增厚而成，有协助排便的作用。肛门外括约肌是横纹肌，位于肛门内括约肌周围，可分为皮下部、浅部及深部，其中浅部和深部可随意括约肛门，控制排便，手术时应防止损伤，以免造成大便失禁。

第3节 消 化 腺

消化腺除唾液腺、胃腺、肠腺外，主要有肝和胰，消化腺的主要功能是分泌消化液，参与食物消化。

一、肝

肝（liver）是人体最大消化腺，具有解毒、代谢、分泌和防御功能（图6-36）。

（一）肝的形态、位置和毗邻

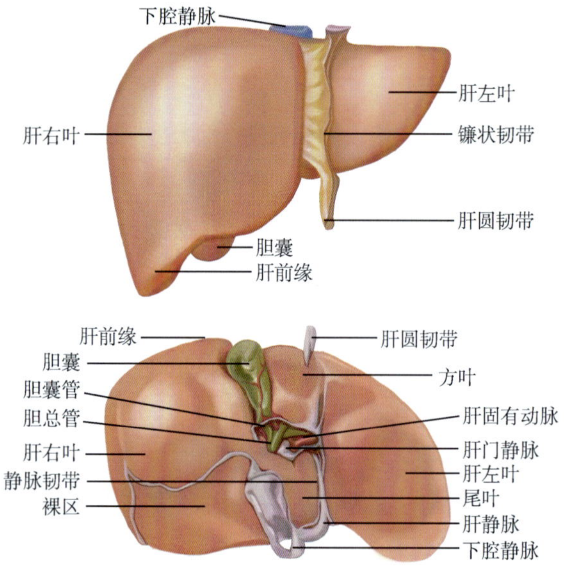

图6-36 肝的膈面和脏面

肝呈红褐色，质软而脆，易因暴力而破裂出血。肝呈楔形，通常分为前、后两缘，上、下两面。前缘锐利，后缘圆钝；肝的上面膨隆，与膈相对应，称膈面，膈面的前部借镰状韧带分为大而厚的肝右叶和小而薄的肝左叶。膈面的后部没有腹膜被覆的部分称裸区，此区的左侧有一较深的沟称腔静脉沟，有下腔静脉通过。在下腔静脉前壁有数条肝静脉开口，此处称第二肝门。肝的下面凹凸不平，与腹腔脏器邻接，称脏面。脏面有近似H形的沟，左纵沟的前部有肝圆韧带，是胎儿时期脐静脉闭锁后的遗迹；左纵沟的后部有静脉韧带，是胎儿时期静脉导管闭锁的遗迹。右纵沟的前部为一浅窝，容纳胆囊，称胆囊窝；右纵沟的后部有下腔静脉通过。横沟称肝门，是肝管、肝固有动脉、肝门静脉和神经等出入之处，这些结构被结缔组织包绕，共同构成肝蒂。肝的脏面借H形的沟分为四叶。左纵沟的左侧为肝左叶，右纵沟的右侧为肝的右叶，左、右纵沟之间、横沟的前方为方叶，横沟的后方为尾叶（图6-36）。

肝大部分位于右季肋区及腹上区，小部分位于左季肋区。肝的上界与膈穹隆一致，其最高点在右侧相当于右锁骨中线与第5肋的交点，左侧相当于左锁骨中线与第5肋间隙的交点。肝下界即肝下缘，右侧大致与右肋弓一致，在腹上区位置较低，可达剑突下3～5cm，7岁以下的儿童，肝的下界可超过肋弓下缘，但不超过2cm。肝的位置可随膈的运动而上、下移动，平静呼吸时肝可上、下移动2～3cm。

肝上方为膈，膈上有右侧胸膜腔、右肺及心等。肝右叶下面，前部与结肠右曲邻接，中部近肝门处邻接十二指肠上曲，后部邻接右肾上腺和右肾。肝左叶下面与胃前壁相邻，后上方邻接食管腹部。

考点：肝门的概念

（二）肝的微细结构

肝的表面被覆有结缔组织被膜，在肝门处结缔组织随血管、神经、肝管等伸入肝内，将肝的实质分成大量的肝小叶（图6-37）。

1. 肝小叶（hepatic lobule） 是肝的基本结构和功能单位，呈多面棱柱状。成人有50万～100万个肝小叶。肝小叶以结缔组织分隔，由于结缔组织少，相邻的肝小叶连成一片，分界不明显。肝小叶的中央有一条纵行的中央静脉。肝细胞以中央静脉为中心向周围呈放射状排列而形成肝板，在切面上呈索状，又称肝索。肝索互相吻合连接成网，索内含有胆小管，肝板之间的间隙称肝血窦（图6-37）。

考点：肝小叶的概念

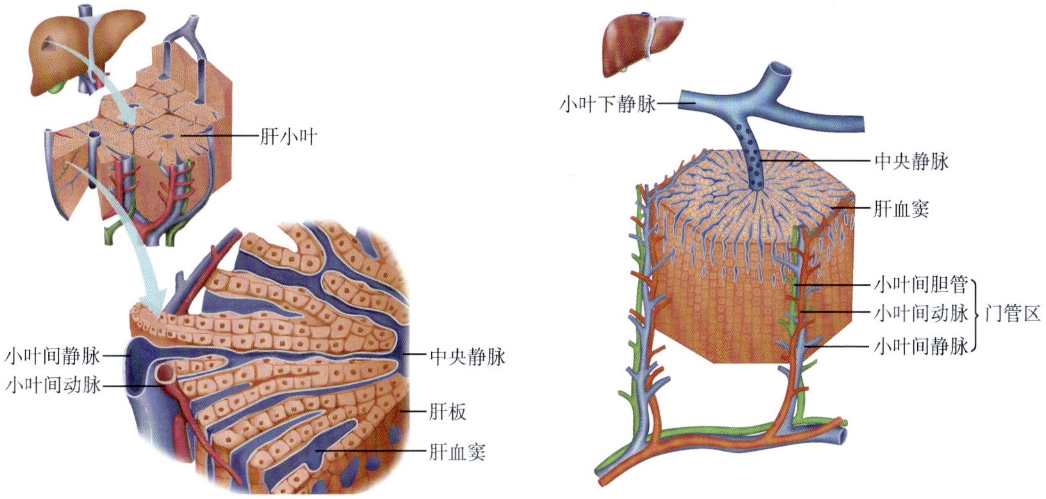

图6-37 肝小叶模式图

（1）肝细胞（图6-38） 是构成肝实质的主要成分。肝细胞呈多边形，体积较大，核圆形，位于细胞中央，核仁明显。肝细胞内含有各种细胞器，线粒体为肝细胞功能活动提供能量。粗面内质网分布成群，能合成多种蛋白质，如血浆中的白蛋白、纤维蛋白原等。滑面内质网具有合成胆汁、参与脂肪及固醇类激素的代谢、解毒等功能。溶酶体是细胞的消化器，能消化分解肝细胞吞饮的物质，对肝细胞结构的更新和正常功能的维持起重要的作用。高尔基体很发达，与肝细胞的分泌活动有密切关系。另外，肝细胞内还含有糖原和脂滴。

（2）肝血窦 是位于肝板之间的不规则腔隙，连接成网状管道，内充满血液，其壁由内皮细胞构成。内皮细胞有孔，之间有较大的间隙，内皮外面无基膜，因此肝血窦壁的通透性较大，有利于肝细胞从血液中摄取物质和向血液排出分泌物（图6-38）。肝血窦内有散在的多突起的肝巨噬细胞（又称库普弗细胞，Kupffer cell），此细胞具有很强的吞噬能力，能吞噬血中的异物（如细菌和衰老的红细胞等）。肝血窦的血液来自肝固有动脉和肝门静脉，血液在肝血窦内从小叶的周边流向中央静脉。

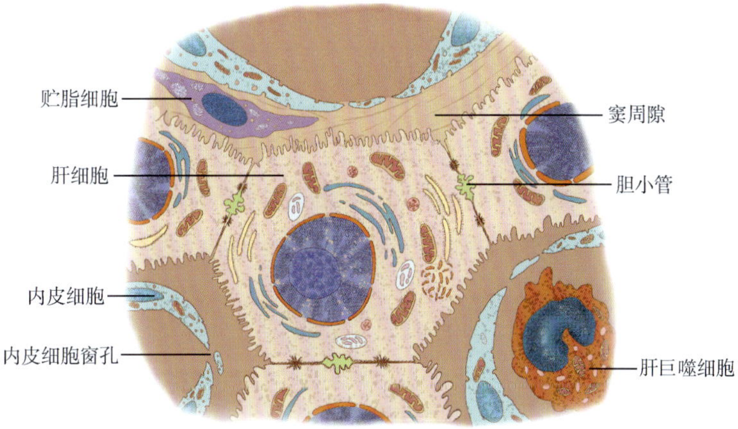

图6-38 肝细胞与胆小管、肝血窦、窦周隙的关系模式图

（3）窦周隙 又称Disse间隙，它是肝血窦内皮细胞与肝细胞之间的狭小间隙，只能在电镜下观察。其内充满从肝血窦渗出的血浆，肝细胞的微绒毛伸入腔内，浸入血浆中。窦周隙是肝细胞与血液

之间进行物质交换的场所。另外有散在的贮脂细胞，主要功能是储存脂肪和维生素A。

（4）胆小管　是位于肝细胞之间的微细小管，彼此对应呈网状。肝细胞分泌的胆汁直接进入胆小管。胆小管以盲端起于中央静脉附近，呈放射状通向肝小叶周围，然后出肝小叶汇集成小叶间胆管。

（5）中央静脉　肝细胞以中央静脉为中心呈放射状排列，形成肝细胞索。中央静脉收集肝血窦的血液，回流至小叶下静脉。

综上所述，每个肝细胞具有三种不同的面，即肝细胞之间的连接面，细胞间有缝隙连接等结构。在胆小管处为胆小管面。与肝血窦相邻面称血窦面，此面有许多微绒毛伸入窦周隙。肝细胞这些不同的相邻面实现了多种功能。

2. 门管区　在几个相邻的肝小叶之间的区域，结缔组织较多，内有小叶间胆管、小叶间动脉和小叶间静脉通过，此区称门管区。小叶间胆管是胆小管出肝小叶后汇集而成的小管，管壁为单层立方上皮，管径小。小叶间动脉是肝固有动脉的分支，管壁厚，管径小，由内皮细胞和少量环形平滑肌组成。小叶间静脉是肝门静脉在肝内的分支，管径大，管壁甚薄。小叶间动脉、小叶间静脉在肝小叶的边缘分支与肝血窦相通。

3. 肝内的血液循环　肝有两套血管，血液供应丰富，门静脉是肝的功能性血管，它将胃肠吸收的营养物质送入肝内供肝细胞代谢和转化；肝固有动脉内血液的含氧量高，所以肝固有动脉是肝的营养血管。出肝的是肝静脉。血液在肝的循环途径如下：

（1）肝门静脉→小叶间静脉→肝血窦→中央静脉→小叶下静脉→肝静脉。

（2）肝固有动脉→小叶间动脉→肝血窦→中央静脉→小叶下静脉→肝静脉。

（三）胆囊和输胆管道

1. 胆囊（gallbladder）　位于右季肋区、肝下面的胆囊窝内（图6-39），胆囊有储存和浓缩胆汁的作用，容积为40～60ml。上面借结缔组织与肝相连，下面游离与横结肠的起始部和十二指肠上部相邻。

胆囊呈梨形，可分为胆囊底、胆囊体、胆囊颈和胆囊管四部分。前端圆钝称胆囊底，中间膨大称胆囊体，后端变细称胆囊颈，胆囊颈移行于胆囊管。胆囊管长3～4cm，直径0.3cm。胆囊内衬有黏膜，胆囊颈和胆囊的黏膜形成螺旋襞，有控制胆汁出入作用。胆囊管、肝总管和肝的脏面围成的三角区称胆囊三角（Calot三角），是胆囊手术中寻找胆囊动脉的标志。胆囊底常露于肝的前缘，并与腹前壁相贴。胆囊底的体表投影位于右锁骨中线与右肋弓交点处。胆囊炎时，此处常出现压痛。

2. 输胆管道　简称胆道，是将胆汁输送到十二指肠的管道，胆道分为肝内胆道和肝外胆道两部分。肝内胆道包括胆小管和小叶间胆管，肝外胆道由肝左、右管及肝总管、胆囊管和胆总管组成（图6-39）。肝内胆小管先合成小叶间胆管，以后逐渐汇合，最后分别形成肝左管和肝右管，两管出肝门后合成肝总管，肝总管下行与胆囊管汇合成胆总管。

胆总管长4～8cm，直径6～8mm。在十二指肠韧带游离缘内下行，经十二指肠上部后方至十二指肠降部与胰头之间，斜穿十二指肠降部中份后内侧壁，在此与胰管汇合成肝胰壶腹（又称法特壶腹，Vater ampulla），开口于十二指肠大乳头（图6-39）。在肝胰壶腹周围及胆总管、胰管的末端有增厚的环行平滑肌，形成肝胰壶腹括约肌，也称奥迪括约肌（Oddi sphincter）。奥迪括约肌的收缩和舒张可控制胆汁及胰液的排出。

平时肝胰壶腹括约肌保持收缩状态，而胆囊舒张，肝细胞分泌的胆汁经肝左管、肝右管，以及肝总管、胆囊管进入胆囊储存和浓缩。进食后，尤其进食高脂肪食物后，由于食物和消化液的刺激，反射性引起胆囊收缩，肝胰壶腹括约肌舒张，使胆汁从胆囊经胆囊管、胆总管而排入十二指肠，从而对脂类食物进行消化。

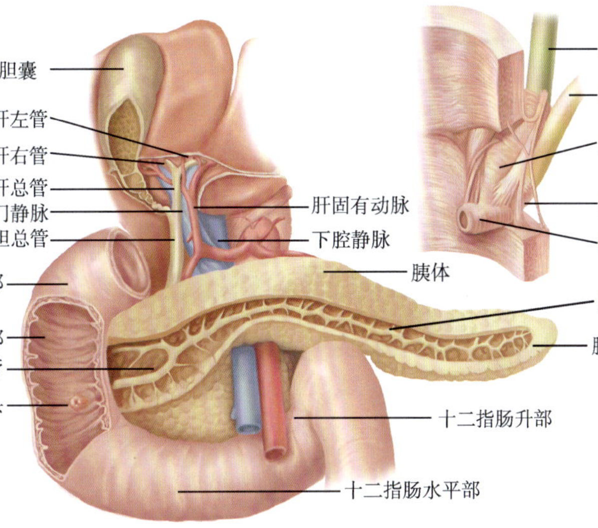

图6-39 胆囊和输胆管道

胆汁的排出途径如下：

（1）胆汁由肝细胞分泌→胆小管→小叶间胆管→肝左、右管→肝总管→胆总管→十二指肠。

（2）胆囊→胆囊管→胆总管→十二指肠。

考点：肝外胆道的组成及胆汁的排出途径

二、胰

胰（pancreas）是人体第二大腺体（图6-39），分为外分泌部和内分泌部。外分泌部分泌胰液，在消化中发挥作用；内分泌部分泌胰岛素等，参与调节糖的代谢。

（一）胰的位置和形态

胰呈条形，横行，质软，全长14～20cm，重80～115g。位于胃的后方，在第1～2腰椎水平，横贴于腹后壁，前面有腹膜被覆，后借结缔组织连于腹后壁（图6-39）。胰可分为头、体、尾三部分。胰右端膨大称胰头，被十二指肠环绕；中间呈棱柱状称胰体；左端细小伸入脾门称胰尾。

在胰的实质内，有一条贯穿胰的全长且沿胰尾至右行的输出管，称胰管，它与胆总管汇合成肝胰壶腹，开口于十二指肠大乳头。

（二）胰的微细结构

胰的表面覆有一薄层结缔组织，其伸入胰实质将胰分隔成许多小叶。胰实质由外分泌部和内分泌部组成（图6-40）。

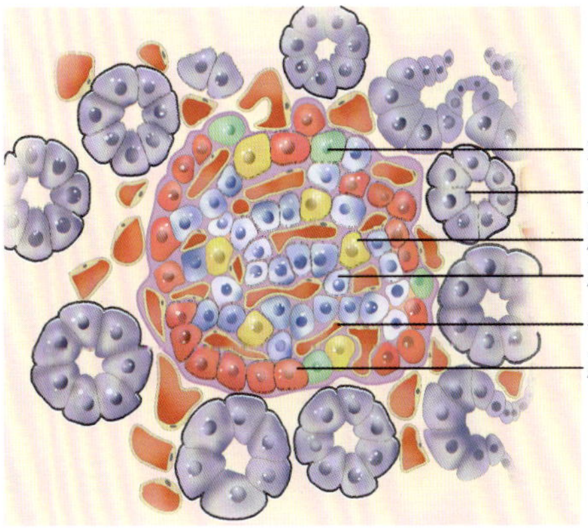

图6-40 胰腺的微细结构

1. 外分泌部 分泌胰液，胰液含有多种酶，被排入十二指肠，参与糖类、脂肪、蛋白质的消化。外分泌部占大部分，由腺泡和导管两部分组成。

（1）腺泡 由浆液性腺细胞构成，细胞呈锥体形，核圆，位于基底部。

（2）导管 始于腺泡腔，由单层扁平或低立方上皮构成，逐级汇合形成胰管。

2. 内分泌部 又称胰岛，是散在于腺泡之间的、大小不等的细胞团。胰岛有A、B、D和PP四种内分泌细胞。胰岛A细胞（胰岛α细胞）分布在胰岛外周，占胰岛细胞总数的24%～40%，它分泌胰高血糖素，可促进糖原分解，使血糖升高。胰岛B细胞（胰岛β细胞）占胰岛细胞总数的60%～80%，分布于胰岛中央，它分泌胰岛素，可促进血糖转化为糖原，使血糖降低。胰岛D细胞占胰岛细胞总数的6%～15%，它分泌生长抑制素，可调节A、B两种细胞的分泌活动。胰岛PP细胞约占胰岛细胞总数的1%，它分泌胰多肽，具有抑制胃肠运动、胰液分泌及胆囊收缩的作用。

链 接 胰岛素与糖尿病

糖尿病是一组以高血糖为主的代谢性疾病。长期存在的高血糖将导致多种器官或组织，特别是眼、肾、心、血管、神经的慢性损害和功能障碍。1型糖尿病是胰岛B细胞数量显著减少乃至消失导致的胰岛素分泌显著下降或缺失。2型糖尿病是胰岛素抵抗伴胰岛B细胞功能缺陷导致的胰岛素分泌相对减少。患者应严格控制饮食，口服降血糖药物，严重者需注射胰岛素以达到有效的血糖控制。

第4节 腹 膜

案例6-3

患者，男性，39岁。6年前因工作原因致饮食不规律，出现间歇性上腹部疼痛，疼痛多在餐后半小时出现，持续1～2小时，逐渐消失，再次进餐后疼痛重复出现，如此反复。5年前胃镜检查确诊为胃溃疡。入院前6小时突感腹部剧烈疼痛，疼痛持续并迅速波及全腹，无放射痛。诊断为胃溃疡合并胃穿孔、急性化脓性腹膜炎。

问题：1. 腹膜可以分为几部分？

2. 腹膜有什么功能？

3. 急性化脓性腹膜炎患者应采取什么体位？为什么？

一、腹膜与腹膜腔的概念

腹膜（peritoneum）是覆盖于腹腔及盆腔壁内和脏器表面的一层薄而光滑且半透明的浆膜。覆盖于腹腔和盆腔壁内的腹膜称壁腹膜（parietal peritoneum）。覆盖于腹腔和盆腔脏器表面的腹膜称脏腹膜（visceral peritoneum）。壁腹膜和脏腹膜互相移行，共同围成不规则的潜在性腔隙，称腹膜腔（peritoneal cavity），腹膜腔内有少量浆液，起润滑作用。男性腹膜腔为一封闭的腔隙，女性腹膜腔通过输卵管腹腔口，经输卵管、子宫、阴道与外界相通（图6-41），故女性生殖道感染可扩散至腹膜腔，发生盆腔炎和腹膜炎。

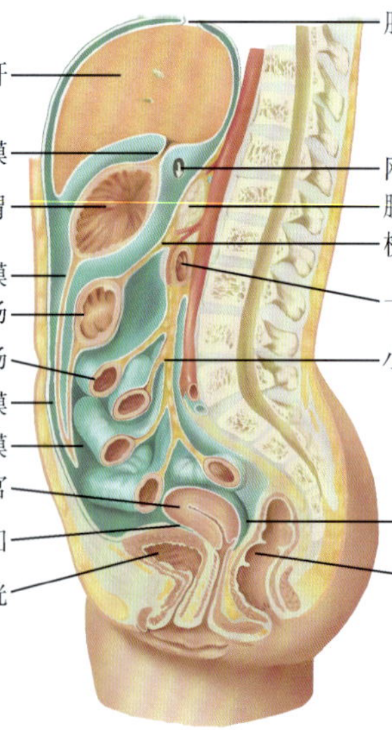

图6-41 腹腔矢状面

考点：腹膜的概念

腹腔与腹膜腔是两个完全不同的概念。腹腔是指小骨盆上口以上由腹壁和膈围成的腔，而腹膜腔则是壁腹膜和脏腹膜之间的潜在间隙，腹腔内的脏器均位于腹膜腔之外。

腹膜具有分泌、吸收、保护、支持、修复和防御等多种功能。正常时腹膜可分泌少量的浆液（100～200ml），润滑脏器表面，减少脏器间的摩擦。腹膜具有广阔的表面和较强的吸收能力，特别是上腹部的腹膜吸收能力比下腹部强，所以腹部炎症或术后患者一般都采取半卧位，有利于炎性分泌物流向下腹部，以减少对腹膜渗出液和毒素的吸收。

二、腹膜与腹、盆腔脏器的关系

根据脏器被覆腹膜的情况，可将腹腔、盆腔脏器分为腹膜内位器官、腹膜间位器官和腹膜外位器官。

1. 腹膜内位器官 是指脏器表面均被腹膜包被的器官，如胃、十二指肠上部、空肠、回肠、盲肠、阑尾、横结肠、乙状结肠、脾、卵巢和输卵管等。腹膜内位器官一般活动性较大（图6-42）。

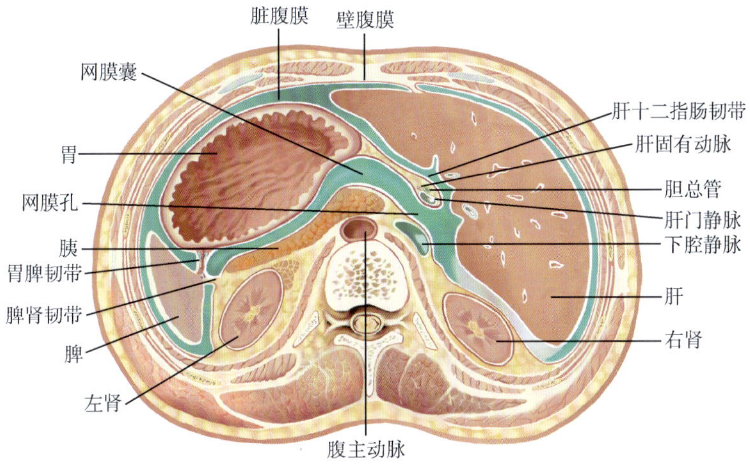

图6-42 腹腔横断面

2. 腹膜间位器官 是指脏器表面大部分被腹膜包被的器官，如肝、胆囊、升结肠、降结肠、直肠上部、膀胱和子宫等。

3. 腹膜外位器官 又称腹膜后位器官，是指仅有一面被覆腹膜的器官，如十二指肠的降部和水平部、胰、肾上腺、肾、输尿管及直肠下部等。

了解脏器被覆腹膜的情况有重要的临床意义。腹膜内位器官的手术，如胃大部切除、阑尾切除等，必须经腹膜腔才能进行。而腹膜外位器官，如肾、输尿管的手术则可在腹膜腔外进行。这样可以避免腹膜腔感染和术后脏器的粘连。

考点：腹膜与腹、盆腔脏器的关系

三、腹膜形成的结构

腹膜在器官与腹壁或盆壁之间，以及器官与器官之间互相移行，形成许多结构，这些结构不仅对器官起着连接和固定的作用，也是血管和神经等进入脏器的途径。

（一）网膜

网膜（omentum）是与胃小弯和胃大弯相连的双层腹膜结构，其间有血管、神经、淋巴管和结缔组织等。

1. 小网膜（lesser omentum） 是肝门至胃小弯和十二指肠上部的双层腹膜结构，分为两部分。

（1）肝胃韧带 从肝门连于胃小弯的部分，其内含有胃的血管、淋巴管及神经等。

（2）肝十二指肠韧带 从肝门连于十二指肠上部的部分，其内有进出肝门的三个重要结构：胆总管位于右前方，肝固有动脉位于左前方，两者之后为肝门静脉。这些结构的周围还有淋巴管、淋巴结和神经丛等（图6-43）。小网膜的右缘游离，其后方为网膜孔（omental foramen），通过网膜孔可进入网膜囊。

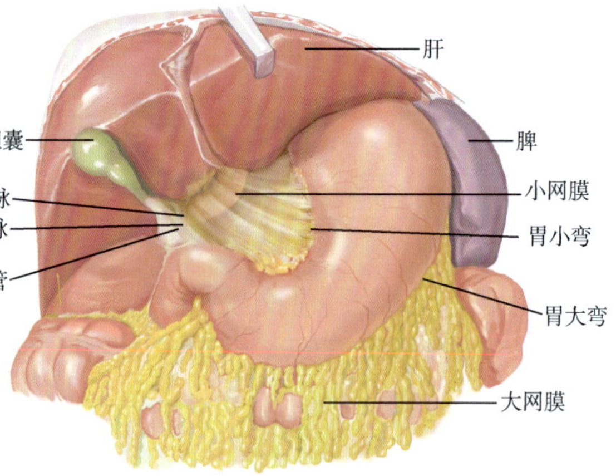

图6-43　小网膜

2. 大网膜（greater omentum）　连于胃大弯和横结肠之间的腹膜结构，呈围裙状，悬垂于空肠、回肠、横结肠的前面。大网膜由四层腹膜构成，其中两层自胃大弯和十二指肠上部向下延续而成，约达脐平面以下，反折向上，成为大网膜的后两层，上行至横结肠，再分别包绕横结肠前、后面并向上方延续为横结肠系膜（图6-44）。在成人，大网膜的四层常愈合在一起，内含丰富的脂肪组织、血管等，并有巨噬细胞，巨噬细胞具有重要的防御功能。当腹膜腔内有炎症时，大网膜可向病变处移位，将其包围、黏着，从而限制炎症蔓延、扩散。小儿大网膜较短，一般在脐平面以上，当阑尾穿孔或下腹部有炎症时，病变不易被大网膜包裹，常造成弥漫性腹膜炎。

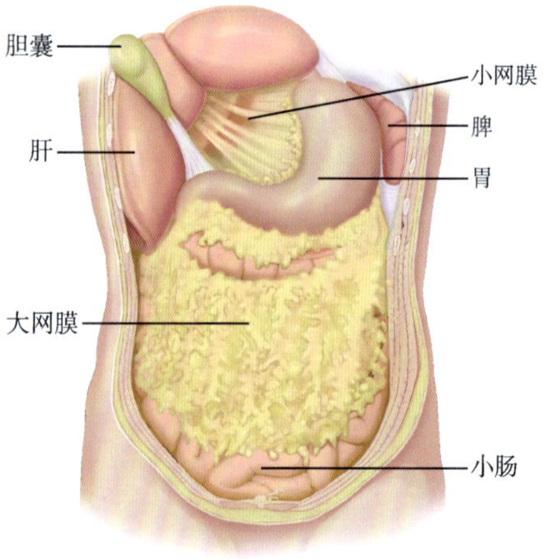

图6-44　大网膜

3. 网膜囊（omental bursa）和网膜孔　网膜囊是小网膜和胃后壁与腹后壁的腹膜之间的扁窄间隙，为腹膜腔的一部分。网膜囊右侧借网膜孔与腹膜腔相通。网膜孔在肝十二指肠韧带的后方，成人可容纳1～2指。手术时常经此孔探查胆道和网膜囊。

网膜囊是腹膜腔内的一个盲囊，位置深，当胃后壁穿孔或某些炎症导致网膜囊内积液时，早期积液常局限在囊内，给诊断带来困难，晚期积液增多或因体位变化，积液经网膜孔流到腹膜腔其他部位，引起炎症扩散。

考点：小网膜的位置、分部和网膜囊的位置

（二）系膜

由于壁、脏两层腹膜相互移行，形成许多将器官连接固定于腹后壁的双层腹膜结构称系膜（mesentery），其内含有出入器官的血管、神经及淋巴管等结构。

1. 肠系膜（mesentery）　是将空肠和回肠连接固定于腹后壁的双层腹膜结构（图6-41），其附着于腹后壁的部分称肠系膜根，起自第2腰椎椎体左侧，斜向右下至右侧骶髂关节的前方，长约15cm。肠系膜的两层腹膜之间含有肠系膜血管及其分支，以及淋巴管、淋巴结、神经丛和脂肪等。

2. 阑尾系膜（mesoappendix）　将阑尾连接于肠系膜下方，呈三角形。阑尾的血管走行于系膜的游离缘，故切除阑尾时，应在系膜游离缘进行血管结扎。

3. 横结肠系膜（transverse mesocolon）　是将横结肠连接于腹后壁的横位双层腹膜结构（图6-41）。横结肠系膜内含有横结肠血管及其分支、淋巴管、淋巴结和神经丛等。

4. 乙状结肠系膜（sigmoid mesocolon）　是将乙状结肠连接于左髂窝和骨盆腔左后壁上的双层腹膜

结构。该系膜较长，乙状结肠活动度较大，易发生肠扭转。该系膜内含有乙状结肠血管、直肠上血管、淋巴管及淋巴结等。

（三）韧带

韧带是指连接腹壁、盆壁与脏器之间或连接相邻脏器之间的腹膜结构，对脏器有固定作用。

1. 肝的韧带

（1）镰状韧带　呈矢状位，是腹膜自腹前壁上部移行至膈与肝的膈面之间的双层腹膜皱襞，位于前正中线右侧，侧面观似镰刀，其下缘游离，内含肝圆韧带。

（2）冠状韧带　呈冠状位，是膈下与肝上面所形成的双层腹膜结构。在冠状韧带左右两端，前后两层彼此黏合增厚形成左、右三角韧带。

2. 脾的韧带　有胃脾韧带、脾肾韧带和膈脾韧带。

（四）隐窝和陷凹

腹膜皱襞是由腹、盆壁与脏器之间或脏器之间腹膜形成的隆起，其深面常有血管走行。在皱襞之间或皱襞与腹、盆壁之间形成的腹膜凹陷称隐窝，较大的隐窝称陷凹。

肝肾隐窝（hepatorenal recess）位于肝右叶与右肾和结肠右曲之间，仰卧位时，肝肾隐窝是腹膜腔的最低部位，腹膜腔积液时易积聚于此。

考点：肝肾隐窝

男性在膀胱与直肠之间有直肠膀胱陷凹（rectovesical pouch）。女性在膀胱与子宫之间有膀胱子宫陷凹（vesicouterine pouch），在直肠和子宫之间有直肠子宫陷凹（rectouterine pouch）（图6-41），又称Douglas腔，与阴道后穹隆之间仅隔阴道后壁和腹膜。立位或坐位时，男性的直肠膀胱陷凹和女性的直肠子宫陷凹是腹膜腔的最低部位，腹膜腔积液时多聚集于此，故可进行直肠前壁穿刺和阴道后穹隆穿刺或切开引流，以进行诊断和治疗。

考点：直肠子宫陷凹

自　测　题

一、单选题

1. 上消化道指的是（　　）
   A. 口腔、咽、食管
   B. 口腔、咽、食管、胃
   C. 口腔、咽、食管、胃、空肠
   D. 口腔、咽、食管、胃、十二指肠
   E. 口腔、咽、食管、胃、十二指肠和空肠

2. $\underline{|\text{Ⅳ}}$ 表示（　　）
   A. 右上颌第一磨牙　　B. 右上颌第一前磨牙
   C. 左上颌第一乳磨牙　　D. 左上颌第一前磨牙
   E. 左上颌第二乳磨牙

3. 共同围成咽峡的是（　　）
   A. 腭垂、两侧腭舌弓和舌体
   B. 腭垂、两侧腭舌弓和舌根
   C. 腭垂、两侧腭咽弓和舌根
   D. 软腭、两侧腭咽弓和舌根
   E. 软腭、两侧腭舌弓和舌根

4. 食管的第三处狭窄距中切牙（　　）
   A. 15cm　　B. 20cm
   C. 25cm　　D. 40cm
   E. 45cm

5. 以下关于胃的说法，正确的是（　　）
   A. 在中等充盈时，位于左季肋区
   B. 分为胃底、胃体和胃窦
   C. 角切迹将胃窦分为幽门窦和幽门管
   D. 胃入口称幽门，出口称贲门
   E. 幽门部分为左侧的幽门窦与右侧的幽门管

6. 以下关于十二指肠的说法，错误的是（　　）
   A. 十二指肠球是十二指肠溃疡的好发部位
   B. 十二指肠与空肠间的转折处称十二指肠空肠曲
   C. 十二指肠大乳头位于十二指肠上部
   D. 十二指肠呈C形包绕胰头
   E. 十二指肠悬韧带是确定空肠起始部的重要标志

7. 关于直肠的描述，错误的是（　　）

A. 直肠并不直，在矢状面上有两个弯曲
B. 直肠下段肠腔膨大，称直肠壶腹
C. 上端与乙状结肠相续，向下续肛门
D. 内有2～3条直肠横襞
E. 直肠横襞是直肠指诊的定位标志

8. 关于肛管的描述，错误的是（　　）
A. 上接直肠，下端终于肛门
B. 齿状线是皮肤和黏膜的分界线
C. 肛门内括约肌是环行骨骼肌
D. 内有6～10条纵行的肛柱
E. 齿状线以上静脉丛曲张称内痔

9. 关于肝的描述，错误的是（　　）
A. 肝大部分位于右季肋区和腹上区
B. 在右肋弓触到肝一定是肝大
C. 肝右侧的上界最高点在右锁骨中线交第5肋处
D. 肝膈面的后部没有腹膜被覆的部分称裸区
E. 肝的位置在平静呼吸时可随呼吸上下移动2～3cm

10. 关于肝外胆道的说法，错误的是（　　）
A. 肝左管和肝右管汇合成肝总管
B. 肝左管和肝右管汇合成胆总管
C. 肝总管与胆囊管汇合成胆总管
D. 胆总管与胰管汇合成肝胰壶腹
E. 肝胰壶腹周围有肝胰壶腹括约肌环绕

11. 关于胆囊的说法，错误的是（　　）
A. 位于胆囊窝内
B. 胆囊底的体表投影在右锁骨中线与右肋弓相交处
C. 螺旋襞有控制胆汁进出胆囊的作用
D. 能分泌胆汁
E. 胆囊分底、体、颈、管四部分

12. 关于胰的描述，错误的是（　　）
A. 是人体最大的消化腺
B. 位于胃的后方，横贴于腹后壁
C. 胰管位于胰的实质内
D. 分为胰头、胰体和胰尾三部分
E. 胰能分泌胰岛素和胰液

13. 属于腹膜间位器官的是（　　）
A. 肝　　B. 肾
C. 肾上腺　　D. 胃
E. 回肠

14. 属于腹膜外位器官的是（　　）
A. 胆囊　　B. 十二指肠上部
C. 卵巢　　D. 乙状结肠
E. 肾

15. 仰卧位时腹膜腔最低处为（　　）
A. 网膜囊　　B. 肝肾隐窝
C. 膀胱直肠陷凹　　D. 膀胱子宫陷凹
E. 直肠子宫陷凹

二、问答题

1. 肝外胆道包括哪些部分？
2. 简述胆囊的形态特点及胆囊底的体表投影。
3. 简述胆汁的产生及其排出途径。

（高　尚）

第7章 呼吸系统

学习目标

1. 知识目标　掌握呼吸系统的组成，呼吸道的组成，上、下呼吸道的概念，鼻旁窦的名称、位置和开口部位，喉软骨的特点，气管的位置，左、右主支气管的特点及临床意义，肺的位置、形态，胸膜腔、肋膈隐窝的概念。熟悉喉腔的分部，肺的组织结构，胸膜的概念，胸膜与肺的体表投影。了解鼻腔的分部，鼻腔黏膜的特点，气管和主支气管的组织结构，纵隔的概念和分区。

2. 能力目标　能在标本和模型上辨认呼吸系统各结构，具备将所学知识应用于临床工作及健康科普的能力。

3. 素质目标　培养关爱、尊重患者的意识及良好的职业素养。

案例 7-1

患者，男性，68 岁，半年前间断出现刺激性干咳，无低热、盗汗、消瘦。2 周前，患者咳嗽较前加重，并出现咯血、活动后伴气促。遂至医院就诊，胸部 CT 提示右肺门肿物影伴右侧胸腔积液；胸腔积液脱落细胞学检查见癌细胞。综合患者相关临床资料，临床诊断为肺癌、胸腔积液。

问题：1. 简述肺的位置和形态。

2. 简述胸膜腔的概念。

呼吸系统（respiratory system）由呼吸道和肺两部分组成。其主要功能是进行气体交换，即吸入氧气，排出二氧化碳，此外还有嗅觉、发声、内分泌及协助静脉血回流入心等功能。呼吸道包括鼻、咽、喉、气管和各级支气管，是气体运输的通道。临床上通常把鼻、咽、喉称为上呼吸道；气管和各级支气管称为下呼吸道。肺由肺实质和肺间质组成，是气体交换的场所。肺实质由肺内支气管树和肺泡构成；肺间质由肺内的结缔组织、血管、淋巴管和神经等构成（图 7-1）。

考点：呼吸系统的组成，上、下呼吸道的概念

第 1 节　呼　吸　道

一、鼻

鼻（nose）既是呼吸道的起始部，又是嗅觉器官，还兼有辅助发音的功能。鼻分为外鼻、鼻腔和鼻旁窦三部分。

（一）外鼻

外鼻（external nose）位于面部中央，以鼻骨和鼻软骨为支架，外被覆皮肤。外鼻上端在两眶之间的狭窄部分称鼻根，向下延续为鼻背。外鼻下端游离为鼻尖，鼻尖两侧膨大呈弧形隆起为鼻翼，当呼吸困难时，鼻翼可

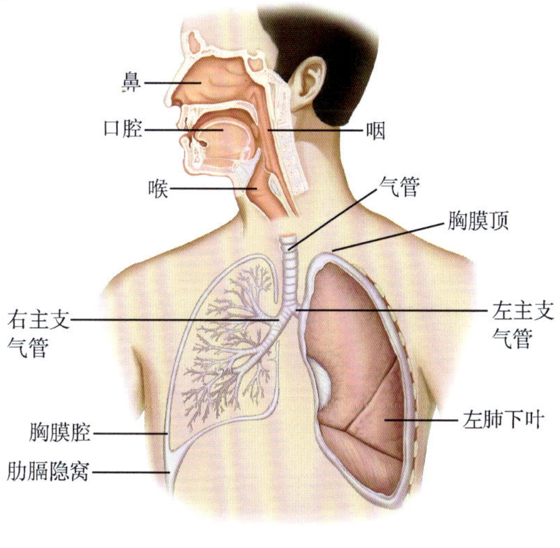

图 7-1　呼吸系统的组成

出现煽动，小儿更为明显。鼻翼下方的两孔为鼻孔，是气体进出呼吸道的门户。鼻尖和鼻翼处皮肤较厚，富含皮脂腺和汗腺，是酒渣鼻和痤疮的好发部位。从鼻翼向外下方到口角的浅沟称鼻唇沟，当面瘫时，患侧的鼻唇沟变浅或消失。

（二）鼻腔

鼻腔（nasal cavity）以鼻骨和鼻软骨为支架，内衬黏膜和皮肤，被鼻中隔分为左、右两腔。每侧鼻腔向前经鼻孔与外界相通，向后经鼻后孔通鼻咽，并以弧形隆起的鼻阈为界，分为鼻前庭和固有鼻腔两部分。

1. 鼻前庭（nasal vestibule） 位于鼻腔的前下部，相当于鼻翼所遮盖的部分。内面衬以皮肤，长有鼻毛，可滤过灰尘和净化吸入的空气。鼻前庭是疖肿的好发部位，由于缺乏皮下组织，发生疖肿时，疼痛较为剧烈。

2. 固有鼻腔（nasal cavity proper） 位于鼻腔的后上部，是鼻腔的主要部分，内面衬以黏膜。

鼻腔外侧壁自上而下有上鼻甲、中鼻甲和下鼻甲三个鼻甲，各鼻甲下方的裂隙，分别称为上鼻道、中鼻道和下鼻道（图7-2）。在上鼻甲的后上方与蝶骨体之间有一凹陷称蝶筛隐窝。上鼻道、中鼻道及蝶筛隐窝分别有鼻旁窦的开口，下鼻道的前部有鼻泪管的开口。

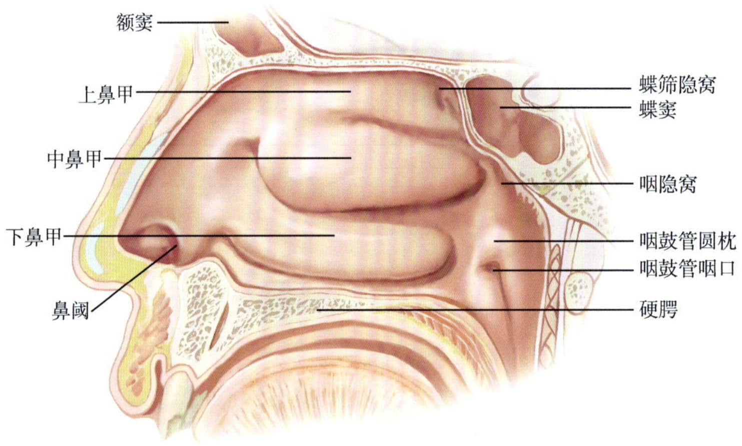

图7-2 鼻腔外侧壁

鼻腔内侧壁是鼻中隔。鼻中隔由骨性鼻中隔（包括筛骨垂直板和犁骨）和鼻中隔软骨构成，表面被覆黏膜（图7-3）。其前下部黏膜较薄，血管丰富而表浅，外伤、干燥空气刺激时易引起出血，也是鼻出血的常见部位，称为易出血区或利特尔（Little）区。

鼻腔的黏膜依其生理功能不同，分为嗅区和呼吸区两部分。嗅区位于上鼻甲及其相对应的鼻中隔以上的黏膜，活体呈苍白色或淡黄色，内含有嗅细胞（图7-4），有感受嗅觉的功能。呼吸区是嗅区以外的黏膜，活体呈粉红色，内含丰富的血管和混合腺，表层为假复层纤毛柱状上皮，对吸入的空气有加温、加湿和净化作用。

小儿鼻腔相对短小，无鼻毛，鼻道狭窄，鼻黏膜柔嫩且富于血管。老年人鼻黏膜变薄，腺体萎缩，分泌减少，鼻软骨弹性减弱，鼻尖下垂。

（三）鼻旁窦

鼻旁窦（paranasal sinus）又称副鼻窦，是鼻腔周围颅骨内开口于鼻腔的含气空腔，内衬黏膜，可调节吸入空气的温度、湿度，并对发声起共鸣作用。鼻旁窦共有4对，包括额窦、筛窦、蝶窦和上颌窦。额窦位于额骨内，两侧眉弓深面，开口于中鼻道。筛窦位于筛骨迷路内，由大小不一、排列不规则的含气小房组成，分为前、中、后三群。前、中群开口于中鼻道，后群开口于上鼻道。蝶窦位于蝶骨体内、垂体窝下方，开口于蝶筛隐窝。上颌窦位于上颌骨体内，是鼻旁窦中最大的一对，开口于中鼻道（图7-5）。

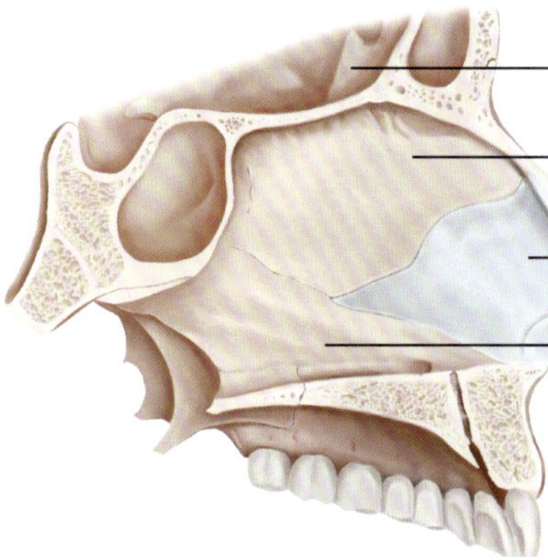

图7-3 鼻中隔

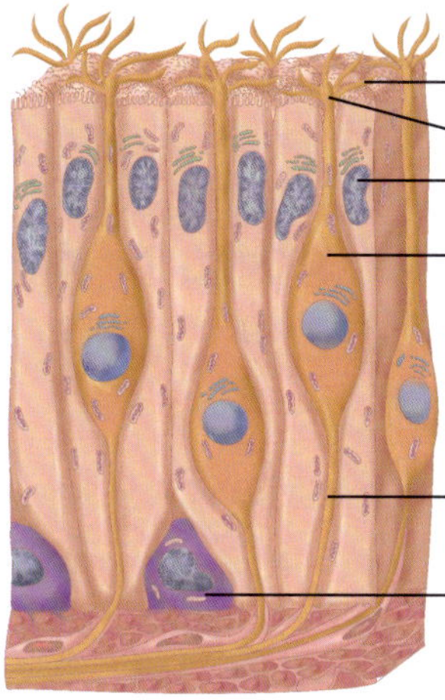

图7-4 鼻黏膜嗅区微细结构模式图

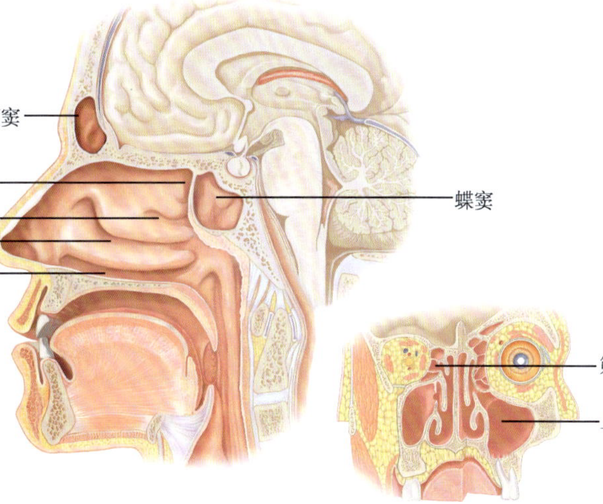

图7-5 鼻旁窦

新生儿上颌窦和筛窦极小，2岁以后迅速增大；2～3岁开始出现额窦；3岁时蝶窦才与鼻腔相通，6岁时蝶窦快速增大。

鼻旁窦的黏膜与鼻腔黏膜相延续，因此鼻腔的炎症常可蔓延至鼻旁窦，引起鼻窦炎。上颌窦是鼻旁窦中最大的一对，其开口位于上颌窦内侧壁最高处，且窦口高于窦底，窦腔内的分泌物不易排出，因此临床上鼻窦炎以上颌窦炎最为多见。

考点：鼻旁窦的名称、位置和开口部位

链 接 变应性鼻炎

变应性鼻炎（AR）又称过敏性鼻炎，是过敏体质的个体暴露于变应原（过敏原）后主要由免疫球蛋白E（IgE）介导的鼻黏膜非感染性慢性炎性疾病，主要有鼻痒、喷嚏、流涕、鼻塞等炎症表现。近年来，AR的患病率显著增加，已成为主要的呼吸道慢性炎性疾病，给患者生活质量和社会经济发展带来严重影响。AR的治疗包括环境控制、药物治疗、免疫治疗和健康教育。虽然目前尚不能彻底治愈，但通过规范化的综合防治，患者的各种症状可得到长期控制，并可显著提高患者的生活质量。

二、喉

喉（larynx）既是呼吸道，又是发声的器官。

（一）喉的位置

喉位于颈前部正中，成年人的喉在第3～6颈椎前方，在儿童时位置略高于成年人，女性略高于男性。喉上方借韧带和肌与舌骨相连，下方与气管相续，前方被皮肤、筋膜和舌骨下肌群覆盖，后方与喉咽紧密相邻，两侧有颈部的血管、神经及甲状腺侧叶。由于喉与舌骨、咽紧密相连，当吞咽或发声时，喉可上、下移动。

（二）喉的结构

喉是中空性器官，由喉软骨、韧带、喉肌和喉黏膜构成。

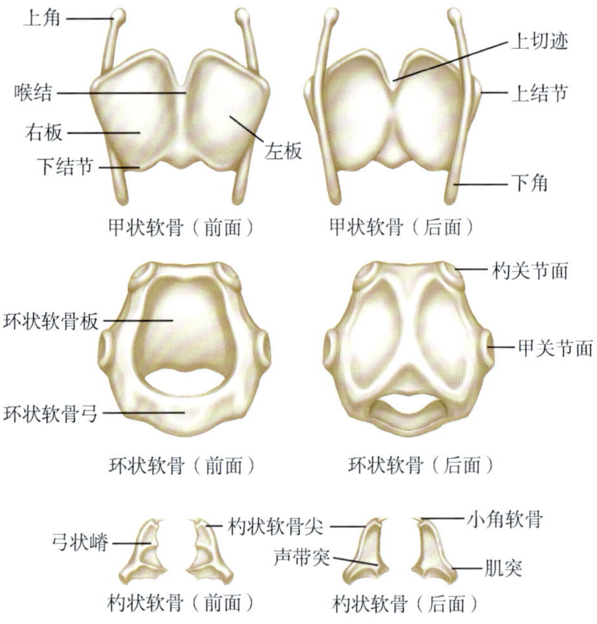

图7-6　喉软骨

1. 喉软骨　是喉的支架，包括甲状软骨、环状软骨、会厌软骨和成对的杓状软骨（图7-6、图7-7）。

（1）甲状软骨（thyroid cartilage）　位于舌骨的下方、环状软骨的上方，是喉软骨中最大的一块。甲状软骨由左、右两块近似方形的软骨板在前方愈着而成，愈着处称前角，前角的上端向前突出称喉结，成年男性尤为明显。两块甲状软骨板的后缘游离，向上、下各伸出一对突起，分别称上角和下角。上角借韧带与舌骨大角相连，下角与环状软骨构成关节。

（2）环状软骨（cricoid cartilage）　位于甲状软骨的下方，下与气管相连。其前部低而窄，称环状软骨弓，可在活体上触及，平对第6颈椎，是重要的体表标志；后部高而宽，称环状软骨板。环状软骨是呼吸道中唯一完整的环形软骨，对维持呼吸道通畅有重要作用。

（3）会厌软骨（epiglottic cartilage）　位于甲状软骨的后上方，形似树叶，上端宽阔而游离，下端细尖而附着在甲状软骨前角的后面，外覆黏膜构成会厌。当吞咽时，喉上提，会厌盖住喉口，可防止食物误入喉腔。

（4）杓状软骨（arytenoid cartilage）　位于环状软骨板的上方，左、右各一，近似三棱锥形，尖朝上，底朝下与环状软骨板上缘构成关节。底有两个突起，向前伸出的突起称声带突，有声韧带附着；向外侧伸出的突起称肌突，有喉肌附着。

考点：喉软骨的特点

链 接　触摸颈动脉搏动

经喉结画一条水平线，其与颈动脉的体表投影相交处是颈总动脉分叉处，分叉以下是颈总动脉，分叉以上是颈外动脉。抢救心搏骤停的主要手段是心肺复苏术，发生心搏骤停后的4分钟内实施心肺复苏是挽救生命的黄金时间，实施心肺复苏前要迅速判定颈动脉搏动是否消失，其做法是示指和中指在喉结平面向一侧平行滑移2～3cm，在胸锁乳突肌内侧触及颈动脉是否有搏动。

2. 喉的连结　主要是喉软骨之间及喉软骨与舌骨之间的连结（图7-7）。

（1）甲状舌骨膜（thyrohyoid membrane） 是连于甲状软骨上缘与舌骨之间的结缔组织膜。

（2）环甲关节（cricothyroid joint） 由甲状软骨下角与环状软骨两侧的关节面构成。此关节可使甲状软骨在冠状轴上做前倾和复位运动，使声带紧张或松弛。

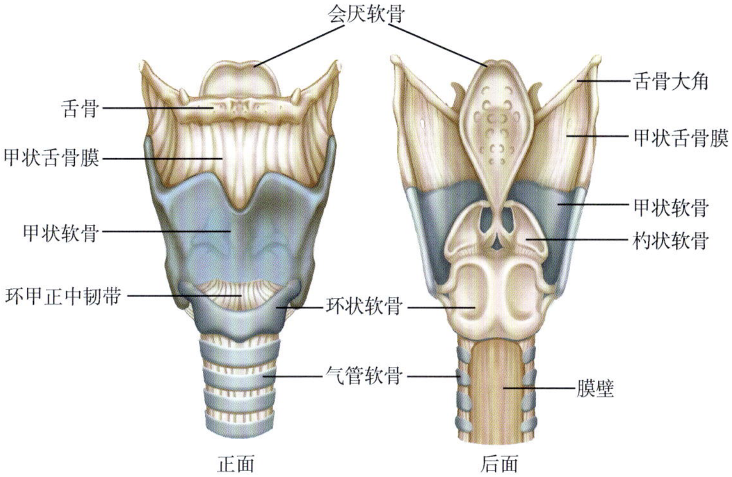

图7-7 喉软骨及其连结

（3）环杓关节（cricoarytenoid joint） 由杓状软骨底和环状软骨板上缘两侧的关节面构成。此关节可使杓状软骨在垂直轴上做旋转运动，使声门裂开大或缩小。

（4）弹性圆锥（conus elasticus） 为弹性纤维组成的膜状结构，自甲状软骨前角的后面，向下、向后止于环状软骨上缘和杓状软骨声带突。弹性圆锥上端游离，紧张于甲状软骨前角的后面与杓状软骨声带突之间，称声韧带。弹性圆锥中部较厚，附着于甲状软骨下缘与环状软骨弓上缘之间，称环甲正中韧带。当急性喉阻塞来不及进行气管切开术时，可在环甲正中韧带处进行穿刺或切开，建立暂时性的通气道以抢救患者生命。

3. 喉肌（laryngeal muscle） 为数块短小的骨骼肌，附着于喉软骨的内面和外面。按其功能可分为两群，一群作用于环甲关节，使声带紧张或松弛，以调节音调的高低；另一群作用于环杓关节，使声门裂开大或缩小，以调节音量的大小（图7-8）。

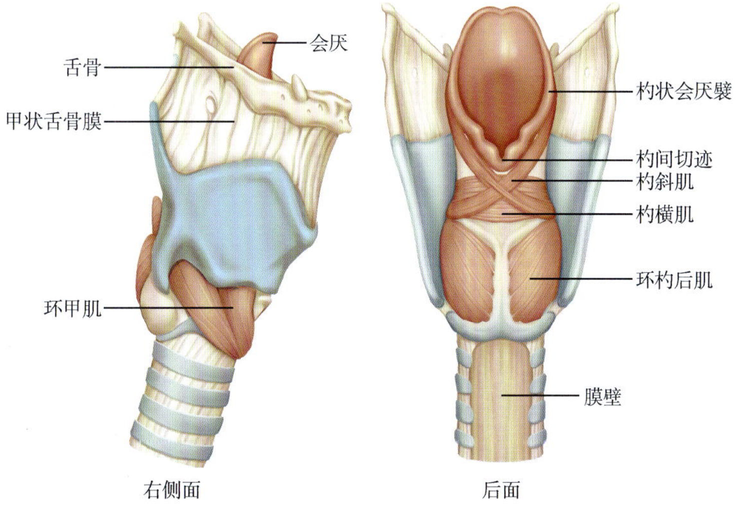

图7-8 喉肌模式图

4. 喉腔（laryngeal cavity） 是由喉软骨、韧带、纤维膜、喉肌和喉黏膜围成的管腔，向上经喉口

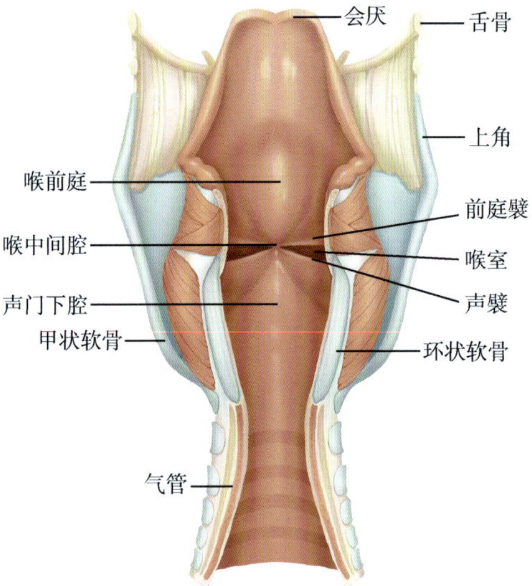

图 7-9 喉腔

与喉咽相通，向下与气管相通。喉腔的上口称喉口，朝向后上方。

在喉腔中部的侧壁上有上、下两对呈前后方向的黏膜皱襞，上方的一对称前庭襞，活体呈粉红色，两侧前庭襞之间的裂隙称前庭裂。下方的一对称声襞，比前庭襞更为突出，活体上呈苍白色，两侧声襞之间的裂隙称声门裂，是喉腔最狭窄的部位。声襞及其内面的声韧带和声带肌共同构成声带。肺内呼出的气流通过声门裂时振动声带而发音（图 7-9、图 7-10）。

喉腔以前庭裂和声门裂为界分为3个部分（图 7-9）。

（1）喉前庭（laryngeal vestibule） 是从喉口至前庭裂平面之间的部分。

（2）喉中间腔（intermediate cavity of larynx） 是前庭裂和声门裂两平面之间的部分，是喉腔中最短小的部分。喉中间腔向两侧突出的裂隙称喉室。

（3）声门下腔（infraglottic cavity） 是声门裂平面至环状软骨下缘之间的部分，此区黏膜下组织比较疏松，炎症时易发生水肿，尤其是婴幼儿的喉腔较窄，声门狭小，软骨柔软，水肿时易引起喉阻塞，造成呼吸困难。

考点：喉腔的分部

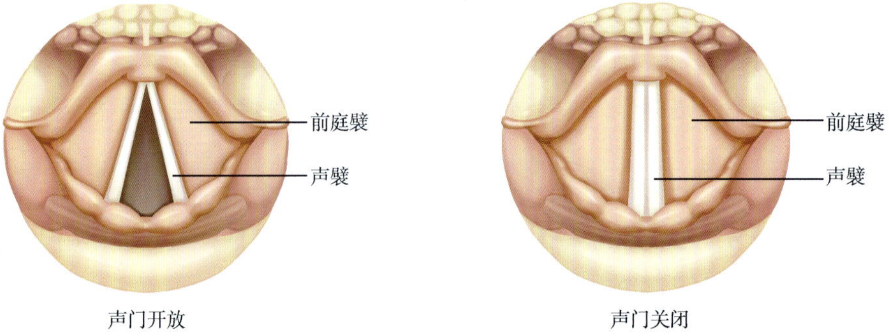

图 7-10 声门裂

三、气管与主支气管

气管与主支气管是连接喉与肺之间的管道。

（一）气管与主支气管的微细结构

气管（trachea）与主支气管的管壁结构相同，由内向外依次分为黏膜、黏膜下层和外膜，各层间无截然分界。

1. 黏膜 由上皮和固有层构成。上皮为假复层纤毛柱状上皮，纤毛细胞数量最多，杯状细胞数量较多（图 7-11）。固有层由富含弹性纤维的结缔组织构成，内有小血管、腺导管和淋巴组织等结构。

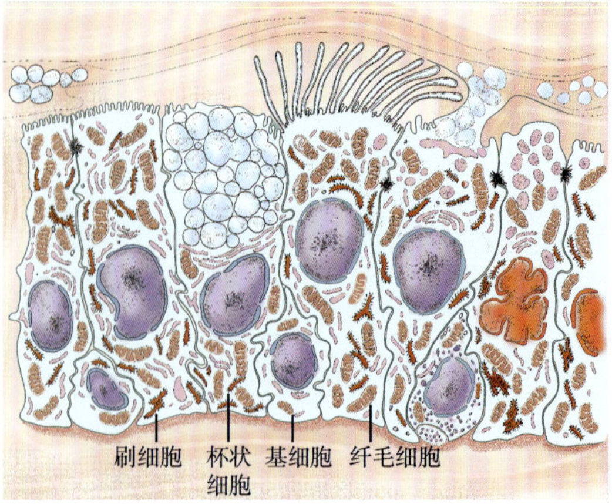

图 7-11 气管上皮的超微结构模式图

2. 黏膜下层 由疏松结缔组织构成，内有血管、淋巴管、神经和气管腺。气管腺的浆液性腺细胞与黏膜上皮中的杯状细胞分泌的黏液可润滑黏膜表面，有利于黏膜上皮的纤毛正常摆动。

3. 外膜 较厚，主要由C形的气管软骨环和疏松结缔组织构成。气管软骨环之间有弹性纤维相连接，缺口处由结缔组织封闭，内含平滑肌束。

婴幼儿的气管和支气管较成人短、狭窄，黏膜柔嫩且血管丰富，纤毛运动差则清除能力差，软骨柔软，缺乏弹力组织，因此支撑作用差，故婴幼儿气管、支气管易发生感染。

老年人气管内径增大，黏膜上皮萎缩、鳞状上皮化生、纤毛倒伏、杯状细胞增多；黏膜下腺体萎缩；外膜中软骨逐渐退变，出现钙盐沉着和骨化。

（二）气管

气管位于食管的前方，上端在第6颈椎下缘平面连于环状软骨，经颈部正中下行入胸腔，至胸骨角平面分为左、右主支气管，分叉处称气管杈。在气管杈内面，有一向上凸的半月状纵嵴称气管隆嵴，稍偏向左侧，是支气管镜检查的定位标志。

气管由14～17个C形的气管软骨环及连接各环之间的平滑肌和结缔组织构成。软骨环能保持气管、主支气管管道开放，保证气流通畅。气管软骨为透明软骨，其缺口向后，由平滑肌和结缔组织构成的气管膜壁所封闭（图7-12）。

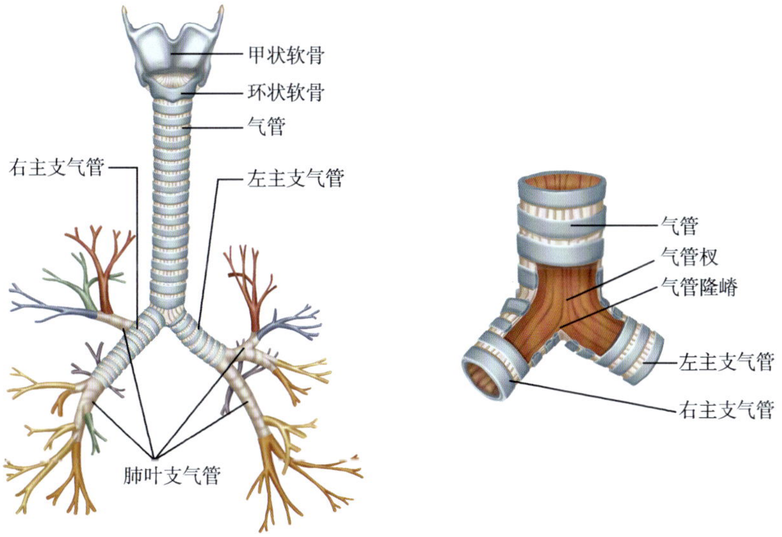

图7-12 气管和主支气管（前面观）

根据气管的行程与位置，可分为颈、胸两部。颈部气管较短而浅，沿颈前正中线下行，可在体表触及。在第2～4个气管软骨环的前面有甲状腺峡部横过，两侧邻有甲状腺侧叶和颈部大血管。胸部气管较长，位于胸腔内。临床上行气管切开时，常在第3～5个气管软骨环处施行。

（三）支气管

支气管（bronchi）是指由气管分出的各级分支，其中第一级分支是主支气管。主支气管包括左、右主支气管（图7-12）。

左主支气管细而长，长4～5cm，走行较倾斜，经左肺门入肺。右主支气管粗而短，长2～3cm，走行较陡直，经右肺门入肺。根据左、右主支气管的形态特点，以及气管隆嵴稍偏向左侧，且右肺通气量较大等因素，临床上气管内异物多坠入右主支气管。

考点：左、右主支气管的特点及临床意义

链 接 气管插管

气管插管是建立人工气道的最有效及最可靠的一种方法，指将一种特制的气管导管通过口腔或鼻腔经声门置入气管的技术，这一技术能为解除呼吸道梗阻、保证呼吸道通畅、清除呼吸道分泌物、防止误吸、进行辅助或控制呼吸等提供最佳条件，也是实施全身麻醉的一项常用措施。

第2节 肺

一、肺的微细结构

肺的表面被有一层浆膜，即脏胸膜。肺组织分为肺实质和肺间质两部分。

（一）肺实质

主支气管经肺门进入肺后，在肺内反复分支呈树枝状，称为支气管树。肺实质包括肺内支气管树及终末的肺泡。主支气管入肺后的各级分支依次分为肺叶支气管、肺段支气管、小支气管、细支气管（管径小于1mm）、终末细支气管（管径小于0.5mm）、呼吸性细支气管、肺泡管、肺泡囊和肺泡（图7-13）。每根细支气管连同它的各级分支和肺泡构成一个肺小叶（pulmonary lobule）。每个肺叶有50～80个肺小叶。

根据肺实质的功能不同，将其分为导气部和呼吸部两部分。

1. 导气部 从肺叶支气管到终末细支气管构成肺的导气部，只能传送气体，不能进行气体交换。导气部的管壁组织结构与肺外支气管基本相似，但随着分支的增多，管径由大变小，管壁由厚变薄，其管壁组织结构也发生相应的变化，主要是：①上皮由假复层纤毛柱状上皮逐渐移行为单层纤毛柱状上皮或单层柱状上皮；②杯状细胞和腺体逐渐减少，最后消失；③软骨环断裂呈片状，软骨片逐渐减少，最后消失；④平滑肌逐渐增多，在终末细支气管形成完整的环行肌层，细支气管和终末细支气管可通过环行平滑肌的收缩和舒张来调节出入肺泡的气体流量。

2. 呼吸部 呼吸性细支气管及其以下各段壁上均有肺泡开口，能进行气体交换，构成肺的呼吸部，包括呼吸性细支气管、肺泡管、肺泡囊和肺泡（图7-14）。

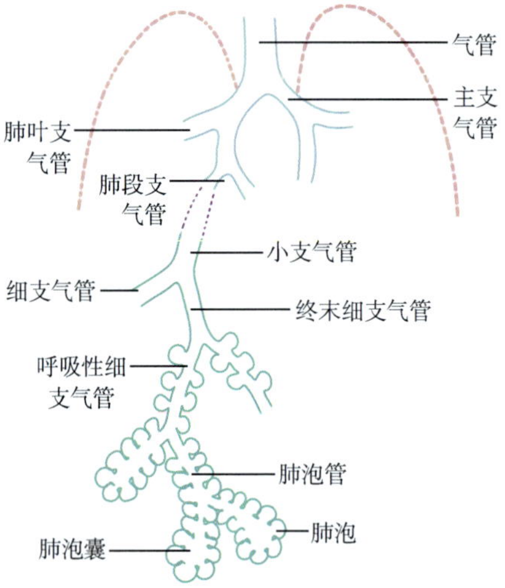

图7-13 呼吸系统的分部模式图

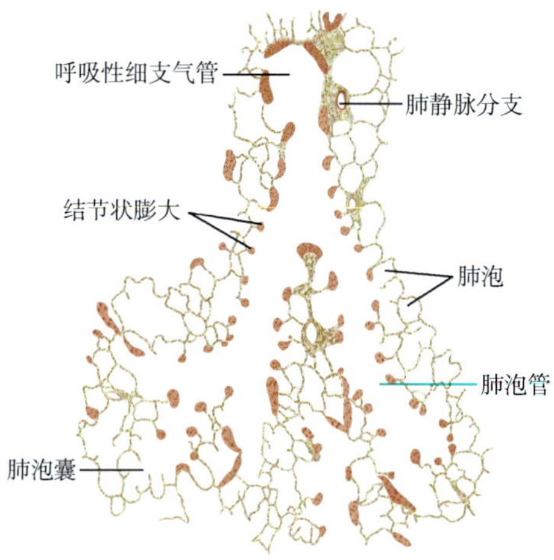

图7-14 支气管树的呼吸部

（1）呼吸性细支气管（respiratory bronchiole） 是终末细支气管的分支，管壁上有少量肺泡开口，管壁上皮为单层立方上皮，外有少量平滑肌和结缔组织。

（2）肺泡管（alveolar duct） 是呼吸性细支气管的分支，管壁上有大量肺泡开口，因而管壁自身结构很少，只存在于相邻肺泡开口处，呈结节状膨大。膨大表面覆有单层立方或扁平上皮，上皮外为环行平滑肌。

（3）肺泡囊（alveolar sac） 是肺泡管的分支，为数个肺泡共同开口的囊状腔隙，相邻肺泡开口处没有平滑肌，故无结节状膨大。

（4）肺泡（pulmonary alveolus） 是支气管树的终末部分，呈半球形囊泡状，直径约0.2mm，开口于肺泡囊、肺泡管和呼吸性细支气管，是气体交换的场所，成年人肺有3亿～4亿个肺泡。肺泡壁由肺泡上皮构成。肺泡上皮为单层上皮，由Ⅰ型肺泡细胞和Ⅱ型肺泡细胞组成（图7-15）。

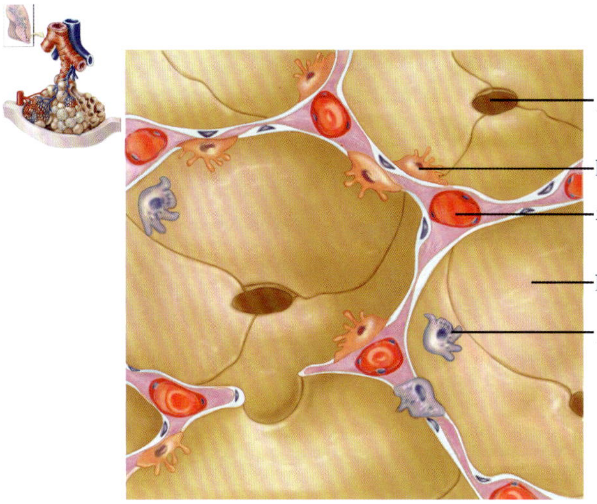

图7-15 肺泡模式图

1）Ⅰ型肺泡细胞（type Ⅰ alveolar cell）：细胞呈扁平形，核扁圆，无核部分很薄。细胞数量少，约占肺泡细胞的25%，但覆盖面积占肺泡表面积的95%左右，是进行气体交换的部位。Ⅰ型肺泡细胞无增殖能力，损伤后由Ⅱ型肺泡细胞增殖分化补充。

2）Ⅱ型肺泡细胞（type Ⅱ alveolar cell）：细胞呈圆形或立方形，核大而圆，胞质着色浅，呈泡沫状。细胞数量多，约占肺泡细胞的75%，但覆盖面积仅为肺泡表面积的5%左右（图7-16）。

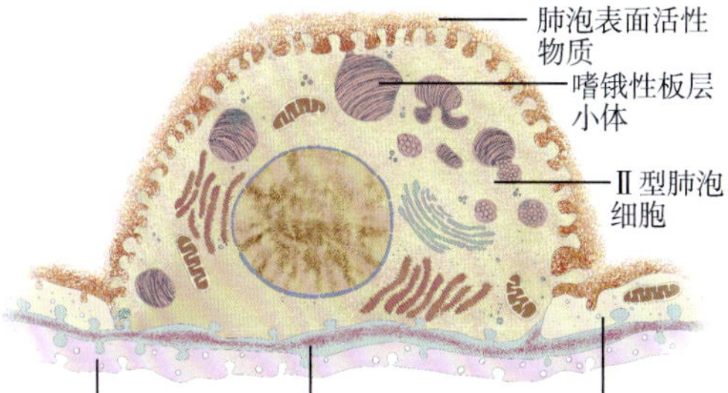

图7-16 Ⅱ型肺泡细胞的超微结构模式图

Ⅱ型肺泡细胞能分泌肺泡表面活性物质，在肺泡上皮腔面形成一层薄膜。肺泡表面活性物质的主要成分是磷脂、蛋白质和糖胺聚糖等，主要功能是降低肺泡表面张力、稳定肺泡直径的大小。吸气时肺泡扩张，表面活性物质密度降低，表面张力增大，导致肺泡回缩力增大，可防止肺泡过度膨胀；呼气时肺泡缩小，表面活性物质密度增加，表面张力降低，阻止肺泡过度塌陷。因为胎儿在六七个月或之后，Ⅱ型肺泡细胞才开始合成和分泌肺泡表面活性物质，所以有些早产儿由于缺乏肺泡表面活性物质，出生后发生新生儿呼吸窘迫综合征。

3）肺泡孔（alveolar pore）：是相邻肺泡之间的小孔，气体可借肺泡孔互相流通，肺泡孔的数目随年龄的增长而增加。在肺部感染时，肺泡孔也是炎症蔓延的通道。

考点：肺小叶的概念，肺导气部和呼吸部的组成

（二）肺间质

肺间质由肺内的结缔组织、血管、淋巴管和神经等构成。

肺泡隔（alveolar pore）是相邻肺泡之间的薄层结缔组织，属于肺间质，其内含有丰富的毛细血管网、大量的弹性纤维和散在的成纤维细胞、肺巨噬细胞及肥大细胞等。

肺泡隔内毛细血管网与肺泡上皮紧密相贴，有利于毛细血管内血液中的CO_2与肺泡内的O_2进行交换。气-血屏障（blood-air barrier）又称呼吸膜（respiratory membrane），是进行气体交换的结构，由肺泡腔内表面的液体层、Ⅰ型肺泡细胞与基膜、薄层结缔组织、毛细血管基膜与内皮构成。正常的呼吸膜厚0.2～0.5μm，当肺纤维化或肺水肿时，呼吸膜增厚，影响气体交换，导致机体缺氧。

肺泡隔内弹性纤维使肺泡具有弹性，有利于肺泡在呼气时回缩。

肺巨噬细胞来源于血液中的单核细胞，能吞噬吸入的灰尘、异物、细菌及渗出的红细胞。吞噬大量肺内灰尘颗粒的肺巨噬细胞称尘细胞，常分布于肺泡隔和各级支气管附近的肺间质。

在左心衰竭出现肺淤血时，大量渗出的红细胞被肺巨噬细胞吞噬，血红蛋白被分解为含铁血黄素颗粒，该肺巨噬细胞称心衰细胞。

小儿肺泡数量少，弹性纤维发育较差，血管丰富，间质发育旺盛，因而肺含血量多而含气量少，易发生感染。

老年人肺组织的弹性纤维减少、胶原纤维增多，肺泡回缩力减弱。肺泡壁周围的弹性纤维退行性变化，故肺泡壁易断裂，肺泡相互融合、肺泡数量减少而肺泡腔变大，导致肺气肿或慢性阻塞性肺疾病。

考点：气-血屏障

二、肺的位置和形态

（一）肺的位置

肺（lung）位于胸腔内，膈的上方，纵隔的两侧，左、右各一（图7-17）。肺质软而轻，呈海绵状，富有弹性。肺表面有脏胸膜包被，光滑润泽。婴幼儿的肺呈淡红色，随着年龄的增长，吸入空气中的灰尘不断沉积于肺，肺的颜色逐渐变成灰色或深灰色。

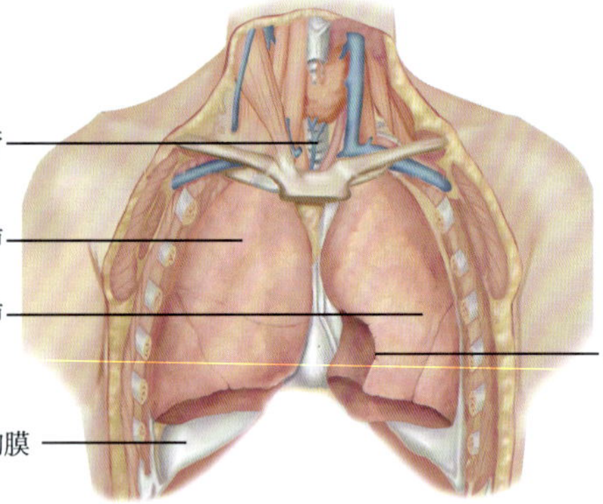

图7-17　肺的位置

（二）肺的形态

肺呈圆锥形，有一尖（肺尖）、一底（肺底）、两面（外侧面和内侧面）和三缘（前缘、后缘和下缘）。

肺尖钝圆，经胸廓上口向上突至颈根部，高出锁骨内侧1/3段上方2～3cm。肺底与膈相邻，向上方凹，又称膈面。肺的外侧面隆凸，邻贴胸壁内面的肋和肋间隙，又称肋面；内侧面与纵隔相邻，又称纵隔面。纵隔面中部凹陷处称肺门，是主支气管、肺动脉、肺静脉、淋巴管和神经等结构进出肺的部位。这些进出肺门的结构被结缔组织包绕在一起，构成肺根。肺的前缘薄锐，左肺前缘下部有一弧形凹陷，称心切迹，心切迹下方的舌状突起，称左肺小舌；后缘钝圆，贴于脊柱两侧；下缘较薄锐，伸向胸壁与膈的间隙内（图7-18、图7-19）。

受心脏位置偏左及肝位置的影响，左肺狭而长，右肺宽而短。每侧肺都有深入肺内的裂隙，肺借此分成肺叶。左肺被一由后上斜向前下的斜裂分成上、下两叶；右肺除斜裂外，还有一近似水平走向的水平裂，因此右肺被斜裂和水平裂分为上、中、下三叶（图7-18）。

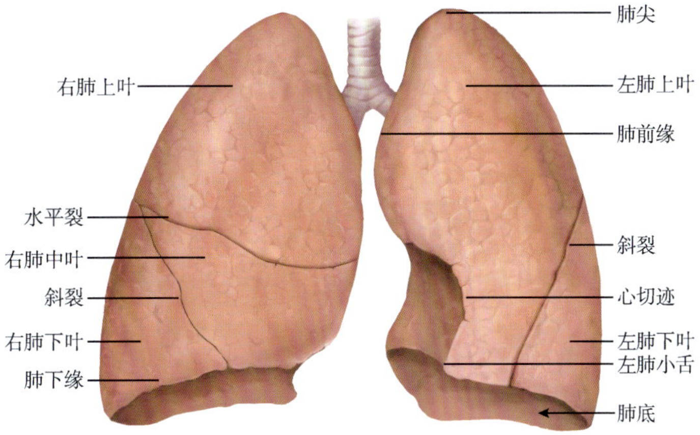

图7-18　肺的形态

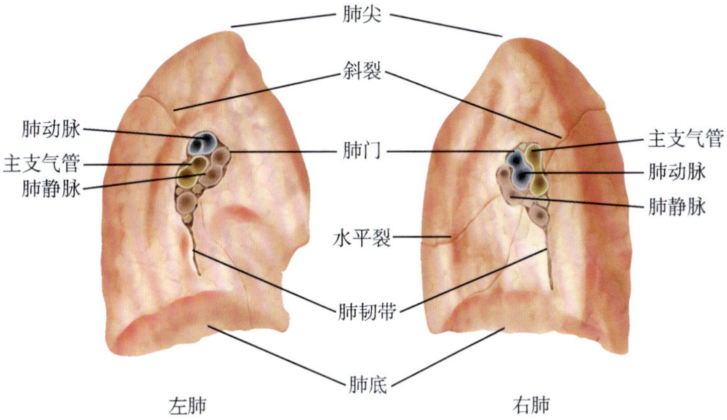

图7-19　肺的内侧面和肺门

考点：肺的位置、形态，肺门、肺根的概念

三、肺内支气管和支气管肺段

左、右主支气管进入肺门后分出肺叶支气管，左主支气管分为上、下两支，右主支气管分出上、中、下三支，分别进入相应的肺叶。肺叶支气管在各肺叶内再发出的分支，即为肺段支气管。肺段支气管继续在肺内反复分支。每一肺段支气管及其分支和它们所属的肺组织，构成一个支气管肺段，简称肺段。肺段呈圆锥形，尖朝向肺门，底朝向肺的表面。左、右肺通常分为10个肺段，有时左肺出现共干肺段支气管，因此左肺也可分为8个肺段。临床上常以肺段为单位进行定位诊断及肺切除术（图7-20）。

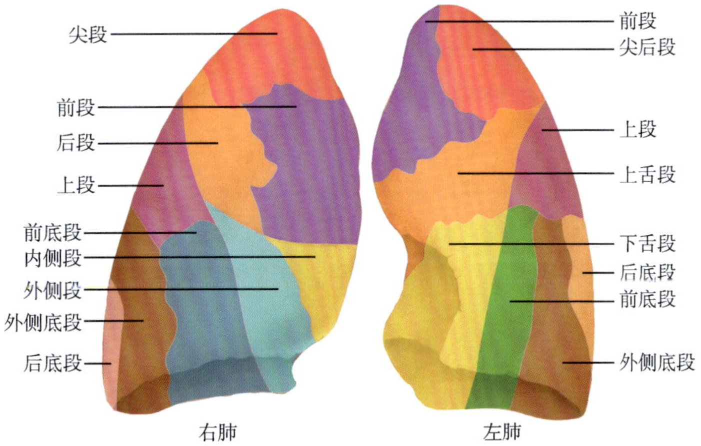

图7-20　肺段模式图

第3节　胸膜与纵隔

一、胸　　膜

（一）胸腔、胸膜和胸膜腔的概念

1. 胸腔（thoracic cavity） 由胸壁与膈围成，上界为胸廓上口，向上与颈部相通，下界借膈与腹腔隔开。胸腔内的左、右两侧容纳胸膜腔和左、右肺，中间是纵隔。

2. 胸膜（pleura） 是一层薄而光滑的浆膜，分为互相移行的脏胸膜和壁胸膜两部分。脏胸膜紧贴在肺表面，并伸入肺叶间裂内。壁胸膜衬贴于胸壁内面、膈上面和纵隔两侧面（图7-21）。

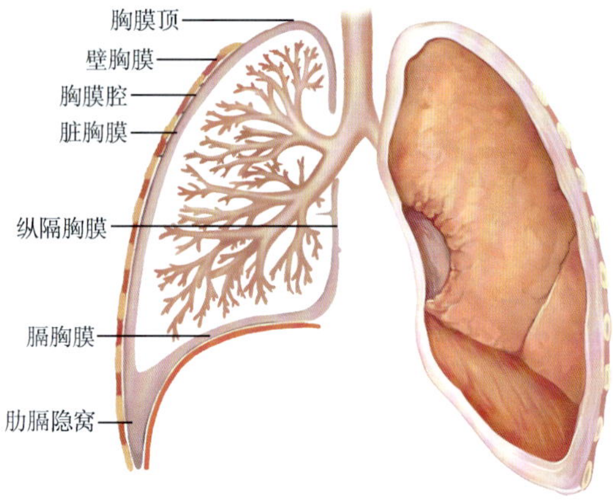

图7-21　胸膜与胸膜腔模式图

3. 胸膜腔（pleural cavity） 是由脏、壁两层胸膜在肺根处互相移行而形成密闭的潜在性腔隙。左、右各一，互不相通，腔内呈负压，含有少量浆液，在呼吸运动时可减少两层胸膜间的摩擦（图7-21）。

考点：胸膜腔的概念

（二）壁胸膜分部及胸膜隐窝

1. 壁胸膜分部 壁胸膜按其衬贴部位不同分为4个部分：①胸膜顶，突出胸廓上口，覆盖肺尖；②肋胸膜，贴于肋与肋间肌内面；③膈胸膜，贴于膈的上面；④纵隔胸膜，贴在纵隔的两侧，其中部包绕肺根，并移行为脏胸膜（图7-21）。

2. 胸膜隐窝（pleural recess） 是各部壁胸膜相互移行转折的胸膜腔，在深吸气时肺缘也不能充满其间。其中最大、最重要的是肋膈隐窝。

肋膈隐窝（costodiaphragmatic recess）又称肋膈窦，是肋胸膜和膈胸膜相互移行转折处形成的。肋膈隐窝是胸膜腔的最低部位，当胸膜发生炎症时，渗出液首先积聚于此处，是临床上进行胸膜腔穿刺抽液的常用部位（图7-21）。

考点：肋膈隐窝的概念及临床意义

（三）胸膜与肺的体表投影

1. 胸膜的体表投影 两侧胸膜顶和胸膜前界的体表投影分别与肺尖和肺前缘的体表投影基本一致。两侧胸膜前界的下段在胸骨体下部与左侧第4、5肋软骨后方形成一个无胸膜区，称心包区，其间显露心及心包。临床上常在胸骨左缘第4肋间隙进行心内注射或心包穿刺，不会伤及肺和胸膜。

胸膜下界是肋胸膜与膈胸膜的反折线，两侧大致相同。右侧起于第6胸肋关节处，左侧起于第6肋软骨后方，两侧均斜向外下方，在锁骨中线处与第8肋相交，在腋中线处与第10肋相交，在肩胛线处与第11肋相交，在脊柱旁平第12胸椎棘突高度（图7-22、表7-1）。

2. 肺的体表投影

（1）两肺前缘的体表投影　左、右肺的前缘自肺尖开始，斜向内下，经胸锁关节后方至第2胸肋关节的水平，左、右靠近，并垂直下降。右侧到达第6胸肋关节处，移行为右肺下缘；左肺下降至第4胸肋关节处，因有左肺心切迹而转向左下做弧形弯曲至第6肋软骨中点（距前正中线约4cm）处移行为左肺下缘。

（2）两肺下缘的体表投影　基本相同，均沿第6肋软骨下缘行向外下方，在锁骨中线处与第6肋相交，在腋中线处与第8肋相交，在肩胛线处与第10肋相交，在脊柱旁平第10胸椎棘突高度（图7-22、表7-1）。

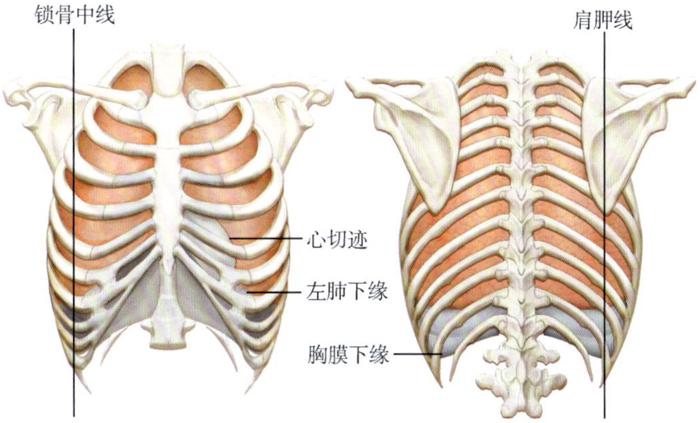

图7-22 肺与胸膜的体表投影

表7-1 肺和胸膜下界的体表投影

部位	锁骨中线	腋中线	肩胛线	后正中线
肺下界	第6肋	第8肋	第10肋	平第10胸椎棘突
胸膜下界	第8肋	第10肋	第11肋	平第12胸椎棘突

二、纵　隔

纵隔（mediastinum）是两侧纵隔胸膜之间所有器官、结构和结缔组织的总称。纵隔的上界是胸廓上口，下界是膈，前界是胸骨，后界是脊柱胸段，两侧界是纵隔胸膜。纵隔通常以胸骨角与第4胸椎下缘平面为界，将其分为上纵隔和下纵隔。

1. 上纵隔（superior mediastinum） 主要有胸腺、头臂静脉、上腔静脉、膈神经、迷走神经、主动脉弓及其三大分支、气管、食管、胸导管和淋巴结等。

2. 下纵隔（inferior mediastinum） 以心包前、后壁为界，分为前纵隔、中纵隔和后纵隔。

（1）前纵隔　位于胸骨体与心包前壁之间，内有胸腺下部、结缔组织和淋巴结等。

（2）中纵隔　位于心包前、后壁之间，内有心包、心和出入心的大血管根部、膈神经、淋巴结等。

（3）后纵隔　位于心包后壁与脊柱之间，内有主支气管、食管、胸主动脉、胸导管、奇静脉、半奇静脉、副半奇静脉、迷走神经、胸交感干和淋巴结等。

自　测　题

一、单选题

1. 下列结构中，属于下呼吸道的是（　　）
   A. 鼻　　B. 咽
   C. 喉　　D. 气管
   E. 肺
2. 上颌窦开口的部位是（　　）
   A. 上鼻道　　B. 中鼻道
   C. 下鼻道　　D. 中鼻甲
   E. 上鼻甲
3. 下列软骨的结构包含喉结的是（　　）
   A. 会厌软骨　　B. 甲状软骨
   C. 环状软骨　　D. 杓状软骨
   E. 气管软骨
4. 小儿喉腔炎症时，易发生水肿的部位是（　　）
   A. 喉前庭　　B. 喉口
   C. 喉中间腔　　D. 声门下腔
   E. 喉室
5. 气管切开的部位常选在（　　）
   A. 第2～3个气管软骨处
   B. 第3～5个气管软骨处
   C. 第5～6个气管软骨处
   D. 以上均不理想
   E. 以上均可
6. 关于右主支气管的走行方向的描述，正确的是（　　）

A. 与气管近乎垂直
B. 较左主支气管横平
C. 与气管在同一条直线上
D. 较左主支气管垂直
E. 与左主支气管完全对称

7. 下列关于肺的叙述，错误的是（　　）
A. 肺底又称为膈面
B. 两肺的前缘都有心切迹
C. 左肺的前缘有左肺小舌
D. 肺与胸廓相邻的面称为胸肋面
E. 右肺分3叶

8. 下列关于胸膜腔的描述，正确的是（　　）
A. 左、右胸膜腔借肺门相通
B. 其最低部位是肋膈隐窝
C. 经呼吸道与外界相通
D. 内含少量气体
E. 腔内为正压

9. 肺的下界在锁骨中线上位于（　　）
A. 第6肋　B. 第8肋
C. 第9肋　D. 第10肋
E. 第2肋

10. 肺的呼吸部不包括（　　）
A. 呼吸性细支气管　B. 肺泡管
C. 肺泡囊　D. 终末细支气管
E. 肺泡

二、问答题

1. 简述呼吸道的组成及上呼吸道、下呼吸道的概念。
2. 简述左、右主支气管的特点及临床意义。

（刘晴晴）

第8章 泌尿系统

学习目标

1. 知识目标 掌握泌尿系统的组成，肾的位置和形态，肾门的位置及临床意义，肾单位和滤过膜的组成，输尿管的分部及生理性狭窄，膀胱的位置和形态，膀胱三角的位置及临床意义。熟悉肾的结构和被膜，尿液产生和排出途径。了解肾和膀胱的毗邻，女性尿道的解剖特点。

2. 能力目标 能在标本和模型上辨认泌尿系统各器官结构，具备将所学知识应用于临床实践的能力。

3. 素质目标 培养医者仁心和勤学好思的品质，具有运用所学知识健康宣教的意识。

案例 8-1

患者，女性，28 岁，已婚。今晨起床后感觉乏力、头痛，继而出现畏寒、发热、腰部酸痛伴尿路刺激征。入院检查，体温 39.5℃，脉搏 110 次 / 分，血压 130/80mmHg，右肾区叩击痛阳性。血常规检查中白细胞计数为 15×10^9/L，尿常规镜检可见大量白细胞，红细胞少许。既往身体健康，近两周有过会阴部皮肤感染。初步诊断：急性肾盂肾炎。

问题：1. 泌尿系统由哪些器官组成？

2. 为什么女性更容易患急性肾盂肾炎？

泌尿系统（urinary system）由肾、输尿管、膀胱和尿道组成（图8-1）。其主要功能是排出机体新陈代谢过程中所产生的废物和多余的水分，调节机体电解质平衡，维持机体内环境的稳定。肾产生的尿液经输尿管到达膀胱储存，再通过尿道排出体外。此外，肾还具有内分泌功能，能产生促红细胞生成素、前列腺素和肾素等物质。

考点：泌尿系统的组成

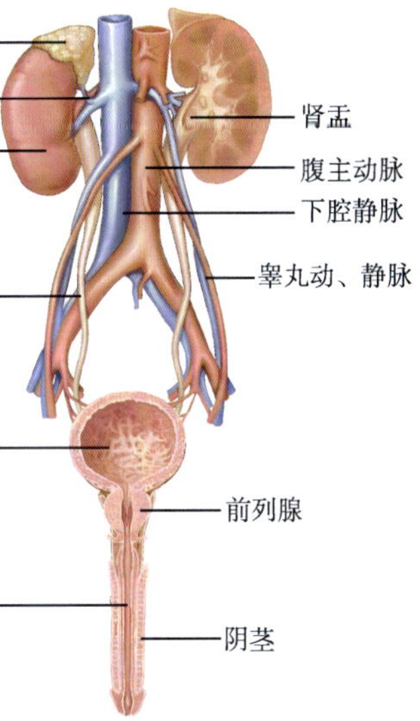

图 8-1 男性泌尿系统

第 1 节 肾

一、肾的形态

肾（kidney）是实质性器官，左右各一，形似蚕豆，新鲜时呈红褐色，质地较软，表面光滑。每侧肾脏重量平均为130～150g，女性略小于男性。肾可分为前、后两面，上、下两端和内、外侧两缘（图8-2）。肾的上方与肾上腺相邻，因此上端较宽而薄，下端较窄而厚。前面凸向前外侧，后面较平坦，紧贴腹后壁。外侧缘向外隆凸；内侧缘向中央部凹陷，称肾门（renal hilum），是肾静脉、肾动脉、肾盂、淋巴管和神经等结构出入肾的部位。出入肾门的所有结构被结缔组织包裹成束，称肾蒂（renal pedicle）。由于下腔静脉靠近右肾，故右肾肾蒂较左肾肾蒂短。肾门向肾实质内凹陷形成的腔隙称肾窦（renal sinus），容纳肾小盏、肾大盏、肾盂、肾静脉及其属支、肾动脉及其分

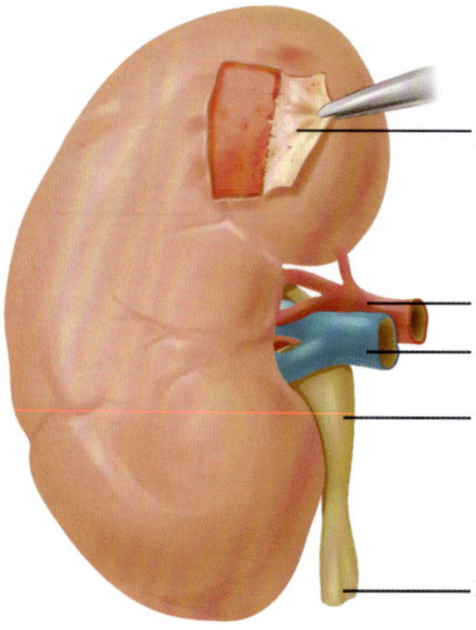

图8-2 肾的形态

支、神经、淋巴管和脂肪组织等结构。

考点：肾的形态，肾门、肾蒂和肾窦的概念

二、肾的位置和毗邻

（一）肾的位置

肾呈"八"字形位于脊柱的两侧、腹腔后间隙内，前面被腹膜覆盖，为腹膜外位器官（图8-3）。肾的位置一般女性低于男性，儿童低于成人。左、右肾的位置受腹腔内器官的影响各有差异，右肾位置受肝脏的影响一般比左肾低半个椎体（表8-1）。正常成人肾脏不易触及，有时可触到右肾下极，而婴儿肾脏的位置较低，下极可低至髂嵴以下，且体积相对较大，腹壁肌肉薄而松弛，故2岁内健康儿童腹部触诊时易触及肾脏。

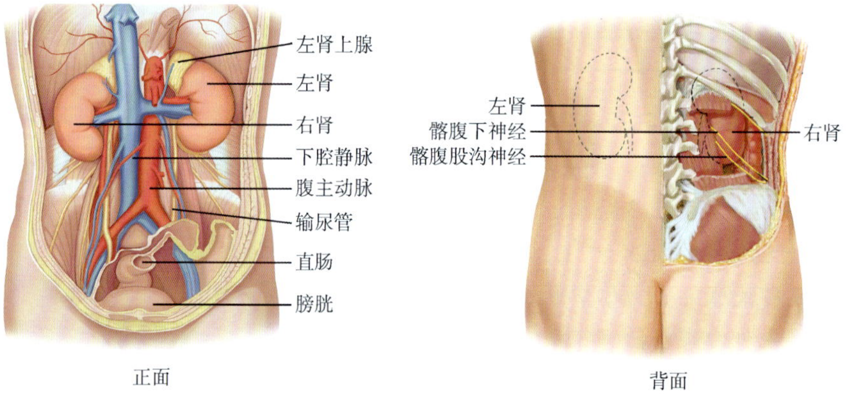

图8-3 肾的位置

表8-1 左、右肾的位置比较

部位	上端	下端	与第12肋关系
右肾	第12胸椎体上缘	第3腰椎体上缘	斜过右肾后面上部
左肾	第11胸椎体下缘	第2～3腰椎椎间盘	斜过左肾后面中部

肾门约平第1腰椎体平面，距后正中线约5cm，其体表投影位于竖脊肌外侧缘与第12肋的夹角处，称肾区（renal region）。肾脓肿、肾盂肾炎等疾病患者触压和叩击该区可引起疼痛，有助于临床诊断。

考点：肾区的概念及临床意义

（二）肾的毗邻

两肾的上端与肾上腺相贴，肾后上1/3部与膈相邻，下部与腰大肌、腰方肌及腹横肌相毗邻。左肾前上部邻接胃底后壁，中部与胰尾和脾血管相接触，下部邻空肠和结肠左曲。右肾前上部与肝右叶相邻，下部与结肠右曲相接触，内侧缘邻十二指肠降部（图8-4）。

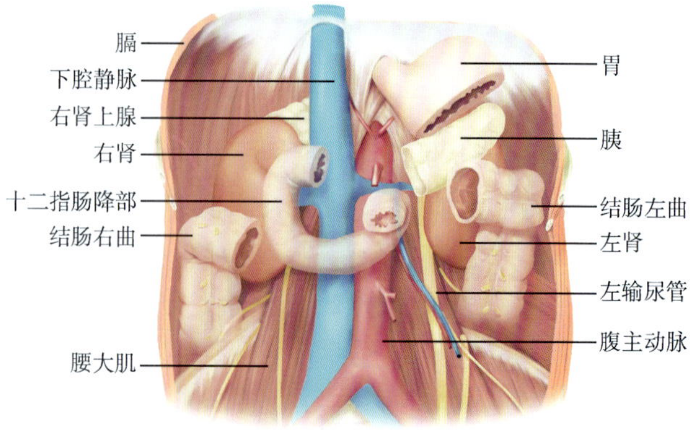

图8-4 肾的毗邻

三、肾的被膜

肾的表面由三层被膜覆盖，由内向外依次为

纤维囊、脂肪囊和肾筋膜（图8-5）。

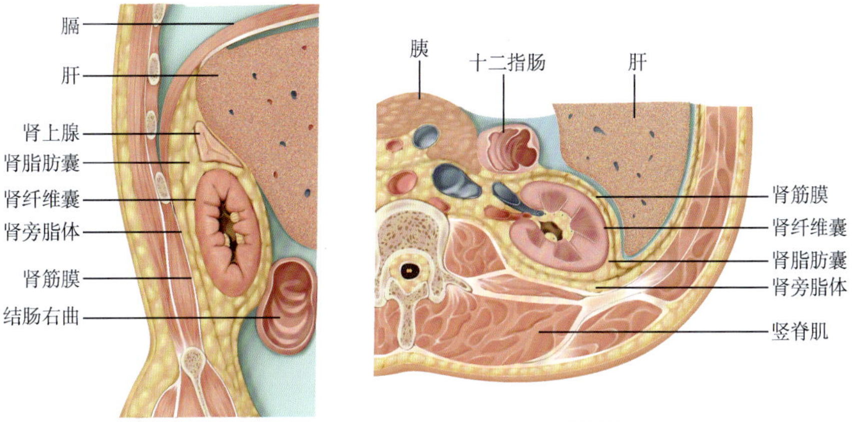

图8-5 肾的被膜

1. 纤维囊（fibrous capsule） 薄而坚韧，由致密结缔组织膜和少量弹性纤维构成，紧贴于肾实质表面，并在肾门处反折入肾窦。正常状态下，此膜易与肾实质剥离，而在某些病理情况下，此膜会与肾实质发生粘连，不易剥离。当肾破裂或肾部分切除时需缝合此膜，以防肾下垂和肾实质撕裂。

2. 脂肪囊（adipose capsule） 为纤维囊外周包裹的脂肪层，对肾有承托、支持和保护的作用，又称肾床。肾的边缘部脂肪丰富，并从肾门伸入到肾窦内。临床上进行肾囊封闭时，即将药物注入此层。

3. 肾筋膜（renal fascia） 位于脂肪囊的外面，由较坚韧的致密结缔组织构成，它向深部发出一些结缔组织小梁，穿过脂肪囊并与纤维囊紧密相连，对肾有固定作用。肾筋膜分为前、后两层，两层在肾上腺的上方和肾的外侧处互相融合，两层在肾的下方及内侧处则互相分离，其间有输尿管通过。在肾的内侧，前层延伸至对侧肾筋膜前层并互相移行，后层与腰大肌筋膜相融合。因此，肾周围炎症时，脓液可以沿肾筋膜向下蔓延，达髂窝或大腿根部。

肾位置的固定除了靠肾筋膜、脂肪囊和邻近器官的支持外，肾血管、腹膜和腹压对肾也有固定作用。如上述固定结构薄弱，可形成肾下垂或游走肾。

考点：肾的被膜组成

链 接 肾移植

肾移植是指将自体肾脏整体迁移或将异体肾脏迁移到受者体内某一部位，以保留或恢复肾功能的外科治疗性手术。肾移植并非将新肾置换到原来的肾脏位置，而是把健康的肾脏植入受者髂窝内，再将新肾的肾动、静脉分别与受者的髂内动、静脉相接，并将新肾的输尿管植入受者的膀胱壁处。目前认为肾移植是治疗双肾衰竭的最佳治疗方法。

四、肾的剖面结构

从肾的冠状切面（图8-6）观察，肾实质分为浅层的肾皮质（renal cortex）和深层的肾髓质（renal medulla）。

（一）肾皮质

肾皮质主要位于肾实质的浅层，新鲜时呈红褐色，含有丰富的毛细血管，并可见细小红色点状颗粒，主要由肾小体组成。肾皮质伸入肾髓质之间的部分，称肾柱（renal column）。

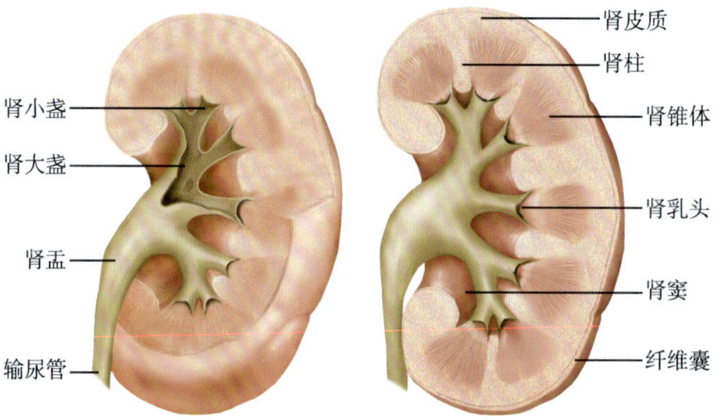

图8-6 肾的冠状切面结构模式图

（二）肾髓质

肾髓质位于肾实质的深层，新鲜时呈淡红色，含毛细血管较少，主要由15～20个肾锥体（renal pyramid）构成，肾锥体底部朝向肾皮质，尖端钝圆，突入肾小盏内呈乳头状，称肾乳头（renal papilla）。每个肾乳头顶端有10～30个小孔，称乳头孔（papillary foramen），是集合管的开口。肾产生的尿液经乳头孔流入围绕在肾乳头周围呈漏斗状结构的肾小盏（minor renal calice）内，每侧肾窦内有7～8个肾小盏，相邻2～3个肾小盏汇合形成1个肾大盏（major renal calice）。每侧肾窦内有2～3个肾大盏，肾大盏汇合形成扁漏斗状的结构，称肾盂（renal pelvis）。肾盂出肾门后逐渐缩窄变细，移行为输尿管。

五、肾的组织结构

肾实质由大量肾单位和集合管系组成（图8-7）。肾单位的起始部膨大，称肾小体，位于皮质迷路和肾柱内。与肾小体相连的管道称肾小管，分为近端小管、细段和远端小管三部分。近端小管分为曲部和直部，曲部与肾小体相连，并在肾小体周围盘曲走行；直部位于髓放线，沿髓放线直行进入髓质，然后管径变细，称细段。细段在髓质内反折上行，管径增粗延续为远端小管。远端小管也分为直部和曲部，直部直行于髓质和髓放线，离开髓放线后盘曲于所属肾小体周围的为曲部。近端小管直部、细段和远端小管直部构成U形袢，称髓袢（medullary loop）。集合管系分为3段，其起始段的弓形集合小管与远端小管曲部相连，另一端与直集合小管相通，后者下行在髓放线和肾锥体内，至肾乳头处称为乳头管，以乳头孔开口于肾小盏。

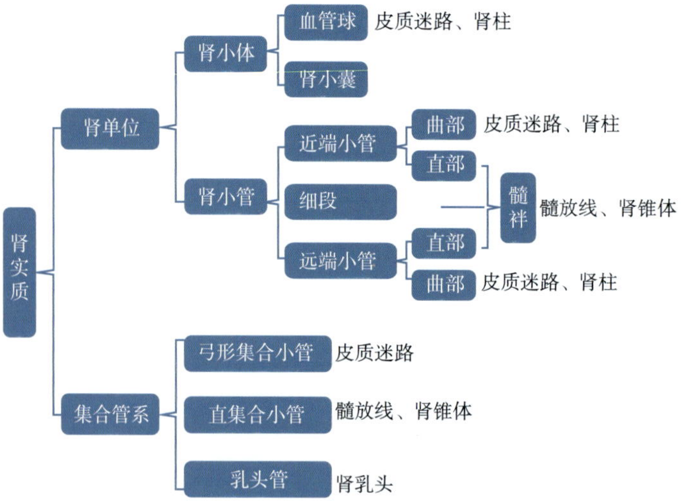

图8-7 肾实质的组成

（一）肾单位

肾单位（nephron）是肾的结构和功能单位，由肾小体和肾小管组成（图8-8），每侧肾脏有100万～200万个肾单位。根据肾小体在皮质内的部位不同，将肾单位分为浅表肾单位（superficial nephron）和髓旁肾单位（juxtamedullary nephron）。浅表肾单位的肾小体位于皮质的浅表及中部，体积较小，髓袢和细段较短，约占肾单位总数的85%，在尿液形成过程中起重要作用。髓旁肾单位的数量少，肾小体位于皮质深部，体积较大，髓袢和细段较长，在尿液浓缩过程中起重要作用。

考点：肾单位的概念及组成

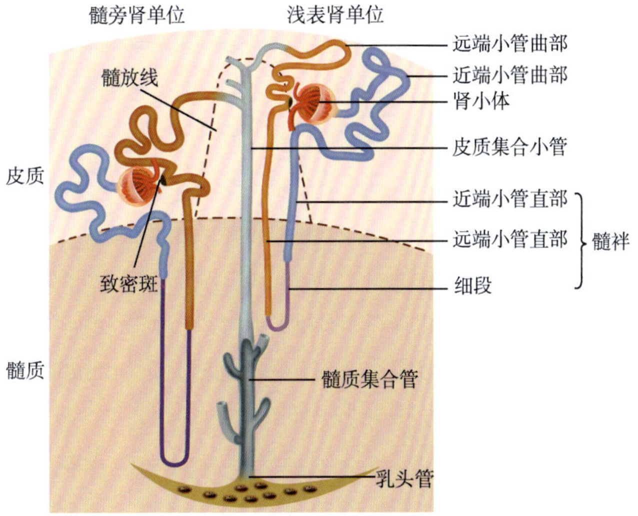

图8-8　肾单位与集合管模式图

1. 肾小体（renal corpuscle）　呈球形，由血管球和肾小囊组成（图8-9），分布于肾皮质迷路和肾柱内。每个肾小体有两个极，血管出入的一端称血管极（vascular pole）；与肾小管相连的一端称尿极（urinary pole）。

（1）血管球（glomerulus）　是肾小囊中一团盘曲的毛细血管。一条入球微动脉经血管极入肾小囊后，分支后成毛细血管袢，相互吻合成网，继而汇合成一条出球微动脉，从血管极处离开肾小囊。入球微动脉管径较出球微动脉粗，因此毛细血管内压力较高。当血液流经血管球时，大量水分和小分子物质通过血管壁滤入肾小囊。此处为有孔毛细血管，孔径50～100nm，多无隔膜，有利于物质滤出。血管球毛细血管之间有血管系膜（mesangium）连接，其由球内系膜细胞和系膜基质组成。不规则形的球内系膜细胞通过合成、分泌、吞噬、收缩等活动修复基膜和吞噬、清除基膜上的沉积物，以维持基膜的通透性，调节原尿的滤过。如果系膜细胞异常增生，会影响滤过功能，诱发肾小球肾炎。

（2）肾小囊（renal capsule）　是肾小管起始部膨大凹陷而成的杯形双层上皮囊。其分为脏、壁两层，两层间的腔隙称肾小囊腔，与近端小管相通。壁层为单层扁平上皮，在尿极处与近端小管曲部上皮相连续，并在血管极处移行为脏层。脏层包绕血管球毛细血管外面，由足细胞（podocyte）构成（图8-10）。电镜下可见足细胞从胞体上伸出几支粗大的初级突起，每个初级突起再发出许多小的指状次级突起，相邻次级突起间相互穿插形成栅栏状，紧贴在基膜外面，突起间有直径约为25nm的裂隙，称裂孔（slit pore）。裂孔上覆盖一层薄膜，称裂孔膜（slit membrane）。

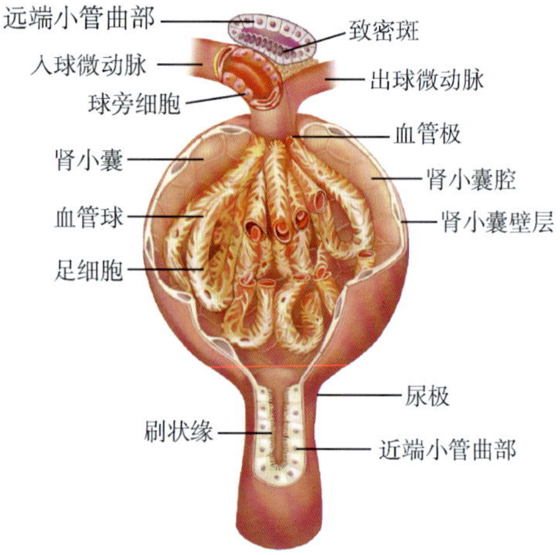

图8-9 肾小体模式图

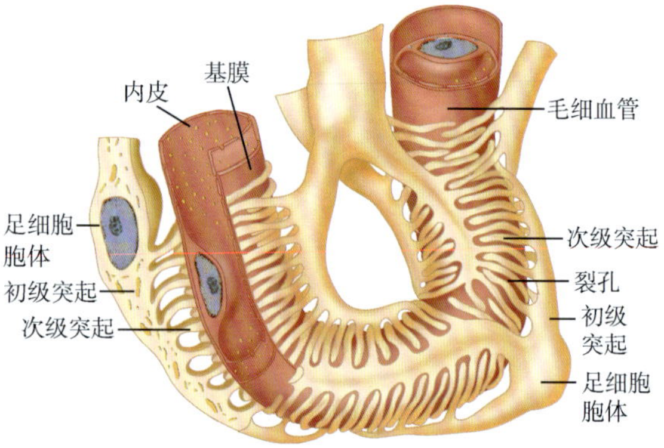

图8-10 肾小体的足细胞与毛细血管电镜模式图

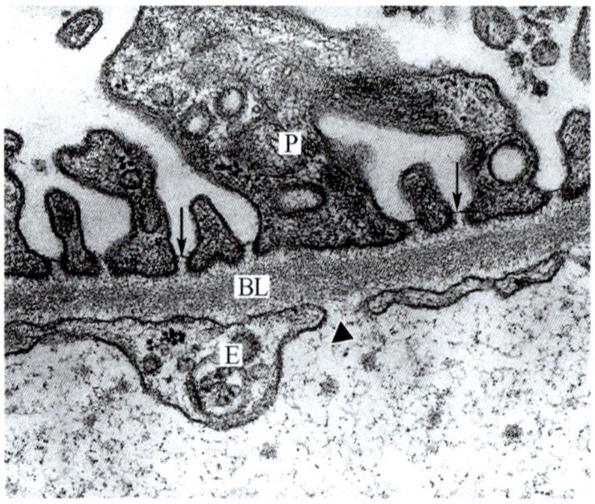

图8-11 肾小体滤过屏障透射电镜图

▲内皮细胞孔；↓裂孔；BL. 基膜；P. 足细胞；E. 内皮细胞

（3）滤过屏障（filtration barrier） 当血液流经肾小球毛细血管时，血液中小分子物质如水分、无机盐和葡萄糖等，可穿过有孔毛细血管内皮、基膜和裂孔膜滤入肾小囊腔内，这三层结构称滤过屏障或滤过膜（filtration membrane，图8-11）。滤入肾小囊腔内的滤液，称原尿。成人一昼夜约形成180L原尿。滤过屏障对血浆成分有选择通透性，能限制大分子物质通过。肾小球肾炎患者因滤过屏障受损，血液中大分子蛋白质、红细胞通过滤过屏障漏出，导致蛋白尿或血尿。

考点：滤过屏障的概念及组成

2. 肾小管（renal tubule） 管壁由单层上皮细胞构成（图8-12）。肾小管有重吸收和分泌作用。

（1）近端小管（proximal tubule） 分为曲部（近曲小管）和直部（近直小管），是肾小管中最粗、最长的一段。近端小管（图8-13）腔小而不规则，由单层立方形或锥形细胞构成，细胞分界不清，胞体较大，胞质呈嗜酸性，圆形胞核位于基底部，腔面有刷状缘（图8-14）。近端小管是重吸收原尿的主要部位，几乎重吸收所有的葡萄糖、氨基酸、蛋白质和大部分水、离子和尿素。

（2）细段（thin segment） 管径细，管壁为单层扁平上皮，由于上皮薄，有利于水和离子通过（图8-12）。

（3）远端小管（distal tubule） 包括远直小管和远曲小管，管腔大而规则，管壁由一层立方细胞围成。胞质染色较浅，胞核位于细胞中央，细胞分界较明显，腔面无刷状缘（图8-13、图8-15）。远曲小管有吸收水、Na^+和排出K^+、H^+、NH_3等功能，其功能活动受激素调节。

考点：肾小管各段的结构特点和功能

链 接 尿常规检查

尿常规检查是医学检验三大常规检查项目之一，是对尿液标本进行化学和显微镜检查。检查内容包括颜色、透明度、酸碱度、比重、渗透压、尿糖定性、酮体、尿胆原、胆红素、蛋白质、红细胞、白细胞、上皮细胞、管型等。尿液是血液经过肾小球滤过、肾小管和集合管重吸收与排泄后，经过泌尿道所产生的终末代谢产物，因此尿常规检查可以反映泌尿系统的情况，还能协助诊断其他系统疾病。

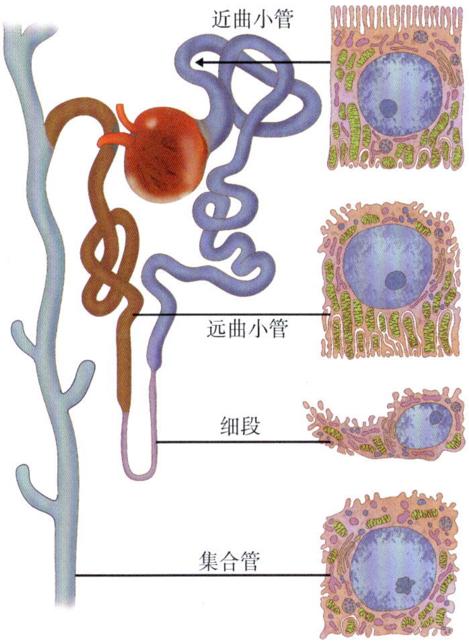

图8-12 泌尿小管各段上皮细胞结构

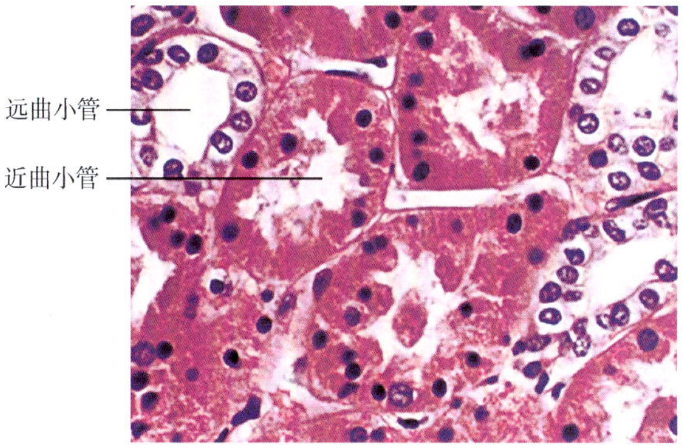

图8-13 近曲小管和远曲小管光镜图（HE染色，10×40倍）

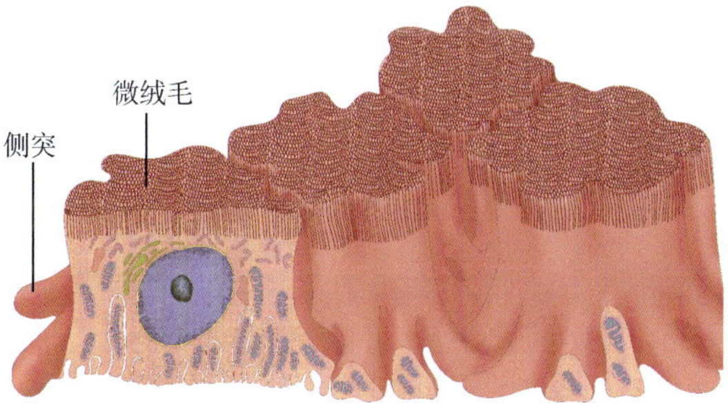

图8-14 近曲小管超微结构模式图

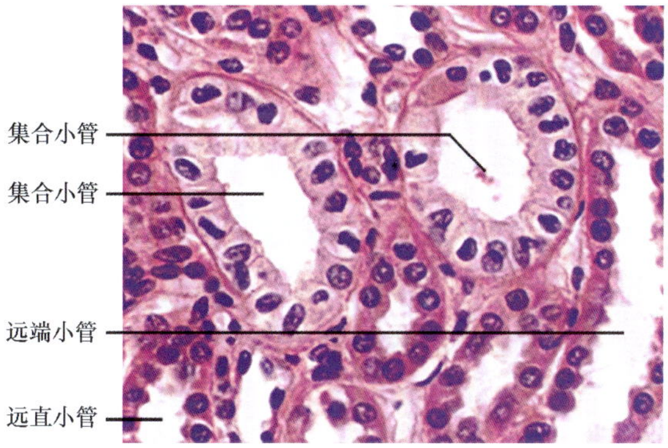

图8-15 肾髓质光镜图（HE染色，10×40倍）

（二）集合管系

集合管系（collecting duct system）分为弓形集合小管、直集合小管和乳头管三段。弓形集合小管位于皮质迷路内，一端与远曲小管相通，另一端进入髓放线与直集合小管相通。直集合小管在髓放线和肾锥体内下行至肾乳头处改称乳头管，开口于肾小盏。集合管系的管径由细逐渐变粗，管壁上皮由单层立方上皮逐渐变为单层柱状上皮，胞质清亮，分界清楚，胞核呈圆形，位于中央（图8-12、图8-15）。集合管系能进一步重吸收水和交换离子，对尿液浓缩和维持体内酸碱平衡起重要作用，并且其功能活动也受激素的调节。

（三）球旁复合体

球旁复合体（juxtaglomerular complex）也称肾小球旁器（juxtaglomerular apparatus），位于肾小球血管极处，大致呈三角形，由球旁细胞、致密斑和球外系膜细胞组成（图8-16）。

1. 球旁细胞（juxtaglomerular cell） 入球微动脉近血管极处，管壁中膜的平滑肌细胞特化成为上皮样细胞，称球旁细胞。细胞体积大，呈立方形，核圆而大，胞质呈弱嗜碱性，内含丰富的分泌颗粒，能分泌肾素。肾素释放入血后，能促使血管平滑肌收缩，血压升高；还可刺激肾上腺皮质分泌醛固酮，促进远端小管和集合小管对水、钠离子的重吸收，导致血容量增大，血压升高。

2. 致密斑（macula densa） 为远曲小管靠近血管极一侧的上皮细胞形成的一个椭圆形斑，称致密斑。光镜下，细胞排列紧密，胞质色浅，胞核呈椭圆形，位于近细胞游离面（图8-17）。致密斑是一种钠离子感受器，能感受远端小管内钠离子浓度的变化，并将信息传递给球旁细胞，改变肾素的分泌水平，从而调节远端小管和集合管系对钠离子的重吸收。

3. 球外系膜细胞（extraglomerular mesangial cell） 又称极垫细胞（polar cushion cell），是由致密斑、入球微动脉和出球微动脉组成的三角区内的细胞团，起传递信息的作用。

考点：球旁复合体的组成及功能

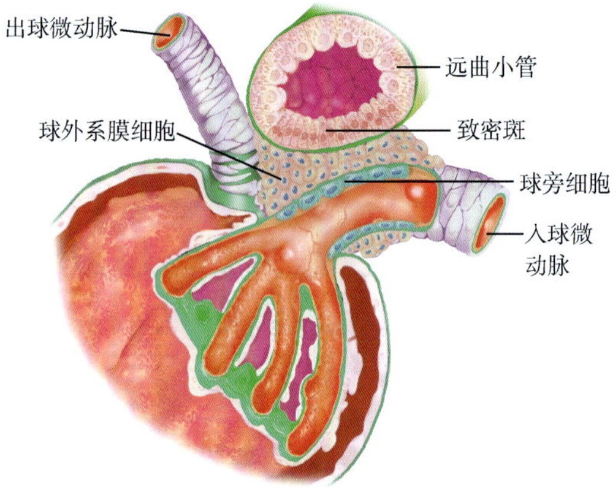

图8-16 球旁复合体模式图

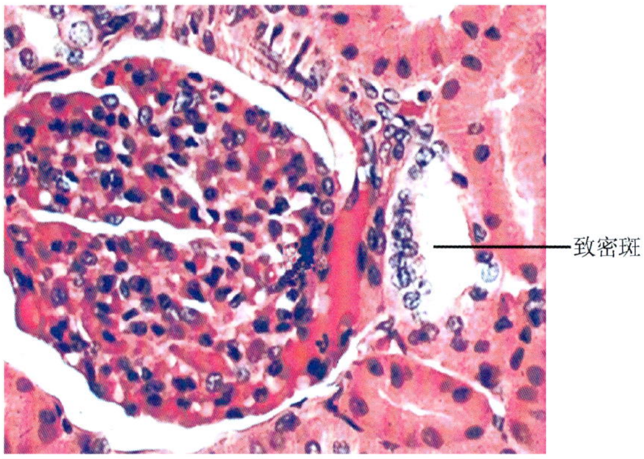

图8-17 肾皮质迷路光镜图（HE染色，10×40倍）

（四）肾间质

肾间质指肾内的结缔组织、神经、血管等。皮质部间质少，髓质内间质逐渐增多。在髓质中的成纤维细胞因形态和功能较特殊，称间质细胞（interstitial cell），呈星形，其长轴与肾小管或集合管垂直。该细胞能合成纤维和基质，分泌前列腺素。前列腺素可舒张血管，促进血液流动，加快重吸收水分的转运，从而促进尿液浓缩。另外，间质细胞还能产生促红细胞生成素，刺激骨髓中红细胞的生成。

六、肾的血管与血液循环

肾动脉来源于腹主动脉，在肾门处分为前、后两支。前支较粗，再分出4个二级分支，其与后支一起进入肾实质内称肾段动脉（segmental renal artery）。每支肾段动脉分布到一定区域的肾实质，称肾段（renal segment，图8-18）。根据肾段动脉的分布将肾分为5个肾段，即上段、上前段、下前段、下段和后段。各肾段间有少量组织分隔，各肾段动脉之间缺乏吻合支，因此，当某一肾段动脉阻塞时可导致相应肾段组织坏死。但肾内静脉分布与肾内动脉不同，静脉之间有丰富的吻合支，没有节段性。

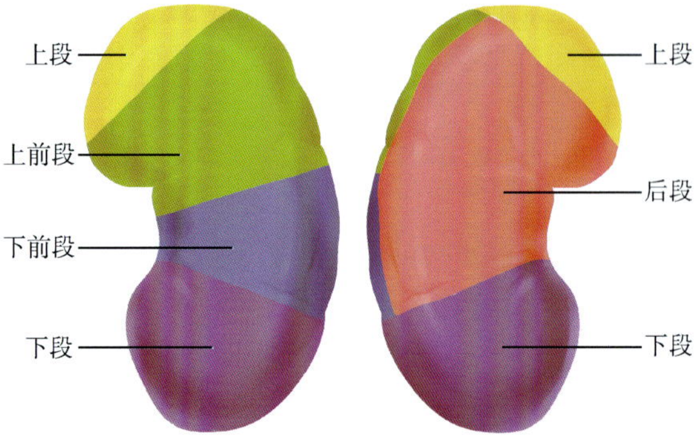

图8-18 肾段

肾的血液循环（图8-19、图8-20）与肾的功能密切相关。特点如下：①由于肾动脉直接起自腹主动脉，短而粗，因此血流量大、流速快，约占心输出量的1/4；此外，肾内血管走行较直，血液快速抵达血管球，每4～5分钟流经肾滤过一次。②入球微动脉较出球微动脉粗，血管球内压力较高，有利于滤过。③两次形成毛细血管网，即血管球和球后毛细血管网。前者有利于滤过，后者有利于重吸收。④髓质内的直小血管与髓袢伴行，有利于肾小管和集合管的重吸收及尿液浓缩。

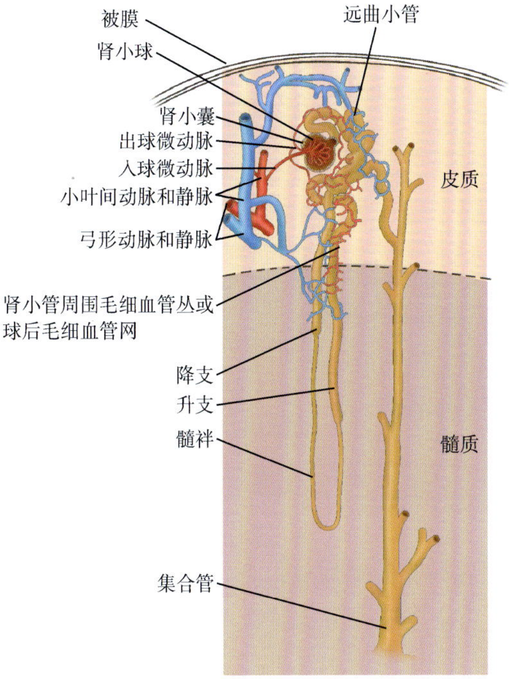

图8-19 肾内血管分布模式图

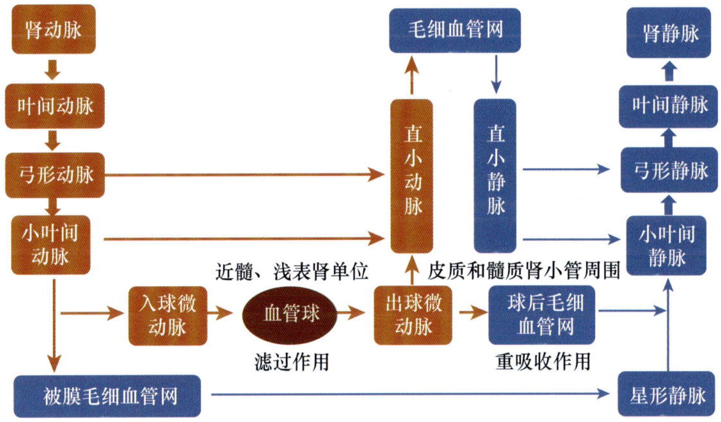

图8-20 肾的血液循环

第2节 输 尿 管

输尿管（ureter）是一对位于腹膜后方的细长的肌性管道，全长20～30cm，管径0.5～1.0cm。输尿管通过蠕动性收缩将尿液从肾输送到膀胱。输尿管的组织结构由黏膜、肌层和外膜构成。黏膜为变移上皮；肌层大部分由内纵行和外环行2层平滑肌组成，而输尿管下段肌层则由内纵行、中环行和外纵行3层平滑肌组成；外膜为纤维膜。

一、输尿管的行程与分部

输尿管约在平对第2腰椎上缘起自肾盂末端，向下止于膀胱，按输尿管行程可分为输尿管腹部、输尿管盆部和输尿管壁内部（图8-21）。

（一）输尿管腹部

输尿管腹部（abdominal part of ureter）起自肾盂末端，经腰大肌前面下行至中点附近时，走行在

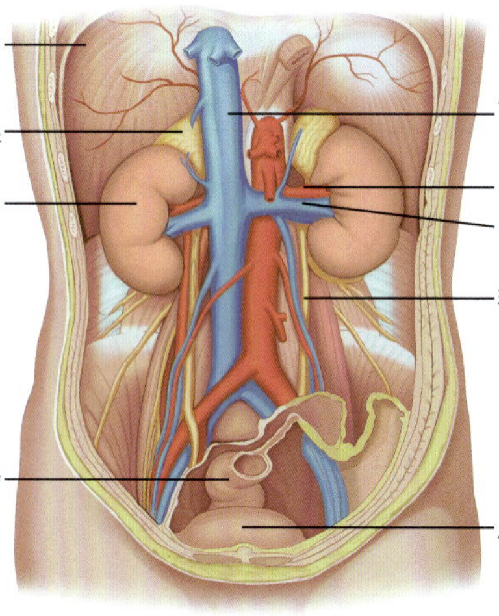

图 8-21 输尿管

睾丸血管或卵巢血管后方，下行至小骨盆入口处时，右侧输尿管跨过右髂外动脉起始部的前方，左侧输尿管跨过左髂总动脉末端的前方。

（二）输尿管盆部

输尿管盆部（pelvic part of ureter）自小骨盆入口处沿盆腔侧壁下行，转向前到达膀胱底，斜穿过膀胱壁移行为输尿管壁内部。男性输尿管向前、内、下方行至直肠前外侧壁与膀胱后壁之间，此时经输精管的后方与之交叉；而女性输尿管行经子宫颈外侧约2.5cm处，从子宫动脉后下方绕过，行向内下至膀胱底穿入膀胱壁内。

（三）输尿管壁内部

输尿管壁内部（intramural part of ureter）是输尿管斜穿膀胱壁的部分，开口于膀胱底内面的输尿管口处，长约1.5cm。当膀胱充盈时，膀胱内压力升高，引起输尿管壁内部的管腔闭合，防止尿液由膀胱逆流入输尿管内。

二、输尿管的生理性狭窄

输尿管全长管径大小不一，有三个生理性狭窄：①上狭窄位于肾盂移行为输尿管处；②中狭窄位于小骨盆上口、输尿管跨过髂血管处；③下狭窄为输尿管斜穿膀胱壁处。这三个狭窄处是输尿管结石容易滞留的部位。

考点：输尿管的分部及生理性狭窄

第 3 节 膀胱与尿道

膀胱（urinary bladder）是储存尿液的囊状肌性器官，其形状、大小、位置和壁的厚度随尿液充盈程度而不同。正常成人的膀胱容量平均为350～500ml，最大可达800ml。新生儿膀胱容量约为成年人的1/10，女性的容量小于男性，老年人由于膀胱肌张力低而容量增大。膀胱壁组织结构分为黏膜、肌层和外膜，其中肌层较厚，由内纵行、中环行和外纵行3层平滑肌组成，各层肌纤维相互交错，分界不清，中层环行肌在尿道内口处增厚为括约肌。

一、膀　胱

（一）膀胱的形态

膀胱空虚时呈三棱锥体形，分为尖、底、体、颈四部分（图8-22）。膀胱尖（apex of bladder）朝向前上方，位于耻骨联合的后方。膀胱底（fundus of bladder）呈三角形，朝向后下方。膀胱尖和膀胱底之间的部分为膀胱体（body of bladder）。膀胱的最下部变细为膀胱颈（neck of bladder），经尿道内口与下方的尿道相通。膀胱各部之间无明显界线，当膀胱充盈时形态呈卵圆形。

（二）膀胱的内面结构

膀胱内面被覆黏膜，大部分区域黏膜与肌层结合疏松，膀胱空虚时黏膜聚集形成皱襞，这些皱襞随膀胱的充盈而消失。但在膀胱底的内面，位于左、右输尿管口和尿道内口之间的三角形区域，称膀胱三角（trigone of bladder）（图8-23）。此部位由于缺少黏膜下层，黏膜与肌层紧密相连，无论在膀胱空虚或充盈时，黏膜始终平坦光滑。膀胱三角是膀胱结核、肿瘤和炎症的好发部位，膀胱镜检查时应特别注意。两输尿管口之间的黏膜形成一横行皱襞，称输尿管间襞（interureteric fold）。膀胱镜检查时，此皱襞为一苍白带，可作为寻找输尿管口的标志。

考点：膀胱的形态和膀胱三角

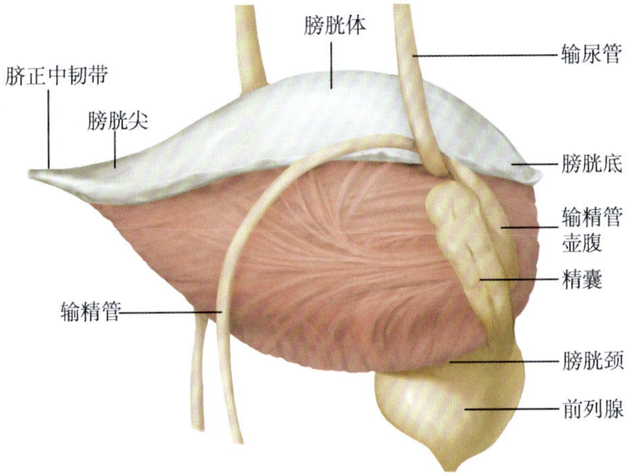

图8-22　膀胱的形态（男性）

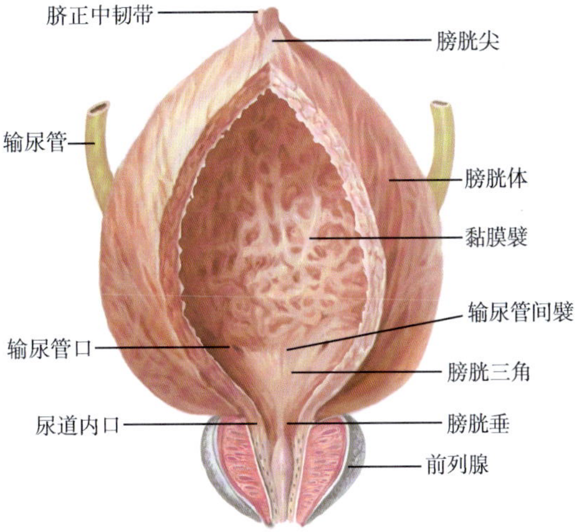

图8-23　膀胱的内面观

（三）膀胱的位置和毗邻

1. 膀胱的位置　成年人的膀胱位于盆腔前部，耻骨联合的后方。膀胱空虚时，膀胱尖一般不超过耻骨联合上缘；充盈时，膀胱尖可高出耻骨联合平面以上，此时腹前壁折向膀胱的腹膜也随之上移，膀胱前下壁直接与腹前壁相接触，在耻骨联合上方进行膀胱穿刺时可避免损伤腹膜，不污染腹膜腔。新生儿的膀胱位置高于成年人，尿道内口在耻骨联合的上缘水平，随着年龄的增长和骨盆的发育，其位置逐渐下降。老年人因盆底肌肉松弛，膀胱位置较低。

2. 膀胱的毗邻　膀胱前方为耻骨联合，膀胱与耻骨联合之间有膀胱间隙；膀胱后方，男性与精囊腺、输精管末端和直肠相毗邻，女性与子宫和阴道相毗邻；膀胱下方，男性邻接前列腺，女性邻接尿生殖膈。

考点：膀胱的位置

二、尿　道

尿道（urethra）是将尿液排出体外的肌性管道，上起自膀胱颈的尿道内口，下止于尿道外口。男性尿道有排尿和排精作用（见男性生殖系统）。

女性尿道（female urethra）仅有排尿功能，长3～5cm，直径约0.6cm。起于膀胱颈的尿道内口，向前下方走行穿过尿生殖膈，开口于阴道前庭的尿道外口。在穿过尿生殖膈时，周围有括约肌连同后方阴道一起包绕，称为尿道阴道括约肌，可控制排尿。由于女性尿道行程和结构特点，女性尿道较男性尿道短、宽、直，具有易于扩张的特征（图8-24）。因此，女性易引起逆行性的尿路感染。

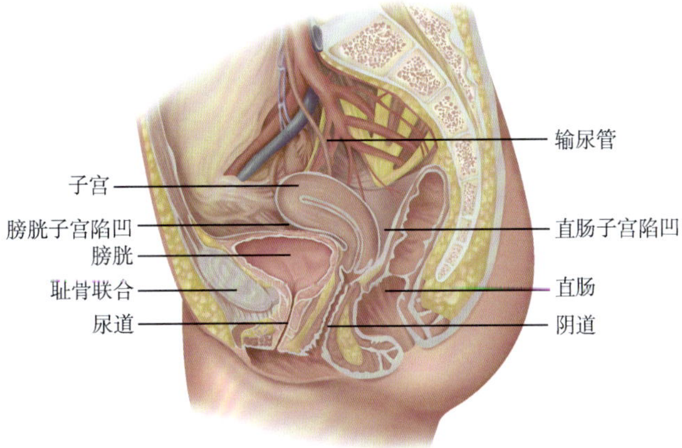

图8-24　女性盆腔正中矢状切面

自 测 题

一、单选题

1. 对肾位置的叙述，下列正确的是（　　）
   A. 右肾比左肾低半个椎体
   B. 属于腹膜内位器官
   C. 第12肋经过右肾后面的中部
   D. 左肾上端平对第12胸椎体上缘
   E. 肾位置一般女性高于男性
2. 关于肾的构造，下列叙述错误的是（　　）
   A. 肾实质分浅层肾皮质和深层肾髓质
   B. 肾柱是肾皮质伸入肾髓质后形成的结构
   C. 肾小盏出肾门后移行为输尿管
   D. 肾乳头孔开口于肾小盏
   E. 肾髓质主要由15～20个肾锥体构成
3. 关于膀胱三角的描述，错误的是（　　）
   A. 位于在膀胱底的内面
   B. 膀胱充盈时呈平滑状，收缩时则呈皱缩状
   C. 输尿管间襞位于左、右输尿管口之间
   D. 黏膜与肌层紧密相连
   E. 位于左右两输尿管口与尿道内口之间
4. 男性膀胱下方毗邻的器官是（　　）
   A. 精囊腺　　B. 前列腺
   C. 尿道球腺　　D. 尿生殖膈
   E. 输精管
5. 关于输尿管的描述，正确的是（　　）
   A. 当膀胱充盈时，输尿管壁内部有阻止尿液逆流的作用
   B. 输尿管行程可分为腹、盆两部分
   C. 第三处狭窄位于跨小骨盆入口处
   D. 输尿管起自于肾大盏，终止于膀胱
   E. 左、右输尿管跨过髂血管部位相同
6. 产生原尿的部位在（　　）
   A. 肾小体　　B. 近曲小管
   C. 远曲小管　　D. 细段
   E. 集合管
7. 肾单位包括（　　）
   A. 肾小体和集合管
   B. 肾小体和肾小管
   C. 肾小管和集合管
   D. 毛细血管球和肾小囊
   E. 细段和肾小管
8. 下列肾小管的上皮属于单层扁平上皮的是（　　）
   A. 近曲小管　　B. 近直小管
   C. 远曲小管　　D. 远直小管
   E. 细段
9. 在肾小管各段中，微绒毛最丰富的是（　　）
   A. 远端小管　　B. 近端小管
   C. 细段　　D. 集合管
   E. 乳头管
10. 对于足细胞的描述，错误的是（　　）
    A. 构成肾小囊脏层
    B. 参与组成滤过屏障
    C. 足细胞体积较大，多突起
    D. 分泌肾素
    E. 紧贴毛细血管基膜外

二、问答题

1. 从组织学和解剖学角度，试述尿液的产生及排出途径。
2. 简述输尿管的分部和狭窄。

（伍倩倩）

第9章
男性生殖系统

学习目标

1. 知识目标　掌握男性生殖系统的组成，睾丸的位置、形态和组织结构，输精管的分部及结扎部位，前列腺的形态和位置，男性尿道的分部和形态特点。熟悉附睾的位置和形态，精索的位置和组成，睾丸间质细胞的功能。了解射精管的合成及其开口部位，精囊腺和尿道球腺的位置及开口部位，阴囊的位置及结构，阴茎的分部及结构。

2. 能力目标　能在标本和模型上辨认男性生殖系统各结构，具备将所学知识应用于临床的能力。

3. 素质目标　培养关爱患者及运用所学知识健康宣教的意识。

案例 9-1

患者，男性，72岁，2年前开始尿频、尿线细，射程短，尿末滴沥，排尿费力，3个月前，排尿困难加重，昨晚饮酒后受凉，突然不能自行排尿，下腹胀痛、膨隆，前列腺约如鸭蛋大，前列腺沟消失，表面光滑，无触痛。临床诊断：前列腺增生，急性尿潴留。

问题：1. 男性尿道分几部分？穿过前列腺的是哪一部分？

2. 前列腺增生患者为何会出现排尿困难？

生殖系统（reproductive system）分为男性生殖系统（male reproductive system）和女性生殖系统（female reproductive system）。其主要功能如下：产生生殖细胞，繁殖后代；分泌性激素，促进生殖器官发育，激发并维持第二性征。男性生殖系统、女性生殖系统均由内生殖器和外生殖器两部分组成。内生殖器位于体内，包括生殖腺、生殖管道和附属腺；外生殖器露于体表。

男性内生殖器包括：①生殖腺，如睾丸；②生殖管道，如附睾、输精管、射精管、男性尿道；③附属腺，如精囊腺、前列腺、尿道球腺。外生殖器包括：①阴囊；②阴茎（图9-1）。

考点：男性生殖系统组成

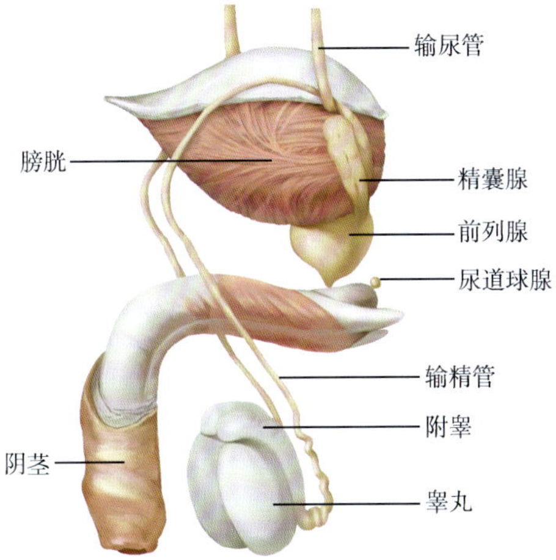

图9-1　男性生殖系统概观图

第1节　男性内生殖器

一、睾　丸

（一）睾丸的位置和形态

睾丸（testis）位于阴囊内，左、右各一，是产生精子和分泌雄激素的器官。睾丸呈略扁的椭圆形，表面光滑，分内外侧两面、上下两端、前后两缘。前缘游离，后缘和上端与附睾相连，后缘有血管、神经和淋巴管通过（图9-2）。睾丸在青春期以前发育缓慢，进入青春期后发育迅速，老龄后逐渐缩小。

（二）睾丸的组织结构

睾丸的表面被覆一层致密结缔组织膜，称白膜。白膜在睾丸后缘增厚形成睾丸纵隔，并发出睾丸小隔将睾丸分成许多睾丸小叶。每个睾丸小叶内含有2～4条生精小管（图9-3）。生精小管上皮由支持细胞和生精细胞构成。支持细胞对生精细胞有保护、支持和营养作用；生精细胞是一系列不同发育阶段的男性生殖细胞，经过演变最终发育成精子。生精小管之间有疏松结缔组织，即睾丸间质，内含间质细胞，单个或成群分布（图9-4）。自青春期开始，睾丸间质细胞能分泌雄激素，雄激素能促进男性生殖器官发育、精子形成及激发并维持男性第二性征。生精小管经直精小管进入睾丸纵隔，交织成睾丸网，最终形成睾丸输出小管进入附睾。

考点： 睾丸的位置、组织结构与功能

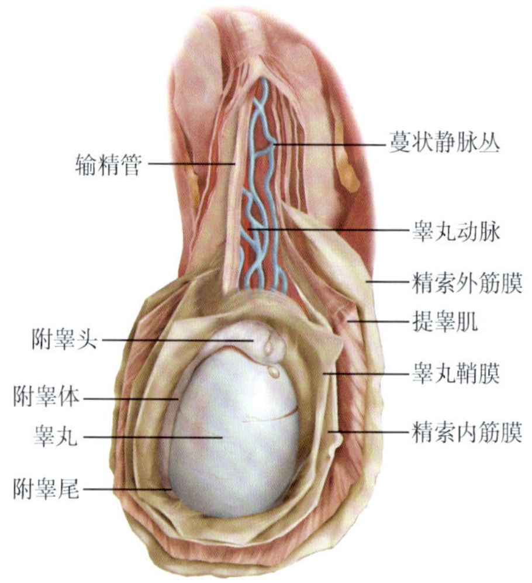

图9-2 睾丸、附睾与精索

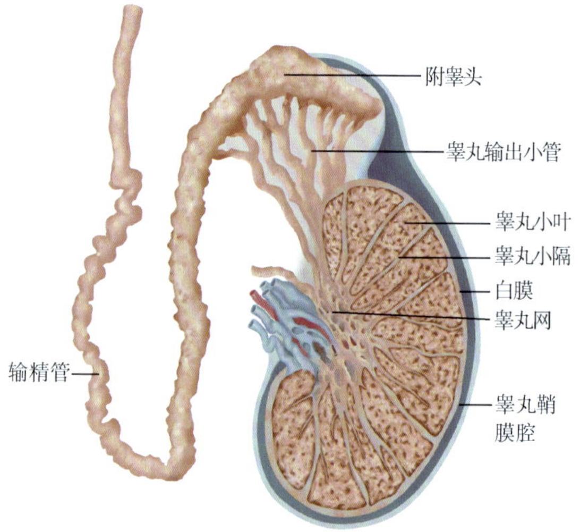

图9-3 睾丸与附睾结构图

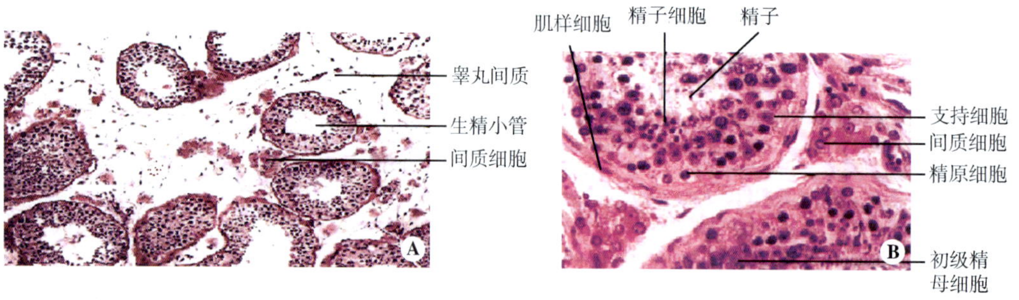

图9-4 生精小管和睾丸间质（HE染色）

A. 10×10倍；B. 10×40倍

链接　隐睾症

胚胎初期睾丸连同附睾位于腹后壁，肾的内侧，以后逐渐下降，直至出生前不久才经腹股沟管降入阴囊内。婴儿出生2个月以后，双侧或单侧睾丸没有下降至阴囊内，而停留于腹腔、腹股沟管等处的一种畸形状态，称为隐睾症，其是小儿最常见的男性生殖系统先天性疾病之一。由于腹股沟管和腹腔内温度高于阴囊，不利于精子发育，易造成男性不育。

二、附　睾

附睾（epididymis）贴附于睾丸的后上方，呈新月形，分附睾头、附睾体、附睾尾三部分（图9-2）。附睾可暂时储存精子，其分泌液体营养并促进精子成熟。附睾是结核病的好发部位之一。

考点：附睾的位置、结构与功能

三、输精管和射精管

输精管（ductus deferens，图9-1，图9-2）连于附睾，长约50cm。按走向分为：①睾丸部，为输精管的起始部，位于阴囊内；②精索部，介于睾丸上端至阴囊根部之间，位置表浅，活体触摸时呈较硬的圆索状，临床上常在此进行结扎，从而达到男性绝育的目的；③腹股沟管部，位于腹股沟管内；④盆部，是输精管最长的一段，出腹股沟管后向内下沿盆腔侧壁行向后下，至膀胱底后面，扩大为输精管壶腹，其末端变细，与精囊腺的排泄管汇合成射精管（ejaculatory duct）。射精管长约2cm，斜穿前列腺，开口于男性尿道前列腺部。

从腹股沟管内口到睾丸上端有一柔软的圆索状结构，内含输精管、睾丸动脉、蔓状静脉丛、神经和淋巴管等结构，称精索（spermatic cord，图9-5）。

考点：输精管的分部、精索的构成

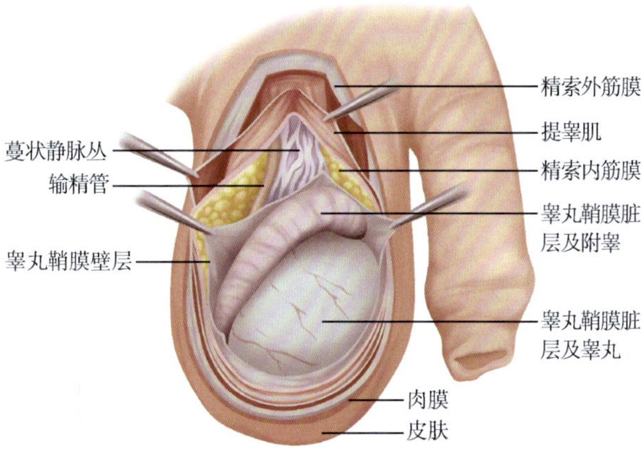

图9-5　精索及其被膜

链 接　输精管结扎术

输精管结扎术是一种男性永久性节育措施，通过切断、结扎输精管，或采用电凝、栓堵及应用化学药物等方法闭塞输精管的内腔，从而阻断精子的输出而达到避孕的目的。临床上常在输精管精索部进行此手术。由于该手术不妨碍睾丸的内分泌功能，术后男性性功能和第二性征均不受影响。

四、附　属　腺

（一）精囊腺

精囊腺（vesicular gland）简称精囊（seminal vesicle），呈椭圆形，左右各一，位于膀胱底的后方，输精管壶腹的外侧，其分泌物参与精液的组成（图9-6）。

（二）前列腺

前列腺（prostate）形似栗子，位于膀胱的下方，后邻直肠。前列腺内有尿道纵行通过。其上端宽大，称前列腺底；下端尖细，称前列腺尖；位于底与尖之间的部分称前列腺体，体的后面较平坦，在其正中线上有一纵行浅沟称前列腺沟，通过直肠指诊可触及。前列腺的分泌物呈乳白色，通过其排泄管进入尿道，是精液的主要成分。

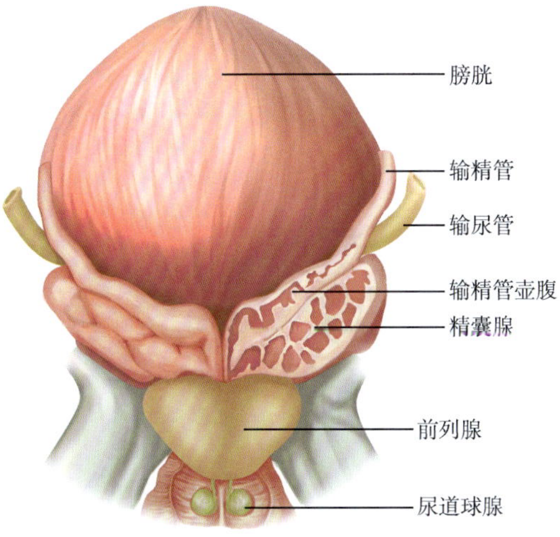

图9-6　前列腺、精囊腺和输精管壶腹

前列腺分为5个叶（图9-7），即前叶、后叶、中叶和两个侧叶。前叶位于尿道前方，两侧叶之间；中叶呈楔形，位于尿道和射精管之间；后叶位于中叶和两侧叶的后方；两侧叶紧贴尿道的外侧壁。

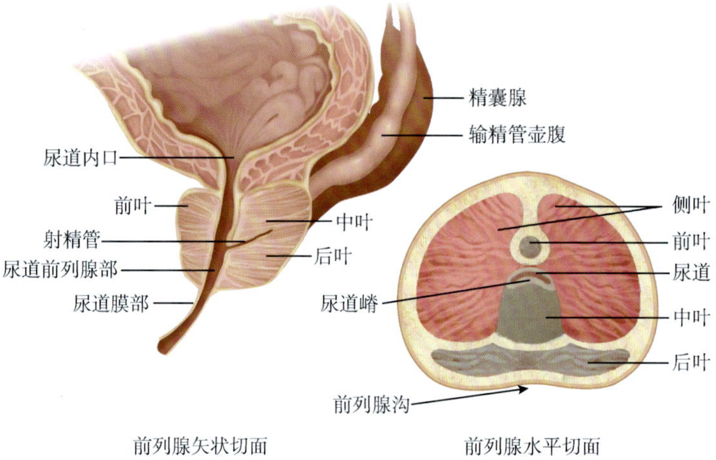

图 9-7 前列腺分叶

小儿前列腺较小，青春期迅速增大，老年时腺组织退化，结缔组织增生，可形成前列腺增生肥大，从而引起排尿困难。

考点：前列腺的形态、位置

链 接 前列腺增生

前列腺增生是指前列腺腺体增大压迫尿道引起排尿困难等一系列症状的疾病，是老年男性的常见疾病之一。前列腺增生常始于 40 岁以后，60 岁以上的老年人更为多见。前列腺增生的主要症状有进行性排尿困难、尿潴留等，轻者夜间小便次数增多，有尿不净或尿完后还有少量尿液排出的现象；严重者出现尿流变细甚或排不出的现象；同时常伴有腰酸腰痛、四肢无力、遗精等症状。

（三）尿道球腺

尿道球腺（bulbourethral gland）为一对豌豆大小的球形腺体，位于尿生殖膈内，尿道膜部的两侧，其排泄管细长，开口于尿道球部，分泌物参与精液的组成（图 9-6）。

精囊腺、前列腺、尿道球腺和生殖管道均能产生分泌物，这些分泌物和精子共同构成精液（semen）。精液为乳白色黏稠液体。成年男性一次射精可排出精液 2～5ml，其含 3 亿～5 亿个精子。

精子产生及精液排出途径如图 9-8 所示。

精囊腺（分泌物）↘
睾丸生精小管（精子）→ 附睾 → 输精管 → 射精管 → 男性尿道 → 体外
前列腺（分泌物）↗ ↖ 尿道球腺（分泌物）

图 9-8 精子产生及精液排出途径

考点：精液的组成及排出途径

第 2 节 男性外生殖器

一、阴 囊

阴囊（scrotum，图 9-9）位于阴茎后下方，呈下垂的囊袋状，容纳两侧的睾丸。阴囊皮肤薄而软，颜色深暗，深部皮下组织称肉膜。肉膜内含有平滑肌，可随着外界环境温度变化而舒缩，从而调节阴囊内的温度，以适宜精子生存和发育。

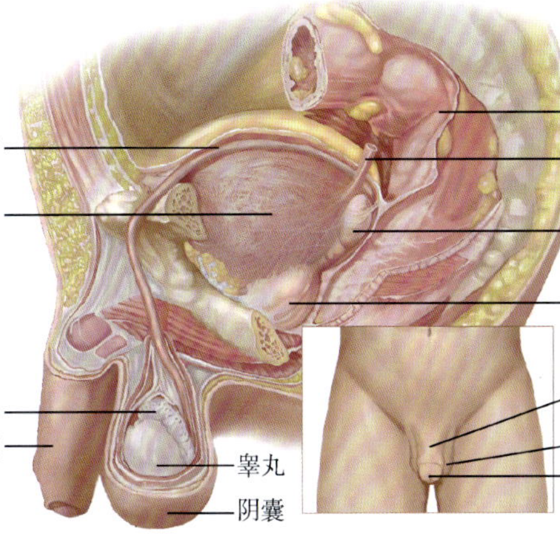

图9-9 阴囊和阴茎

二、阴　茎

阴茎（penis）呈圆柱形，分阴茎头、阴茎体和阴茎根三部分（图9-10），是男性的性交器官。阴茎根固定于耻骨下支和坐骨支；阴茎体悬于耻骨联合的前下方；阴茎前端膨大的部分为阴茎头，在其尖端有矢状位的尿道外口。

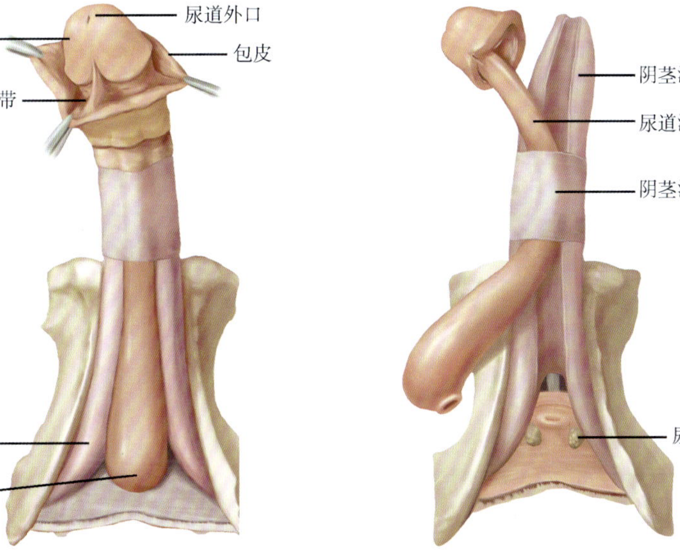

图9-10 阴茎的外形与构造

阴茎由背侧的2条阴茎海绵体和腹侧的1条尿道海绵体外包筋膜和皮肤构成（图9-10、图9-11）。尿道海绵体前后均膨大，前端膨大为阴茎头，后端膨大为尿道球，尿道贯穿整个尿道海绵体全长。海绵体充血会导致阴茎勃起。覆盖阴茎头的皮肤称包皮。在阴茎的腹侧中线上，包皮与尿道外口之间有1条皮肤皱襞，称包皮系带。因包皮过长临床行包皮环切术时不可损伤包皮系带。

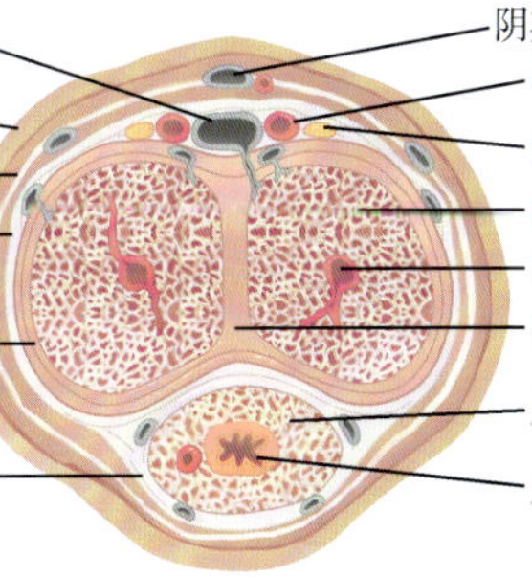

图9-11 阴茎横断面

链 接　包皮环切术

包皮环切术是指将阴茎头部多余包皮切除，使阴茎头部外露出来的一种手术，是治疗包茎、包皮过长及防止其并发症的有效治疗方法。婴幼儿时包皮包裹整个阴茎头，青春期后，随着阴茎发育，包皮会逐渐向后退缩，阴茎头会从包皮中露出。在成年后，如阴茎头仍被包皮覆盖，在上翻包皮后能显露尿道外口和阴茎头，称包皮过长；若包皮口过小，包皮不能向后退缩，阴茎头完全被包皮覆盖，称包茎。包皮过长、包茎都应行包皮环切术，否则可能成为阴茎癌的诱发因素。

三、男性尿道

男性尿道（male urethra，图9-12）兼有排尿和排精的功能。男性尿道起于膀胱的尿道内口，依次穿过前列腺、尿生殖膈和尿道海绵体，终于阴茎头顶端的尿道外口。成人长16～22cm，管径为5～7mm。

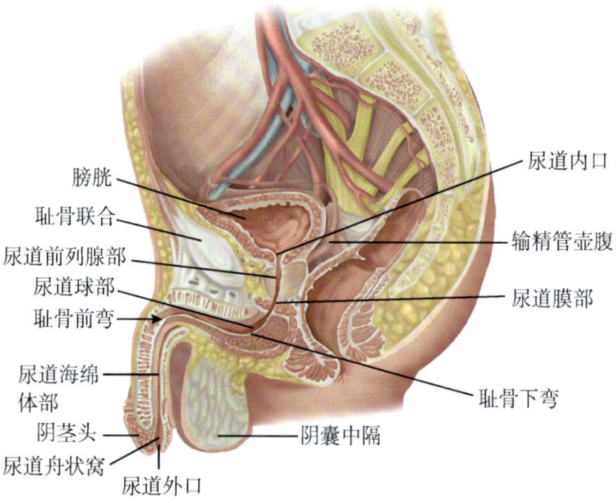

图9-12　男性盆腔正中矢状面

（一）男性尿道的分部

根据位置将男性尿道分为尿道前列腺部、尿道膜部和尿道海绵体部。尿道膜部最短，尿道海绵体部最长。临床上将尿道海绵体部称为前尿道，尿道膜部和尿道前列腺部合称后尿道。

1. 尿道前列腺部　为尿道穿前列腺实质的部分，长2～3cm，管腔最宽，也最易扩张。后壁有射精管和前列腺排泄管的开口。

2. 尿道膜部　为尿道穿尿生殖膈的部分，长约1.5cm，管腔最窄，周围环绕尿道括约肌，可以控制排尿。

3. 尿道海绵体部　为尿道穿尿道海绵体的部分，长约15cm。尿道海绵体后端的膨大部称尿道球，位于尿道球内的尿道较宽阔，称尿道球部，尿道球腺开口于此。在阴茎头内，尿道管腔扩大，称尿道舟状窝。

（二）男性尿道的特点

男性尿道全长粗细不同，有3处狭窄、3处扩大和2个弯曲。

3处狭窄分别位于尿道内口、尿道膜部和尿道外口（图9-12），以尿道外口最狭窄。此3个狭窄部位是结石易滞留的部位。

3处扩大分别位于前列腺部、尿道球部、尿道舟状窝。

2个弯曲分别为耻骨下弯和耻骨前弯（图9-12）。耻骨下弯位于耻骨联合的下方2cm处，凸向后下，恒定不变，包括尿道前列腺部、尿道膜部、尿道海绵体部的起始部；耻骨前弯位于耻骨联合的前下方，凸向前上，由尿道海绵体部松弛时自然下垂形成，阴茎勃起时或将阴茎拉向腹壁时，此弯曲可消失。

临床上为男性患者导尿或使用膀胱镜时应注意上述狭窄和弯曲，避免损伤尿道。

考点：男性尿道的分部、狭窄及弯曲

链 接　男性导尿术

导尿术是临床护理常用的操作技术，用于尿潴留、尿失禁患者留置尿管，休克或病情危重患者尿量监测，无菌法尿标本收集及尿细菌培养标本的收集，术前留置尿管等。行男性导尿术时应结合男性尿道的解剖学特点，施术者以左手拇指和示指捏住患者阴茎提起，与腹壁呈60° 角，使耻骨前弯消失，右手用止血钳将导尿管慢慢插入尿道。若插入时有阻挡感，提示到达尿道的耻骨下弯，此时应更换方向，缓慢插入，使其顺利通过耻骨下弯、尿道膜部和尿道内口，进入16～20cm，有尿液流出时，再深入2cm，切忌插入过深和反复抽动导尿管。老年患者因前列腺增生可出现尿道前列腺部狭窄，造成插管困难，应予以注意。施术过程中要严格执行无菌操作，手法要轻柔，防止尿道损伤。导尿过程中患者可能会产生不适症状，所以要注意关爱患者，安抚其紧张情绪。

自 测 题

一、单选题

1. 男性生殖腺是（　　）
   A. 附睾　　B. 前列腺
   C. 睾丸　　D. 精囊腺
   E. 尿道球腺
2. 射精管开口于（　　）
   A. 尿道膜部　　B. 尿道前列腺部
   C. 输精管　　D. 精囊腺
   E. 尿道球
3. 男性激素由哪种结构分泌（　　）
   A. 生殖细胞　　B. 支持细胞
   C. 生精细胞　　D. 间质细胞
   E. 前列腺细胞
4. 精索内不含有（　　）
   A. 睾丸动脉　　B. 蔓状静脉丛
   C. 射精管　　D. 神经
   E. 淋巴管
5. 输精管结扎术常选用的部位是（　　）
   A. 睾丸部　　B. 精索部
   C. 盆部　　D. 腹股沟管部
   E. 壶腹部
6. 男性尿道最狭窄的部位是（　　）
   A. 尿道膜部　　B. 尿道前列腺部
   C. 尿道海绵体部　　D. 尿道内口
   E. 尿道外口
7. 临床上所说的前尿道是指（　　）
   A. 尿道膜部　　B. 尿道前列腺部
   C. 尿道海绵体部　　D. 尿道球部
   E. 尿道膜部和尿道海绵体部
8. 尿路感染女性发病率高于男性，是因为女性尿道较男性尿道（　　）
   A. 短而宽　　B. 长而窄
   C. 扁而平　　D. 宽而长
   E. 短而窄
9. 位于尿生殖膈内的结构是（　　）
   A. 前庭大腺　　B. 精囊腺
   C. 前列腺　　D. 尿道球腺
   E. 尿道
10. 内有尿道通过的结构是（　　）
    A. 射精管　　B. 精囊腺
    C. 前列腺　　D. 睾丸
    E. 输精管
11. 输精管壶腹与下列哪一结构的排泄管汇合可形成射精管（　　）
    A. 精囊腺　　B. 尿道
    C. 前列腺　　D. 阴茎
    E. 尿道球腺

二、问答题

1. 精液由哪些成分构成？如何排出体外？
2. 男性尿道结构有什么特点？

（陈　培　傅玉峰）

第10章 女性生殖系统

学习目标

1. 知识目标　掌握女性生殖系统的组成，卵巢的位置、形态和结构，输卵管的分部及结扎部位，子宫的位置、形态和固定装置；熟悉阴道穹的临床意义，乳房的结构，会阴的概念和分区；了解阴道的位置与形态，外生殖器的组成，会阴的组成。

2. 能力目标　能在标本和模型上辨认女性生殖系统各结构，具备将所学知识应用于临床的能力。

3. 素质目标　培养临床思维能力，增强自爱自强和团结互助的意识。

案例 10-1

患者，女性，40 岁，已婚，有生育史，因阴道不规则出血 5 个月入院。平素月经规律，5 个月前无明显诱因出现月经间期阴道不规则出血，量少色深，白带量增多，曾用“宫血宁”等药物治疗效果欠佳。妇科检查：阴道内可见少量暗红色血性液体，宫颈肥大，轻度糜烂，质地硬；子宫前位，大小正常，无压痛；双侧附件无压痛，未触及明显包块。宫颈组织活检显示宫颈鳞状细胞癌。

问题：1. 子宫的形态是怎样的？其位置有何特点？

2. 正常的子宫颈上皮组织应该是什么形态？

女性生殖系统（female genital system）分为内生殖器和外生殖器。内生殖器包括生殖腺（卵巢）、生殖管道（输卵管、子宫和阴道）及附属腺（前庭大腺）。外生殖器即女阴。

考点：女性生殖器组成

第 1 节　女性内生殖器

一、卵　巢

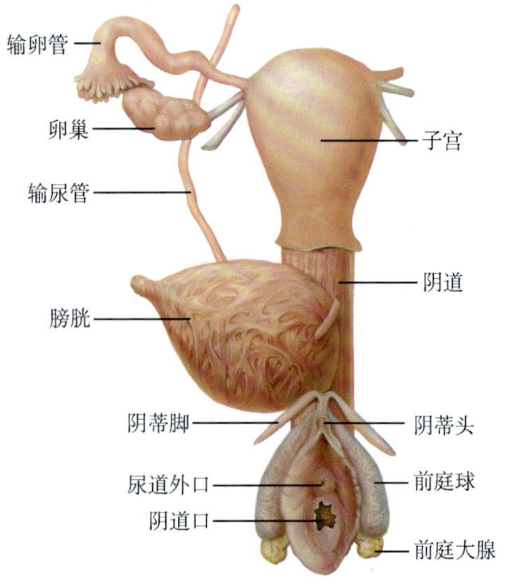

图 10-1　女性生殖系统

卵巢（ovary）为女性生殖腺，是产生卵子和分泌雌激素的器官。

（一）卵巢的位置和形态

卵巢左右各一，位于小骨盆腔内，贴靠在髂内动脉、髂外动脉之间的卵巢窝内。胚胎早期，卵巢沿着腹后壁下移至盆腔，出生时位于小骨盆入口以上的髂窝下部，儿童期达到卵巢窝。卵巢呈扁椭圆形，分内、外两面，前、后两缘，上、下两端（图 10-1）。外侧面贴骨盆侧壁卵巢窝，内侧面朝向盆腔。后缘为游离缘；前缘为系膜缘，借卵巢系膜附于子宫阔韧带后层，有血管、神经等出入，称为卵巢门。上端与输卵管伞相近，借卵巢悬韧带固定于盆壁；下端借卵巢固有韧带连于子宫底两侧（图 10-2）。卵巢的大小与形态随年龄增长而变化：幼儿期卵巢较小，表面光滑；性成熟期卵巢最大，由于多次排卵，其表面形成瘢痕，变得凹凸不平；35～40岁卵巢开始缩小，45～50岁以后逐渐萎缩，月经随之停止。

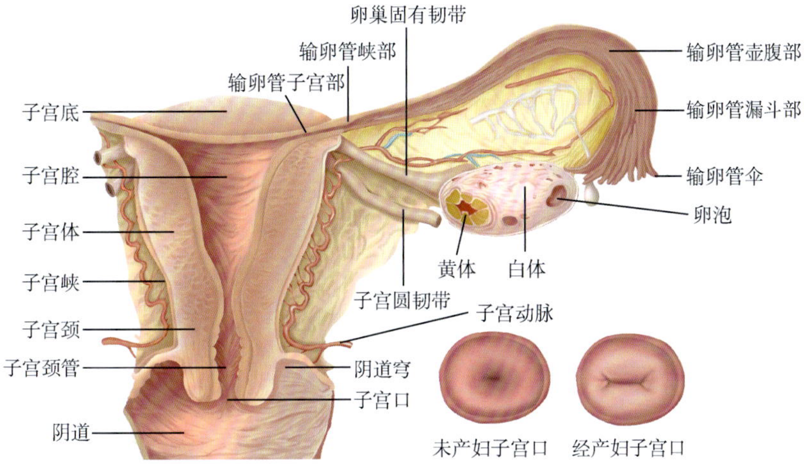

图10-2 女性内生殖器（冠状面）

（二）卵巢的组织结构

卵巢表面为单层扁平上皮或单层立方上皮，上皮深部为一薄层致密结缔组织，称白膜。卵巢实质分为周围的皮质和中央的髓质，两者无明显界线。皮质厚，含不同发育阶段的卵泡、黄体、白体和闭锁卵泡等。髓质范围较小，内含较多血管、神经、淋巴管等（图10-3）。

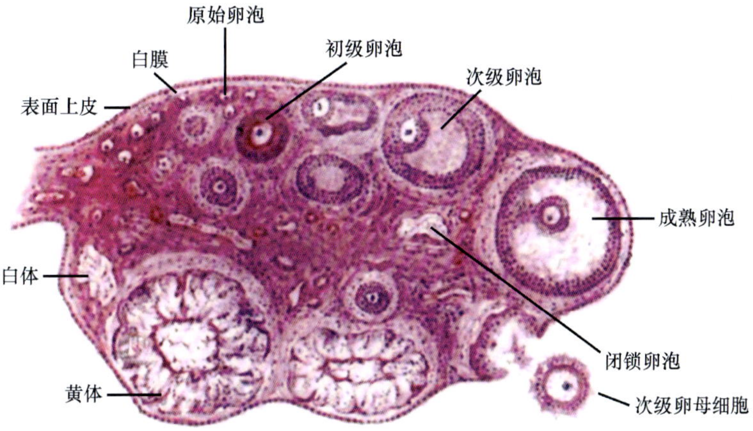

图10-3 卵巢结构模式图

1. 卵泡的发育与成熟 卵泡（follicle）是由一个卵母细胞（oocyte）和围绕其周围的多个卵泡细胞（follicular cell）组成，呈球形。卵泡发育始于胚胎时期，第5个月胚胎的双侧卵巢有原始卵泡近700万个，以后逐渐减少，出生时有100万～200万个，青春期时仅存约4万个。从青春期开始，在垂体分泌的促性腺激素作用下，卵泡开始分批进入发育与成熟的连续生长过程，一般经过原始卵泡、初级卵泡、次级卵泡和成熟卵泡4个阶段（图10-3）。

（1）原始卵泡（primordial follicle） 位于皮质浅层，体积小，数量多。原始卵泡中央为初级卵母细胞（primary oocyte），周围是一层扁平的卵泡细胞。初级卵母细胞体积大而圆，胞质嗜酸性，核大而圆，染色浅。初级卵母细胞在胚胎时期由卵原细胞分化而来，继而进入第一次减数分裂前期，并长期停滞在此期，直到排卵前才完成减数分裂。卵泡细胞较小，扁平，染色较深，有支持和营养初级卵母

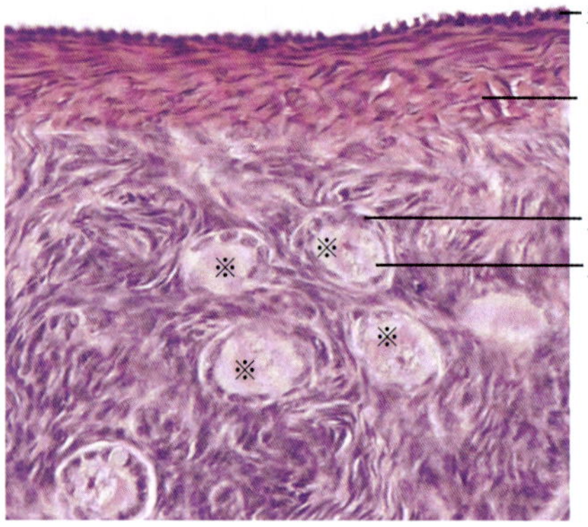

图10-4 原始卵泡光镜图（HE染色，10×40倍）
※示原始卵泡

细胞的作用（图10-4）。

考点：原始卵泡的组成

（2）生长卵泡（growing follicle） 青春期开始后，部分原始卵泡生长发育，称生长卵泡，包括初级卵泡和次级卵泡两个阶段。

1）初级卵泡（primary follicle）：中央的初级卵母细胞体积增大，胞质增多，并出现丰富的细胞器，核也变大。卵泡细胞增生，其形态由扁平形变为立方形或柱状，细胞由单层逐渐变为复层。初级卵母细胞与卵泡细胞之间出现卵周间隙，两者分泌物形成一层嗜酸性膜，称透明带（zona pellucida），由透明带蛋白组成。随着初级卵泡逐渐增大，其周围的结缔组织逐渐分化形成卵泡膜（follicular theca，图10-5）。

2）次级卵泡（secondary follicle）：初级卵泡后期，卵泡细胞间出现一些大小不等的液腔，继而融合成一个大腔，称卵泡腔（follicular cavity），腔内充满卵泡液，此时的卵泡称次级卵泡（图10-6）。此时初级卵母细胞达到最大体积，周围包裹约5μm厚的透明带。紧靠透明带的一层高柱状卵泡细胞呈放射状排列，称放射冠（corona radiata）。随着卵泡液增多，初级卵母细胞、透明带、放射冠及周围的卵泡细胞被推到卵泡腔一侧，形成突入卵泡腔内的圆形隆起，称卵丘（cumulus oophorus）。卵泡腔周围的卵泡细胞呈颗粒状构成卵泡壁，称颗粒层，卵泡细胞改称颗粒细胞（granulosa cell）。

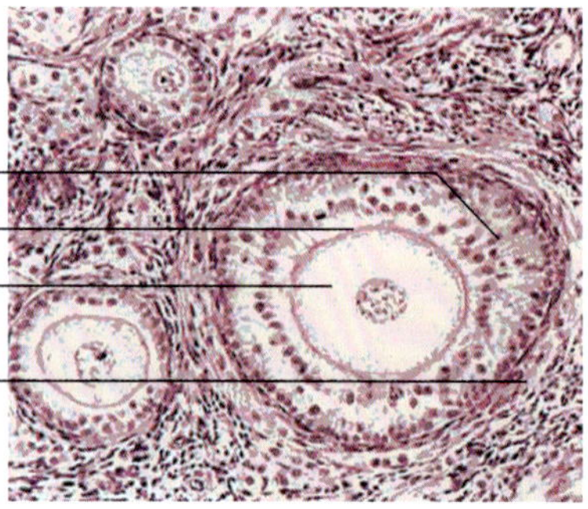

图10-5 初级卵泡光镜图（HE染色，10×40倍）

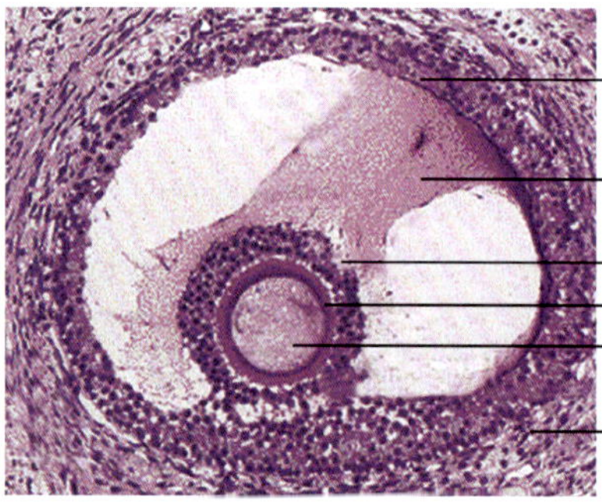

图10-6 次级卵泡光镜图（HE染色，10×40倍）

（3）成熟卵泡（mature follicle） 是次级卵泡发育的最后阶段。由于卵泡液急剧增多，卵泡腔变大，使卵泡体积显著增大，直径可达2cm，并凸向卵巢表面，颗粒层变薄。排卵前36～48小时，初级卵母细胞完成第一次减数分裂，形成一个大的次级卵母细胞（secondary oocyte）和一个很小的第一极体（first polar body）。次级卵母细胞迅速开始第二次减数分裂，并停滞在分裂中期（图10-7）。

次级卵泡与成熟卵泡具有内分泌功能，主要是膜细胞和颗粒细胞协同合成分泌雌激素。膜细胞合成的雄激素透过基膜进入颗粒细胞，在酶的作用下转变为雌激素。合成的雌激素少量进入卵泡腔，大部分释放入血，调节子宫内膜等靶器官的生理活动。

考点：生长卵泡和成熟卵泡的形态特点

2. 排卵 成熟卵泡破裂，次级卵母细胞连同其周围的透明带和放射冠从卵巢表面排出的过程称为排卵

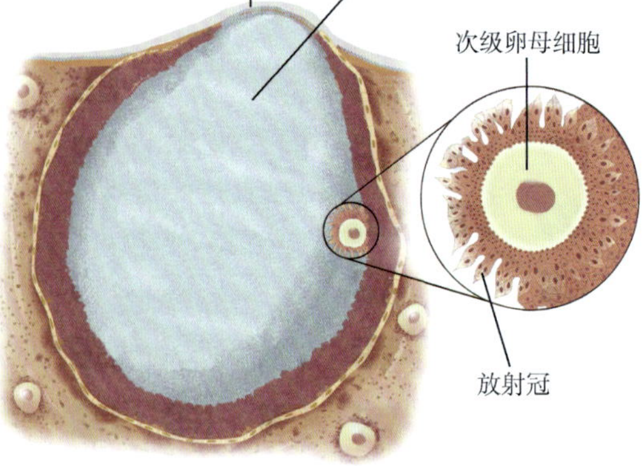

图10-7 成熟卵泡模式图

（ovulation，图10-8）。生育期妇女每28天左右排卵1次，排卵时间约在每个月经周期的第14天。月经初潮后开始排卵，双侧卵巢交替排卵，一般每次排出1个，女性一生排出约400个卵子。卵排出后，若在24小时内未受精，次级卵母细胞即退化消失。

3. 黄体的形成和退化 排卵后残留在卵巢内的卵泡壁和卵泡膜向卵泡腔内塌陷，在黄体生成素的作用下，逐渐发育成为体积大而富含血管的内分泌细胞团，新鲜时呈黄色，故称黄体（corpus luteum）。黄体主要由颗粒细胞分化来的颗粒黄体细胞（granulosa lutein cell）和由膜细胞分化来的卵泡膜黄体细胞（theca lutein cell）构成（图10-9）。颗粒黄体细胞体积较大，数量较多，染色较浅，位于黄体中央，主要分泌孕激素。卵泡膜黄体细胞体积较小，数量较少，染色较深，与颗粒黄体细胞协同分泌雌激素。

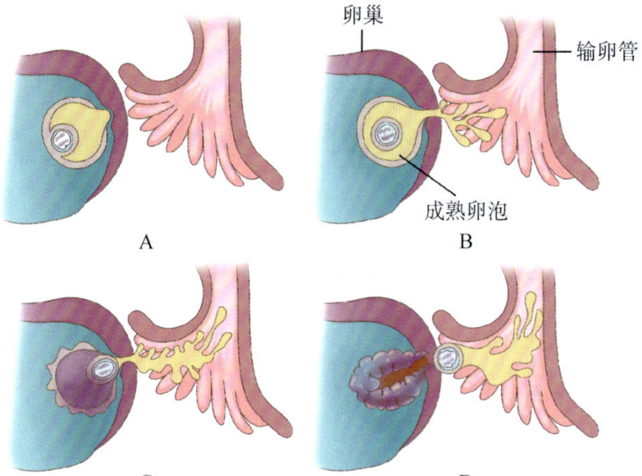

图10-8 排卵过程示意图

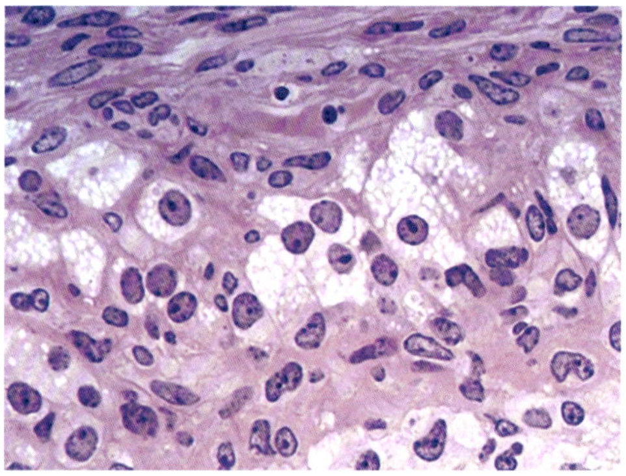

图10-9 黄体光镜图（HE染色，10×40倍）

若未受精，黄体维持12～14天后退化，称月经黄体（corpus luteum of menstruation）。若受精，在胎盘分泌的绒毛膜促性腺激素的刺激下，黄体可继续增大，称妊娠黄体（corpus luteum of pregnancy）。妊娠4～6个月后胎盘取代黄体。两种黄体最终均会退化，被结缔组织取代变成白色瘢痕，称为白体（corpus albicans）。

考点：排卵概念，黄体的形成

4. 闭锁卵泡 卵巢内绝大部分卵泡不能发育成熟，它们在各发育阶段发生退化，这些退化的卵泡，称闭锁卵泡（atretic follicle）。小的卵泡（原始卵泡和初级卵泡）闭锁后，逐渐变性消失。大的卵泡（次级卵泡）闭锁后，被结缔组织和血管分隔成散在的细胞团索，称间质腺（interstitial gland），其可分泌雌激素。

链 接　多囊卵巢综合征

多囊卵巢综合征（PCOS）是一种最常见的妇科内分泌疾病之一。临床表现为不规律月经、持续性无排卵、高雄激素血症、卵巢多囊样改变，常伴有胰岛素抵抗、肥胖、黑棘皮病等。其病因至今尚未阐明，目前认为其可能是某些遗传基因与环境相互作用所致，是导致生育期妇女月经紊乱、不孕、肥胖、多毛、痤疮等临床表现的常见病因。可通过调整生活方式，降低体重、缩小腰围，定期合理用药调节月经周期等方式进行治疗。

二、输 卵 管

输卵管（uterine tube）为一对细长弯曲的喇叭状肌性管道，全长10～14cm，位于子宫底两侧、子宫阔韧带上缘内（图10-1、图10-2）。其外侧端开口于腹膜腔，称输卵管腹腔口；内侧端开口于子宫腔，称输卵管子宫口。因此，女性腹膜腔可经输卵管、子宫和阴道与外界间接相通。临床上常将卵巢和输卵管合称为子宫附件。

输卵管由内向外分为四部：①输卵管子宫部（uterine part），为走行于子宫壁的部分，以输卵管子宫口开口于子宫腔。②输卵管峡部（isthmus of uterine tube），短直，壁厚，管腔狭窄，血管较少，水平向外移行为壶腹部。输卵管结扎术常在此部进行。③输卵管壶腹部（ampulla of uterine tube），为输卵管峡部向外移行的膨大部分，约占输卵管全长的2/3。卵子和精子通常在此部结合形成受精卵，受精卵经输卵管向内进入子宫腔着床生长发育成胎儿。如果受精卵未能进入子宫内着床，而是在子宫体腔以外着床，在输卵管内或腹膜腔内发育，则称为异位妊娠（又称宫外孕）。④输卵管漏斗（infundibulum of uterine tube），是输卵管外端膨大部分，呈漏斗状覆盖在卵巢后缘和内侧面，漏斗末端有输卵管腹腔口。其游离缘有许多细长的指状突起，称输卵管伞（fimbria of uterine tube），其覆盖于卵巢的表面，具有将卵子导入输卵管的功能，也是临床手术中识别输卵管的重要标志。

输卵管管壁由黏膜、肌层和浆膜组成（图10-10）。黏膜由单层柱状上皮和固有层构成，黏膜向管腔突出，形成许多纵行且分支的皱襞，皱襞于壶腹部较多。黏膜上皮由分泌细胞和纤毛细胞组成，随月经周期而出现周期性变化。分泌细胞的分泌物构成输卵管液，对卵子起到营养和辅助运行的作用。纤毛细胞的纤毛向子宫方向摆动，利于卵子向子宫方向运行。固有层为薄层结缔组织，含丰富的毛细血管和散在平滑肌纤维。肌层由内环肌和外纵肌两层平滑肌构成，峡部最厚，壶腹部较薄。

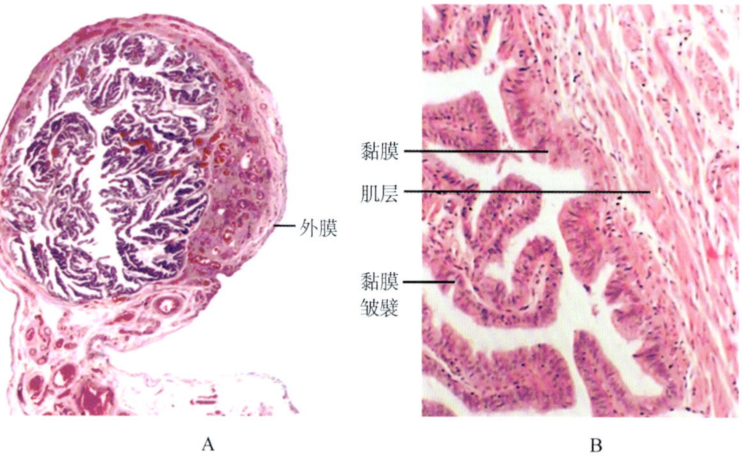

图10-10 输卵管光镜图（HE染色）

A. 10×10倍；B. 10×40倍

考点：输卵管的位置、形态与分部

链 接 异位妊娠

异位妊娠又称宫外孕，指受精卵在子宫体腔以外着床，是妇产科常见急腹症。其中最常见的就是输卵管妊娠，以壶腹部妊娠最为多见，其次为峡部、伞部。输卵管妊娠主要与输卵管炎症导致黏膜皱襞粘连、管腔变窄、纤毛功能受损、肌纤维蠕动减弱等有关，以上原因导致受精卵无法正常到达子宫腔进行着床。典型症状为停经、腹痛与阴道出血，严重者出现失血性休克。

三、子　宫

子宫（uterus）是孕育胎儿的肌性器官，腔小壁厚。子宫的形态、大小、位置和结构因年龄不同而异，并受月经周期和妊娠的影响。

（一）子宫的形态

成人未孕子宫前后稍扁，呈倒置梨形，长7～9cm，宽4～5cm，壁厚2～3cm。子宫分为底、体和颈三部（图10-2、图10-11）：①子宫底（fundus of uterus），位于输卵管子宫口以上的部分，宽而圆凸；②子宫体（body of uterus），为子宫底与子宫颈之间的大部分；③子宫颈（neck of uterus），为子宫下端较窄呈圆柱状的部分。子宫颈下端伸入阴道内的部分称子宫颈阴道部，为宫颈癌和宫颈糜烂的好发部位；阴道以上部分，称子宫颈阴道上部。子宫颈阴道上部的上端与子宫体交界处较狭细，称子宫峡（isthmus of uterus），长约1cm。妊娠期子宫峡逐渐伸展变长，妊娠末期可延长至7～11cm，此处腔壁变薄，是产科进行剖宫产的常用部位。子宫体和子宫颈的比例因年龄和卵巢功能不同而异：青春期前1∶2，生育期2∶1，绝经后1∶1。

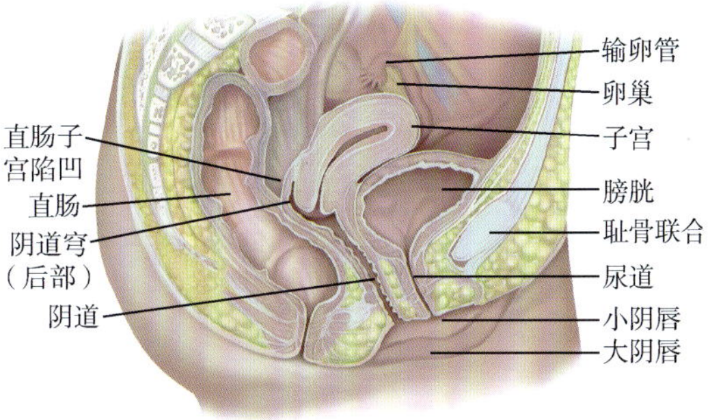

图10-11　女性盆腔正中矢状切面

子宫的内腔可分上、下两部：上部在子宫体内，称子宫腔（cavity of uterus），呈前后略扁的倒置三角形腔隙；下部呈梭形，在子宫颈内，称子宫颈管（canal of cervix uterus），其下口通阴道称子宫口。未产妇子宫口为圆形，边缘光滑；经产妇子宫口为横裂状，子宫口的前缘、后缘称为前唇和后唇，后唇较长，位置也较高（图10-2）。

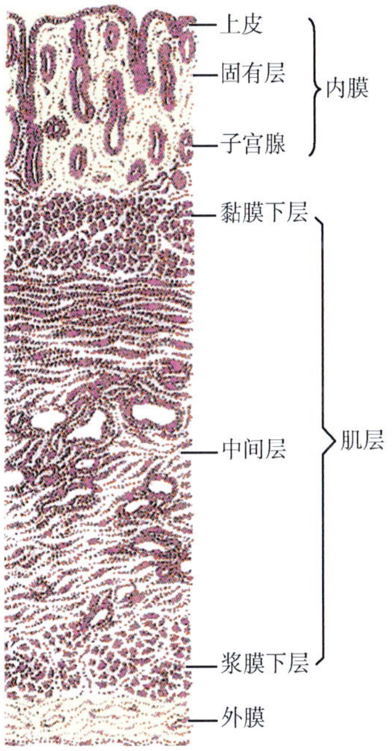

图10-12　子宫壁示意图

（二）子宫壁的结构

子宫壁由内向外分为内膜、肌层和外膜3层（图10-12）。①外膜：于子宫底和子宫体为浆膜，子宫颈处为纤维膜。②肌层：最厚，由交错走行的平滑肌束构成。妊娠时，平滑肌纤维受卵巢激素的作用，增生肥大，使肌层显著增厚。分娩后，肌纤维迅速恢复正常大小，部分肌纤维凋亡。③内膜：由单层柱状上皮和固有层组成。上皮与输卵管上皮相似，由分泌细胞和纤毛细胞组成。子宫颈上皮细胞分泌黏液的活动受卵巢激素的影响。在子宫口处，单层柱状上皮移行为复层扁平上皮（图10-13），其是宫颈癌的好发部位。固有层较厚，由疏松结缔组织构成，内含子宫腺、血管和大量低分化的基质细胞。根据结构和功能不同，子宫底部和体部的内膜又分为功能层和基底层。功能层（functional layer）位于内膜的浅层，即靠腔面部分，较厚，接受螺旋动脉的血液供应，随月经周期产生周期性剥脱，妊娠时胚泡也植入此层。基底层（basal layer）位于功能层的深部，较薄，接受基底动脉血液供应，不随月经周期剥脱，月经期后有增生和修复功能。而子宫颈管的内膜中无螺旋动脉，也无周期性剥脱现象。

（三）子宫的位置

子宫位于骨盆中央，膀胱与直肠之间（图10-11），下端接阴道，两侧有卵巢和输卵管。非妊娠时，子宫底位于小骨盆入口平面以下，子宫颈在坐骨棘平面稍上方，而新生儿子宫高于小骨盆上口。成年人子宫的正常位置为轻度前倾前屈位。前倾指整个子宫向前倾斜，子宫的长轴与阴道的长轴形成一个向前开放的钝角，稍大于90°；前屈指子宫体与子宫颈之间形成向前的钝角，约170°。子宫有较大的活动度，膀胱和直肠的充盈程度可影响子宫的位置（图10-14）。

（四）子宫的固定装置

子宫主要靠韧带、盆底肌和尿生殖膈的托持，以及子宫周围结缔组织的牵拉等作用维持正常位置。如果这些固定装置受损伤，可出现子宫位置异常或不同程度子宫脱垂。维持子宫正常位置的韧带主要有以下4种（图10-15）。

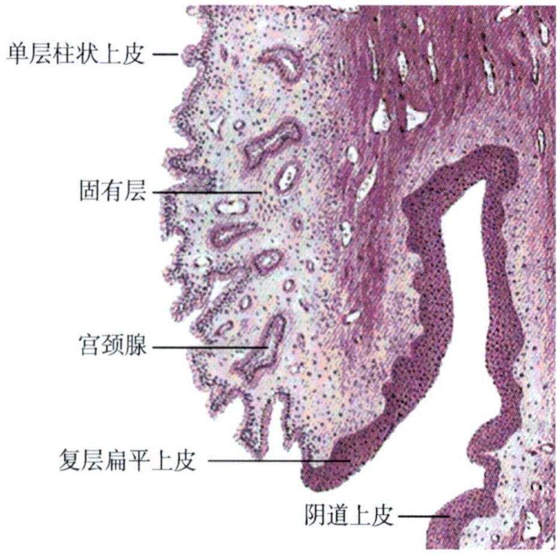

图10-13 子宫颈与阴道交接部示意图

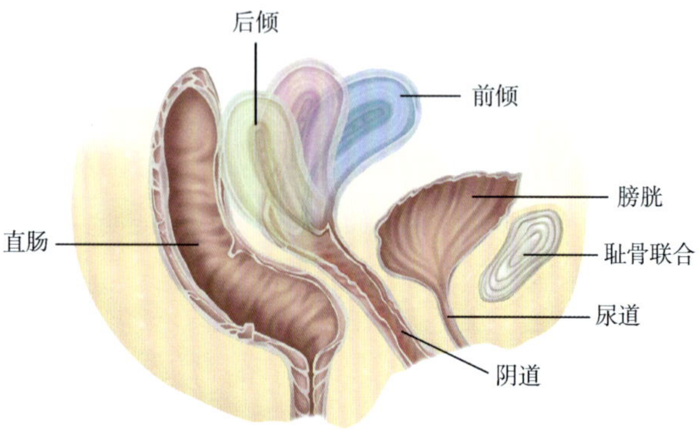

图10-14 子宫的位置

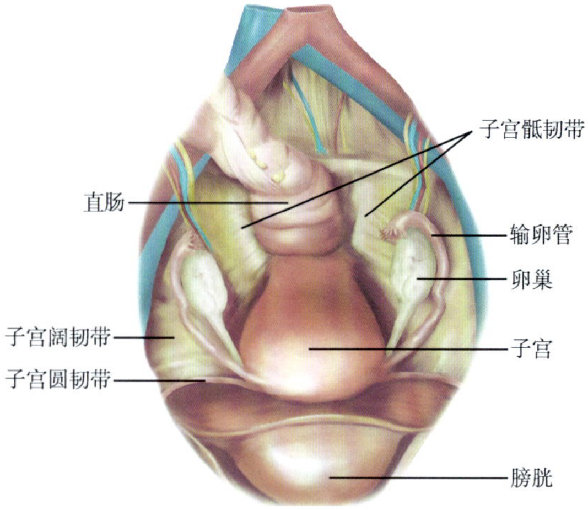

图10-15 子宫的固定装置

1. 子宫阔韧带（broad ligament of uterus） 是由子宫前后面的腹膜向子宫两侧延伸，至盆侧壁形成的双层腹膜皱襞，呈冠状位。其上缘游离，包裹输卵管，上外侧1/3为卵巢悬韧带。两层之间有子宫圆韧带、血管、淋巴管和神经等通过。子宫阔韧带可限制子宫向两侧移动。

2. 子宫圆韧带（round ligament of uterus） 是一对由平滑肌和结缔组织构成的圆索状结构。其起自子宫体前上外侧、子宫角下方，在子宫阔韧带前叶的覆盖下向前外侧弯行，经腹股沟管止于阴阜和大阴唇前端的皮下。此韧带主要维持子宫前倾。

3. 子宫主韧带（cardinal ligament of uterus） 位于子宫阔韧带下部的两层之间，从子宫颈两侧缘连至骨盆侧壁，由结缔组织和平滑肌纤维构成。此韧带较强韧，是维持子宫颈正常位置，防止子宫下垂的主要结构。

4. 子宫骶韧带（uterosacral ligament） 由平滑肌和结缔组织组成，起自子宫颈后外上侧，向后外绕过直肠的两侧，止于第2、3骶椎前。此韧带可向后上牵拉子宫颈，与子宫圆韧带协同，维持子宫的前屈位。

考点：子宫的形态、位置及固定装置

（五）子宫内膜的周期性变化

自青春期始，在卵巢分泌的雌激素和孕激素作用下，子宫底部和体部的内膜功能层发生周期性变化，即每28天左右发生1次内膜剥脱、出血、增生和修复过程，称月经周期（menstrual cycle）。每个月经周期是从月经来潮第1天起至下次月经来潮的前1天止（图10-16），可分为增生期、分泌期和月经期3个时期。

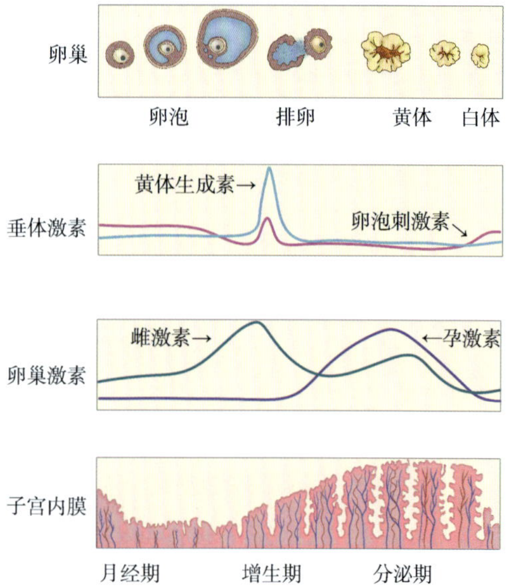

图10-16 子宫内膜周期性变化模式图

1. 增生期（proliferative phase） 指月经周期的第5～14天，即从月经结束至排卵。此期卵巢内有若干卵泡开始向成熟卵泡发育，又称卵泡期（follicular phase）。在卵泡分泌的雌激素作用下，剥脱的子宫内膜由基底层增生修复，表现为基质细胞分裂增殖，产生大量的纤维和基质，内膜逐渐增厚到2～4mm；子宫腺逐渐增多、增长、弯曲，腺腔增大，腺细胞内出现糖原；螺旋动脉更加伸长和弯曲（图10-17）。此期末通常有一个卵泡发育成熟并排卵，子宫内膜转入分泌期。

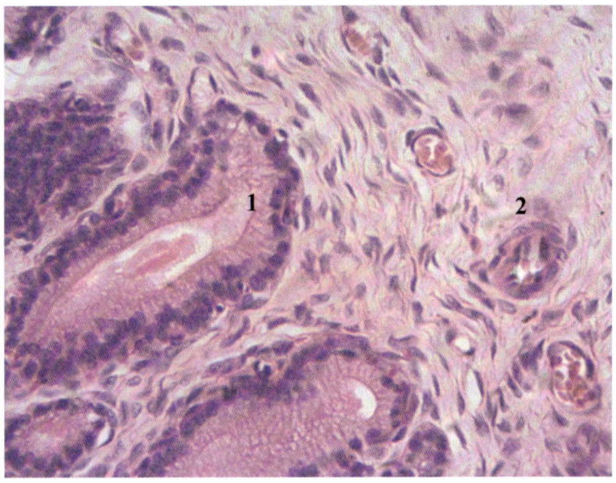

图10-17 子宫内膜增生期光镜图（HE染色，10×40倍）

1. 子宫腺；2. 螺旋动脉

2. 分泌期（secretory phase） 月经周期的第15～28天，即从排卵到下一次月经前。此期黄体形成，又称黄体期（luteal phase）。在黄体分泌的孕激素和雌激素作用下，子宫内膜进一步增生变厚，达5～7mm；子宫腺进一步增长，极度弯曲，腺腔扩张，腺细胞以顶分泌方式将糖原等营养物质分泌至腺腔内；螺旋动脉更长、更弯，并伸入内膜浅层；固有层内组织液增多呈现水肿状态；基质细胞继续分裂增殖，胞质内充满糖原和脂滴，称前蜕膜细胞（predecidual cell），妊娠时则变为蜕膜细胞。若排出的卵子未受精，内膜功能层剥脱，转入月经期。

3. 月经期（menstrual phase） 月经周期的第1～4天，即从月经开始到出血停止。由于月经黄体退化，其分泌的孕激素和雌激素量骤减，引起螺旋动脉持续收缩，致子宫内膜功能层缺血、坏死。继而螺旋动脉短暂扩张，血管破裂，血液涌入内膜功能层，与坏死的内膜一起剥脱经阴道排出，称月经。在月经期末，内膜基底层残留的子宫腺上皮开始增生，使子宫内膜表面上皮逐渐修复并转入增生期。

链 接 宫腔镜检查

宫腔镜检查是一项微创性妇科诊疗技术，通过插入宫腔的光导玻璃纤维内镜直观观察子宫颈管、子宫颈内口、子宫腔及输卵管开口的生理与病理变化，并能直接对病变组织进行准确取材送检，也可以直接在镜下进行手术治疗。其适用于异常子宫出血、原因不明的不孕或反复流产、宫腔内占位或异物等疾病，能观察宫腔全貌，并能快速简单地完成手术操作，具有损伤小、恢复快、准确率高等优点。

四、阴　道

阴道（vagina）是女性的性交器官，也是月经排出和胎儿娩出的通道。它位于膀胱、尿道和直肠之间（图10-11），是连接子宫和外生殖器的肌性管道。阴道壁由黏膜、肌层和外膜组成。黏膜上皮为未角化的复层扁平上皮，在雌激素作用下，上皮细胞能合成大量糖原，在阴道浅层细胞脱落后，糖原在阴道杆菌的作用下转化为乳酸，从而抑制细菌生长。肌层为平滑肌，分内外两层，阴道外口有环形骨骼肌构成的阴道括约肌。外膜为富含弹性纤维的致密结缔组织。

阴道上部较宽阔，包绕子宫颈阴道部，在两者之间形成环行的凹陷，称阴道穹（fornix of vagina），以阴道后穹最深，与后上方的直肠子宫陷凹仅隔阴道后壁和腹膜，临床上可经阴道后穹穿刺，引流直肠子宫陷凹内的积液或积血，进行诊断和治疗。

阴道下部较窄，以阴道口开口于阴道前庭，处女的阴道口有黏膜皱襞形成的处女膜，一般呈环状、唇状或筛状，破裂后在阴道口留有处女膜痕（图10-18）。

考点：阴道穹的位置及临床意义

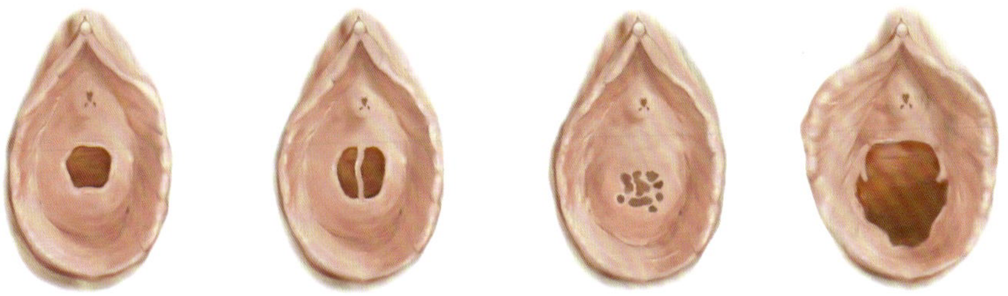

图 10-18　处女膜的形状

链 接　经阴道后穹穿刺术

经阴道后穹隆穿刺术是用穿刺针经阴道后穹刺入直肠子宫陷凹处，抽取积血、积液、积脓进行肉眼观察及生物化学、微生物学和病理学检查的方法，是妇产科常用的辅助诊疗方法。

五、前庭大腺

前庭大腺（greater vestibular gland）位于大阴唇后部、前庭球后端的深面，形如豌豆，其导管向内开口于阴道前庭，分泌物有润滑阴道口的作用（图 10-19）。

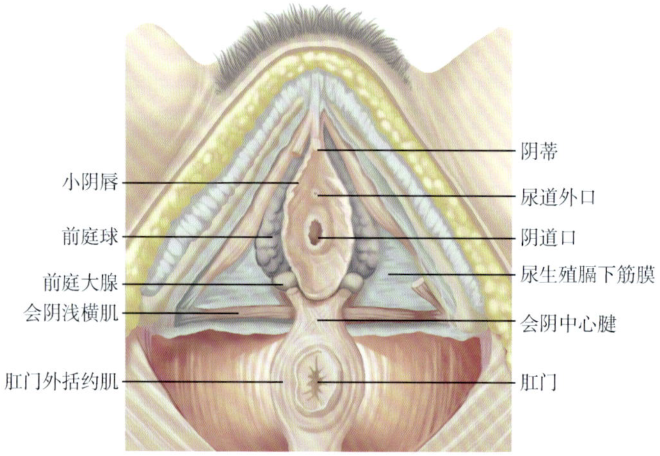

图 10-19　前庭球和前庭大腺

第 2 节　女性外生殖器

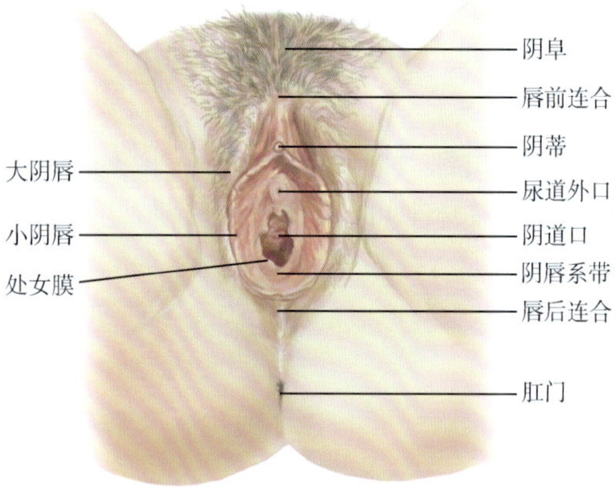

图 10-20　女性外生殖器

女性外生殖器又称女阴（pudendum），包括以下结构（图 10-20）。

1. 阴阜（mons pubis）　为耻骨联合前面的皮肤隆起，性成熟期后皮肤生有阴毛。

2. 大阴唇（greater lip of pudendum）　为左右纵行隆起的皮肤皱襞，其前、后端互相连合形成唇前连合和唇后连合。

3. 小阴唇（lesser lip of pudendum）　位于大阴唇内侧，为一对较薄的皮肤皱襞，表面光滑无阴毛。其前方延伸形成阴蒂包皮和阴蒂系带。

4. 阴道前庭（vaginal vestibule）　是位于两侧小阴唇

之间的裂缝，前部有尿道外口，后部为阴道口。

5. 阴蒂（clitoris） 位于尿道外口的前方，由两个阴蒂海绵体组成，相当于男性的阴茎海绵体。露于表面的为阴蒂头，富含感觉神经末梢。

6. 前庭球（bulb of vestibule） 相当于男性尿道海绵体，可分为中间部和两个侧部。侧部较大，位于大阴唇皮下，中间部较小，位于尿道外口与阴蒂体之间的皮下。

第3节　会阴和乳房

一、会　阴

（一）会阴的定义和分区

会阴（perineum）有广义和狭义之分。

1. 广义会阴 是指封闭小骨盆下口所有的软组织结构，其周界与骨盆下口一致，呈菱形（图10-21）。常以两侧坐骨结节连线为界，将广义会阴分为前、后两个三角形区域，前为尿生殖区（urogenital region），男性有尿道通过，女性有尿道、阴道通过；后为肛区（anal region，又称肛门三角，anal triangle），有直肠通过。

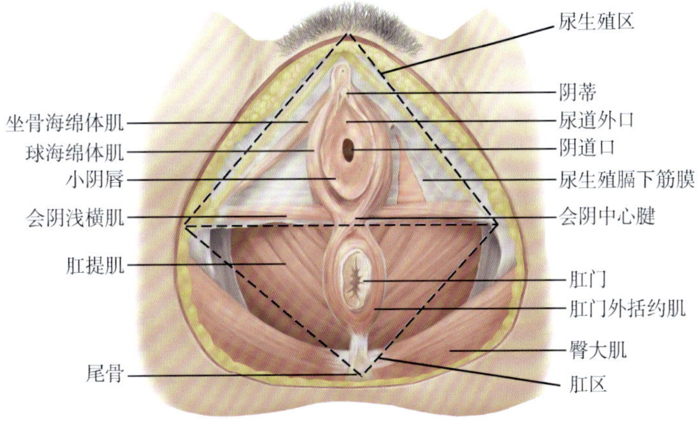

图10-21　女性会阴肌

2. 狭义会阴 即产科会阴，指肛门与阴道口后端之间的软组织（图10-21）。

（二）会阴区的肌肉

1. 肛区的肌肉

（1）肛提肌（levator ani） 是位于骨盆底的成对扁肌，起自耻骨后面、坐骨棘及张于两者间的肛提肌腱弓，向内下止于会阴中心腱和尾骨等。作用是封闭盆底和承托盆腔器官，并协助括约肛管和阴道（图10-21）。

（2）尾骨肌（coccygeus） 位于肛提肌后，骶棘韧带上面，参与封闭小骨盆下口，有承托盆腔器官的作用。

（3）肛门外括约肌（sphincter ani externus） 是环绕肛门周围的骨骼肌，可分为皮下部、浅部和深部。

2. 尿生殖区的肌肉 位于肛提肌前部的下方，封闭盆膈裂孔，分为浅、深两层。

（1）浅层肌 ①会阴浅横肌，起于坐骨结节，止于会阴中心腱，有固定会阴中心腱的作用；②球海绵体肌，又称阴道括约肌，在女性覆盖前庭球，收缩时缩小阴道口；③坐骨海绵体肌，覆盖于阴蒂脚的表面，收缩时压迫阴蒂海绵体根部，参与阴蒂勃起。

（2）深层肌 ①会阴深横肌，位于尿生殖膈上、下筋膜之间，收缩时可加强会阴中心腱的稳固性。②尿道括约肌，在会阴深横肌的前方，肌束环绕尿道膜部，属随意肌，可括约尿道；女性此肌还围绕阴道，称尿道阴道括约肌，收缩时可紧缩尿道和阴道。

会阴中心腱（perineal central tendon）为狭义会阴中部皮肤深面的腱性结构（图10-21），为会阴肌的附着部，有加固盆底、承托盆腔器官的作用。女性会阴中心腱富有弹性，分娩时要注意保护。

（三）会阴筋膜

1. 浅筋膜 肛区的浅筋膜富含脂肪，充填于坐骨肛门窝内。尿生殖区的浅筋膜分为两层：浅层为脂肪膜，深层为会阴浅筋膜（Colles筋膜），向前上与腹壁浅筋膜层相续，向后附于会阴体，向两侧附着于耻骨下支和坐骨支（图10-22）。

2. 深筋膜 肛区的深筋膜覆盖于坐骨肛门窝的各壁，并覆盖于肛提肌和尾骨肌的上、下面，分别称为盆膈上、下筋膜。盆膈上、下筋膜及其间的肛提肌、尾骨肌共同构成盆膈（pelvic diaphragm），封闭小骨盆下口的大部，中央有直肠穿过。尿生殖区的深筋膜分为两层，覆盖于会阴深横肌和尿道括约肌的上、下面，分别称为尿生殖膈上、下筋膜。会阴深横肌和尿道括约肌及覆盖于它们上、下面的尿生殖膈上、下筋膜共同构成尿生殖膈（urogenital diaphragm），封闭尿生殖区，男性有尿道穿过，女性有尿道和阴道穿过（图10-22）。

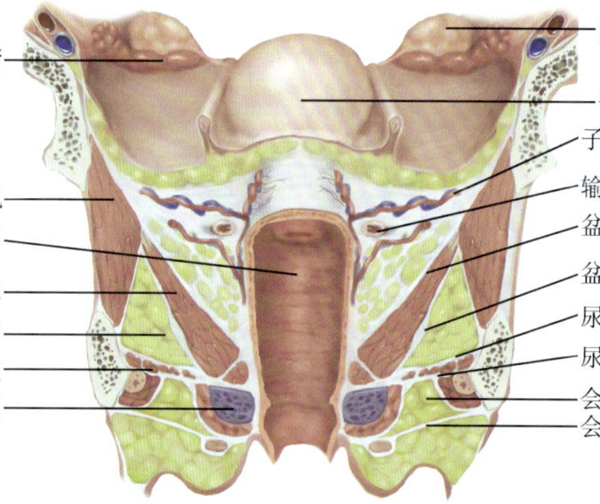

图10-22 女性盆腔冠状切面

二、乳 房

女性乳房（breast）为哺乳器官，至青春期开始生长发育，妊娠期和哺乳期受激素影响，乳腺增大并可以分泌乳汁（图10-23）。

（一）乳房的位置

乳房位于胸前部的浅筋膜内，胸大肌和胸肌筋膜的前面，上起第2～3肋，下至第6～7肋，内侧至胸骨旁线，外侧可达腋中线。乳房与胸肌筋膜之间的间隙为乳房后间隙。

（二）乳房的形态

成年女性乳房形态和大小变化较大，未哺乳的乳房呈半球形，紧张而有弹性，乳房中央有乳头（papillary），通常平对第4肋间隙或第5肋，其顶端有输乳管的开口。乳头周围颜色较深的环状皮肤称乳晕（areola of breast），其表面有许多小隆起，深面为乳晕腺，其脂质分泌物可润滑乳头及周围皮肤（图10-24）。乳头和乳晕的皮肤薄弱，易损伤，尤其在哺乳期，应注意清洁，以防感染。

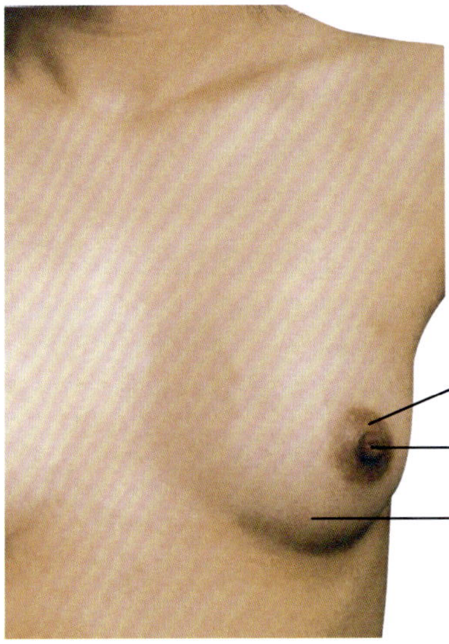

图10-23 乳房

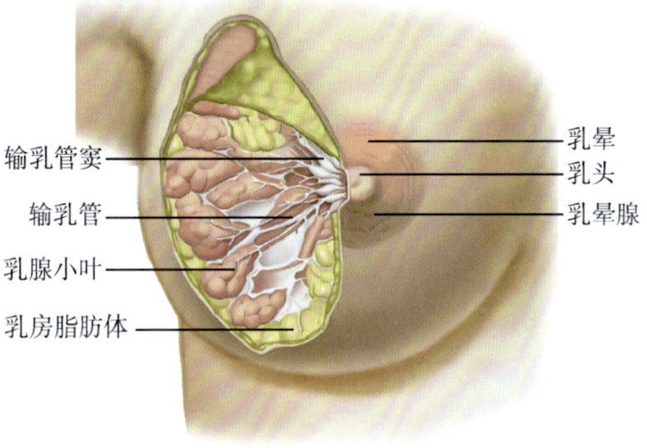

图10-24 乳腺及导管

（三）乳房的结构

乳房主要由皮肤、纤维组织、脂肪组织和乳腺构成。纤维组织包绕乳腺，并向深面发出许多小隔，将乳腺分隔成15～20个乳腺叶（lobe of mammary gland），每个乳腺叶又分为若干个乳腺小叶，每个小叶是一个复管泡状腺，腺泡上皮为单层立方或单层柱状上皮，在上皮细胞和基膜之间有肌上皮细胞。腺泡开口与小叶内导管相连，多个小叶内导管汇聚成小叶间导管，再汇聚成较粗的总导管，即输乳管（lactiferous duct）。每个乳腺叶有一条输乳管，在近乳头处膨大为输乳管窦，其末端变细，以输乳孔开口于乳头（图10-24）。各乳腺叶和输乳管均以乳头为中心呈放射状排列，故乳房手术宜做放射状切口，以减少对输乳管和乳腺叶的损伤。

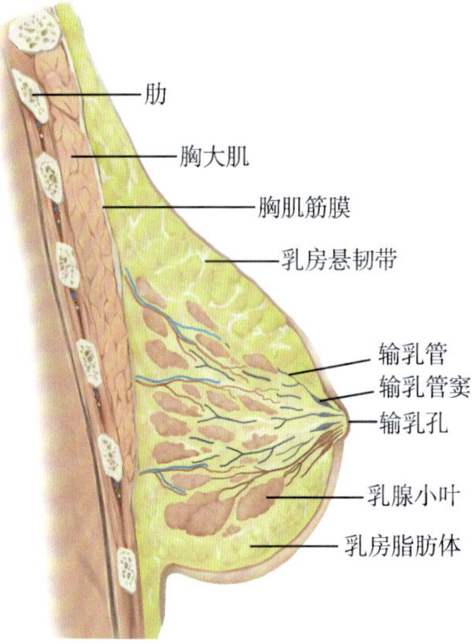

图10-25 乳房矢状切面

乳腺周围的纤维组织向浅面的皮肤和乳头、深面的胸肌筋膜发出许多小的纤维束，称乳房悬韧带或库珀（Cooper）韧带，其对乳房起支持和固定作用（图10-25）。当乳腺癌侵及乳腺间的乳房悬韧带使之缩短或失去弹性时，相应部位的皮肤被牵引向深侧凹陷，形成“酒窝征”，其为乳腺癌的一种特殊体征。

链 接　乳腺小叶增生

乳腺小叶增生是以腺体小叶和乳腺导管末梢扩张、增生和囊性改变为主的病理过程。它的发生和发展与卵巢内分泌功能紊乱有关，多由于孕激素分泌不足和雌激素相对或绝对过多，月经周期中乳腺组织增生和复旧过程发生紊乱而患病。而不良精神刺激导致的郁郁寡欢、孤独焦虑则是乳腺小叶增生的“催化剂”，多见于25～45岁月经不规则、经量少、经期短、未婚、未育或未哺乳的女性。临床主要表现为月经来潮前5～7天乳房胀满疼痛，月经来潮乳房胀痛缓解乃至消失，待下次月经来潮前又出现的周期性变化。

自测题

一、单选题

1. 关于卵巢的正确说法是（　　）
   A. 腹膜外位器官　B. 卵巢动脉起自髂内动脉
   C. 后缘有血管出入　D. 女性生殖腺
   E. 位于髂总动脉分叉处
2. 卵子与精子受精的部位通常是在（　　）
   A. 输卵管漏斗　B. 输卵管峡
   C. 输卵管壶腹　D. 输卵管子宫部
   E. 输卵管伞
3. 手术时，识别输卵管的标志是（　　）
   A. 输卵管子宫部　B. 输卵管峡
   C. 输卵管壶腹　D. 输卵管漏斗
   E. 输卵管伞
4. 关于子宫的正确说法是（　　）
   A. 腹膜外位器官
   B. 位于膀胱和直肠之间
   C. 外形可分为子宫体和子宫颈
   D. 其长轴呈垂直位
   E. 呈前倾后屈位
5. 乳房手术应采用放射状切口，是因为（　　）
   A. 便于延长切口
   B. 可避免切断乳房悬韧带
   C. 可减少对输乳管的损伤
   D. 易找到病灶
   E. 有利于伤口愈合
6. 输卵管腹腔口（　　）
   A. 开口于卵巢　B. 开口于腹腔
   C. 开口于腹膜腔　D. 位于输卵管内
   E. 开口于子宫
7. 下列哪项不是固定子宫的韧带（　　）
   A. 子宫圆韧带　B. 子宫主韧带
   C. 骶结节韧带　D. 子宫骶韧带
   E. 子宫阔韧带
8. 关于阴道的描述，错误的是（　　）
   A. 为女性排尿和排卵的管道
   B. 后方与直肠相邻
   C. 阴道口开口于阴道前庭
   D. 阴道常处于塌陷状态
   E. 阴道上端包绕子宫颈
9. 对子宫的描述中，正确的是（　　）
   A. 子宫体与阴道间呈前屈位
   B. 属腹膜内位器官
   C. 子宫体与子宫颈之间呈前倾位
   D. 子宫圆韧带维持其前倾位
   E. 子宫主韧带维持其前屈位
10. 寻找卵巢血管的标志性结构是（　　）
    A. 卵巢系膜　B. 输卵管系膜
    C. 子宫系膜　D. 卵巢悬韧带
    E. 卵巢固有韧带
11. 排卵发生于月经周期的（　　）
    A. 月经期　B. 增生早期
    C. 增生晚期　D. 分泌早期
    E. 分泌晚期
12. 生长卵泡中的卵母细胞是（　　）
    A. 卵原细胞　B. 初级卵母细胞
    C. 次级卵母细胞　D. 卵细胞
    E. 极体

二、问答题

1. 简述子宫的位置、形态及固定装置。
2. 什么是月经周期？试述子宫内膜的周期性变化与卵巢激素周期性变化的关系。

（伍倩倩）

第11章 心血管系统

学习目标

1. 知识目标　掌握血液循环途径、心腔结构及主干血管；熟悉心的位置、心包的组成；了解微循环、各级血管微细结构。

2. 能力目标　具备将所学知识应用于临床工作及健康科普的能力。

3. 素质目标　培养热爱生命、救死扶伤、爱岗敬业的职业素质。

第1节　概　　述

一、心血管系统的组成

心血管系统由心、动脉、静脉和毛细血管组成，是一个连续封闭的管道系统，血液充满其中并循环流动。

1. 心（heart）　是中空的肌性器官，通过节律性收缩和舒张推动血液流动。心分为左心房、右心房和左心室、右心室四个腔，左心房、右心房之间由房间隔隔开，互不相通，左心室、右心室之间由室间隔隔开，也互不相通。同侧的房室之间借助房室口相通。心的各腔均与大的血管相连。

2. 动脉（artery）　是由心室发出输送血液离心的血管，在行程中反复分支，管径由粗变细，历经大动脉、中动脉、小动脉和微动脉，最后移行为毛细血管。

3. 毛细血管（capillary）　极其微细，连接于动脉、静脉末梢之间，彼此吻合成网，主要分布于人体除被覆上皮、软骨、角膜、毛发、晶状体、牙釉质以外的全身各处。其数量多、管壁薄、面积广、通透性大、血流缓慢，有利于血液与组织、细胞之间进行物质交换。

4. 静脉（vein）　是引导血液由毛细血管回心的血管。在回心途中，静脉由细到粗渐次汇合，历经微静脉、小静脉、中静脉，最后合成大静脉注入心房。

二、血液循环的途径

在神经体液调节下，血液沿着心室、动脉、毛细血管、静脉、心房的固定方向周而复始流动，称血液循环。根据具体的流经途径将其分为体循环和肺循环（图11-1）。

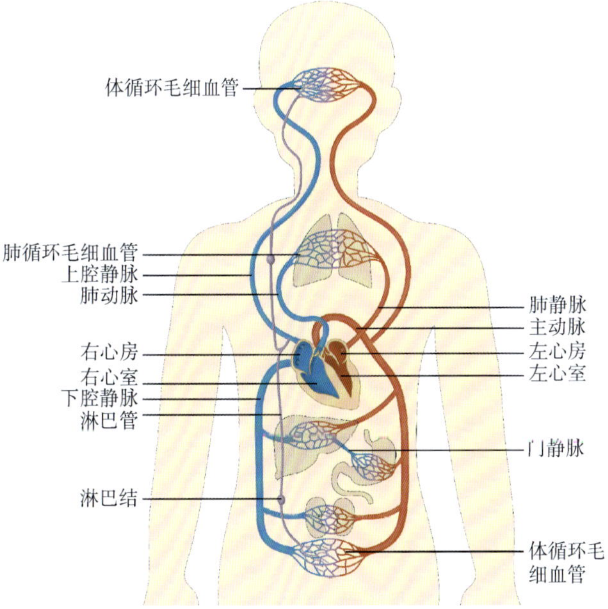

图11-1　血液循环示意图

1. 体循环（systemic circulation）　又称大循环，血液由左心室搏出，经主动脉及其分支到达全身毛细血管，血液在此与周围的组织、细胞进行物质和气体交换，再通过各级静脉，最后经上腔静脉、下腔静脉及心冠状窦返回右心房。其主要特点是行程长，流经范围广，以动脉血滋养全身各部后变成静脉血，并将其代谢产物经静脉运送回心。

2. 肺循环（pulmonary circulation） 又称小循环，血液由右心室搏出，经肺动脉干及其各级分支到达肺泡毛细血管进行气体交换，再经肺静脉返回左心房。其特点是行程短，只流经肺，经气体交换，使静脉血转变成含氧丰富的动脉血。

考点：血液循环的途径

第2节 心

（一）心的位置和外形

1. 心的位置 心位于胸腔的中纵隔内，外面裹以心包。约2/3位于正中线的左侧，1/3位于正中线的右侧。后方平对第5～8胸椎，两侧与胸膜腔和肺相邻；上连出入心的大血管；下邻膈的中心腱。心前面大部分被胸膜和肺覆盖，仅小部分与胸骨体下部和左侧第4、5肋软骨直接相贴。所以，临床上进行心内注射时，常选在胸骨左缘第4肋间隙进针，将药物注入右心室，以避免损伤肺和胸膜。心的长轴从右后向左前下倾斜约45°角。心底部被出入心的大血管根部和心包反折缘所固定。心底后面隔心包后壁与食管、迷走神经和胸主动脉等相邻（图11-2）。

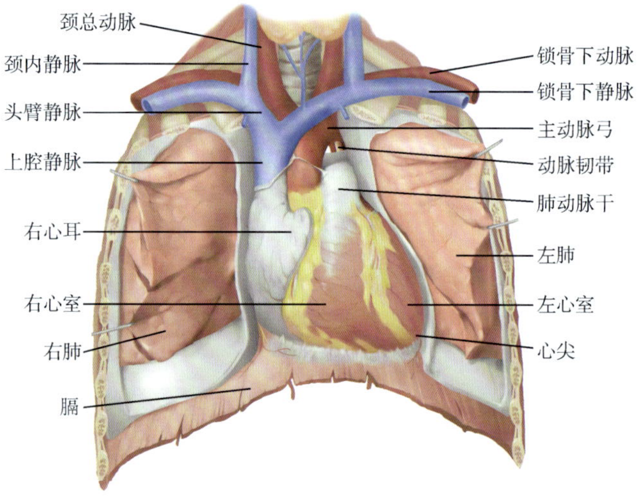

图11-2 心的位置

2. 心的外形 似倒置的、前后稍扁的圆锥体。心可分为一尖、一底、两面、三缘，表面尚有3条沟。心的大小与本人的拳头相似（图11-3）。

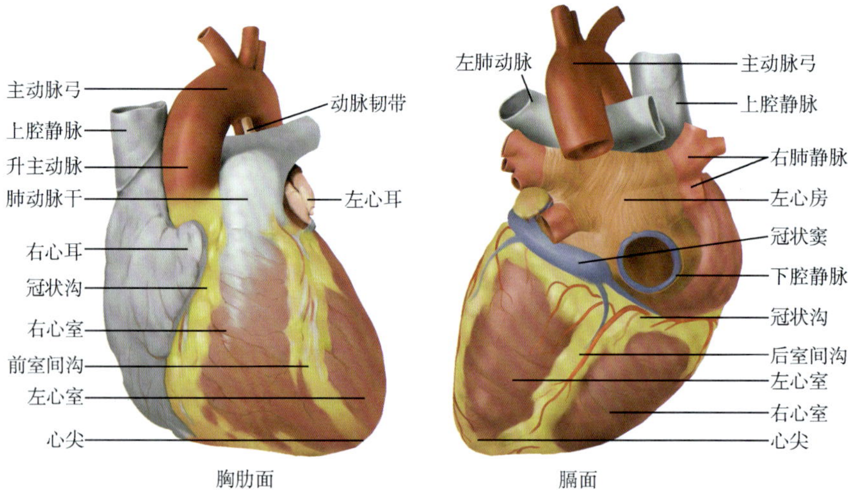

图11-3 心的外形

（1）心尖 圆钝、游离，朝向左前下方，与左胸前壁接近，在左侧第5肋间隙、左锁骨中线内侧1～2cm处可扪及心尖搏动。

（2）心底 朝向右后上方，连接出入心的大血管。

（3）胸肋面（前面）　大部分由右心房和右心室构成，小部分由左心耳和左心室构成。该面的小部分隔心包直接与胸骨体下部和左侧第4、5肋软骨相邻，故在左侧第4肋间隙胸骨左缘进行心内注射可避免损伤肺和胸膜。

（4）膈面（下面）　朝向后下方，几乎呈水平位，由左心室大部分和右心室小部分构成，隔心包与膈毗邻。

（5）下缘　介于膈面与胸肋面之间，接近水平位，由右心室和心尖构成。

（6）左缘　居胸肋面与肺面之间，由左心耳及左心室构成。

（7）右缘　由右心房构成，形态钝圆，无明显边缘线。

（8）3条沟　心脏表面有3条沟，为心脏各部在心表面的分界标志。冠状沟，近心底处，似环形，为心房和心室的表面分界标志。前室间沟，位于胸肋面，是冠状沟向下延伸至心尖右侧的纵沟。后室间沟，位于膈面，自冠状沟下降至心尖右侧并与前室间沟末端会合。前室间沟、后室间沟在心尖右侧会合处称心尖切迹，两沟为左心室、右心室的表面分界标志。以上3条沟均被血管和脂肪组织填充，表面观察不明显。

小儿心脏的位置随年龄增长而变化，新生儿心脏位置较高并呈横位，心尖搏动在第4肋间隙左锁骨中线外，2岁以后心脏位置下移并逐渐变为斜位，心尖搏动在第5肋间隙。

老年人心脏实质细胞数目减少、脂褐素沉着、心肌纤维化及发生淀粉样变，使心肌萎缩，以及供应心脏血液营养的冠状动脉出现粥样硬化，致使心肌收缩力减弱。

（二）心腔的形态结构

1. 右心房（right atrium）　位于心的右上部，壁薄而腔大，可分为前部的固有心房和后部的腔静脉窦。①固有心房：构成右心房的前部，其前上部呈三角形突出，称右心耳，其内面有自界嵴向前发出的许多平行的肌隆起，称梳状肌，故固有心房壁的内面不平滑，特别是在右心耳内，梳状肌排列呈蜂窝状，心功能障碍时，心耳处血流缓慢，易在此淤积形成血栓。②腔静脉窦：位于右心房的后部，内壁光滑，有上腔静脉口、下腔静脉口和冠状窦口。下腔静脉口的前缘为下腔静脉瓣。在胚胎时期，该瓣有引导下腔静脉血经卵圆孔流入左心房的作用。右心房的前下方为右房室口，通向右心室，在右房室口与下腔静脉口之间有冠状窦口，该口的后缘为冠状窦瓣。右心房后内侧壁主要由房间隔组成。其中下部有一卵圆形凹陷，为卵圆窝，其为胚胎时期卵圆孔闭合后的遗迹，同时也是房间隔缺损的好发部位（图11-4）。

2. 右心室（right ventricle）　位于右心房的前下方，是心腔最靠前的部分，构成胸肋面的大部分。右心室壁厚3～4mm，供应血管相对较少。右心室有出、入两口。入口称右房室口，在口的周缘附有三片呈三角形瓣膜，称三尖瓣。该瓣的游离缘突向心室一侧，并有腱索连于室壁上的乳头肌。当心室收缩时，三尖瓣受血流的推动而互相紧闭，又由于乳头肌的收缩和腱索的牵拉，三尖瓣不致翻向右心房，从而阻止血液反流入右心房。右心室的室腔向左上方有一锥形突起，称动脉圆锥。动脉圆锥的左上方有一出口，称肺动脉口，在口的周缘附有三个袋口朝上的半月形瓣膜，称肺动脉瓣。当心室舒张时，肺动脉瓣关闭，防止血液逆流入右心室（图11-5）。

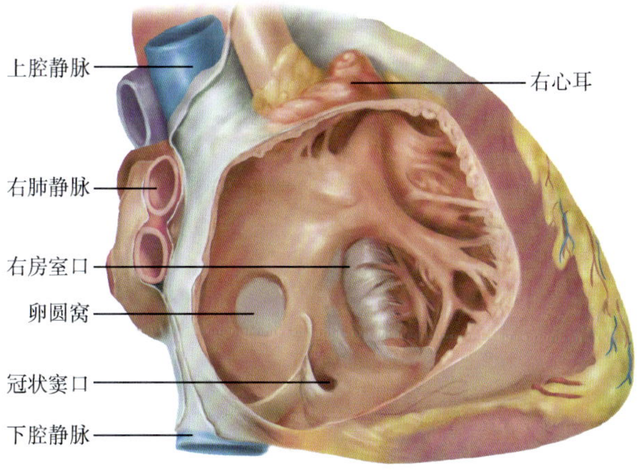

图11-4　右心房

3. 左心房（left atrium） 位于右心房的左后方，为最靠后的一个心腔，构成心底的大部。左心房可分为前部的左心耳和后部的左心房窦。①左心耳：突向右前方，内壁有发达的梳状肌。闭式二尖瓣交界分离术常采用左心耳手术入路。②左心房窦：又称固有心房，腔面光滑，后壁两侧各有一对肺静脉开口。左心房窦的前下部借左房室口通左心室（图11-6）。

4. 左心室（left ventricle） 位于右心室的左后下方，室腔近似圆锥形。左心室肉柱较右心室细小。心尖部的心室壁最薄。左心室有一个入口和一个出口。入口为左房室口，口的周缘附有两片瓣膜，称二尖瓣，其游离缘借腱索连至室壁上的乳头肌。左心室的出口为主动脉口，口的周缘附有3个袋口朝上呈半月形的瓣膜，称主动脉瓣。二尖瓣和主动脉瓣的作用同样是防止血液逆流（图11-7）。

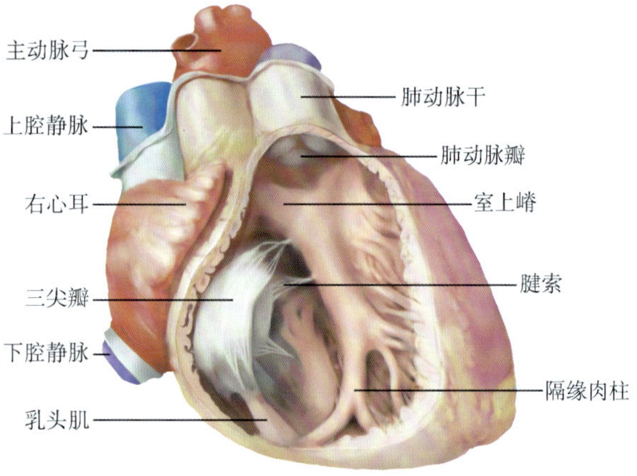

图11-5 右心室

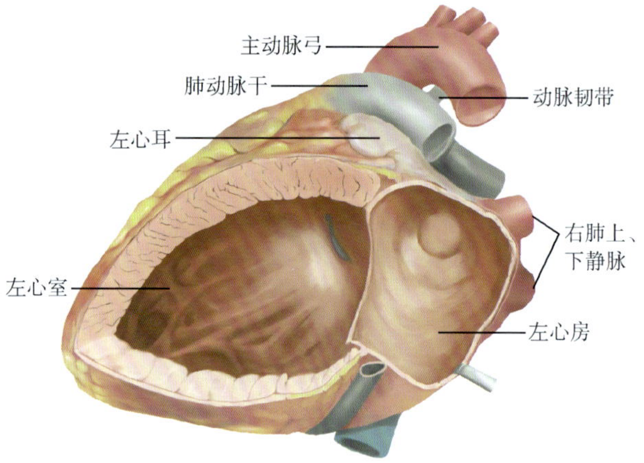

图11-6 左心房

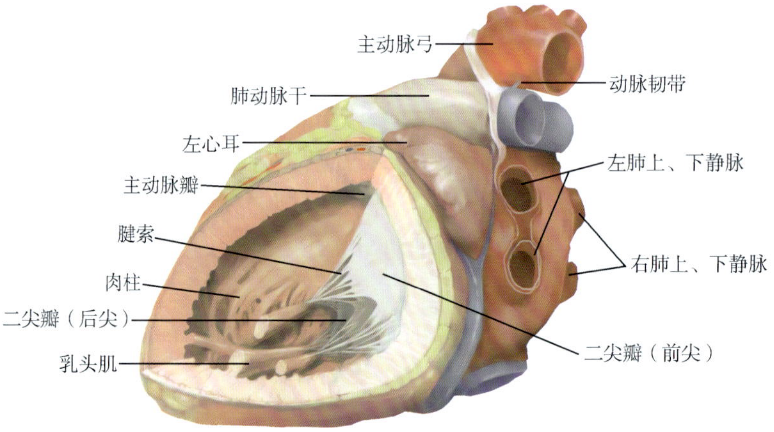

图11-7 左心室

考点：心的位置、心的外形及各心腔的重要结构

（三）心的构造

1. 心纤维支架 又称心纤维骨骼，位于房室口、肺动脉口和主动脉口的周围，由致密结缔组织构成，提供了心肌纤维和心瓣膜的附着处，在心肌运动中起支持和稳定作用。心纤维支架包括左纤维三角、右纤维三角、4个瓣膜纤维环（肺动脉瓣环、主动脉瓣环、二尖瓣环和三尖瓣环）、圆锥韧带、室间隔膜部和瓣膜间隔等（图11-8）。

2. 心壁 由心内膜、心肌层和心外膜组成。①心内膜（endocardium）：是衬于心腔内面的一层光滑的薄膜，由内皮层、内皮下层和心内膜下层构成。心内膜向心腔折叠形成心瓣膜。②心肌层：是构成心壁的主体，包括心房肌和心室肌，由心肌纤维和心肌间质组成。心房肌和心室肌相互不连续，分别附着于各自的纤维环上，所以心房肌的兴奋不能直接传给心室肌。③心外膜（epicardium）：即浆膜性心包的脏层，透明光滑，包裹在心肌及大血管根部的外面。

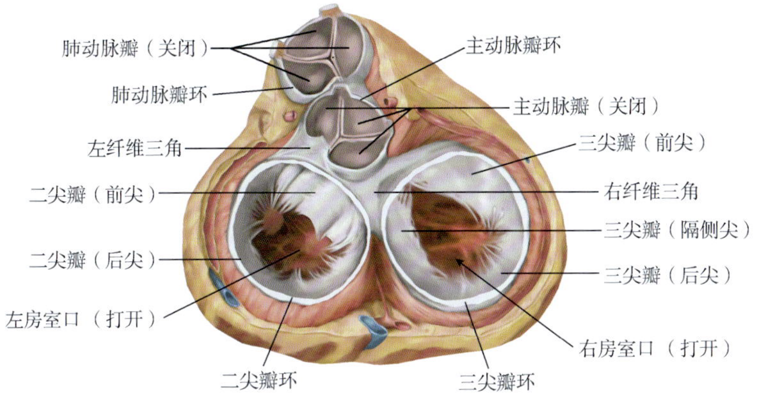

图11-8　纤维环与纤维三角

3. 房间隔和室间隔　房间隔（interatrial septum）位于左心房、右心房之间，由两层心内膜夹少量心肌和结缔组织构成，厚1～4cm，卵圆窝处约为1cm。室间隔（interventricular septum）位于左心室、右心室之间，可分为膜部和肌部。膜部位于心房与心室交界部位，为一卵圆形小区域，非常薄，缺乏肌质，是室间隔缺损的好发部位。肌部占室间隔大部分，由肌组织覆盖心内膜而成（图11-9）。

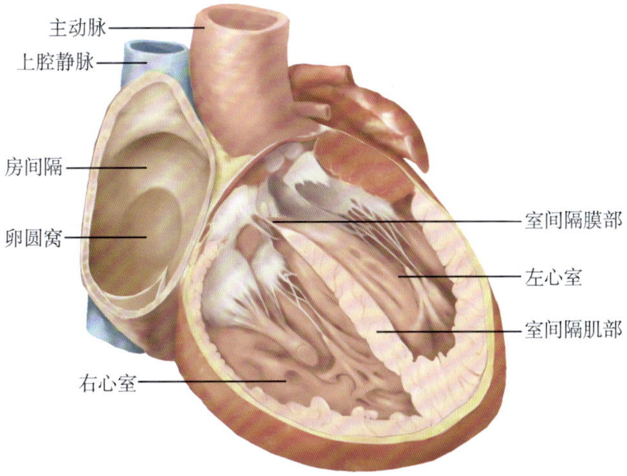

图11-9　房间隔和室间隔

链 接　常见先天性心脏病的解剖基础

①房间隔缺损：最常见的类型为卵圆孔未闭。如缺损较大，由于左心房压力高于右心房，血流由左向右分流，右心负荷增加，引起肺动脉高压和肺淤血。②室间隔缺损：以室间隔膜部缺损常见。由于室间隔膜部与房室结、房室束、左右束支和三尖瓣、主动脉瓣位置关系密切，手术修补时应注意避免损伤这些结构（图11-10）。③法洛四联症：主要特征是右心室肥厚、肺动脉狭窄、室间隔缺损、主动脉骑跨。④动脉导管未闭：是指胎儿时期主动脉与肺动脉之间特殊循环管道（肺导管）出生后未能闭合，致部分动脉血分流入肺循环（左向右分流）的一种先天性心脏病，其会引起血液分流及肺动脉高压、心力衰竭等（图11-11）。

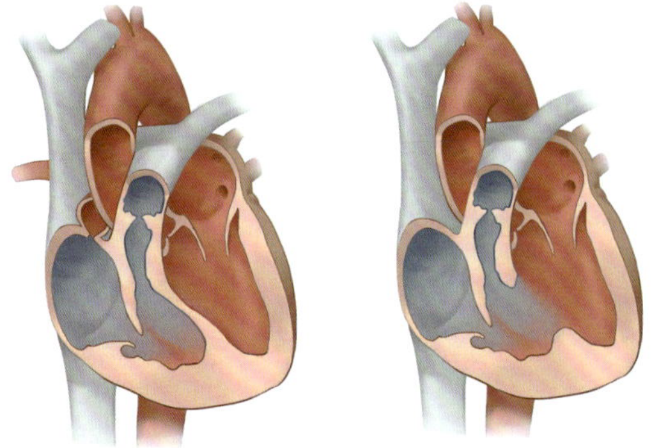

图 11-10 房间隔缺损和室间隔缺损

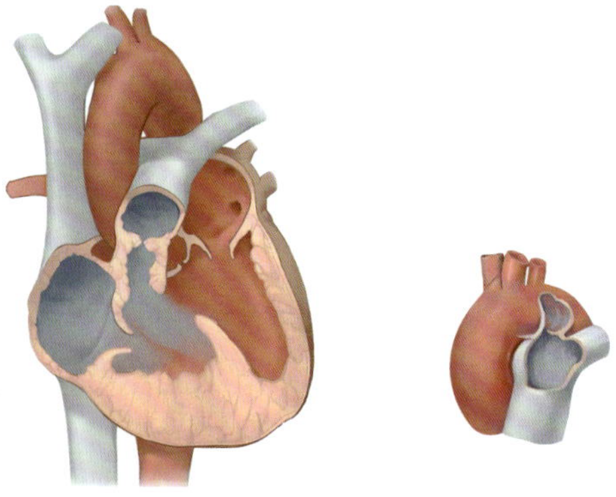

图 11-11 法洛四联症和动脉导管未闭

（四）心脏传导系统

心脏传导系统由特殊分化的心肌纤维组成，具有产生兴奋和传导冲动、维持心脏正常节律性搏动的功能，包括窦房结、房室结、房室束、左右束支和浦肯野（Purkinje）纤维（图 11-12）。

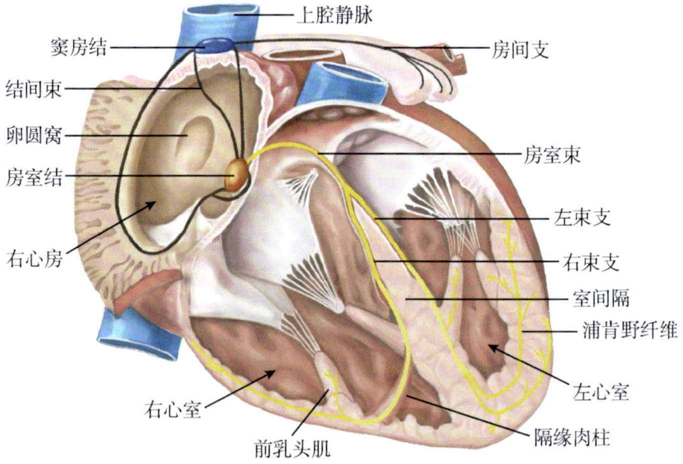

图 11-12 心脏传导系统

1. 窦房结（sinuatrial node） 位于上腔静脉与右心房交界处的界沟上 1/3 的心外膜深面，呈长梭形，其长轴与界沟基本平行。窦房结是心脏的正常起搏点。

2. 房室结（atrioventricular node） 位于房间隔下部右侧心内膜下，冠状窦口的前上方。其作用是将窦房结传来的冲动传向心室，保证心房收缩后再开始心室收缩。

3. 房室束（atrioventricular bundle） 又称希氏（His）束，起自房室结前端，穿右纤维三角，向前下行于室间隔膜部的后下缘，在室间隔肌部上缘分为左、右束支。

4. 浦肯野（Purkinje）纤维 左、右束支的分支在心内膜下交织成心内膜下浦肯野纤维网，分布于左、右心室肌内，引起心室肌收缩。

新生儿期窦房结中起搏细胞较多，但结构原始，过渡细胞较少，房室结区相对较大，心房、心室之间可残留心肌细胞的连续，1 岁以后开始发育成熟。

考点：心脏传导系统

（五）心的血管

营养心的动脉主要有左、右冠状动脉。

1. 右冠状动脉（right coronary artery） 起自主动脉起始部，在右心耳与肺动脉干根部之间进入冠状沟，绕行至房室交点处分为两支，即后室间支和左心室后支。其中后室间支较粗，是主干的延续，沿后室间沟走行，分支分布于后室间沟两侧的心室壁和室间隔后1/3；左心室后支向左走行，分支至左心室膈面。此外右冠状动脉还发出动脉圆锥支、右缘支和窦房结支及房室结支。右冠状动脉分支分布于右心房、右心室及左心室膈面小部分和室间隔后1/3，窦房结动脉也大多数起自右冠状动脉。

2. 左冠状动脉（left coronary artery） 发自升主动脉起始部，在肺动脉干和左心耳之间行向左前方，到达冠状沟分为两支，即前室间支和旋支。前室间支沿前室间沟走行，绕心尖切迹与右冠状动脉的后室间支吻合，其分支分布于左心室前壁、部分右心室前壁和室间隔前2/3；旋支沿冠状沟左行，绕心左缘至左心室膈面，多在心左缘与后室间沟之间的中点附近分支而终止，旋支分布于左心房、左心室左侧面和膈面（图11-13）。

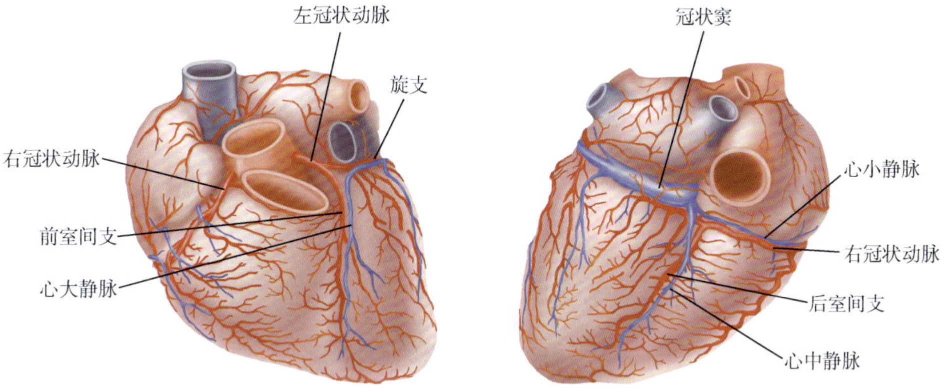

图11-13　心的血管

考点：心的动脉

链 接　冠心病

冠心病是冠状动脉粥样硬化性心脏病的简称，指冠状动脉粥样硬化使血管腔狭窄或阻塞导致心肌缺血缺氧或坏死而引起的心脏病。本病多发生于40岁以后，男性多于女性。冠心病的危险因素包括血脂异常、高血压、吸烟、糖尿病及肥胖，体力活动少，长期摄入高热量、高脂肪、高胆固醇、高钠饮食，性格急躁等。临床上主要表现为心绞痛、心肌梗死和心律失常。合理饮食、戒烟限酒、适当运动、控制体重、平衡心态是预防冠心病的有效方法。在通过药物治疗效果不佳的情况下，可考虑冠状动脉旁路移植术和冠状动脉内支架植入术等外科治疗。

心的静脉大多汇入冠状窦（coronary sinus），再注入右心房。冠状窦位于冠状沟后部，借冠状窦口开口于右心房，其主要属支有心大静脉、心中静脉和心小静脉（图11-13）。

（六）心的神经

心的神经包括交感神经、副交感神经和感觉神经。现已证实心内有降钙素基因相关肽、神经降压素和P物质等多种肽能神经纤维，其参与对心的各种复杂功能的调节。

（七）心包

心包是包于心及出入心的大血管根部的圆锥形纤维浆膜囊，分为外层的纤维心包和内层的浆膜心包（图11-14）。

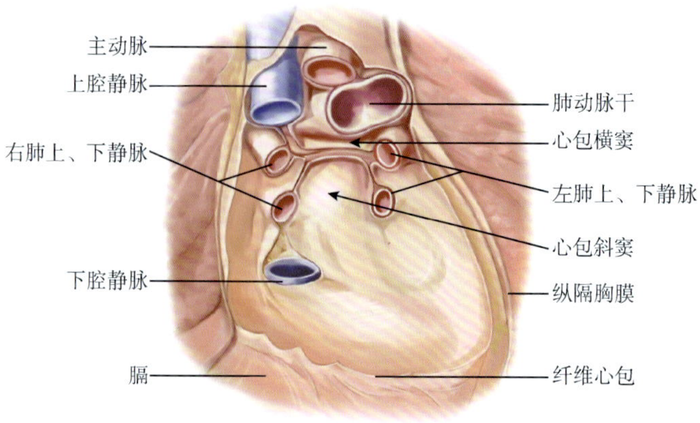

图11-14　心包

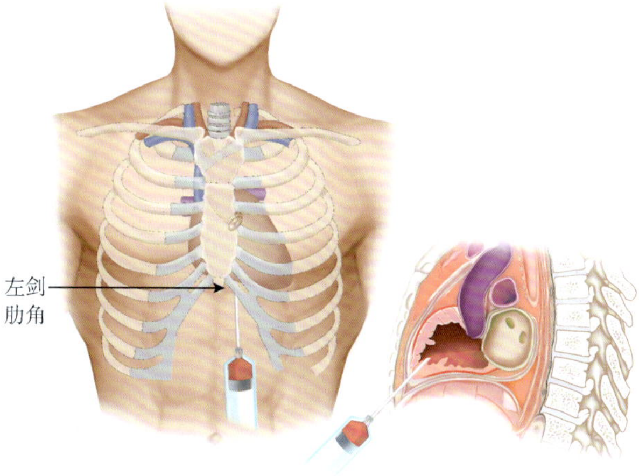

图11-15　心包穿刺术

1. 纤维心包　为坚韧的结缔组织囊，上方与出入心的大血管的外膜相续，下方附于膈的中心腱上。

2. 浆膜心包　分为脏、壁两层。脏层包于心肌的表面，称为心外膜。壁层衬于纤维心包的内面，与其紧密相贴。脏、壁两层在出入心的大血管的根部相互移行，两层之间的潜在性腔隙称为心包腔，内含少量浆液，起润滑作用。在心包腔内，浆膜心包脏、壁两层折转处的间隙称为心包窦。心包腔前下部即心包胸肋部与膈部转折处的间隙称为心包前下窦，在直立时其位置较低，可于此窦进行心包穿刺（图11-15）。

考点：心包及心包腔的概念

（八）心的体表投影

成人心在胸前壁的体表投影可由下列四点及其连线表示。

1. 左上点　在左侧第2肋软骨下缘，距胸骨左缘约1.2cm处。

2. 右上点　在右侧第3肋软骨上缘，距胸骨右缘约1.0cm处。

3. 左下点　在左侧第5肋间隙，左锁骨中线内侧1～2cm处。

4. 右下点　在右侧第6胸肋关节处。

左上点、右上点连线为心上界，左下点、右下点连线为心下界，右上点、右下点连线为心右界，左上点、左下点连线为心左界（图11-16）。

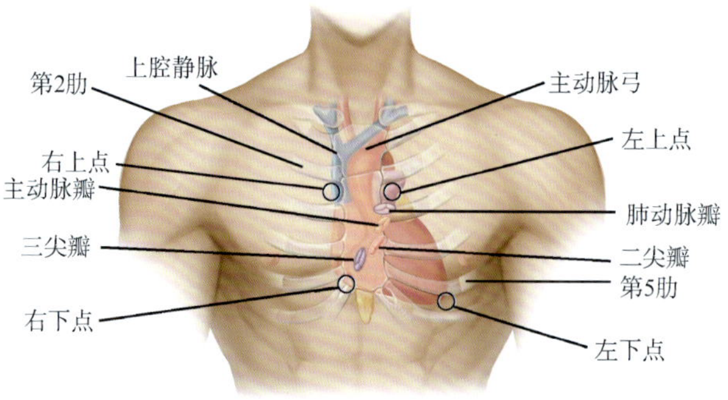

图11-16　心脏的体表投影

第3节　血　　管

一、血管的概述

人体的血管除了经动脉—毛细血管—静脉相通外，动脉与动脉之间，静脉与静脉之间，甚至动脉与静脉之间，都可借助交通支彼此相连，形成血管吻合（图11-17）。

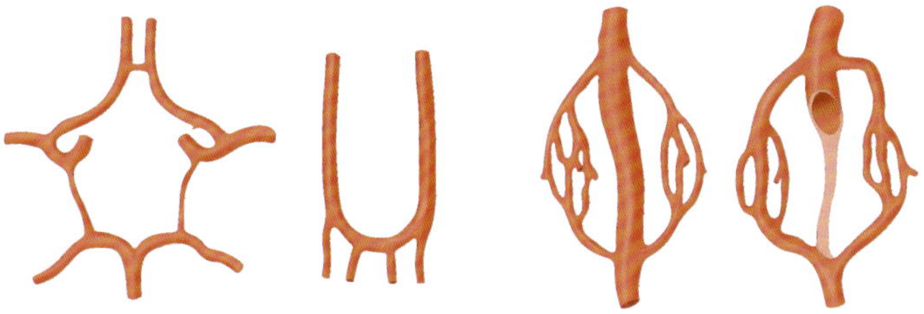

图11-17　血管吻合

1. 动脉吻合　指动脉之间借吻合支或交通支互相吻合成动脉网、动脉弓或动脉环，如关节网、掌浅弓、掌深弓、大脑动脉环等。动脉吻合常见于经常活动或受压的部位和时常改变形态的器官。这些吻合可缩短循环时间，调节血流量。

2. 静脉吻合　指多支静脉之间彼此互相吻合，比动脉吻合丰富，如静脉网、静脉弓、静脉丛等。在浅静脉吻合成静脉网或静脉弓，在深静脉吻合成静脉丛，以保证在器官扩大或壁受压时血流通畅，如直肠静脉丛。

3. 动静脉吻合　指小动脉和小静脉之间直接连通，此吻合形式存在于体内的许多部位，如指尖、消化道黏膜、肾皮质、生殖器勃起组织和甲状腺等。这种吻合能够缩短循环路径、调节局部血流量和局部温度。

4. 侧支吻合　指由动脉干在行程中发出的侧副管与同一主干远侧部发出的返支相通形成。正常状态下，侧副管比较细小。当动脉主干阻塞时，因血流量增多，侧副管逐渐变粗，代替主干向远端供血，这种通过侧支吻合建立的循环称侧支循环。在病理状态下，侧支循环的建立对保证器官的血液供应有重要意义。

小儿的动脉、静脉内径相差较小，成人的静脉内径较动脉大1倍，在大血管方面，10岁以前肺动脉内径较主动脉宽，至青春期主动脉的直径开始超过肺动脉。血管壁的弹性纤维较少，至12岁时才达到成人水平。在婴儿期，心、肺、肾及皮肤供血较好，主要是因为该时期这些器官的微血管较粗。

老年人血管弹性减退、动脉管壁硬化、管腔变窄使血管外周阻力增加，动脉血压升高，致使心脏工作负担加重。

二、肺循环的动脉

1. 肺动脉干　粗而短，起自右心室，在升主动脉前方上升，斜向左后至主动脉弓下方分为左、右肺动脉。

2. 左肺动脉　较短，在左主支气管前方横行，至左肺门处，分两支进入左肺上、下叶。

3. 右肺动脉　较长而粗，经升主动脉和上腔静脉后方向右横行，至右肺门处分支进入右肺上、中、下叶。

肺动脉干分叉处稍左侧与主动脉弓下缘之间有一结缔组织索，称动脉韧带。它是胚胎时期动脉导管闭锁后的遗迹。若动脉导管在出生后6个月尚未闭锁，则称为动脉导管未闭，其是常见的先天性心脏病之一。

三、肺循环的静脉

肺循环的静脉主干是肺静脉（含动脉血）。肺静脉的属支起自肺泡周围的毛细血管网，由细小的静脉逐渐汇合成较大的静脉，最后形成4支肺静脉，即右上肺静脉、右下肺静脉、左上肺静脉、左下肺静脉，注入左心房。

四、体循环的动脉

（一）主动脉

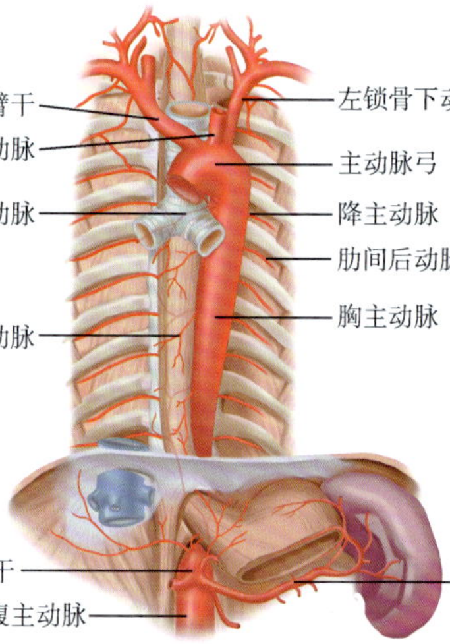

图11-18 主动脉

主动脉是体循环的动脉主干，起自左心室，根据其行程全长可分为三段，即升主动脉、主动脉弓和降主动脉（图11-18）。

1. 升主动脉 起自左心室，斜向右前上方，至右侧第2胸肋关节后移行为主动脉弓。升主动脉起始部略显膨大，称主动脉球。其内腔即为主动脉窦，左、右冠状动脉起于此处。

2. 主动脉弓 呈弓形弯向左后方，至第4胸椎椎体下缘移行为降主动脉。从主动脉弓凸侧向上发出3个分支，从右向左依次为头臂干、左颈总动脉和左锁骨下动脉。头臂干为一粗短干，向右上方斜行，至右胸锁关节后方分为右颈总动脉和右锁骨下动脉。

主动脉弓血管壁外膜下有丰富的游离神经末梢，即压力感受器，其感受主动脉压力变化以调节血压。主动脉弓下方，靠近动脉韧带处有2～3个粟粒状小体，称为主动脉小球，其为化学感受器，感受血液中二氧化碳分压、氧分压和氢离子浓度的变化以调节呼吸。

3. 降主动脉 以膈为界，分为胸主动脉和腹主动脉。

考点：主动脉的起止、行程

（二）头颈部动脉

头颈部动脉的主干是颈总动脉，左右各一。左侧起自主动脉弓，右侧起自头臂干。两侧颈总动脉均经胸锁关节后方沿食管、喉和气管的外侧上行，至甲状软骨上缘高度分为颈内动脉和颈外动脉。在颈总动脉分叉处有两个重要结构，分别为颈动脉窦和颈动脉小球。

1. 颈动脉窦 是颈总动脉末端和颈内动脉起始处的膨大部分。窦壁外膜较厚，其中有丰富的游离神经末梢，为压力感受器。当血压升高时，窦壁扩张，刺激压力感受器，可反射性地引起心率减慢、末梢血管扩张、血压下降。

2. 颈动脉小球 是位于颈内动脉、颈外动脉分叉处后方的扁椭圆形小体，为化学感受器，可感受血液中二氧化碳分压、氧分压和氢离子浓度变化。血液中二氧化碳分压升高时，其反射性促使呼吸加深、加快。

3. 颈外动脉 由颈总动脉发出后，上行穿腮腺至下颌颈处分为颞浅动脉和上颌动脉两个终支。主要分支如下（图11-19）。

（1）甲状腺上动脉 从颈外动脉起始部发出，行向前下方至甲状腺侧叶上端，分支分布于甲状腺上部和喉。

（2）舌动脉 平舌骨大角处起自颈外动脉，向前内侧经舌骨舌肌深面至舌，分支分布于舌、舌下腺和腭扁桃体等。

（3）面动脉　平下颌角高度发出，至咬肌前缘绕下颌角下缘至面部，再经口角和鼻翼外侧向上至眼内眦，易名为内眦动脉。分支分布于下颌下腺、面部肌肉及皮肤、腭扁桃体等处。面动脉在咬肌前缘与下颌体下缘交界处位置表浅，在活体上可触及动脉搏动，面部出血时，可在该处压迫止血。

（4）颞浅动脉　在外耳门前方上行，越过颧弓根部至颞部皮下，多在眶上缘水平分为额支和顶支。颞浅动脉分支分布于腮腺、额、颞、顶部软组织。在活体外耳门前上方颧弓根部可触及颞浅动脉搏动，并可在此进行压迫止血。

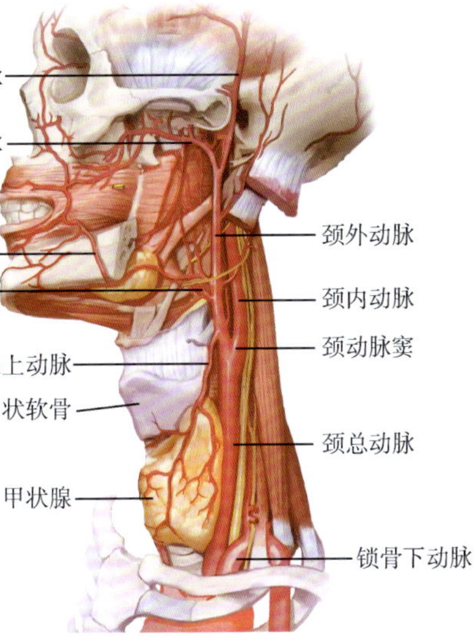

图11-19　颈外动脉及其分支

（5）上颌动脉　位于下颌支的深面，经此处入颞下窝，在翼内肌、翼外肌之间向前内走行至翼腭窝。沿途分支分布于外耳道、鼓室、牙及牙龈、鼻腔、腭和咀嚼肌等处。脑膜中动脉是其重要的分支，其在下颌颈深面发出，向上穿棘孔入颅腔，分为前、后两支。其中前支经过翼点内面行走。故当颞区颅骨骨折时，该血管易损伤，引起硬脑膜外血肿。

4. 颈内动脉　自颈总动脉发出后，垂直上升至颅底，经颈动脉管入颅腔，分支分布于视器和脑。

考点：颈总动脉分支及分布；颈动脉窦、颈动脉小球的概念

（三）锁骨下动脉及上肢的动脉

1. 锁骨下动脉　左侧起于主动脉弓，右侧起于头臂干，从胸锁关节后方斜向外至颈根部，呈弓状经胸膜顶前方穿斜角肌间隙，至第1肋外缘进入腋窝，移行为腋动脉。锁骨下动脉的主要分支如下（图11-20）。

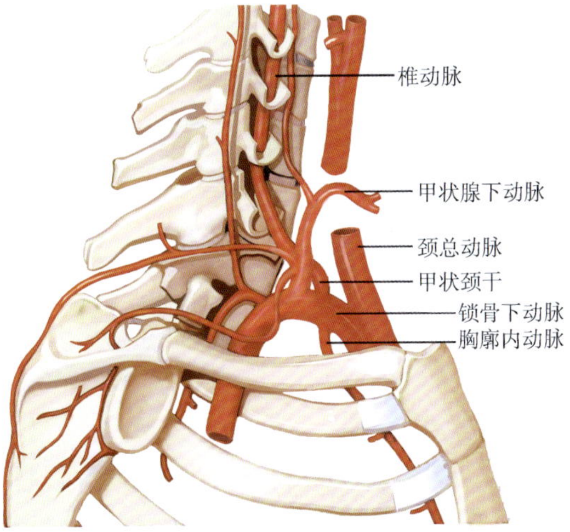

图11-20　锁骨下动脉及其分支

（1）椎动脉　在前斜角肌内侧起自锁骨下动脉上壁，向上穿第6颈椎至第1颈椎横突孔，经枕骨大孔入颅腔，左、右汇合成一条基底动脉，分布于脑和脊髓。

（2）胸廓内动脉　起于锁骨下动脉起始部的下壁，向下入胸腔，沿第1～6肋软骨后面下行，穿膈后进入腹直肌鞘移行为腹壁上动脉，并与腹壁下动脉吻合。分支分布于胸前壁、心包、膈、腹直肌和乳房等处。

（3）甲状颈干　为一短干，在椎动脉的外侧起于锁骨下动脉，其主要分支是甲状腺下动脉，分布于甲状腺下部和喉等处。

考点：锁骨下动脉分支分布及压迫止血的部位

2. 上肢的动脉

（1）腋动脉　行于腋窝深部，至大圆肌下缘移行为肱动脉。其主要分支有胸肩峰动脉、胸外侧动脉、肩胛下动脉、旋肱后动脉。腋动脉主要分布于肩部和胸前外侧壁。

（2）肱动脉（图11-21）　为腋动脉的直接延续，沿肱二头肌内侧下行至肘窝，平桡骨颈水平分为桡动脉和尺动脉。在肘窝的肱二头肌腱内侧，可触及肱动脉搏动，此处为测量血压时的听诊部位。肱动脉的主要分支是肱深动脉，该支伴桡神经沿着桡神经沟下行。肱骨中上段骨折常引起肱深动脉损伤。如果前臂和手出血，可在肱二头肌内侧沟向肱骨压迫肱动脉，这样可以暂时止血。

（3）桡动脉　先在肱桡肌深面下降，继而向外下行于肱桡肌和桡侧腕屈肌两肌腱之间，然后绕

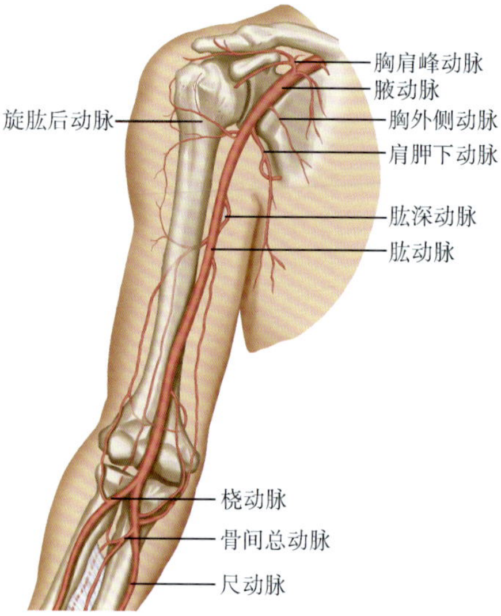

图 11-21　肱动脉及其分支

桡骨茎突达手背，穿第1掌骨间隙到手掌与尺动脉掌深支吻合成掌深弓。若桡动脉下端异常，走行于桡骨背侧，称反关脉。在桡骨茎突与桡侧腕屈肌腱之间，桡动脉位置表浅，是触摸桡动脉的部位（图11-22）。

（4）尺动脉　在尺侧腕屈肌和指浅屈肌之间下行，经豌豆骨桡侧至手掌，与桡动脉掌浅支吻合成掌浅弓。尺动脉的分支主要分布于前臂肌和手肌等（图11-22）。

（5）掌浅弓　由尺动脉末端和桡动脉掌浅支吻合而成，位于掌腱膜深面（图11-23）。

（6）掌深弓　由桡动脉末端和尺动脉掌深支吻合而成，位于屈指肌腱深面。两弓之间有吻合支，所以某一弓的血液受阻，不影响血液循环（图11-23）。

考点：腋动脉、肱动脉、尺动脉、桡动脉的分支分布

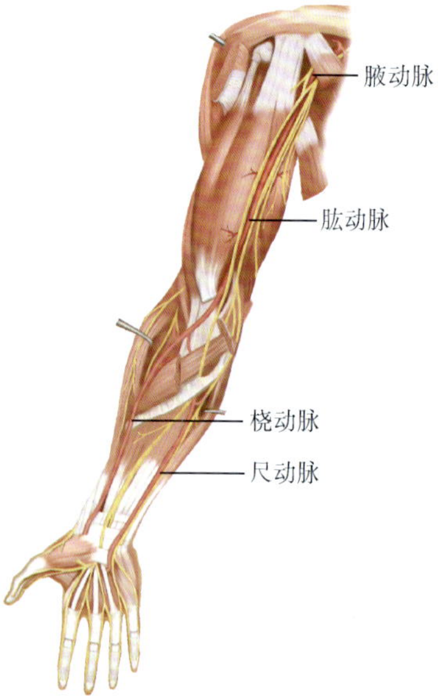

图 11-22　上肢动脉

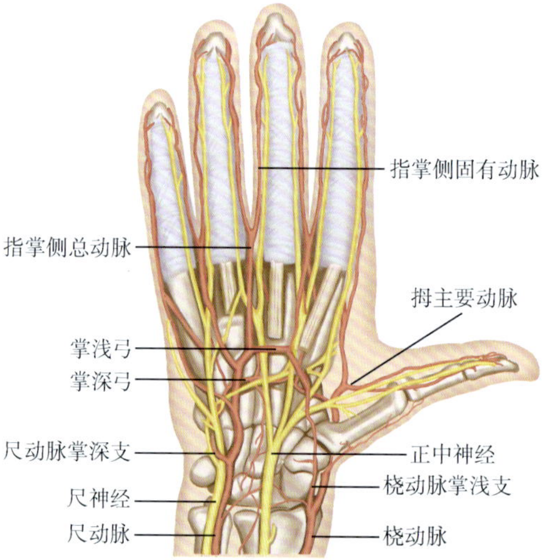

图 11-23　前臂动脉（背侧面）

（四）胸部的动脉

胸部的动脉主干是胸主动脉，续于主动脉弓，其分支分为壁支和脏支。

1. 壁支　有肋间后动脉、肋下动脉、膈上动脉，分布于胸壁、腹壁上部、背部和脊髓等处（图11-24）。

2. 脏支　包括支气管支、食管支和心包支，分布于气管、支气管、食管和心包。

（五）腹部的动脉

腹部的动脉主干是腹主动脉，位于脊柱前方，分支有壁支和脏支，但脏支远较壁支粗大。

1. 壁支　有腰动脉、膈下动脉、骶正中动脉等，分布于腹后壁、脊髓、膈肌下面和盆腔后壁等处，其中膈下动

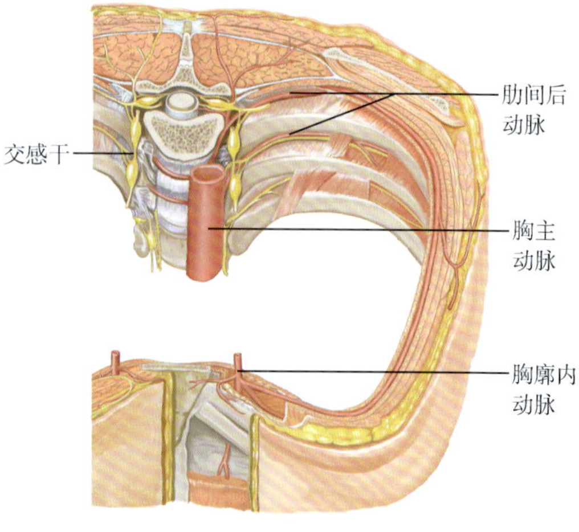

图 11-24　肋间后动脉

脉发出细小的肾上腺上动脉至肾上腺（图11-25）。

2. 脏支　分成对和不成对2种。成对脏支包括肾上腺中动脉、肾动脉、睾丸动脉（在女性是卵巢动脉）；不成对脏支有腹腔干、肠系膜上动脉和肠系膜下动脉（图11-25）。

（1）肾上腺中动脉　约平第1腰椎高度发自腹主动脉，分布于肾上腺。

（2）肾动脉　平第1～2腰椎高度起自腹主动脉，横行向外，至肾门处分为前后两支经肾门入肾。

（3）睾丸动脉　细而长，起自肾动脉起始处稍下方，由腹主动脉前壁发出，沿腰大肌前面斜向外下方走行，穿入腹股沟管入阴囊，参与精索组成，又称精索内动脉。在女性为卵巢动脉，经卵巢悬韧带下行入盆腔，分布于卵巢和输卵管壶腹部。

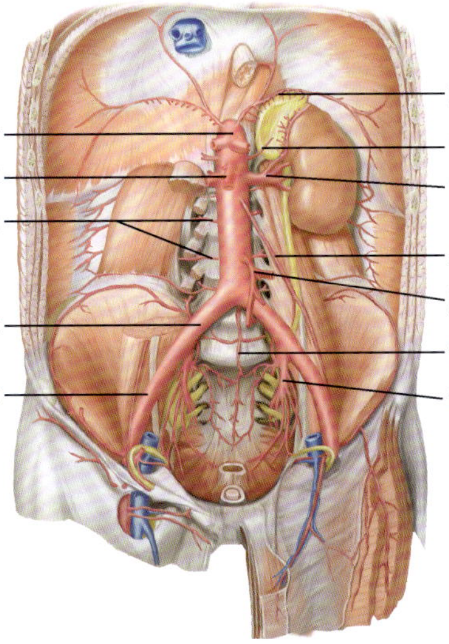

图11-25　腹主动脉分支

（4）腹腔干　为一粗短的动脉干，约平第12胸椎高度，在主动脉裂孔的稍下起始于腹主动脉，立即分为胃左动脉、肝总动脉和脾动脉（图11-26）。

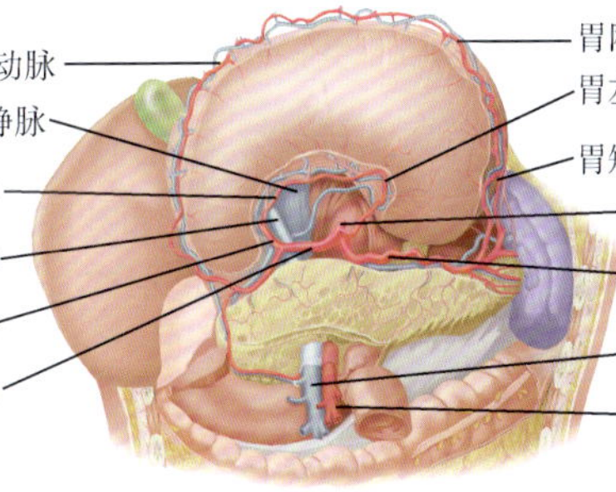

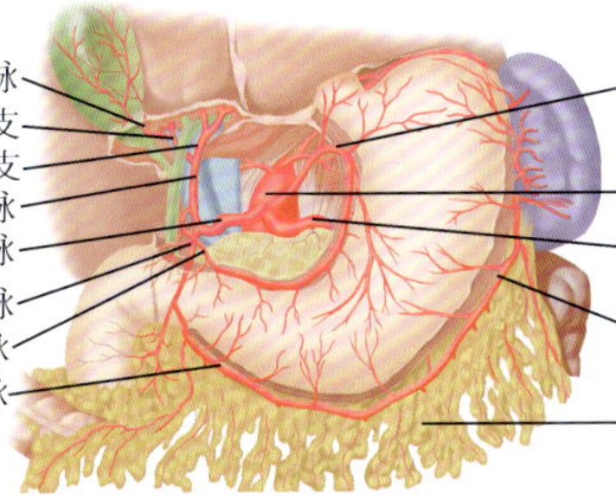

图11-26　腹腔干及其分支

1）胃左动脉：较细，斜向左上方行至胃贲门附近，沿胃小弯向右行于小网膜两层之间，分布于食管腹段、贲门和胃小弯附近的胃壁。

2）肝总动脉：经胰头上缘行向右前方，向右行至十二指肠上部的上缘，进入肝十二指肠韧带，分为肝固有动脉和胃十二指肠动脉。①肝固有动脉：为肝总动脉的延续，向右上方行于肝十二指肠韧带内，在肝门附近分为左支和右支，分别进入肝左叶、肝右叶。右支发出胆囊动脉，分布于胆囊。肝固有动脉也发出胃右动脉，沿胃小弯向左与胃左动脉吻合。②胃十二指肠动脉：经胃幽门下缘分为胃网膜右动脉和胰十二指肠上动脉，分支分布于胃大弯侧胃壁、大网膜、胰头和十二指肠。

3）脾动脉：为三支中最粗大的一条，沿胰体上缘左行，至脾门附近分支入脾。沿途发出胰支，分

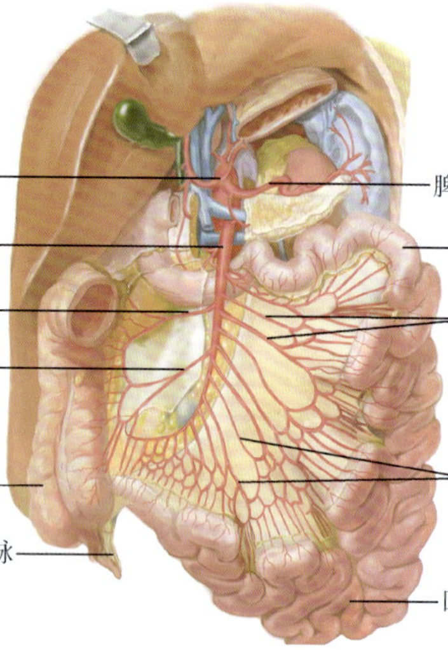

图 11-27　肠系膜上动脉及其分支

布于胰体和胰尾。其末端发出胃短动脉和胃网膜左动脉。胃短动脉有3～4 支，经胃脾韧带，分布于胃底；胃网膜左动脉沿胃大弯右行，与胃网膜右动脉吻合，分支分布于胃大弯和大网膜。

（5）肠系膜上动脉　在腹腔干稍下方，平第1腰椎高度发自腹主动脉，经胰头与胰体交界处后方下行，越过十二指肠水平部进入小肠系膜根，向右髂窝方向走行，其分支如下（图11-27）。

1）空肠动脉和回肠动脉：行于小肠系膜内，反复分支并吻合形成多级动脉弓，最后发出直行小支进入肠壁，分布于空肠和回肠。

2）回结肠动脉：斜向右下分数支营养回肠末端、盲肠、阑尾和升结肠始端，至阑尾的分支称阑尾动脉。

3）右结肠动脉：在回结肠动脉上方发出，向右走行，分布于升结肠。

4）中结肠动脉：向前稍偏右进入横结肠系膜内，分支营养横结肠。

（6）肠系膜下动脉　约平第3腰椎高度，起自腹主动脉前壁，行向左下方，至左髂窝进入乙状结肠系膜内，继续下降入小骨盆，移行为直肠上动脉（图11-28）。分支包括左结肠动脉、乙状结肠动脉和直肠上动脉。

1）左结肠动脉：横行向左，分别与中结肠动脉和乙状结肠动脉吻合，营养降结肠。

2）乙状结肠动脉：斜向左下进入乙状结肠系膜内，相互吻合成动脉弓，分支营养乙状结肠。

3）直肠上动脉：是肠系膜下动脉的直接延续，在乙状结肠系膜内下行，至第3骶椎处分两支，沿直肠两侧分布于直肠上部，并与直肠下动脉吻合。

考点：腹主动脉及其分支

（六）盆部及下肢的动脉

1. 盆部的动脉（图11-29）　主干是髂总动脉，左、右髂总动脉在第4腰椎体下缘处起于腹主动脉。髂总动脉斜向外下方至骶髂关节处分为髂内动脉和髂外动脉。

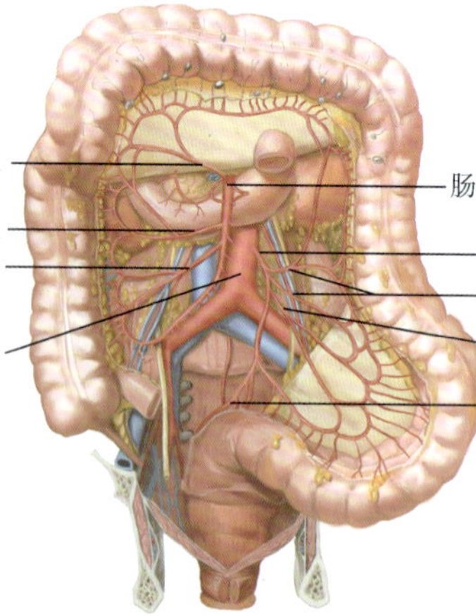

图 11-28　肠系膜下动脉及其分支

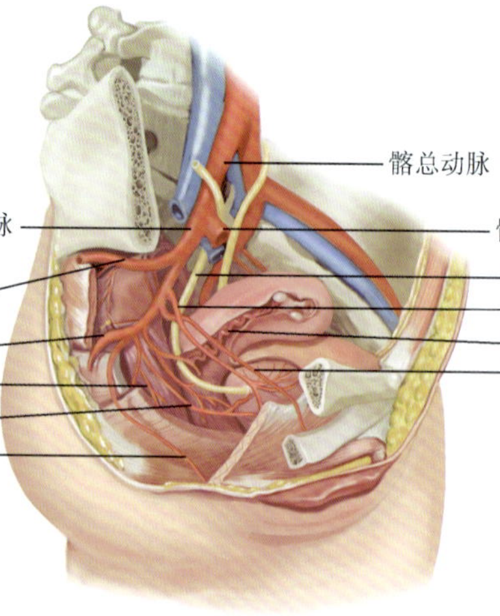

图 11-29　盆部的动脉

（1）髂内动脉　为一短干，沿盆腔侧壁下行，发出壁支和脏支。其分支分布于盆腔内器官、外生殖器及盆腔和臀部。

1）壁支：①闭孔动脉，沿盆侧壁行向前下，穿闭膜管至大腿内侧，分支至大腿肌内侧群和髋关节。闭孔动脉在穿闭膜管之前发出耻骨支，可与腹壁下动脉的分支吻合形成异常闭孔动脉。行股疝手术时应注意避免损伤该结构。②臀上动脉、臀下动脉，分别经梨状肌上、下孔穿出至臀部，分支营养臀肌和髋关节等。

2）脏支：①脐动脉，由髂内动脉起始部发出，走向内下方，其远端已闭锁并延续为脐内侧韧带，近端发出数条小支，称膀胱上动脉，分布于膀胱尖和膀胱体。②膀胱下动脉，分布于膀胱底、精囊和前列腺，在女性分布于膀胱和阴道，称阴道动脉。③直肠下动脉，为一细小分支，分布于直肠下部、前列腺或阴道等处。④子宫动脉，沿盆侧壁下行，进入子宫阔韧带底部两层腹膜之间，在子宫颈外侧约2cm处从输尿管前上方跨过，再沿子宫侧缘迂回上升至子宫底，形成“小桥流水”状，其是子宫手术结扎子宫动脉的标志。临床上施行子宫切除术时，注意不要误伤输尿管。子宫动脉分支营养子宫、阴道、输卵管和卵巢，并与卵巢动脉吻合。⑤阴部内动脉，在臀下动脉的前方下行，穿梨状肌下孔出盆腔，再经坐骨小孔至坐骨直肠窝，向前进入会阴深部，其分支分布于肛门、会阴部和外生殖器。

（2）髂外动脉　自髂总动脉发出后沿腰大肌内侧缘下降，经腹股沟韧带中点深面下降至股前部，移行为股动脉。髂外动脉在腹股沟韧带稍上方发出腹壁下动脉，进入腹直肌鞘，分布于腹直肌，并与腹壁上动脉吻合。

考点：髂内动脉、髂外动脉的分支分布

2. 下肢的动脉

（1）股动脉（图11-30）　在股三角内下行，经收肌管出收肌腱裂孔至腘窝，移行为腘动脉。股动脉的主要分支为股深动脉，在腹股沟韧带下方2～5cm处起自股动脉。其分支营养大腿部的肌肉。在腹股沟韧带中点稍下方，股动脉位置表浅，可触及其搏动，若下肢出血，可在此处将股动脉压在耻骨上止血。

（2）腘动脉　续于股动脉，经腘窝深部中线附近下降，至腘肌下缘分为胫前动脉和胫后动脉。腘动脉分支分布于膝关节和邻近诸肌（图11-30～图11-32）。

（3）胫后动脉　自腘动脉发出后，沿小腿后面浅层肌、深层肌之间下行，经内踝后方转至足底，分为足底内侧动脉和足底外侧动脉两终支（图11-32）。胫后动脉的分支分布于小腿后肌群及外侧肌群和足底肌，其主要分支为腓动脉（图11-33）。

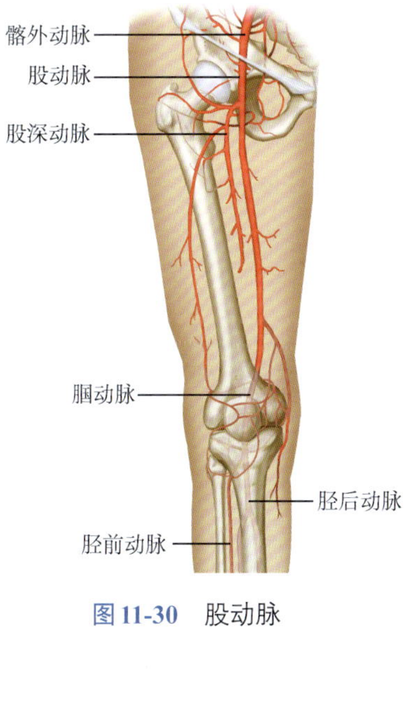

图11-30　股动脉

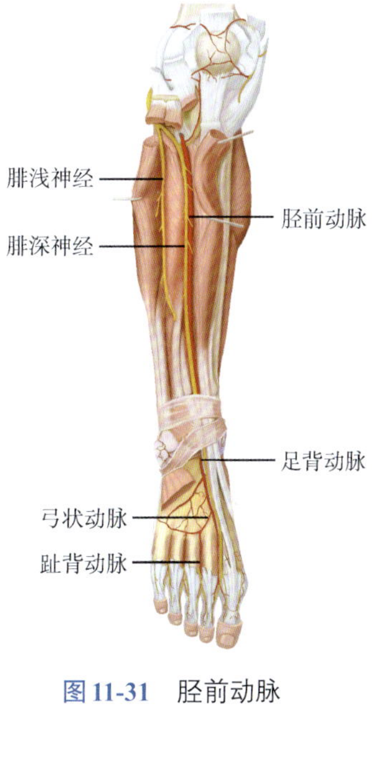

图11-31　胫前动脉

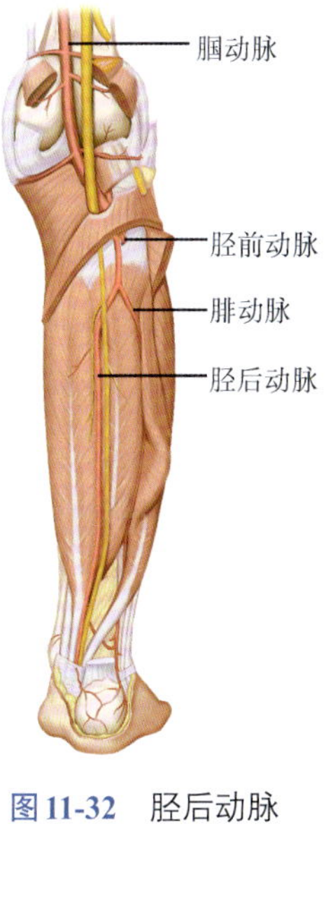

图11-32　胫后动脉

（4）胫前动脉　从腘动脉发出后，向前穿小腿骨间膜至小腿前面，在小腿前群肌之间下行，至踝关节前方移行为足背动脉。胫前动脉分支分布于小腿前群肌（图11-31）。

（5）足背动脉　位置表浅，在内、外踝连线的中点处可触及其搏动，分支分布于足背和足趾（图11-31）。

体循环主要动脉见图11-34。

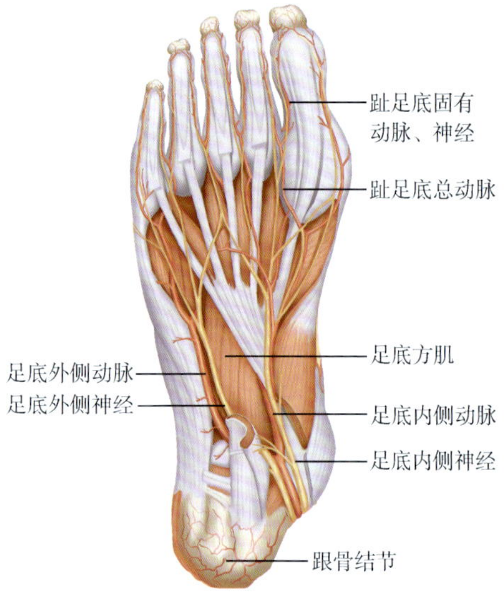

图11-33　足底动脉

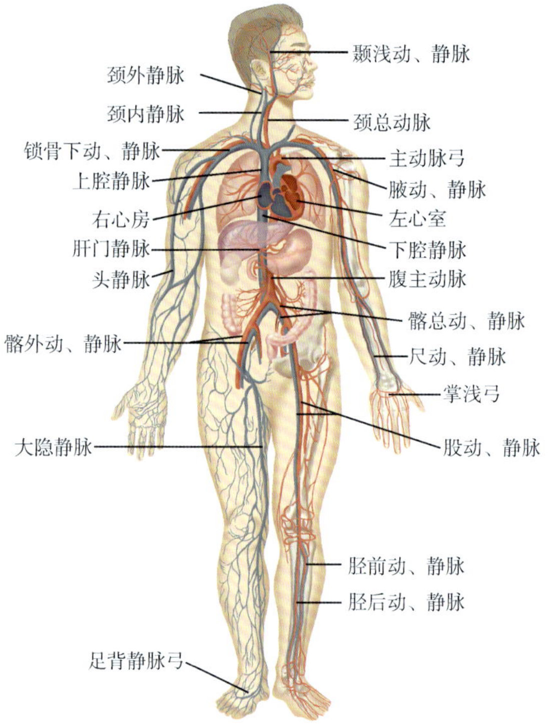

图11-34　体循环主要动静脉

链 接　股动脉穿刺术

临床上采集动脉血液标本、急救时加压输血输液或进行某些特殊检查时，需要进行股动脉穿刺。在腹股沟韧带中点下方2～3cm处，摸到股动脉搏动最明显的部位，穿刺针垂直或与股动脉长轴呈45°进针，穿刺深度约2cm。当针头刺入有明显搏动感时表明触及了股动脉前壁，再进针刺入动脉壁时压力较大，针头入动脉后有鲜红色血液涌入针管，表明穿刺成功。

五、体循环的静脉

案例 11-1

患者，男性，49岁，间断性上腹不适伴食欲缺乏、乏力10年，加重1年，呕血、黑粪5小时，尿量减少，体重增加。体格检查：血压80/50mmHg，粪便隐血试验（+），胸前可见3枚蜘蛛痣，有肝掌。腹部膨隆，肠鸣音活跃。脾达肋下4cm。腹部移动性浊音（+）。双下肢Ⅱ度可凹陷性水肿。辅助检查：腹部B超提示肝硬化、腹水及脾大。胃镜显示食管静脉曲张呈串珠状，且红色征阳性。临床诊断：肝炎肝硬化失代偿期；食管静脉曲张破裂出血。

问题：试用所学知识解释该病的发病机制和临床表现。

体循环的静脉包括上腔静脉系、下腔静脉系（含肝门静脉系）和心静脉系。

体循环的静脉与动脉相比有其自身的特点，主要如下：①数量多，且其管腔大、管壁薄、弹性差。

②分浅、深两种，浅静脉位于皮下，又称皮下静脉，无伴行动脉，是临床上进行静脉输液、输血、采血、注射药物、插入导管的常用部位；深静脉位于体腔内或深筋膜下，常与同名动脉伴行，静脉的收集范围与同名动脉供应范围大体一致。③静脉管壁的内面有静脉瓣，其呈半月形，向心开放，可防止血液逆流（图11-35）。受重力影响越大的部位，静脉瓣越多。头面部的静脉和肝门静脉等一般无静脉瓣。④吻合丰富，浅静脉之间常吻合成静脉网，如手背静脉网、脐周静脉网；深静脉某些器官周围或壁内形成静脉丛，如直肠静脉丛、食管静脉丛。⑤某些部位静脉结构特殊，如硬脑膜静脉窦壁内无平滑肌，腔内无瓣膜，对颅脑静脉血回流起重要作用；板障静脉是颅底骨骨松质内的静脉，并与颅内静脉、颅外静脉交通（图11-36）。

考点：体循环静脉配布特点

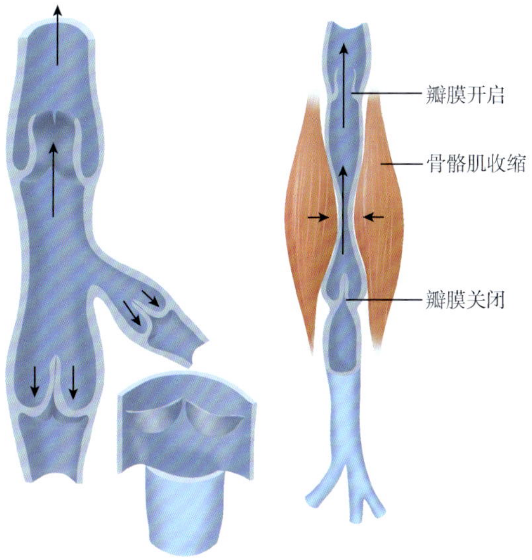

图11-35　静脉瓣

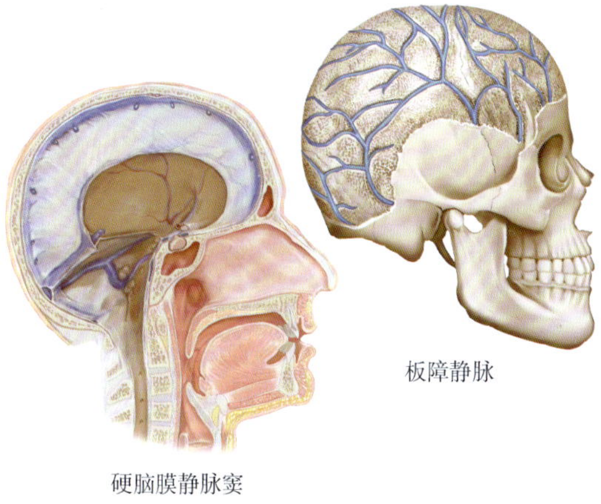

图11-36　特殊静脉

（一）上腔静脉系

上腔静脉系由上腔静脉及其属支组成，收集头、颈、上肢、胸壁、部分胸腔器官、脐以上腹前外侧壁的静脉血。上腔静脉由左、右头臂静脉汇入而成，垂直行于升主动脉右侧，至第3胸肋关节下缘注入右心房，入心前尚有奇静脉注入。

1. 头臂静脉　又称无名静脉，左、右各一，由同侧的锁骨下静脉和颈内静脉在胸锁关节后方汇合而成。汇合处的夹角称静脉角，其是淋巴导管注入静脉的部位。该静脉收集颈内静脉和锁骨下静脉回流的血液（图11-37）。

考点：上腔静脉系的组成和静脉角的概念

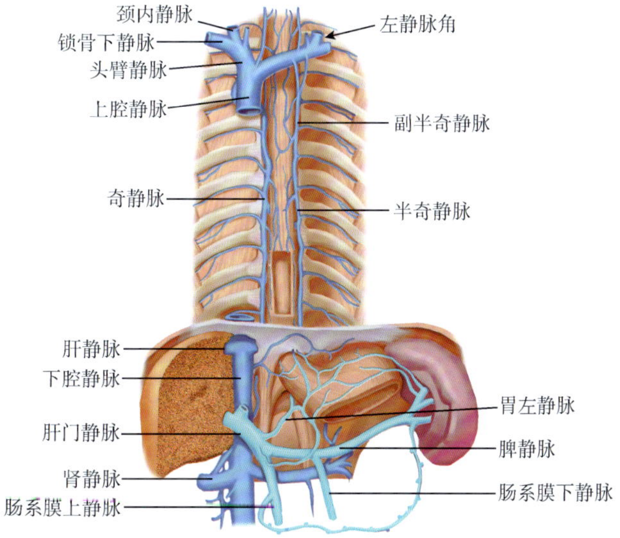

图11-37　上下腔静脉

2. 头颈部的静脉（图11-38）　主要包括颈内静脉和颈外静脉两条静脉干。

（1）颈内静脉　在颈静脉孔处接续乙状窦，沿颈内动脉和颈总动脉外侧下行，至胸锁关节后方与锁骨下静脉汇合。属支较多，按其分布可分为颅内支、颅外支。

1）颅内支：分布于脑膜、颅骨、视器和前庭蜗器的静脉经乙状窦入颈内静脉。

2）颅外支：属支较多，除面静脉、下颌后静脉两主支外，也收集咽静脉、舌静脉及甲状腺上、中静脉等。其中面静脉是一主要属支，该支起于内眦静脉，伴面动脉向下外走行，至下颌角下方与下颌后静脉汇合，下行至舌骨大角处注入颈内静脉。面静脉收集面前部的血液，而且在口角平面以上无静脉瓣，可通过内眦静脉经眼上静脉与颅内海绵窦相交通（图11-39）。

面部软组织位于两口角和鼻根之间的三角区又称危险三角区，此区发生化脓性感染（如疖）时，若处理不当（如挤压），可导致病菌沿没有静脉瓣的面静脉逆流入颅内，引起颅内感染。

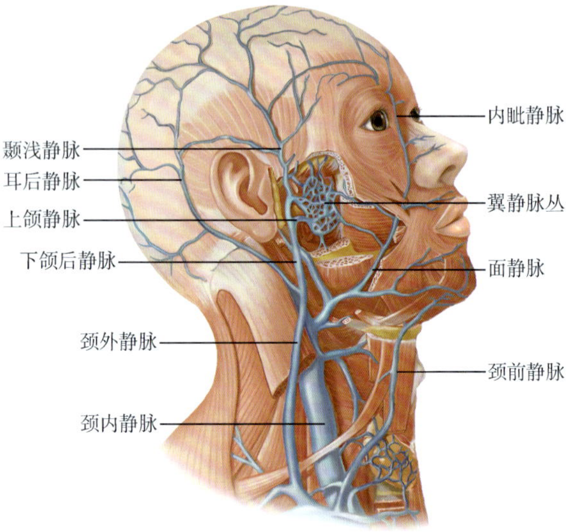

图11-38 头颈部的静脉

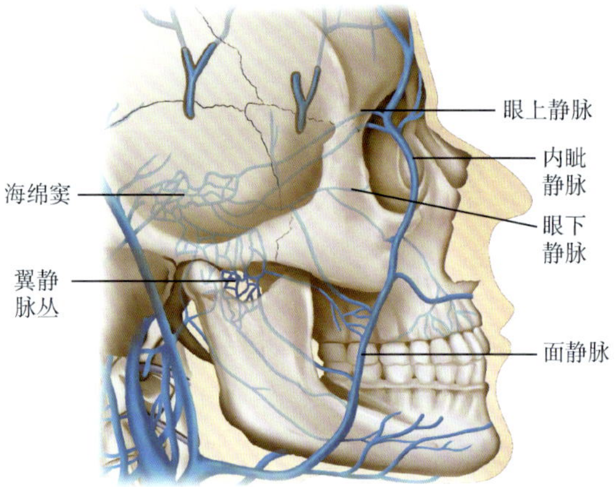

图11-39 面部静脉交通

（2）颈外静脉 是颈部最大的浅静脉，在耳下方由下颌后静脉的后支和耳后静脉、枕静脉汇合而成，沿胸锁乳突肌表面下行，在锁骨上方2cm处穿深筋膜注入锁骨下静脉或静脉角，注入前收集颈前静脉和肩胛上静脉等属支。颈外静脉管腔较大，位置表浅，在皮下可见，临床上儿科常将其作为注射、输液、采血的穿刺部位。

（3）头皮静脉 为颅顶浅筋膜内静脉的总称，多与动脉伴行，经导静脉与颅内硬脑膜静脉窦相交通，静脉外膜与“头皮”纤维束紧密相连致使静脉较固定而不易滑动。临床上小儿静脉输液常选用头皮静脉。

（4）锁骨下静脉 起自第1肋外缘处腋静脉，向内至胸锁关节后方与颈内静脉汇合成头臂静脉。锁骨下静脉的管壁与第1肋的骨膜及邻近的筋膜结合紧密，位置固定，管腔较大，利于静脉穿刺，可作为静脉穿刺或长期导管输液的部位。

3. 上肢的静脉 分浅、深静脉。深静脉与同名动脉伴行，收集同名动脉供应范围的静脉血；浅静脉起自手指的指背静脉，在手背形成手背静脉网。最后都汇入腋静脉。手背静脉网位置表浅，为临床穿刺常选用的静脉。其属支主要如下（图11-40）。

考点：上肢浅静脉的起止、行程、注入部位及临床意义

（1）头静脉 起自手背静脉网桡侧，后转至前臂屈侧上行至肘窝，继续沿肱二头肌外侧上行，经三角肌胸大肌间沟穿深筋膜注入腋静脉或锁骨下静脉，收集手和前臂桡侧浅层结构的静脉血。

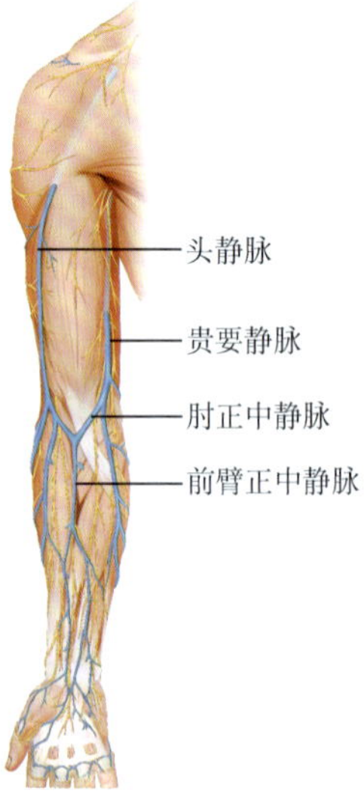

图11-40 上肢的浅静脉

（2）贵要静脉 起自手背静脉网尺侧，转至前臂屈侧于尺侧皮下上行，在肘窝处接受肘正中静脉后，继续在肱二头肌内侧上行，到臂中部稍下方穿深筋

膜注入肱静脉或腋静脉。

（3）肘正中静脉　于肘窝处斜行于皮下，常为连接贵要静脉和头静脉的短静脉干，变异大。临床输血、输液常选此处。

（4）手背静脉网　位于手背皮下，是静脉输液的常用血管。

4. 胸部的静脉

（1）奇静脉　起自右腰升静脉，上行至胸腔在第4～5胸椎高度跨右肺根上方注入上腔静脉（图11-37）。其主要属支有半奇静脉、副半奇静脉和脊柱静脉。此外，沿途亦收集右侧肋间后静脉、食管静脉、支气管静脉的血液。奇静脉是上腔静脉、下腔静脉沟通的重要途径之一。

（2）椎静脉丛　为脊柱周围呈丛状分布的静脉，按分布部位可分为椎管外围的椎外静脉丛和椎管内位于骨膜与硬脊膜之间的椎内静脉丛（图11-41），分别收集椎体和脊柱附近肌肉的血液及椎骨、脊髓和脊膜的静脉血，且两者相互吻合，并向上经枕骨大孔与硬脑膜静脉窦相通，因此，椎静脉丛是沟通上腔静脉系、下腔静脉系的又一重要途径，也是临床上盆、腹、胸部的感染、肿瘤及寄生虫引起颅内传播的重要原因之一。

（二）下腔静脉系

下腔静脉系由下腔静脉及其属支组成，其主干是下腔静脉（inferior vena cava），该静脉是人体最粗大的静脉干，由左、右髂总静脉在第4～5腰椎椎体右前方汇集而成，继而沿腹主动脉右侧上行至肝右后腔静脉沟，经腔静脉孔穿膈入胸腔，注入右心房。除左、右髂总静脉两大属支外，还接受腹腔、盆腔壁支和脏支的静脉血（图11-42）。

考点：下腔静脉的组成、行程及注入部位

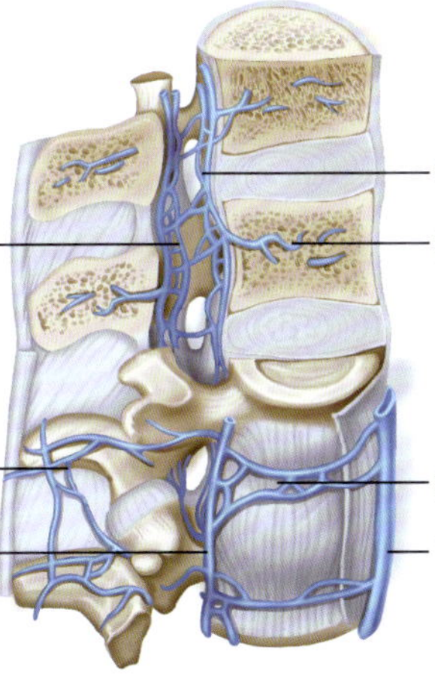

图11-41　椎静脉丛

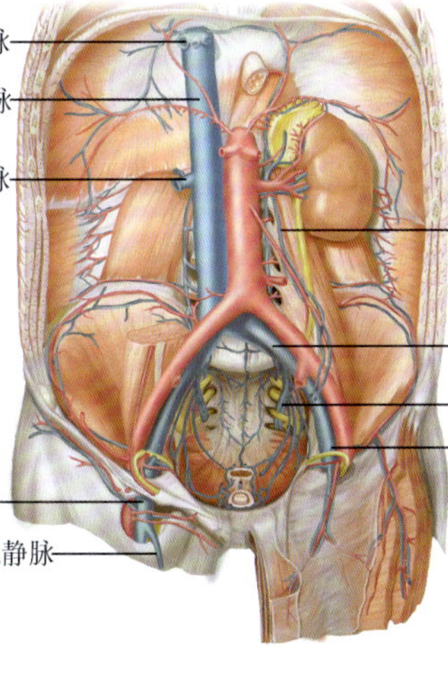

图11-42　下腔静脉

1. 下肢的静脉

（1）下肢深静脉　与同名动脉伴行，由胫前静脉、胫后静脉在腘窝处汇合成腘静脉后，上行延续为股静脉，经腹股沟韧带后方续于髂外静脉。股静脉在腹股沟区位置表浅，临床上常在此行静脉穿刺。

（2）下肢浅静脉　主要有小隐静脉和大隐静脉。

1）大隐静脉：是全身最长的浅静脉。其起自足背静脉弓的内侧端，经内踝前方沿小腿内面，膝关节后内方，大腿内面上行，至耻骨结节外下3～4cm处穿过阔筋膜的隐静脉裂孔，注入股静脉。大隐静脉在上行中沿途收集股内侧浅静脉、股外侧浅静脉、阴部外静脉、腹壁浅静脉和旋髂浅静脉5条属支的血液，也收集足、小腿内侧、大腿前内侧及大腿外侧、脐下腹前外侧壁浅层及外阴的静脉血。大隐静脉经内踝前方时位置表浅且恒定，是注射、输液的常选部位。该静脉也是下肢静脉曲张的好发部位（图11-43）。

2）小隐静脉：起自足背静脉弓外侧缘，经外踝后方沿小腿后面上行至腘窝，穿深筋膜注入腘静脉，主要收集足外侧及小腿后部的浅静脉（图11-44）。

考点：大、小隐静脉的起止点、行程及注入部位

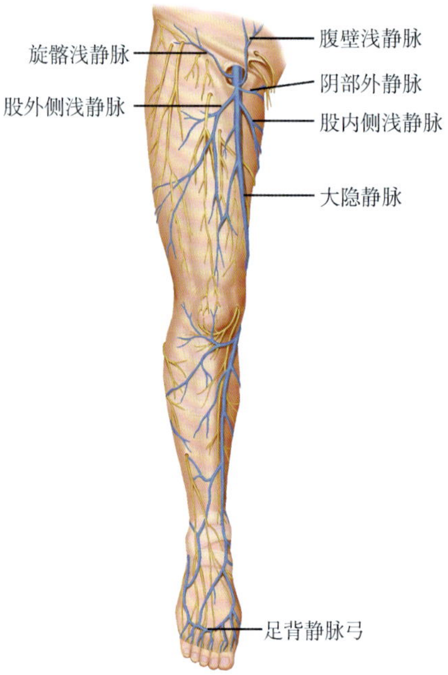

图11-43　大隐静脉

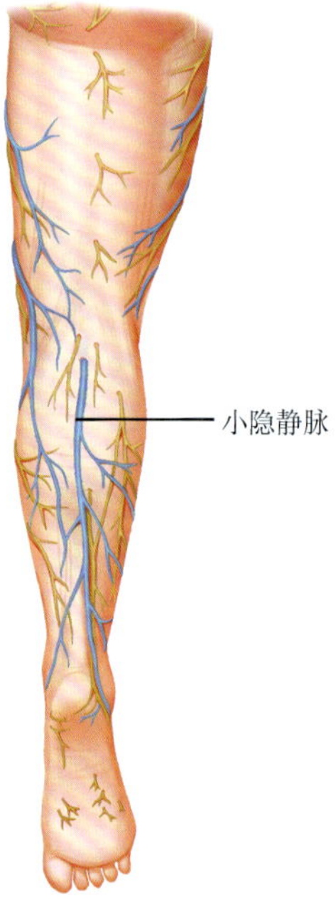

图11-44　小隐静脉

链 接　下肢静脉曲张

下肢静脉曲张是血管外科的常见病，其中大隐静脉曲张占90%以上，主要表现为下肢浅静脉迂曲扩张，严重者如蚯蚓状外观，发病机制是静脉瓣膜处呈瘤样扩张，使下肢浅静脉与深静脉会合处的瓣膜失去“单向阀门”的作用，下肢血液回流障碍，静脉血液倒流，致大隐静脉迂曲、扩张，根治大隐静脉曲张需要行大隐静脉高位结扎手术。

2. 盆部的静脉　主干是左右髂总静脉，其由髂外静脉和髂内静脉汇合而成。

（1）髂内静脉　短而粗，在坐骨大孔稍上方由盆部静脉汇合而成，伴同名动脉后内侧上行，至骶髂关节前方与髂外静脉汇合成髂总静脉，收集各同名动脉分布区域的静脉血。

（2）髂外静脉　是股静脉向上的延续，伴行同名动脉沿盆侧壁斜向内上汇入髂总静脉。其主要收集下肢和腹前壁下部静脉血。腹壁下静脉为其重要属支，于腹股沟韧带上方注入髂外静脉。

3. 腹部的静脉　直接或间接地注入下腔静脉，主干为下腔静脉，分壁支、脏支两种。

（1）壁支　主要是4对腰静脉，伴行同名动脉直接注入下腔静脉。各腰静脉间向上分别借左腰升静脉、右腰升静脉续接于半奇静脉和奇静脉。

（2）脏支

1）睾丸静脉（女性为卵巢静脉）：左右各一，由起自睾丸和附睾的数支小静脉汇合而成，汇合前于精索内呈蔓状缠绕睾丸动脉形成蔓状静脉丛。右侧注入下腔静脉，左侧注入左肾静脉。卵巢静脉起自卵巢，于卵巢悬韧带内上行，回流方式与睾丸静脉相似。

2）肾静脉：粗大，起自肾门，与肾动脉伴行，左侧长于右侧，在肾动脉前方向内注入下腔静脉。其收集肾、左睾丸静脉及左肾上腺静脉的血液。

3）肾上腺静脉：细小，左侧注入左肾静脉，右侧注入下腔静脉。

4）肝静脉：一般有肝左静脉、肝右静脉、肝中静脉三支主干，包埋于肝实质中，于肝下后方的腔静脉窝（第2肝门）处注入下腔静脉。其主要收集门静脉及肝固有动脉输入肝窦的血液。

5）肝门静脉系：由肝门静脉及其属支构成（图11-45）。

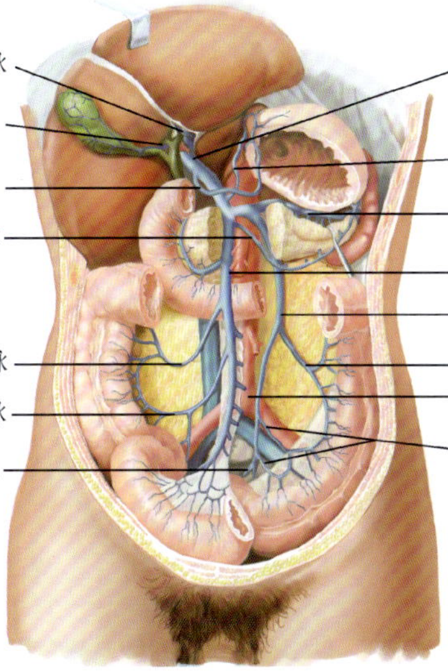

图11-45　肝门静脉（1）

考点：肝门静脉的主要属支

A. 肝门静脉（hepatic portal vein）：是一短粗的静脉干，又称门静脉，由肠系膜上静脉和脾静脉在胰颈后方汇合而成，斜向右上行于肝十二指肠韧带内，至肝门处分左、右两支入肝，在肝内反复分支最终注入肝血窦。肝血窦含有来自肝门静脉和肝固有动脉的血液，最后汇合成肝静脉注入下腔静脉。肝门静脉的结构特点是无静脉瓣，当肝门静脉压力升高时，血液可发生逆流；起始端及终止端处均为毛细血管。其主要功能是将消化道吸收的营养物质输送至肝，在肝内进行合成、解毒、储存，故肝门静脉可以看作肝的功能性血管。肝门静脉的主要属支除脾静脉和肠系膜上静脉外，还有肠系膜下静脉、胃左静脉、胃右静脉、胆囊静脉、附脐静脉（图11-46）。

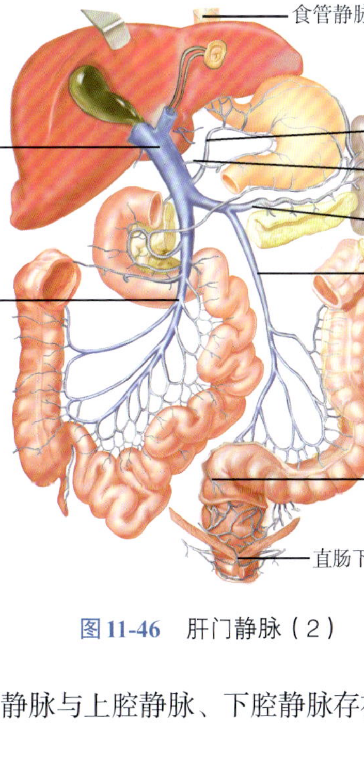

图11-46　肝门静脉（2）

B. 肝门静脉的侧支循环：肝门静脉与上腔静脉、下腔静脉存在着丰富吻合，在正常情况下，吻合支细小，血流量小。但当门静脉回流受阻时，通过这些吻合支产生显著的侧支循环。如肝硬化导致门静脉高压，则食管静脉丛可显著曲张甚至破裂，引起呕血，脐周静脉网曲张呈“海蛇头”样外观，另外直肠静脉丛也可曲张破裂，引起便血。若门静脉血流受阻，血液逆流，可引起脾大、胃肠淤血，通常能导致腹水。其主要吻合为通过食管静脉丛的胃左静脉属支与上腔静脉系的奇静脉属支吻合（图11-47），通过直肠静脉丛的肠系膜下静脉属支与下腔静脉系髂内静脉属支吻合，通过脐周静脉网使附脐静脉与上腔静脉系的腹壁上静脉和胸腹壁静脉相吻合，或与下腔静脉系的腹壁下静脉和腹壁浅静脉相吻合。

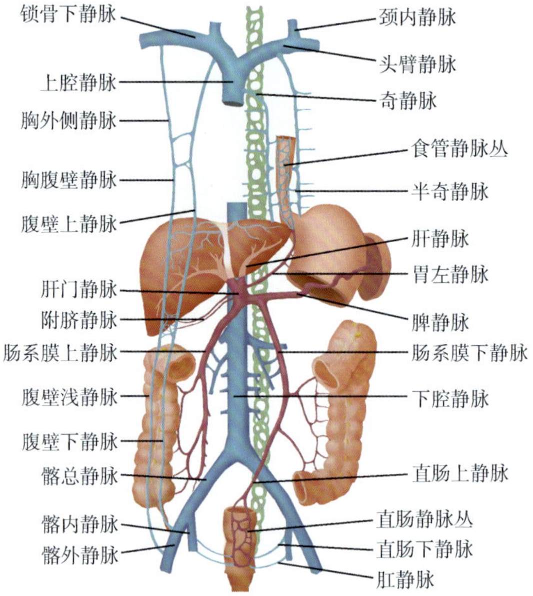

图11-47 门静脉系统示意图

自 测 题

一、单项题

1. 不属于心血管系统的是（ ）
   A. 动脉 B. 心
   C. 静脉 D. 毛细淋巴管
   E. 毛细血管
2. 下列结构中，不属于体循环的是（ ）
   A. 上腔静脉 B. 左心室 C. 左心房
   D. 主动脉 E. 下腔静脉
3. 肺循环起自（ ）
   A. 左心室 B. 左心房 C. 右心房
   D. 右心室 E. 主动脉
4. 体循环终止于（ ）
   A. 全身各部毛细血管 B. 左心房
   C. 左心室 D. 右心房
   E. 右心室
5. 肺循环起止于（ ）
   A. 左心房→左心室 B. 右心房→右心室
   C. 右心室→左心房 D. 左心室→右心房
   E. 主动脉→肺动脉
6. 构成心右缘的结构是（ ）
   A. 右心室 B. 右心房和右心室
   C. 右心房 D. 右心房和上腔静脉
   E. 右心房和下腔静脉
7. 肺动脉干起始于（ ）
   A. 主动脉弓 B. 左心房 C. 左心室
   D. 右心房 E. 右心室
8. 二尖瓣位于（ ）
   A. 主动脉口 B. 肺动脉口 C. 左房室口
   D. 右房室口 E. 冠状窦口
9. 防止左心室的血液逆流至左心房的瓣膜是（ ）
   A. 二尖瓣 B. 三尖瓣
   C. 主动脉瓣 D. 肺动脉瓣
   E. 上述全错
10. 心室舒张时，防止血液逆流的装置是（ ）
    A. 肺动脉瓣和三尖瓣 B. 主动脉瓣和肺动脉瓣
    C. 肺动脉瓣和二尖瓣 D. 二尖瓣和三尖瓣
    E. 主动脉瓣和二尖瓣
11. 下列哪条血管内流动的是动脉血（ ）

A. 肺动脉　B. 冠状窦
C. 上腔静脉　D. 肺静脉
E. 下腔静脉

12. 含有心脏传导系统右束支的结构是（　　）
A. 界嵴　B. 室上嵴
C. 乳头肌　D. 隔缘肉柱
E. 室间隔膜部

13. 冠状动脉起自（　　）
A. 冠状窦　B. 冠状沟
C. 升主动脉　D. 主动脉弓
E. 胸主动脉

14. 冠状动脉（　　）
A. 起自肺动脉起始部
B. 前室间支来自右冠状动脉
C. 左冠状动脉发出后室间支
D. 旋支来自右冠状动脉
E. 只是营养心的动脉

15. 心的静脉（　　）
A. 全部注入右心房
B. 全部注入冠状窦
C. 注入冠状窦和上腔静脉
D. 注入冠状窦和各心腔
E. 注入右心房和右心室

16. 左心室前壁出现心肌梗死时，可能累及的血管是（　　）
A. 旋支　B. 左心室后支
C. 后室间支　D. 前室间支
E. 右冠状动脉主干

17. 下列哪条动脉不是颈外动脉的分支（　　）
A. 甲状腺下动脉　B. 甲状腺上动脉
C. 面动脉　D. 舌动脉
E. 颞浅动脉

18. 胃左动脉和肝固有动脉之间的吻合主要通过（　　）
A. 胃短动脉　B. 胃十二指肠动脉
C. 胃右动脉　D. 左结肠动脉
E. 右结肠动脉

19. 肠系膜下动脉起始处闭塞，可能出现血运障碍的部位是（　　）
A. 空肠和回肠　B. 阑尾
C. 升结肠和横结肠　D. 降结肠和乙状结肠
E. 十二指肠和胰

20. 属于腹腔干的直接分支是（　　）
A. 肝固有动脉　B. 胃短动脉
C. 胃左动脉　D. 胃右动脉
E. 胃网膜左动脉

21. 延续为足背动脉的是（　　）
A. 股动脉　B. 腘动脉
C. 胫前动脉　D. 胫后动脉
E. 以上均不是

22. 关于面静脉的说法下列哪一项是错误的（　　）
A. 起自内眦静脉
B. 在下颌角下方与下颌后静脉前支汇合
C. 注入颈内静脉
D. 有丰富的静脉瓣
E. 通过内眦静脉，经眼上静脉与颅内相交通

23. 下腔静脉（　　）
A. 起自第4腰椎平面
B. 由左、右髂外静脉汇合而成
C. 沿主动脉左侧上行
D. 注入右心房
E. 注入右心室

24. 大隐静脉行于（　　）
A. 内踝前方　B. 内踝后方
C. 外踝前方　D. 外踝后方
E. 以上都不是

25. 肝门静脉（　　）
A. 收集全部腹腔器官的静脉血
B. 注入下腔静脉
C. 注入肝静脉
D. 有静脉瓣
E. 以上都不对

26. 左睾丸静脉注入（　　）
A. 肝门静脉　B. 下腔静脉
C. 左肾静脉　D. 髂总静脉
E. 肠系膜下静脉

27. 颈内静脉的属支有（　　）
A. 面静脉　B. 颈外静脉
C. 内眦静脉　D. 眼静脉
E. 头臂静脉

28. 下列静脉不与动脉伴行的是（　　）
A. 奇静脉　B. 颈外静脉　C. 头静脉
D. 小隐静脉　E. 以上都是

29. 斜跨肘窝的浅静脉是（　　）
A. 头静脉　B. 贵要静脉　C. 肘正中静脉
D. 尺静脉　E. 桡静脉

二、问答题

1. 简述心的位置。
2. 心脏传导系统由哪些结构组成？各有什么功能？
3. 简述体循环、肺循环的主要途径。
4. 试述腹腔干的主要分支。
5. 简述大隐静脉的起始、行程和注入部位。

（佈仁托娅　傅玉峰）

第12章 淋巴系统

学习目标

1. 知识目标　掌握淋巴系统的组成，胸导管的起始、行程、注入部位和收集范围，右淋巴导管的形成、注入部位和收集范围，脾的位置、形态和功能；熟悉淋巴管道的分类，头颈部主要淋巴结群的分布部位和收纳范围，腋淋巴结分群、收纳范围及其临床意义，腹股沟淋巴结的分布及收纳范围，胸腺的位置和形态；了解淋巴结的一般形态构造，淋巴管道的分布特点和构造特点，盆部及腹部的淋巴结。

2. 能力目标　能在标本上辨认淋巴系统各结构，具备将所学知识应用于临床的能力。

3. 素质目标　培养关爱患者及运用所学知识健康宣教的意识。

案例 12-1

患者，男性，29 岁，车祸导致左上腹受伤，疼痛难忍。体格检查：患者左上腹压痛明显，有反跳痛，且腹肌紧张。实验室检查：血常规显示血红蛋白含量降低。影像学检查：腹部 CT 显示脾脏破裂出血，腹腔内有大量积血。临床诊断：脾破裂。

问题： 1. 脾的位置在哪里？

2. 脾的主要功能有哪些？

淋巴系统（lymphatic system）由淋巴管道、淋巴组织及淋巴器官组成。淋巴管道内流动着淋巴。淋巴组织分布于消化道和呼吸道等的黏膜内。淋巴器官包括淋巴结、脾、胸腺和扁桃体等（图 12-1）。

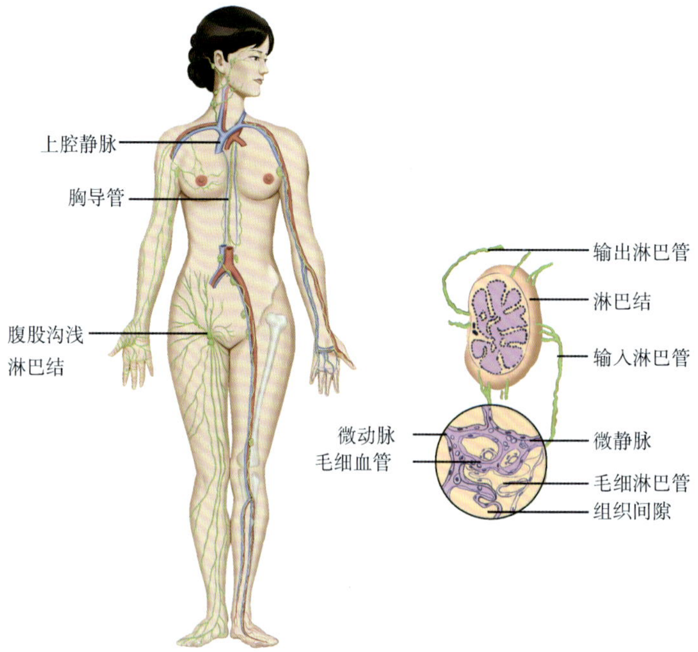

图 12-1　淋巴系统模式图

血液流经毛细血管动脉端时，一部分血浆经毛细血管壁滤出，进入组织间隙生成组织液。组织液与细胞进行物质交换后，大部分经毛细血管静脉端回流入静脉，小部分则进入毛细淋巴管成为淋巴。淋巴沿着各级淋巴管向心流动，并经诸多淋巴结的过滤，最后汇入静脉。因此可将淋巴系统视作心血管系统的辅助系统，协助静脉引流组织液。如果淋巴回流受阻，大量含蛋白质的组织液不能及时被吸收，可导致淋巴水肿。此外，淋巴器官和淋巴组织具有产生淋巴细胞、过滤淋巴、产生抗体和参与免疫应答的功能，因此，淋巴系统又是人体内重要的防御功能系统。

考点：淋巴系统的组成

第1节 淋巴管道

淋巴管道由毛细淋巴管、淋巴管、淋巴干和淋巴导管四部分组成。

考点：淋巴管道的组成

一、毛细淋巴管

（一）毛细淋巴管的位置和形态

毛细淋巴管（lymphatic capillary）是淋巴管道的起始段，位于组织间隙内，以膨大的盲端起始，彼此吻合成网（图12-2）。管径粗细不一，一般比毛细血管略粗。毛细淋巴管的通透性大于毛细血管，一些大分子物质如蛋白质、癌细胞、细菌、异物等较易进入毛细淋巴管。毛细淋巴管除脑、脊髓、上皮、角膜、晶状体、牙釉质、软骨等处无分布外，几乎遍及全身各处。

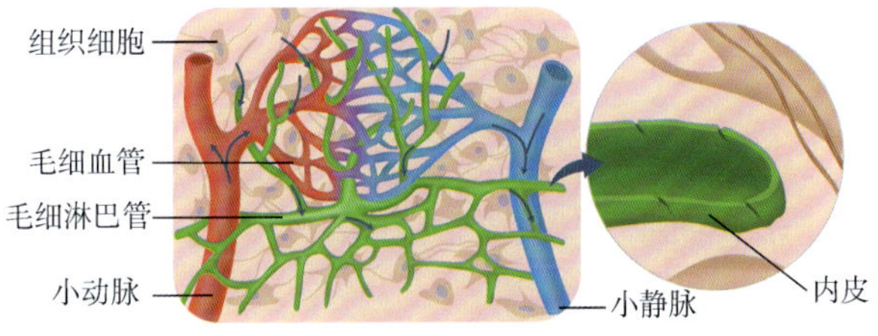

图12-2 毛细血管及毛细淋巴管模式图

（二）毛细淋巴管的组织结构

毛细淋巴管与毛细血管构造相似，但其特点是起始处为盲端，管腔大而不规则，管壁比毛细血管薄，仅有一层内皮，无基膜、无周细胞，内皮间有明显间隙，因而通透性远大于毛细血管。

二、淋巴管

淋巴管（lymphatic vessel）由毛细淋巴管汇合而成。管壁结构似小静脉，但管径较细，管壁较薄。淋巴管内有丰富的瓣膜，其有防止淋巴逆流的功能。由于相邻两对瓣膜之间的淋巴管扩张明显，淋巴管外观呈串珠状或藕节状。淋巴管分浅、深2种，浅淋巴管位于皮下，多与浅静脉伴行；深淋巴管位于深筋膜深面，多与深部血管和神经伴行，浅、深淋巴管之间有广泛的交通。淋巴管在向心行程中要经过一个或多个淋巴结。

三、淋巴干

全身各部的浅淋巴管、深淋巴管通过一系列的淋巴结群后，汇合成较大的淋巴干（lymphatic trunk）。全身共有9条淋巴干，即左、右颈干；左、右锁骨下干；左、右支气管纵隔干；左、右腰干及1条肠干（图12-3）。

左、右颈干分别收集头颈部左、右半侧的淋巴；左、右锁骨下干分别收集左、右上肢及胸腹壁浅层的淋巴；左、右支气管纵隔干主要收集胸腔器官和胸腹壁深层的淋巴；左、右腰干分别收集左、右下肢及盆部、腹后壁和腹腔内成对器官的淋巴；肠干主要收集腹腔内不成对器官的淋巴。

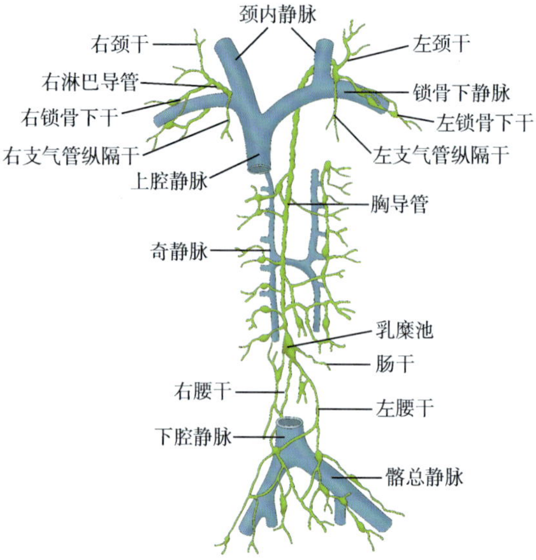

图12-3 淋巴干模式图

四、淋巴导管

淋巴导管（lymphatic duct）共2条，即胸导管和右淋巴导管，由全身9条淋巴干最后汇合而成，分别注入左静脉角、右静脉角。

（一）胸导管

胸导管（thoracic duct）是全身最大的淋巴导管，长30～40cm，平第12胸椎椎体下缘起自乳糜池。乳糜池为胸导管起始处的膨大，由左、右腰干和肠干于第1腰椎椎体的前方汇合而成。胸导管经膈的主动脉裂孔入胸腔，在食管后面沿脊柱右前方上行，至第5胸椎附近向左侧斜行，向上出胸廓上口达颈根部，呈弓状向前下弯曲注入左静脉角。在注入之前还收纳左颈干、左锁骨下干和左支气管纵隔干。胸导管收集双下肢、腹盆部、左胸部、左上肢和左头颈部的淋巴（图12-3、图12-4），即人体全身约3/4的淋巴。

考点：胸导管的概念及收集范围

（二）右淋巴导管

右淋巴导管（right lymphatic duct）为一短干，长1.0～1.5cm，由右颈干、右锁骨下干和右支气管纵隔干汇合而成，注入右静脉角。右淋巴导管收集右头颈部、右上肢和右胸部的淋巴（图12-3、图12-4），即人体全身约1/4的淋巴。

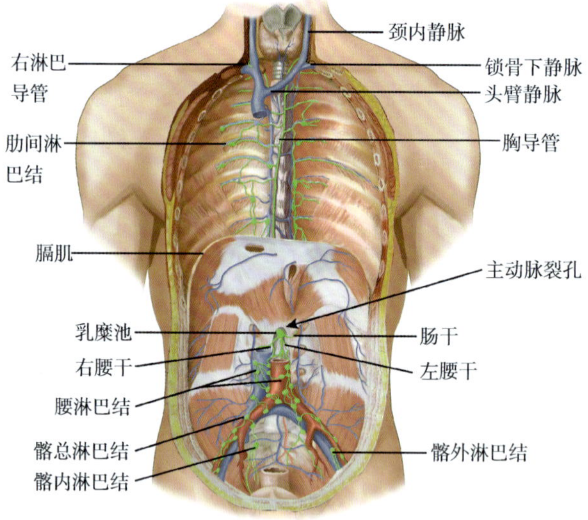

图12-4 右淋巴导管模式图

第2节 淋巴组织

淋巴组织（lymphatic tissue）是免疫应答的场所，它以网状组织为支架，网眼中充满大量淋巴细胞及其他免疫细胞（图12-5）。依据其形态、细胞成分和功能特点，淋巴组织一般分为弥散淋巴组织和淋巴小结两类。除淋巴器官外，消化系统、呼吸系统、泌尿系统、生殖系统及皮肤等处都含有丰富的淋巴组织，其起着防御屏障的作用。

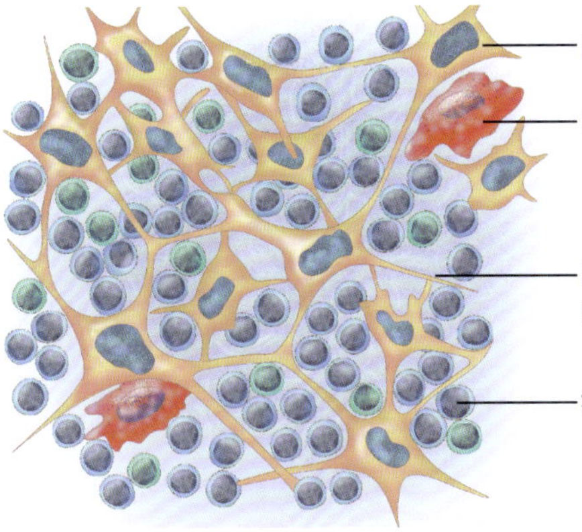

图12-5 淋巴组织模式图

一、弥散淋巴组织

弥散淋巴组织（diffuse lymphoid tissue）是指无明显界线的淋巴组织，其内的淋巴细胞主要是T淋巴细胞（简称T细胞）。此处常见毛细血管后微静脉，又称高内皮细胞小静脉，是淋巴细胞从血液进入淋巴组织的重要通路。其主要分布于消化道和呼吸道的黏膜固有层。

二、淋巴小结

淋巴小结（lymphoid nodule）是指直径为1～2mm，界线明确的球形淋巴组织，又称淋巴滤泡（lymphoid follicle），其内主要含有B淋巴细胞（简称B细胞）。典型的淋巴小结切面可见生发中心和小结帽，包括小肠黏膜固有层内的孤立淋巴滤泡和集合淋巴滤泡，阑尾壁内的淋巴小结等。

第3节 淋巴器官

淋巴器官包括淋巴结、脾、胸腺和扁桃体等。

一、淋 巴 结

（一）淋巴结的形态和功能

淋巴结（lymphatic node）是各级淋巴管向心行程中的必经器官，为大小不等的扁椭圆形小体，直径为5～20mm，质软，色灰红。其一侧隆凸，有数条输入淋巴管进入，另一侧凹陷，称淋巴结门，有1～2条输出淋巴管及血管、神经出入（图12-1）。淋巴回流要经过数个淋巴结，因此某一淋巴结的输出淋巴管又可成为下一级淋巴结的输入淋巴管。淋巴结常聚集成群，可分为浅淋巴结与深淋巴结。浅淋巴结位于浅筋膜内，深淋巴结位于深筋膜内。淋巴结多沿血管走行方向排列，四肢淋巴结多位于关节的屈侧，内脏淋巴结多位于器官的门附近或体腔大血管周围。

淋巴结的主要功能是滤过淋巴、产生淋巴细胞和进行免疫应答。淋巴结内的淋巴窦是淋巴管道组成的一部分，故淋巴结对淋巴引流起着重要作用。

（二）局部淋巴结

引流人体某局部或某器官淋巴的第一级淋巴结称局部淋巴结。当身体局部发生病变时，病毒、细菌或癌细胞等可沿淋巴管侵入相应的淋巴结，这些淋巴结阻截和清除异物，对机体起到保护作用。此时淋巴结内的淋巴细胞增殖，体积增大。如果局部淋巴结不能阻止病变扩散，病变可沿淋巴管道向远处蔓延。所以了解淋巴结的位置、淋巴引流范围和淋巴引流途径对病变的诊断和治疗具有重要意义。

考点：淋巴结的结构特点和功能

二、脾

（一）脾的位置和形态

脾（spleen）是人体最大的淋巴器官，位于左季肋区，第9～11肋的深面，其长轴与第10肋一致。

正常情况下在左肋弓下面不能触及脾。活体脾呈暗红色，为扁椭圆形，质软而脆（图12-6），左季肋区受暴力打击时易导致脾破裂。

考点：脾的结构特点及功能

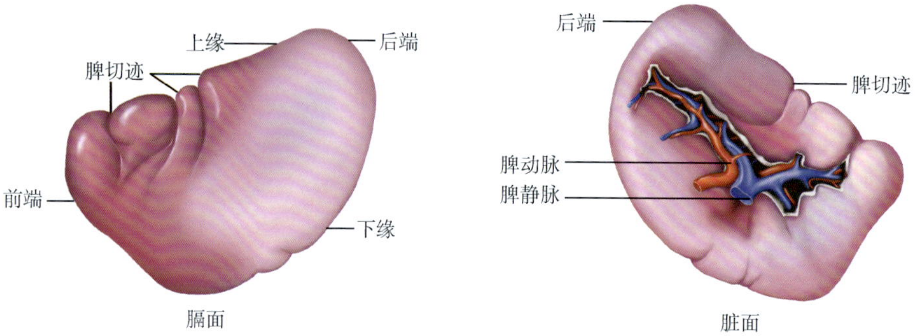

图12-6 脾

脾分为内、外两面，上、下两缘，以及前、后两端。内面凹陷，又称脏面，其近中央处有脾门，是血管、神经等出入之处；外面隆凸，为膈面。上缘平第9肋，其前部有2～3个脾切迹，是临床上触诊脾的重要标志；下缘平第11肋。在脾的附近，特别是胃脾韧带和大网膜中存在副脾，其出现率为10%～40%。当脾功能亢进行脾切除术时，应注意同时切除副脾。

脾的主要功能是储血、造血、清除衰老红细胞和参与机体免疫应答。当脾功能亢进时，由于过度吞噬红细胞，患者表现出不同程度的贫血。

（二）脾的组织结构

脾的被膜较厚，由富含弹性纤维和平滑肌的致密结缔组织构成，表面覆有间皮。被膜结缔组织伸入脾内形成小梁，构成脾的粗支架。被膜和小梁内的平滑肌收缩可调节脾的储血量。在新鲜的脾切面可见大部分组织为深红色，称红髓；其间有散在分布的灰白色点状区域，称白髓。

链 接　脾功能亢进

脾功能亢进是指脾功能过度增强而不适当地隔离和破坏血液成分所引起的一组症状，当脾大或脾功能亢进时，全身血小板50%～90%、红细胞可达38%被阻留在脾索内。阻留血细胞在迂曲的脾索内缓慢前进，与脾索内极度增生活跃的巨噬细胞密切接触，被其破坏或过多吞噬，导致周围血中红细胞和血小板减少，临床表现为不同程度脾大或多种血细胞减少和骨髓造血细胞相应增生。

三、胸　　腺

胸腺（thymus）位于胸骨柄后方，上纵隔前部，分为不对称的左、右两叶（图12-7）。胸腺的结构与功能状态随年龄增长而有明显改变。胸腺既是淋巴器官，又有内分泌功能，主要产生T细胞及分泌胸腺素。胸腺素能够使来自骨髓等处的原始淋巴细胞转化为有免疫功能的T细胞，参与细胞免疫反应。

从胚胎期到青春期，胸腺有明显的年龄变化。在胚胎期和婴儿期，胸腺的重量和体积相对较小，但随着年龄增长，胸腺在结构和尺寸上都会发生显著的变化。刚出生的婴儿的胸腺重量为10～15g，在随后的2年内会加快增长速度，2岁时相对体积最大，至青春期胸腺发展至顶点。青春期以后胸腺实质逐渐萎缩，进入老年期后，胸腺会明显缩小，脂肪组织几乎取代了胸腺组织。

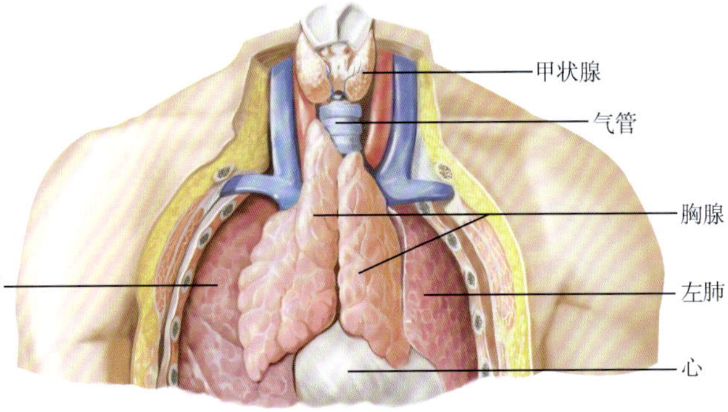

图12-7 胸腺

第4节 全身淋巴结及淋巴引流

一、头　颈

头颈部淋巴结在头颈交界处呈环状排列，在颈部沿静脉纵向排列，少数淋巴结位于消化道和呼吸道周围。头颈部淋巴结的输出淋巴管下行，直接或间接注入颈外侧深淋巴结。

（一）头部淋巴结

头部淋巴结多位于头颈交界处，由后向前依次有枕淋巴结、乳突淋巴结、腮腺淋巴结、下颌下淋巴结和颏下淋巴结（图12-8），收纳头面部浅层的淋巴，其输出淋巴管直接或间接注入颈外侧深淋巴结。

（二）颈部淋巴结

颈部淋巴结分为颈前淋巴结和颈外侧淋巴结。

1. 颈前淋巴结　分浅、深两群，包括喉前淋巴结、甲状腺淋巴结、气管前淋巴结或气管旁淋巴结。

2. 颈外侧淋巴结　以胸锁乳突肌为界分浅、深两群。

（1）颈外侧浅淋巴结　沿颈外静脉排列，位于胸锁乳突肌浅面，收纳颈外侧浅部、耳后部及枕部的淋巴，其输出淋巴管注入颈外侧深淋巴结。

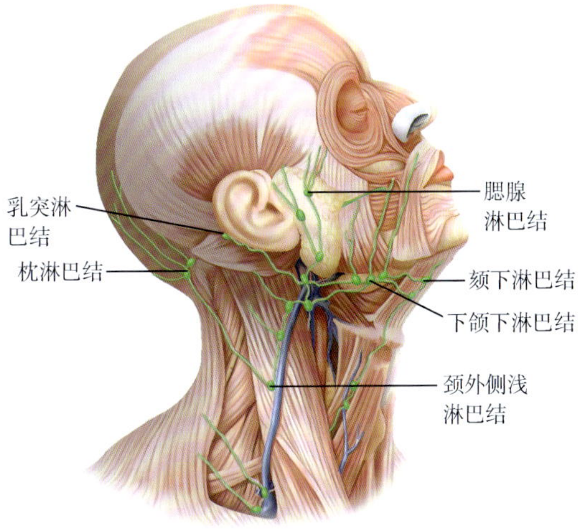

图12-8 头颈部浅淋巴结

（2）颈外侧深淋巴结　沿颈内静脉排列，位于胸锁乳突肌深面。其上部位于鼻咽部后方的淋巴结，称咽后淋巴结，鼻咽癌时癌细胞常先转移至此。其下部位于锁骨上窝的淋巴结，称锁骨上淋巴结（图12-9）。在胃癌或食管下端癌晚期，癌细胞可沿胸导管或左颈干逆流转移至左锁骨上淋巴结，引起该淋巴结肿大。颈外侧深淋巴结主要收纳头颈部淋巴，其输出淋巴管汇合成颈干。

二、上　肢

上肢浅、深淋巴管分别与浅静脉和深血管伴行，直接或间接注入腋淋巴结。

1. 腋淋巴结　位于腋窝内，沿血管排列，按位置分为五群（图12-10）。

（1）外侧淋巴结　沿腋静脉远侧段排列，收纳上肢浅、深淋巴，其输出淋巴管注入中央淋巴结。

（2）胸肌淋巴结　沿胸外侧血管排列，收纳腹前外侧壁、腹外侧壁及乳房外侧部和中央部的淋巴，其输出淋巴管注入中央淋巴结和腋尖淋巴结。

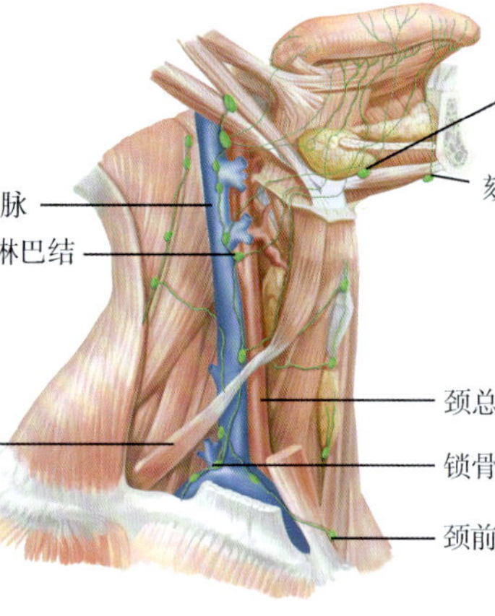

图 12-9　头颈部深淋巴结

（3）肩胛下淋巴结　沿肩胛下血管排列，收纳项后部和背部的淋巴，其输出淋巴管注入中央淋巴结和腋尖淋巴结。

（4）中央淋巴结　在腋腔中央的疏松结缔组织内，收纳上述三群淋巴结的输出淋巴管，其输出淋巴管注入腋尖淋巴结。

（5）腋尖淋巴结　沿腋静脉近侧段排列，收纳中央淋巴结的输出淋巴管和乳房上部的淋巴，其输出淋巴管汇合成锁骨下干。

乳房的淋巴回流：乳房大部分淋巴（75%）经胸大肌外侧缘淋巴管流至胸肌淋巴结，再流向中央淋巴结；乳房上部的部分淋巴可流向胸大小肌淋巴结，直达腋尖淋巴结。乳房内侧的淋巴通过肋间淋巴管流向胸骨旁淋巴结，也可能与对侧乳房的淋巴管相交通。而两侧乳房间皮下有交通淋巴管，一侧乳房的淋巴也可流向另一侧。乳房下部和内侧部的淋巴管可与腹直肌鞘上部的淋巴管相交通。因此，乳腺癌淋巴转移时首先转移至腋窝和颈下部，而累及前纵隔和腹前壁较少。

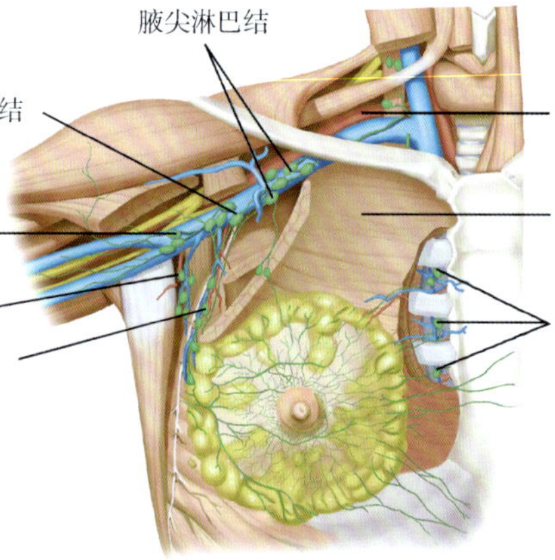

图 12-10　腋淋巴结

2. 肘淋巴结　位于肱骨内上髁上方和肘窝深血管周围，收纳手部尺侧半和前臂尺侧半的淋巴，其输出淋巴管注入腋淋巴结。

3. 锁骨下淋巴结　又称三角胸肌淋巴结，位于锁骨下，沿头静脉排列，收纳沿头静脉上行的浅淋巴管，其输出淋巴管注入腋淋巴结，少数注入锁骨上淋巴结。

三、胸　部

胸部淋巴结分为胸壁淋巴结和胸腔器官淋巴结。

（一）胸壁淋巴结

胸壁浅淋巴结注入腋淋巴结，深淋巴结分别注入胸骨旁淋巴结和肋间淋巴结。

1. 胸骨旁淋巴结　沿胸廓内动脉、胸廓内静脉排列，引流胸、腹前壁和乳房内侧部的淋巴，并收纳膈上淋巴结的输出淋巴管，其输出淋巴管参与支气管纵隔干的合成。

2. 肋间淋巴结　沿肋间后动脉、肋间后静脉排列，引流胸壁后的淋巴，注入胸导管。

3. 膈上淋巴结　分前、后、外侧三群，引流膈、壁胸膜、心包及肝上部的淋巴，注入胸骨旁淋巴结和纵隔前、后淋巴结。

（二）胸腔器官淋巴结

1. 纵隔前淋巴结 位于上纵隔前部和前纵隔内，心脏大血管与心包前方（图12-11），引流胸腺、心包、心、膈和肝上面的淋巴管，其输出淋巴管参与合成支气管纵隔干。

2. 纵隔后淋巴结 位于上纵隔后部和后纵隔内，食管和胸主动脉周围，引流心包、食管和膈的淋巴，其输出淋巴管注入胸导管。

3. 气管、支气管和肺淋巴结

（1）肺淋巴结 位于肺内，收纳肺内的淋巴，其输出淋巴管注入支气管肺门淋巴结。

（2）支气管肺门淋巴结 位于肺门处，又称肺门淋巴结，其输出淋巴管注入气管支气管淋巴结。

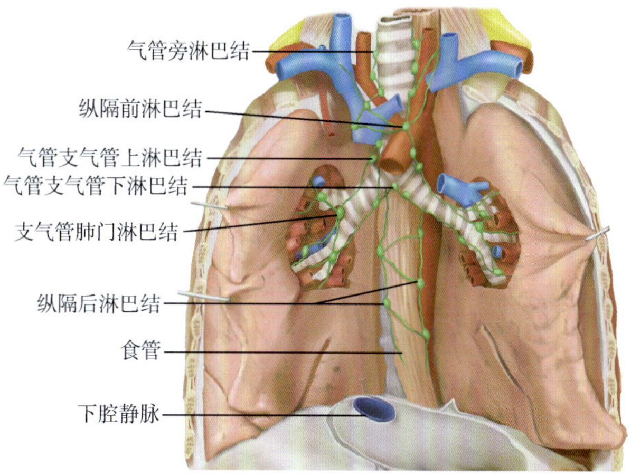

图12-11 胸部的淋巴结

（3）气管支气管淋巴结 位于气管杈的上、下方，输出淋巴管注入气管旁淋巴结。

（4）气管旁淋巴结 沿气管两侧排列。左、右气管旁淋巴结及纵隔前淋巴结的输出淋巴管分别汇合成左、右支气管纵隔干，它们分别注入胸导管和右淋巴导管。

四、腹　部

腹部淋巴结分为腹壁的淋巴结和腹腔器官的淋巴结。

（一）腹壁淋巴结

脐平面以上腹前壁的淋巴管注入腋淋巴结，脐平面以下腹前壁的淋巴管注入腹股沟浅淋巴结。沿腹主动脉及下腔静脉排列的腰淋巴结收纳髂总淋巴结的输出淋巴管、腹后壁及腹腔成对器官的淋巴管。腰淋巴结的输出淋巴管汇合成腰干，注入乳糜池。

（二）腹腔器官淋巴结

腹腔成对器官的淋巴管直接注入腰淋巴结，不成对器官的淋巴管分别注入沿腹腔干和肠系膜上动脉、肠系膜下动脉及其分支排列的淋巴结，腹腔淋巴结、肠系膜上淋巴结和肠系膜下淋巴结的输出淋巴管汇合成肠干，向上注入乳糜池。

1. 腹腔淋巴结 位于腹腔干周围（图12-12），收纳腹腔干各级分支分布区的淋巴。

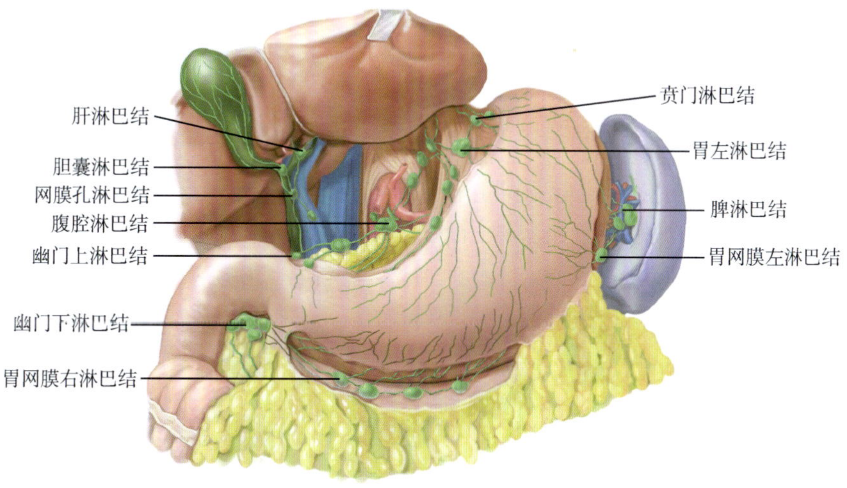

图12-12 腹腔淋巴结

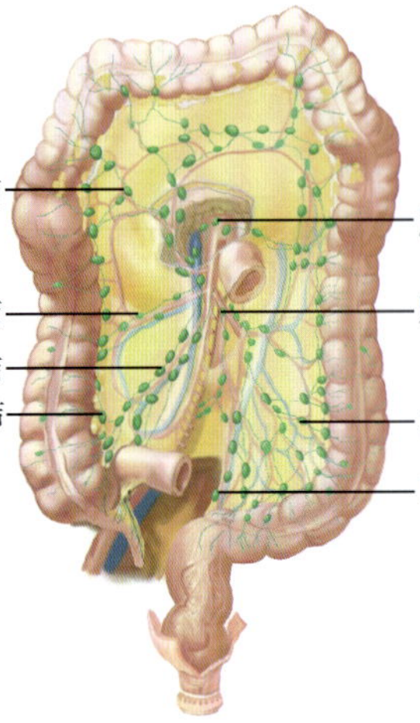

图12-13 肠系膜上、下淋巴结

2. 肠系膜上淋巴结 位于肠系膜上动脉根部周围，收纳肠系膜上动脉分布区的淋巴（图12-13）。

3. 肠系膜下淋巴结 位于肠系膜下动脉根部周围，收纳肠系膜下动脉分布区的淋巴（图12-13）。

五、盆 部

盆部淋巴结沿髂内、外血管及髂总血管排列，分别称髂外淋巴结、髂内淋巴结和髂总淋巴结。收纳同名动脉分布区的淋巴，最后经髂总淋巴结的输出淋巴管注入腰淋巴结（图12-14）。

1. 髂内淋巴结 沿髂内动脉及其分支和髂内静脉及其属支排列，引流大部分盆壁、盆腔器官、会阴深部、臀部和大腿后部深层结构的淋巴，其输出淋巴管注入髂总淋巴结。

2. 髂外淋巴结 沿髂外血管排列，引流腹前壁下部、膀胱、前列腺（男）或宫颈和阴道上部（女）的淋巴，并收纳腹股沟浅、深淋巴结的输出淋巴管，其输出淋巴管注入髂总淋巴结。

3. 骶淋巴结 沿骶正中血管和骶外侧血管排列，引流盆腔后壁、直肠、前列腺或子宫等处的淋巴，其输出淋巴管注入髂内淋巴结或髂总淋巴结。

4. 髂总淋巴结 沿髂总血管排列，收纳上述三群淋巴结的输出淋巴管，其输出淋巴管注入腰淋巴结。

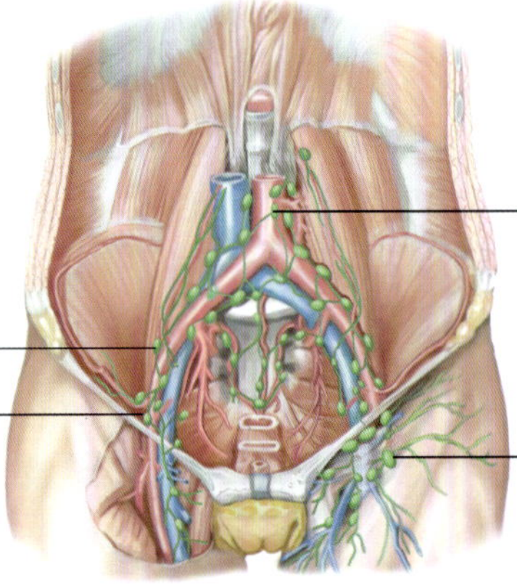

图12-14 盆部及腹股沟淋巴结

六、下 肢

下肢淋巴结主要包括腘淋巴结和腹股沟淋巴结。

1. 腘淋巴结 分浅、深两群，分别沿小隐静脉末端和腘血管排列，分别收纳足外侧缘、小腿后外侧部的浅淋巴管及足和小腿的深淋巴管，其输出淋巴管注入腹股沟深淋巴结。

2. 腹股沟淋巴结 以阔筋膜为界可将其分为腹股沟浅淋巴结和腹股沟深淋巴结（图12-14）。

（1）腹股沟浅淋巴结 有8～10个，分上、下两组。其沿腹股沟韧带排列的上组，沿大隐静脉末端排列的下组，收纳腹前壁下部、臀部、会阴部、外生殖器、下肢大部分浅淋巴管，其输出淋巴管大部分注入腹股沟深淋巴结。子宫恶性肿瘤可转移到腹股沟浅淋巴结。

（2）腹股沟深淋巴结 位于股静脉根部周围，收纳腹股沟浅淋巴结的输出淋巴管及下肢的深淋巴管，其输出淋巴管注入髂外淋巴结。

链接 表浅淋巴结的检查

淋巴结的变化与许多疾病的发生、发展、诊断及治疗密切相关，尤其是对肿瘤的诊断、转移及发展变化的观察起着非常重要的作用。淋巴结分布于全身，一般检查只能发现身体各部位表浅淋巴结的变化。正常情况下，表浅淋巴结很小，直径多为0.2～0.5cm，质地柔软，表面光滑，无压痛，与毗邻组织无粘连，常呈链状与组群分布，通常不易触及。全身体格检查时，淋巴结检查需要按顺序进行，以防漏检，一般按部位区分，包括头部淋巴结、上肢淋巴结及下肢淋巴结。

自 测 题

一、单选题

1. 淋巴器官不包括（ ）
A. 胸腺 B. 胰
C. 扁桃体 D. 脾
E. 淋巴结

2. 胸导管常注入（ ）
A. 上腔静脉 B. 左静脉角
C. 右头臂静脉 D. 右静脉角
E. 奇静脉的末端

3. 输出淋巴管注入腰干的淋巴结是（ ）
A. 腹股沟浅淋巴结 B. 腹股沟深淋巴结
C. 腰淋巴结 D. 骶淋巴结
E. 髂总淋巴结

4. 胸导管不收集（ ）
A. 左上半身的淋巴 B. 左下半身的淋巴
C. 右下半身的淋巴 D. 右上半身的淋巴
E. 淋巴管

5. 颈外侧深淋巴结的排列方式为（ ）
A. 沿颈内静脉排列 B. 沿颈外静脉排列
C. 沿颈前静脉排列 D. 沿锁骨下动脉排列
E. 沿胸锁乳突肌排列

6. 沿肩胛下血管排列的是（ ）
A. 尖淋巴结 B. 胸肌淋巴结
C. 外侧淋巴结 D. 中央淋巴结
E. 肩胛下淋巴结

7. 头部淋巴结不包括（ ）
A. 枕淋巴结 B. 乳突淋巴结
C. 腮腺淋巴结 D. 下颌下淋巴结
E. 喉前淋巴结

8. 胃癌患者的癌细胞可沿胸导管或左颈干逆流至（ ）
A. 颈外侧浅淋巴结 B. 腋淋巴结
C. 咽后淋巴结 D. 左锁骨上淋巴结
E. 胸骨旁淋巴结

9. 下列关于脾的叙述，不正确的是（ ）
A. 位于左季肋区 B. 属于腹膜外位器官
C. 为淋巴器官 D. 脾门位于脏面
E. 参与机体免疫反应

二、问答题

1. 乳糜池由哪几条淋巴干汇合而成？胸导管注入静脉角前接收哪几条淋巴干？
2. 试述脾的位置、形态结构特点。

（侯潇婵）

第13章
神经系统

学习目标

1. 知识目标　掌握神经系统的组成及常用术语，脊髓的位置、外形，脑的分部及各部的主要外形结构，小脑的位置和分部，小脑扁桃体的临床意义，大脑半球的外形和分叶，大脑皮质的功能定位，基底核、侧脑室、内囊的位置及立体概念，硬膜外隙和蛛网膜下隙的位置，脑动脉的主要来源及各来源血供范围，脑脊液的循环途径，颈丛、臂丛、腰丛、骶丛的主要分支及分布，胸神经前支分布，12对脑神经的名称、性质、连脑部位和进出颅腔部位，交感神经与副交感神经的分部、主要区别，脊神经的组成、纤维成分和分支，12对脑神经的行径、主要分支和分布。熟悉神经系统的活动方式，脊髓灰质、白质的配布形式及各部名称，三叉丘系，脑干内非脑神经核，下丘脑和后丘脑的主要结构，头面部浅感觉传导通路、视觉传导通路，瞳孔对光反射的通路。了解神经系统的功能。

2. 能力目标　能在标本和模型上辨认神经系统各结构，具备将所学知识应用于临床的能力。

3. 素质目标　培养关爱患者及运用所学知识健康宣教的意识。

案例 13-1

患者，男性，68岁，患高血压10余年。因情绪激动突然出现剧烈头痛伴左侧肢体运动障碍而入院。体格检查：左侧肢体瘫痪、鼻唇沟变浅，伸舌时舌尖偏向左侧，左侧半身感觉减退。CT检查显示右侧内囊出血。

问题：1. 何谓内囊？内囊分为几个部分？
　　　2. 内囊各部通过哪些重要的纤维束？

第1节　概　述

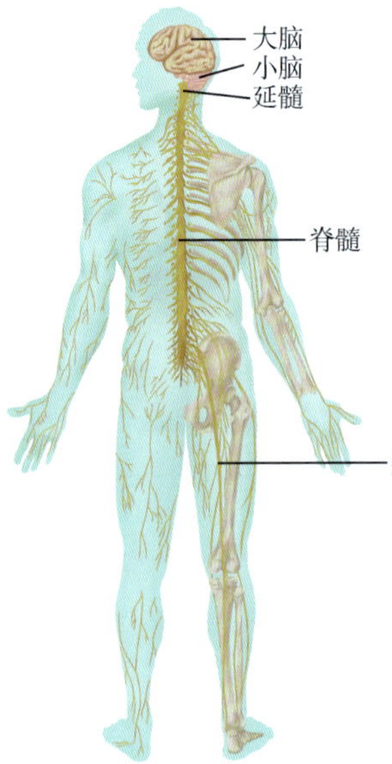

图13-1　神经系统

神经系统是人体结构和功能最复杂的系统。经过漫长的生物进化过程，在长期的生产劳动、语言交流和社会活动中，神经系统特别是大脑皮质得到高度发展，进化出了感觉、运动等功能中枢，还具备更为复杂的分析语言的中枢。通过神经系统的调节使人体成为一个完整、统一的有机体，以适应内外环境的不断变化，做出适宜反应。

一、神经系统的组成

神经系统（nervous system）包括中枢神经系统（central nervous system，CNS）和周围神经系统（peripheral nervous system，PNS）两部分，神经系统在形态和功能上是一个完整的不可分割的统一体。中枢神经系统包括位于颅腔内的脑和椎管内的脊髓。周围神经系统包括脊神经、脑神经和内脏神经（图13-1）。

考点：神经系统的组成

二、神经系统的活动方式

神经系统调节机体活动的基本活动方式是反射（reflex）。反射是人体通过神经系统对内外环境的各种刺激产生的规律性应答反应。反射的结构基础是反射弧，其由感受器、传入神经、神经中枢、传出神经、效应器组成（图13-2）。反射弧中任何一个环节发生损伤，反射活动都无法进行。因此，临床上经常用检查反射的方法协助诊断神经系统疾病。

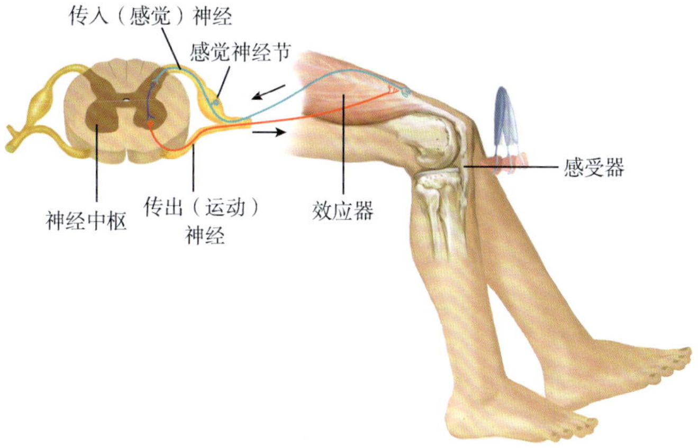

图13-2 反射弧示意图

三、神经系统的常用术语

在神经系统中，神经元的胞体和突起在不同的部位有不同的聚集方式，故用下列术语来表示。

1. 灰质与皮质 在中枢神经系统内，由神经元的胞体和树突聚集而成，因富含血管，色泽灰暗，称为灰质（gray matter）。分布于大脑半球和小脑表面的灰质成层分布称为皮质。

2. 白质与髓质 在中枢神经系统内，有髓神经纤维聚集的部位，因神经纤维包有髓鞘，在新鲜标本色泽亮白，称白质（white matter）。分布于大脑半球和小脑深层的白质称为髓质。

3. 神经核与神经节 在中枢神经系统内，凡形态和功能相似的神经元胞体及其树突聚集而成的团块状结构，称神经核（nucleus）；在周围神经系统内，则称为神经节（ganglion）。

4. 纤维束与神经 在中枢神经系统内，起止、行程和功能相同的神经纤维聚集成束，称为纤维束（fasciculus）。而在周围神经系统聚集成粗细不等的条索状结构，称神经（nerve）。

5. 网状结构 在中枢神经系统内，神经纤维交织成网状，其间散在大小不等的神经元胞体或灰质团块，称网状结构（reticular formation）。

考点：神经系统常用术语

第2节 中枢神经系统

一、脊 髓

（一）脊髓的位置和外形

脊髓（spinal cord）位于椎管内，外包三层被膜，上端平枕骨大孔处与延髓相连，下端在成人平第1腰椎椎体下缘，新生儿可达第3腰椎椎体下缘。

脊髓呈前后略扁的圆柱体，全长40～45cm，粗细不等，有两处膨大，即颈膨大和腰骶膨大。颈膨大位于第4颈节至第1胸节之间，腰骶膨大位于第2腰节至第3骶节之间。这两个膨大的形成是由于以上脊髓节段神经元数量相对较多，与四肢的神经支配有关。脊髓自腰骶膨大向下逐渐变细称脊髓圆锥，脊髓圆锥向下延续为无神经组织的终丝，终止于尾骨背面，起固定脊髓的作用（图13-3）。

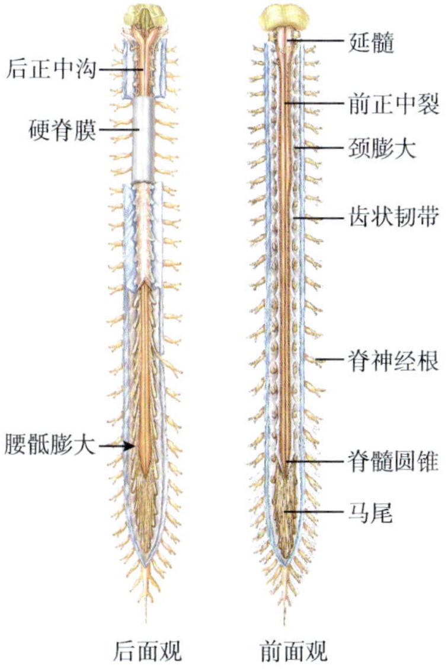

图13-3 脊髓的位置和外形

考点：脊髓的位置、外形

脊髓表面有6条平行的纵沟。前面正中纵行的深沟称为前正中裂，后面正中纵行的浅沟称为后正中沟。在脊髓表面还有两对外侧沟，即前外侧沟和后外侧沟，分别有脊神经前、后根附着。脊神经前根由运动纤维组成，后根由感觉纤维组成，后根在近椎间孔处有一膨大，称脊神经节（图13-4）。前根、后根在椎间孔处汇合成一条脊神经，并由相应的椎间孔穿出。因椎管长于脊髓，则脊神经根距各自相应的椎间孔的距离自上而下逐渐增大，致使脊神经根在椎管内需要下行一段距离，才能到达各自的椎间孔。在脊髓圆锥下方，腰、骶、尾部的神经根连同终丝合称马尾。

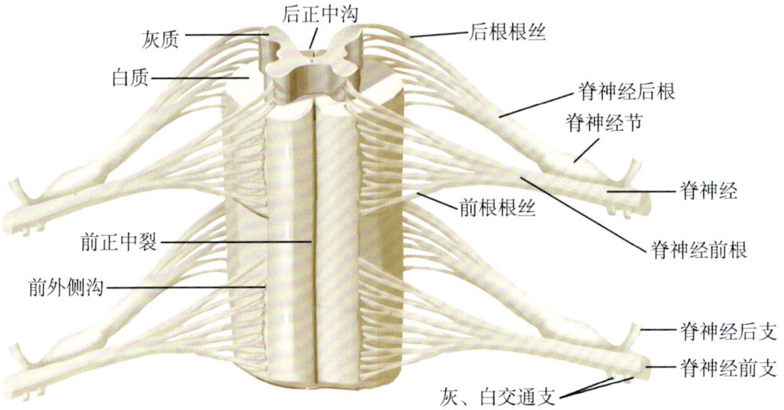

图13-4 脊髓结构示意图

由于成人第1腰椎椎体以下已无脊髓，故临床上常选择第3、4或第4、5腰椎棘突之间进行腰椎穿刺，不易损伤脊髓。

脊髓具有明显的节段性，通常将每对脊神经所连的一段脊髓称一个脊髓节段。因脊神经有31对，故脊髓可分为31个节段，即8个颈节（C）、12个胸节（T）、5个腰节（L）、5个骶节（S）和1个尾节（Co）（图13-5）。

胚胎3个月以前，脊髓占据椎管全长，脊髓节段与相应的椎骨大致平齐。从胚胎第4个月起，脊柱的生长速度快于脊髓，导致脊柱比脊髓长，脊髓节段逐渐高于相应的椎骨。了解脊髓节段与椎骨的对应关系对确定病变部位和麻醉定位具有重要意义，其推算方法见表13-1。

表13-1 脊髓节段与椎骨的对应关系

脊髓节段	对应椎骨	推算举例
上颈节（C_1～C_4）	与同序数椎骨同高	如第3颈节平对第3颈椎椎体
下颈节（C_5～C_8）	较同序数椎骨高1个椎体	如第5颈节平对第4颈椎椎体
上胸节（T_1～T_4）	较同序数椎骨高1个椎体	如第3胸节平对第2胸椎椎体
中胸节（T_5～T_8）	较同序数椎骨高2个椎体	如第6胸节平对第4胸椎椎体
下胸节（T_9～T_{12}）	较同序数椎骨高3个椎体	如第11胸节平对第8胸椎椎体
腰节（L_1～L_5）	平对第10～12胸椎椎体	—
骶、尾节（S_1～S_5、Co）	平对第1腰椎椎体	—

（二）脊髓的内部结构

在脊髓的横断面上，可见脊髓由灰质、白质和脊髓中央管等结构构成。灰质位于中部，呈H形或蝴蝶形，位于灰质周围的为白质，脊髓中央有脊髓中央管（图13-6），其贯穿脊髓全长，向上与第四脑室相通，内含脑脊液。

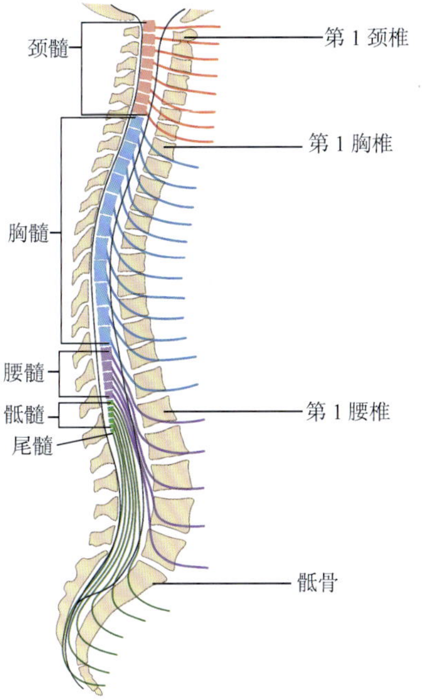

图13-5 脊髓节段与椎骨的对应关系

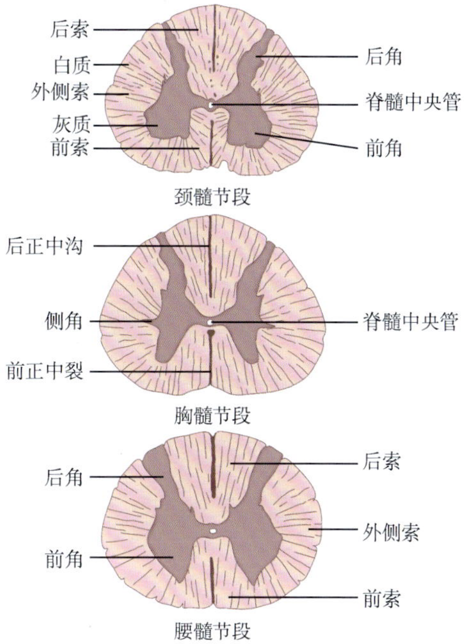

图13-6 脊髓横断面

1. 灰质 全部灰质连续成柱状，围绕脊髓中央管呈H形分布。每侧灰质分别向前方、后方伸出前角和后角，前角粗大，后角细小。前后角之间称为中间带。在脊髓第1胸节至第3腰节，中间带向外侧突出的部分，称侧角。

（1）前角 又称前柱，主要由运动神经元的胞体组成，其轴突组成脊神经前根中的躯体运动纤维，支配骨骼肌的随意运动。前角内的运动神经元有α和γ两种类型，α神经元支配骨骼肌梭外肌纤维。控制其随意运动，γ神经元支配梭内肌纤维，调节肌张力。

（2）后角 又称后柱，主要由中间（联络）神经元组成，接受脊神经后根的传入纤维，在脊髓和脑之间或脊髓节段之间起联络作用。后角的核团包括边缘层、胶状质、后角固有核、胸核4种，其中后角固有核接收大量后根的传入纤维，并发出纤维组成脊髓丘脑束，参与躯干和四肢痛觉、温度觉和粗触觉冲动的传导。

（3）中间带 在脊髓第1胸节至第3腰节，中间带向外侧突出形成侧角，又称侧柱，内含交感神经元，是交感神经的低级中枢。其轴突随脊神经前根穿出，构成脊神经的内脏运动纤维（交感神经纤维）。脊髓的第2～4骶节，虽无侧角，但在相当于侧角的部位含有骶副交感核，其是副交感神经的低级中枢。其轴突也随脊神经前根穿出，构成脊神经的内脏运动纤维（副交感神经纤维）。

链 接 脊髓灰质炎

脊髓灰质炎又称小儿麻痹症，是由脊髓灰质炎病毒引起的急性传染病。病毒主要侵犯中枢神经系统的运动神经元，尤以脊髓前角内运动神经元损伤为主，表现为运动神经元支配的骨骼肌呈弛缓性瘫痪，肌张力低下，腱反射消失，肌萎缩，无病理反射，主要发生于儿童，以隐性感染为多。轻者仅有发热、咽和肢体疼痛，部分患儿可出现热退后弛缓性瘫痪，留下瘫痪后遗症。

2. 白质 位于灰质的外围，每侧白质借脊髓表面的沟、裂分为对称的3个索：前正中裂与前外侧沟之间称前索；前外侧沟、后外侧沟之间称外侧索；后正中沟与后外侧沟之间称后索。各索主要由密集的纵行纤维束构成。纤维束主要分为两类：①上行（感觉）纤维束，将各种感觉冲动上传入脑；②下行（运动）纤维束，将脑发出的运动冲动传导给脊髓（图13-7）。

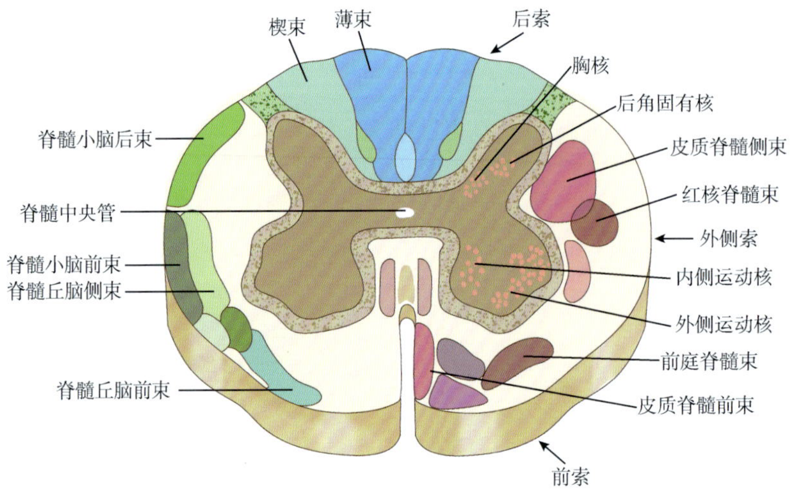

图13-7 脊髓内部结构示意图

（1）上行纤维束

1）薄束与楔束：位于后索，传导躯干和四肢的本体感觉（肌肉、肌腱、关节的位置觉、运动觉和振动觉）和精细触觉（如辨别两点间的距离和物体纹理粗细等）冲动。其中，薄束位于内侧，由来自脊髓第5胸节以下的脊神经节细胞的中枢突组成；楔束位于外侧，由来自脊髓第4胸节以上的脊神经节细胞的中枢突组成。

2）脊髓丘脑束：位于外侧索和前索，包括脊髓丘脑前束和侧束，脊髓丘脑侧束传导躯干和四肢的痛觉和温度觉冲动；脊髓丘脑前束传导躯干和四肢的粗触觉和压觉冲动。

3）脊髓小脑束：包括脊髓小脑后束和脊髓小脑前束，均位于外侧索的浅层，起自后角的胸核，止于小脑，传导来自躯干下部和下肢的非意识性本体觉冲动。

（2）下行纤维束

1）皮质脊髓束：包括皮质脊髓前束和皮质脊髓侧束，是脊髓中最大的下行纤维束，起自大脑皮质中央前回和中央旁小叶前部等，下行至延髓的锥体交叉，其中大部分纤维交叉至对侧形成皮质脊髓侧束，下行于脊髓的外侧索，终止于同侧脊髓前角内的运动神经元；未交叉的纤维形成皮质脊髓前束，下行于同侧脊髓的前索，终止于双侧脊髓前角内的运动神经元。皮质脊髓束支配躯干和四肢骨骼肌的随意运动。

2）红核脊髓束：位于皮质脊髓侧束的前方，起于中脑的红核，止于脊髓前角运动神经元，其功能为兴奋屈肌运动神经元和抑制伸肌运动神经元。

3）前庭脊髓束：位于前索，起自前庭神经核，止于脊髓前角运动神经元，其功能为兴奋伸肌运动神经元和抑制屈肌运动神经元。

4）网状脊髓束：位于前索和外侧索，起于脑干网状结构，止于脊髓前角运动神经元，参与对躯干和四肢近端肌肉运动的调控。

另外还有顶盖脊髓束、内侧纵束等，它们的功能与肌张力调节、运动协调和视听反射有关。

（三）脊髓的功能

脊髓的功能主要表现在传导神经冲动和反射中枢作用。

1. 传导功能 脊髓内的上行纤维束将感觉信息上传至脑，同时，下行纤维束又将脑发出的运动信息下传至效应器。因此，脊髓是脑与周围感受器和效应器之间联系的重要枢纽。

2. 反射功能 脊髓作为低级中枢，灰质内含有许多反射中枢，可完成多种反射活动，如腱反射、屈肌反射、排便和排尿反射等。正常情况下，脊髓的反射活动始终在脑的控制下完成。当脊髓受损时，患者可出现排尿、排便等多种反射功能障碍。

链 接 脊髓横断损伤

脊髓横断损伤分为完全横断和脊髓半横断。脊髓完全横断损伤患者损伤平面以下感觉和运动全部障碍，反射消失，处于无反射状态，此现象称为脊髓休克。数周至数月后，各种反射可逐渐恢复，但损伤平面以下的感觉和运动不能恢复。脊髓半横断损伤患者损伤侧平面以下同侧肢体本体感觉和精细触觉障碍，同侧肢体痉挛性瘫痪，损伤平面1～2节段以下的对侧肢体痛觉、温觉丧失。

二、脑

脑（brain）位于颅腔内，由端脑、间脑、中脑、脑桥、延髓及小脑六部分组成。通常将中脑、脑桥、延髓合称为脑干（图13-8）。

考点：脑的组成

（一）脑干

脑干（brain stem）位于脊髓和间脑之间，自下而上由延髓、脑桥和中脑三部分组成（图13-9）。延髓、脑桥和小脑之间有第四脑室。

考点：脑干的组成

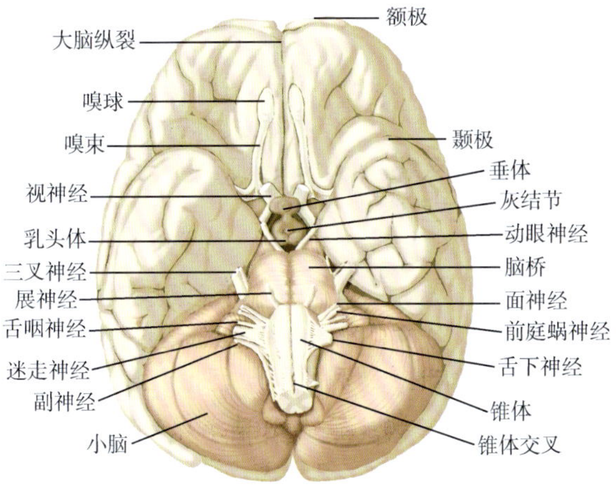

图13-8 脑底面

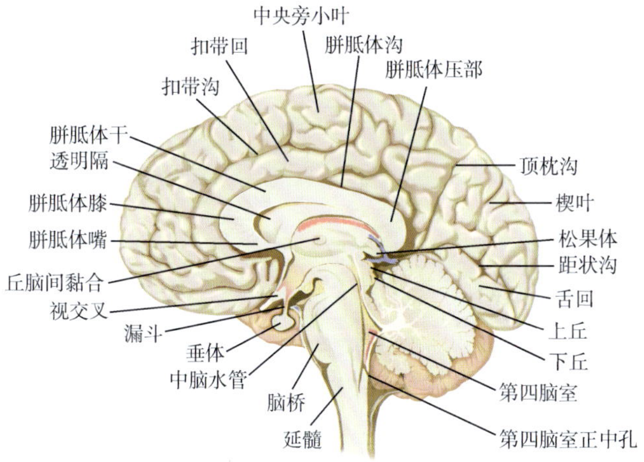

图13-9 脑正中矢状面

1. 脑干的外形

（1）腹侧面

1）延髓（medulla oblongata）：形似倒置的圆锥体，上端借延髓脑桥沟与脑桥分界，下端平枕骨大孔处与脊髓相续。在延髓上段，前正中裂两侧的纵行隆起称为锥体，内有皮质脊髓束通过。在锥体的下方，皮质脊髓束的大部分纤维左右交叉，形成锥体交叉。锥体外后方的卵圆形隆起称橄榄，内有下橄榄核。锥体和橄榄之间的纵沟内有舌下神经根。在橄榄后方自上而下有舌咽神经、迷走神经、副神经附着。

2）脑桥（pons）：腹侧面宽阔膨隆，称脑桥基底部。基底部正中的纵行浅沟称基底沟，容纳基底动脉。基底部向两侧逐渐变窄移行为小脑中脚，移行处连有粗大的三叉神经根。脑桥上缘与中脑的大脑脚相接，下缘借延髓脑桥沟与延髓分界。沟中连有三对脑神经，由内侧向外侧依次是展神经、面神经和前庭蜗神经。延髓、脑桥与小脑交界处，临床上称为脑桥小脑三角，前庭蜗神经根和面神经根恰位于此处。

3）中脑（midbrain）：有两个粗大的柱状结构，称大脑脚，其由来自大脑皮质的下行纤维束组成。两脚之间的凹陷称脚间窝，动眼神经根由此出脑（图13-10）。

考点：脑干相连的脑神经

（2）背侧面

1）延髓：下部形似脊髓，后正中沟两侧的纵行隆起称薄束结节，薄束结节外侧卵圆形的隆起称楔束结节，其深面分别有薄束核和楔束核。在楔束结节的外上方有隆起的小脑下脚。

2）脑桥：形成菱形窝的上半部，两侧为小脑上脚和小脑中脚。两侧小脑上脚之间的薄层白质称上髓帆。

3）中脑：有两对圆形隆起。上方的一对称上丘，是视觉反射中枢；下方的一对称下丘，是听觉反射中枢。上丘与外侧膝状体之间的条状隆起称为上丘臂，下丘与内侧膝状体之间的条状隆起称为下丘臂（图13-11）。下丘的下方连有滑车神经根，它是唯一从脑干背面出脑的脑神经。中脑内部的纵行管道称中脑水管。

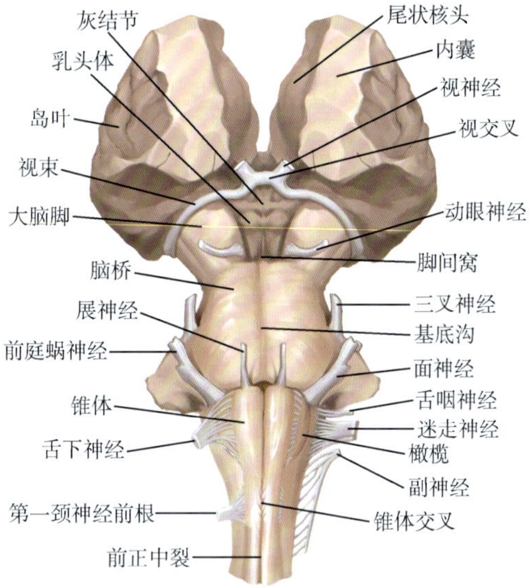

图13-10 脑干腹侧面

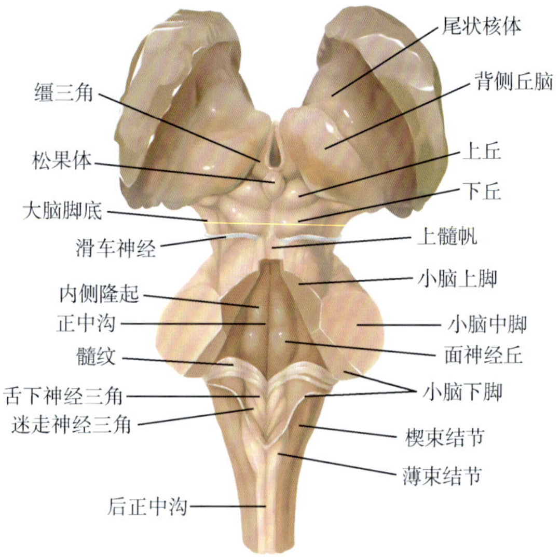

图13-11 脑干背侧面

4）菱形窝：即第四脑室底，由延髓上半部和脑桥的背面构成。菱形窝中部有横行的髓纹，其为脑桥和延髓在背侧的分界标志。正中有纵行的正中沟，其外侧为纵行的界沟，两沟之间的区域称为内侧隆起。内侧隆起下端的圆形隆起称面神经丘，内含展神经核。界沟外侧的三角形区域称前庭区，深面为前庭神经核。前庭区的外侧角有一小隆起称听结节，内含蜗神经核。髓纹以下有2个三角区，即内上方的舌下神经三角和外下方的迷走神经三角，分别含有舌下神经核和迷走神经背核。

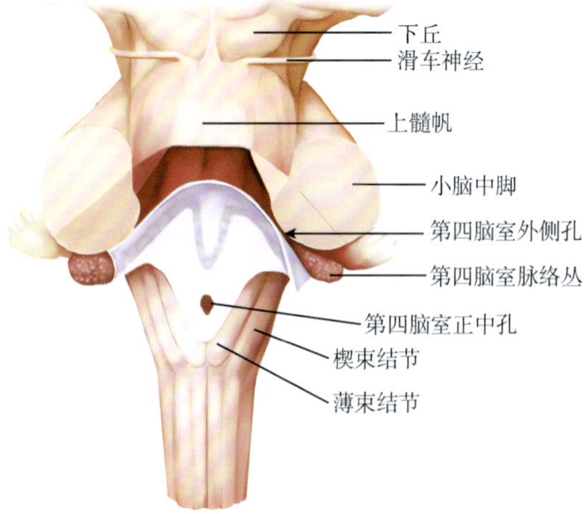

图13-12 第四脑室

（3）第四脑室 是由延髓、脑桥与小脑围成的腔隙。其底即菱形窝，顶朝向小脑（图13-12）。在第四脑室顶的下部有第四脑室正中孔和外侧孔，它们皆与蛛网膜下隙相交通。第四脑室向上经中脑水管通第三脑室，向下通脊髓中央管。

2. 脑干的内部结构 脑干由灰质、白质和网状结构等构成，但要比脊髓复杂得多。

（1）灰质 脑干灰质不再是连续的灰质柱，而是分散形成大小不一的灰质核团，称为神经核。其中，与脑神经相连的称为脑神经核，与脑神经不相连的称为非脑神经核。

1）脑神经核：与第3～12对脑神经相连，按性质和功能不同分为4类，即躯体运动核、内脏运动核、内脏感觉核和躯体感觉核，其名称、位置大多与其相连的脑神经名称和连脑部位相对应（图13-13、图13-14）。

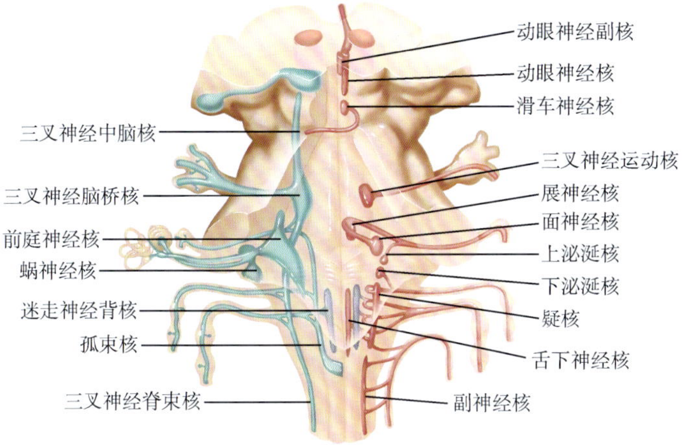

图13-13　脑神经核在脑干背面的投影

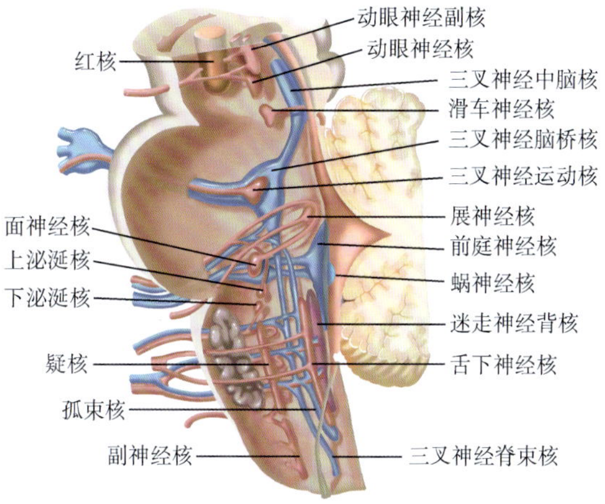

图13-14　脑神经核在脑干侧面的投影

2）非脑神经核：是脑神经核以外的传导中继核团，参与组成各种神经传导通路。其主要包括薄束核与楔束核（图13-15）、黑质（图13-16）、红核、顶盖前区等。

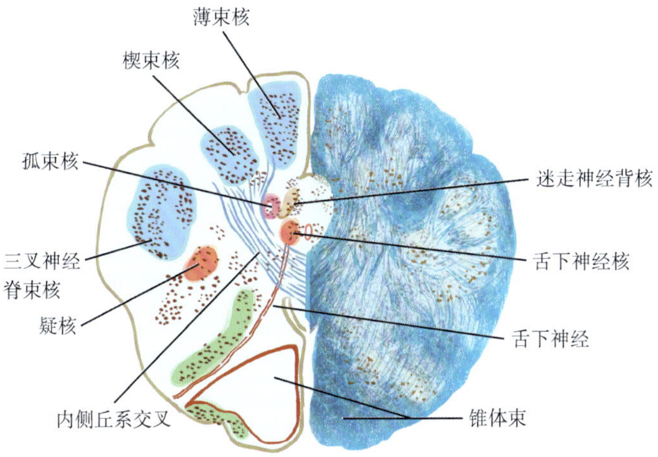

图13-15　延髓横断面

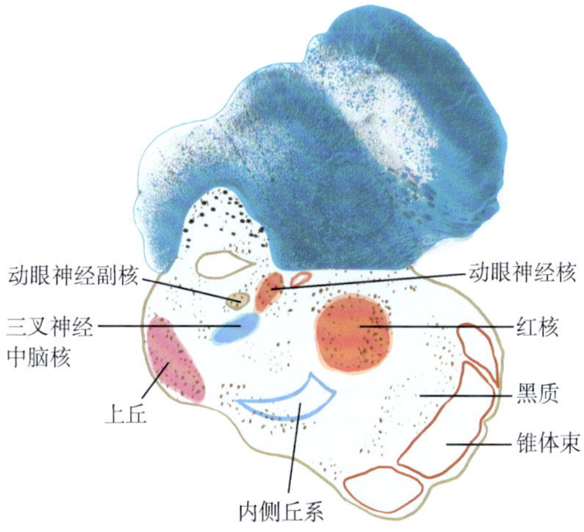

图13-16　中脑横断面

（2）白质　主要由上行纤维束、下行纤维束构成。

1）上行纤维束：主要有内侧丘系、脊髓丘系和三叉丘系。①内侧丘系：由对侧薄束核和楔束核发出的纤维经脊髓中央管前方左右交叉，形成内侧丘系交叉，交叉后的纤维返折向上称为内侧丘系，继续上行终于内侧丘脑腹后外侧核，传导对侧躯干和四肢的本体觉和精细触觉冲动。②脊髓丘系：由脊髓内的脊髓丘脑侧束和前束在脑干内汇合而成，上行至背侧丘脑腹后外侧核，传导对侧躯干和四肢的痛觉、温度觉、粗触觉和压觉冲动。③三叉丘系：三叉神经脑桥核、三叉神经脊束核发出的纤维左右交叉，形成三叉丘系交叉，交叉后的纤维返折向上称为三叉丘系，上行至背侧丘脑腹后内侧核，传导对侧头面部的痛觉、温度觉、粗触觉和压觉冲动。

2）下行纤维束：主要为锥体束，包括皮质脊髓束和皮质核束。①皮质脊髓束：由大脑皮质发出，经内囊、中脑的大脑脚、脑桥基底部下行至延髓形成锥体，在锥体下方大部分纤维交叉到对侧下行，形成皮质脊髓侧束；少部分不交叉的纤维形成皮质脊髓前束。②皮质核束：由大脑皮质发出，沿脑干内下行，沿途发出纤维大部分终止于双侧脑干躯体运动核，小部分终止于对侧的面神经核下部和舌下神经核。

（3）脑干网状结构　在脑干内，除了界线清楚的神经核和纤维束以外，尚有一些由纵横交错的神经纤维和散布于网眼内大小不等的灰质团块组成的区域，称为网状结构。

3. 脑干的功能

（1）传导功能　脑干内含有上行和下行的纤维束，是实现传导功能的重要基础。

（2）反射功能　脑干内有多个低级反射中枢，如中脑内的瞳孔对光反射中枢，脑桥内的角膜反射中枢，延髓的心血管活动中枢和呼吸中枢，合称为人体的生命中枢。

（3）调节功能　网状结构与中枢神经系统各部均有着密切的联系，是中枢神经系统的整合中心，不仅能参与躯体运动、躯体感觉及内脏活动调节，而且还能调节睡眠、维持大脑皮质觉醒等。

（二）小脑

小脑（cerebellum）位于颅后窝内，大脑后下方，延髓和脑桥的背侧，上方借小脑幕与端脑的枕叶相邻，下方借小脑上、中、下脚与脑干相连。

1. 小脑的外形　小脑中间缩窄的部分称小脑蚓，两侧膨隆部分称小脑半球。小脑半球上面平坦。在小脑半球下面近枕骨大孔处的膨出部分，称小脑扁桃体（图13-17）。小脑扁桃体前方邻延髓，下方是枕骨大孔。当颅脑外伤或颅内肿瘤引起颅内压突然升高时，小脑扁桃体可被挤入枕骨大孔，造成小脑扁桃体疝（枕骨大孔疝），压迫延髓内的生命中枢，危及生命。

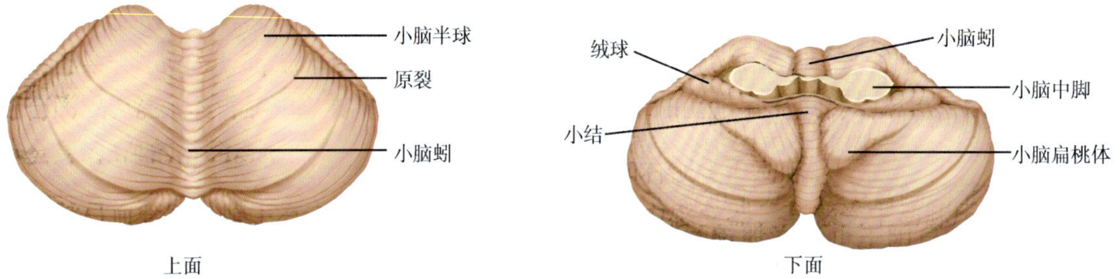

图13-17　小脑

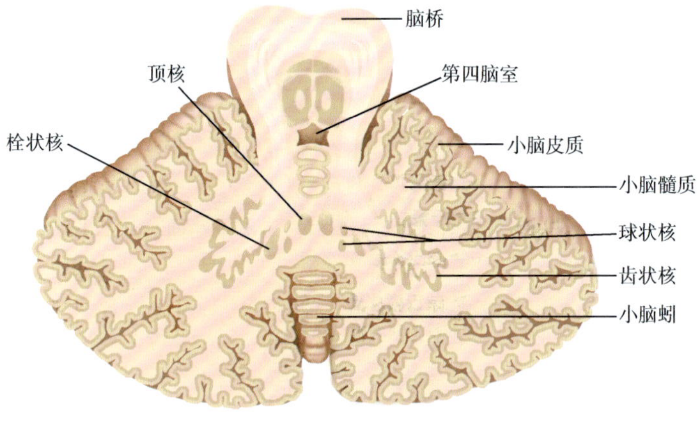

图13-18　小脑横断面

2. 小脑的分叶　小脑表面有许多大致平行的横沟，将小脑皮质分成许多横行的薄片，称小脑叶片。小脑借上面的原裂和下面的后外侧裂分为三叶，即小脑前叶、小脑后叶和绒球小结叶。

考点：小脑的分叶

3. 小脑的内部结构　小脑表面的灰质称小脑皮质，小脑内部的白质称小脑髓质，包埋于髓质内的灰质核团，称小脑核，共4对（图13-18），由内向外依次为顶核、球状核、栓状核和齿状核。

4. 小脑的功能　小脑是重要的运动调节中枢，主要功能是维持身体平衡、调节肌张力和协调随意运动。

（三）间脑

间脑（diencephalon）位于脑干与端脑之间，由于端脑高度发达和扩展，两侧和背面被大脑半球掩盖，仅部分露于脑底。间脑分为背侧丘脑、后丘脑、上丘脑、底丘脑和下丘脑五部分（图13-19、图13-20）。

考点：间脑的组成

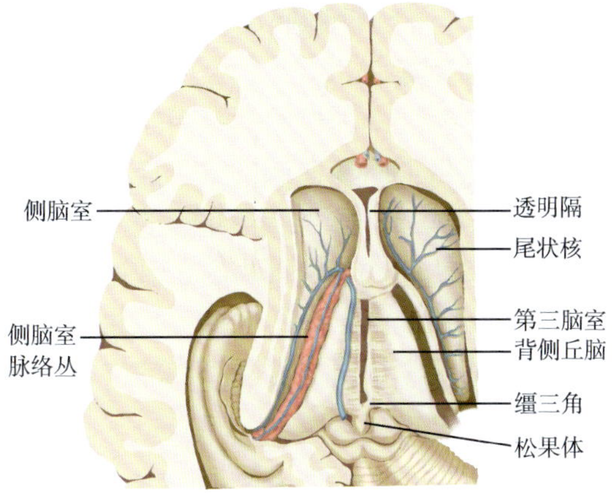

图13-19 间脑（上面观）

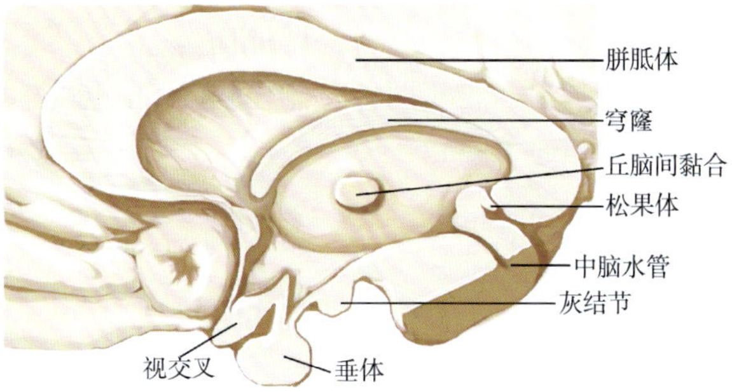

图13-20 间脑（内面观）

1. 背侧丘脑 又称丘脑，位于下丘脑的后上方，由一对卵圆形灰质团块组成，两侧丘脑借丘脑间黏合相连，两者之间的缝隙称第三脑室。背侧丘脑前端突起称前结节，后端膨大称丘脑枕，内侧面有下丘脑沟，其是背侧丘脑与下丘脑的分界线。外侧面连接内囊，背面和内侧面游离。背侧丘脑被一“Y”形内髓板分成3个核群，分别是前核群、内侧核群和外侧核群。其中外侧核群又分为背侧核和腹侧核两部分，腹侧核由前向后又分为腹前核、腹中间核（又称腹外侧核）和腹后核，腹后核又分为腹后内侧核和腹后外侧核。腹后内侧核接收三叉丘系和孤束核的味觉纤维，发出的纤维参与组成丘脑中央辐射，传导头面部的感觉和味觉冲动（图13-21）。腹后外侧核接收内侧丘系和脊髓丘系的纤维，发出的纤维参与组成丘脑中央辐射，传导躯干和四肢的深、浅感觉冲动。

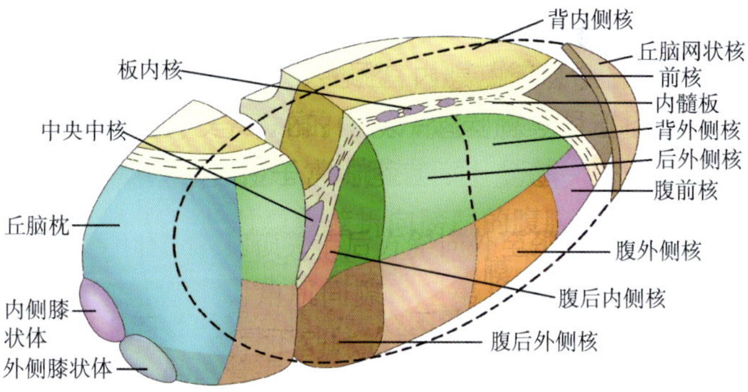

图13-21 背侧丘脑

2. 后丘脑 位于背侧丘脑的后下方，包括内侧膝状体和外侧膝状体。内侧膝状体接收下丘发出的听觉纤维，是听觉传导通路的中继站；外侧膝状体接收视束的纤维，是视觉传导通路的中继站。

3. 上丘脑 位于第三脑室顶部周围，包括丘脑髓纹、缰三角、缰连合、松果体和后连合。丘脑髓纹向后延伸止于缰三角，左、右缰三角之间为缰连合，缰连合的后方连接松果体。

4. 底丘脑 位于间脑与中脑的过渡区，内含底丘脑核，与黑质、红核、苍白球间有密切的纤维联系，参与躯体运动调节。

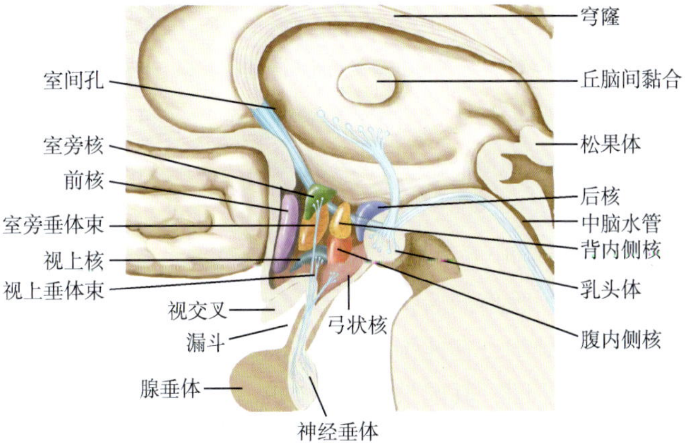

图13-22 丘脑正中矢状切面

5. 下丘脑 位于背侧丘脑下方，构成第三脑室下壁和侧壁的下部，在脑底面，由前向后可见视交叉、灰结节和乳头体，灰结节向下移行为漏斗，漏斗下端与垂体相接。下丘脑的主要核团包括视上核和室旁核，视上核位于视交叉外端的背外侧，室旁核位于第三脑室上部的两侧（图13-22）。两者均具有内分泌功能，视上核以分泌血管升压素（又称抗利尿激素）为主，室旁核以分泌催产素为主。下丘脑为神经内分泌中心，自主神经活动的皮质下中枢，边缘系统的重要组成部分，通过下丘脑与垂体之间的联系，将神经调节与体液调节融为一体。下丘脑调节机体摄食、体温、水盐平衡、睡眠、生殖、情绪、内分泌活动和节律性生理活动（生物钟）等。

考点：下丘脑的功能

6. 第三脑室 位于两侧背侧丘脑和下丘脑之间的狭窄腔隙，前借室间孔通侧脑室，后借中脑水管与第四脑室相通（图13-19）。

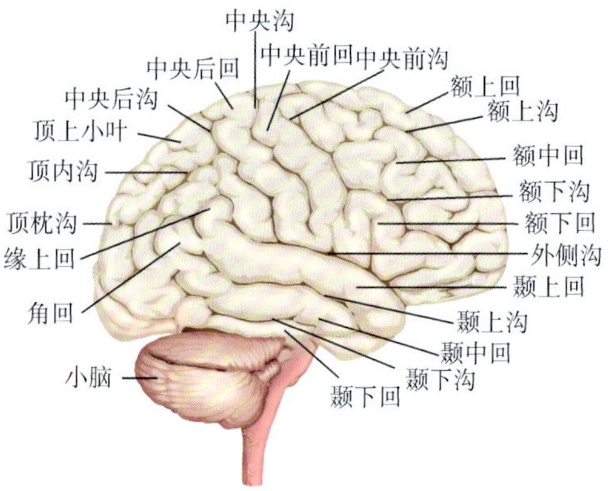

图13-23 大脑半球外侧面

（四）端脑

端脑（telencephalon）是脑的最高级部位，由左、右大脑半球借胼胝体连接而成。

1. 大脑半球的外形、分叶和重要沟回

（1）大脑半球的外形 左、右大脑半球之间有纵行的大脑纵裂，纵裂的底部有胼胝体，大脑和小脑之间为大脑横裂。大脑半球表面凹凸不平，凹处形成脑沟，沟与沟之间的隆起称脑回（图13-23）。

（2）大脑半球的分叶 每侧大脑半球借三条恒定的叶间沟分为五叶。

1）三条叶间沟：外侧沟，起于半球下面，行向后上方，至上外侧面；中央沟，起于半球上缘中点稍后方，斜向前下方；顶枕沟，位于半球内侧面后部，起自距状沟，自前下向后上并略转向上外侧面。

2）五个叶：额叶，为外侧沟上方与中央沟前方的部分；顶叶，为外侧沟上方，中央沟与顶枕沟之间的部分；枕叶，为顶枕沟以后的部分；颞叶，为外侧沟以下的部分；岛叶，为外侧沟深面，被额叶、顶叶、颞叶所掩盖的部分（图13-24）。

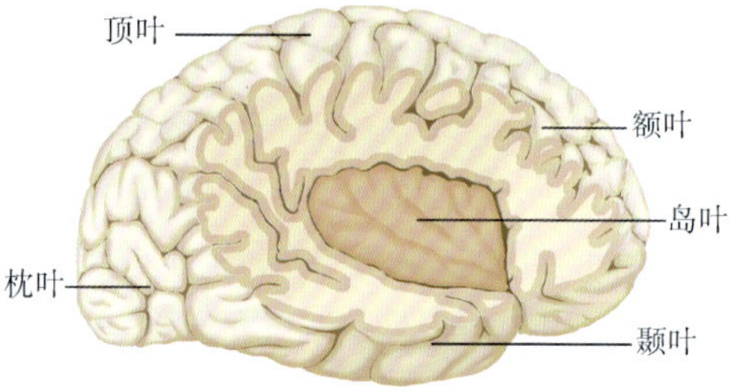

图13-24 岛叶

（3）大脑半球重要的沟回

1）上外侧面：中央沟前方有与之平行的中央前沟，两沟之间为中央前回。中央前沟前方有两条与半球上缘近似平行的浅沟，为额上沟和额下沟。额上沟以上为额上回；额中回居额上沟、额下沟之间；额下回居额下沟和外侧沟之间。中央沟后方有与之平行的中央后沟，两沟之间为中央后回。中央后沟后方有一条与半球上缘平行的顶内沟，将中央后回以外的顶叶部分分为顶上小叶和顶下小叶。顶下小叶中，围绕外侧沟末端的脑回为缘上回，围绕颞上沟末端的脑回为角回。外侧沟下方有与之平行的颞上沟和颞下沟，两沟将颞叶分为颞上回、颞中回、颞下回三个脑回。颞上回中部转入外侧沟内的横行脑回称颞横回。

2）内侧面：中央前回、中央后回延伸到内侧面的部分为中央旁小叶。中部有由前向后上呈弓形的胼胝体，其下方的弓形纤维束称穹窿，穹窿与胼胝体之间的薄板状结构称透明隔。胼胝体背面的沟称胼胝体沟，与之平行的沟称扣带沟，两沟之间的脑回称扣带回。自胼胝体后端下方向后至枕叶后端的弓形沟称距状沟。距状沟与顶枕沟之间的脑回称楔叶，距状沟前下方的脑回称舌回（图13-25）。

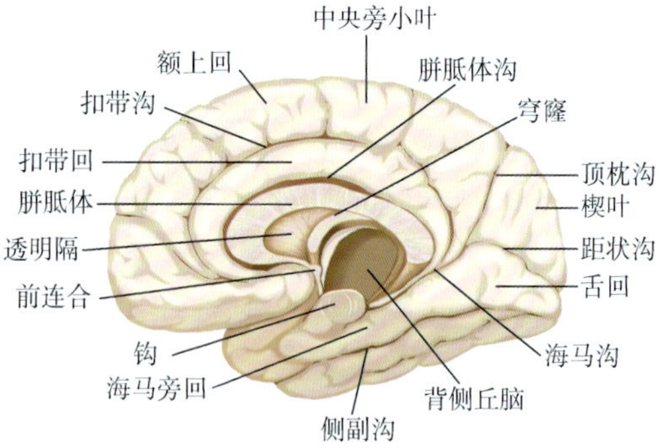

图13-25 大脑半球内侧面

3）下面：额叶下面有纵行的嗅束，其前端膨大为嗅球，与嗅神经相连。嗅束向后扩大为嗅三角。颞叶下面有与半球下缘平行的枕颞沟，在此沟内侧有与之平行的侧副沟，侧副沟内侧为海马旁回，其前端弯曲呈钩形，称为钩。在海马旁回外侧，一部分皮质卷入侧脑室下角，形成海马。海马内侧呈锯齿状的脑回称齿状回。海马和齿状回合称海马结构。

（4）边缘系统　在大脑半球的内侧面，扣带回、海马旁回及海马旁回钩等结构几乎围绕胼胝体一周，合称边缘叶。边缘叶与其密切联系的皮质下结构（如杏仁体、下丘脑、丘脑前核群、中脑被盖等）共同组成边缘系统。边缘系统在功能上不仅与嗅觉和内脏活动关系密切，而且还与情绪活动、学习记忆、生殖活动等有关。

2. 大脑半球的内部结构　大脑半球表面的灰质称大脑皮质，皮质深面的白质称髓质，埋藏在髓质深部的灰质核团称基底核，大脑半球内的腔隙称侧脑室（图13-26）。

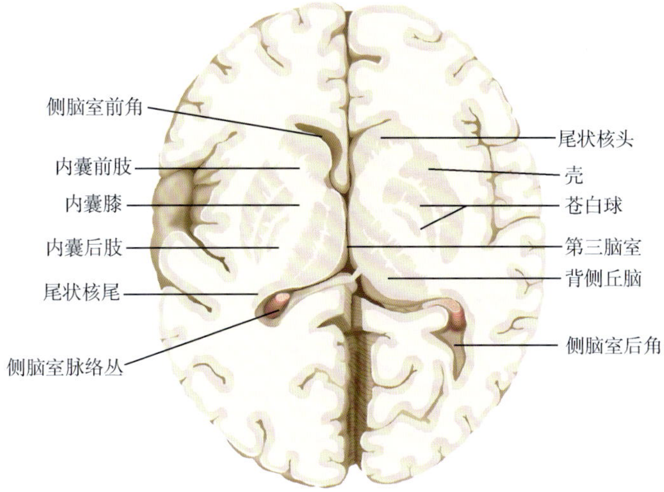

图13-26　大脑横断面

（1）侧脑室　左右各一，位于大脑半球内。侧脑室分中央部、前角、后角和下角四部。中央部位于顶叶，前角伸向额叶，后角伸入枕叶，下角伸至颞叶（图13-27）。侧脑室经左、右室间孔与第三脑室相通，室腔内有脉络丛，可产生脑脊液。

（2）基底核　位于大脑半球的基底部，是包埋在大脑髓质内的灰质核团，包括尾状核、豆状核、杏仁体和屏状核（图13-28）。

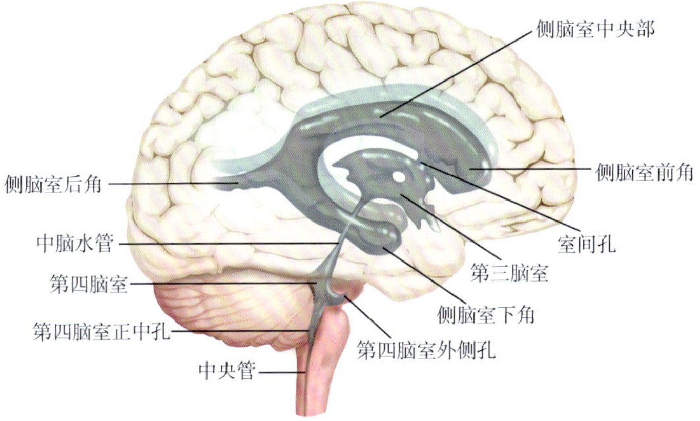

图13-27　脑室

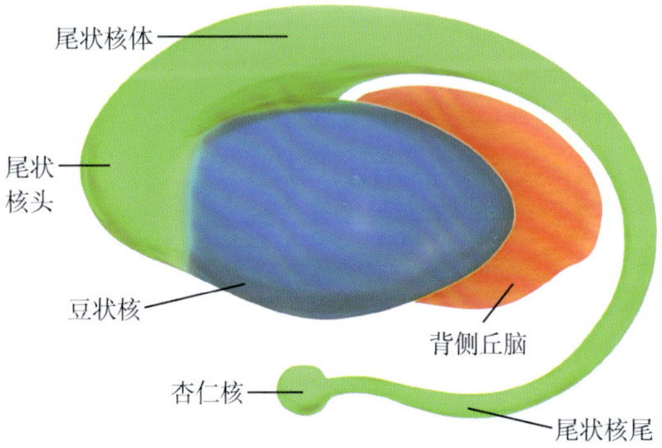

图13-28　基底核和内囊空间位置示意图

1）尾状核：呈“C”形，由前向后弯曲，分头、体、尾三部分。

2）豆状核：位于岛叶深部，尾状核和背侧丘脑的外侧。豆状核在水平切面上呈三角形，被两个白质板分成三部，外侧部最大，称壳，内侧两部合称苍白球。豆状核与尾状核合称纹状体。在种系发生上，尾状核与壳发生较晚，合称新纹状体；苍白球较为古老，称旧纹状体。纹状体是锥体外系的重要组成部分，能调节肌张力和协调骨骼肌的随意运动。

3）杏仁体：位于海马旁回钩的深面，与尾状核的末端相连，属于边缘系统，与内脏活动、行为和情绪调节有关。

4）屏状核：位于岛叶与豆状核之间。

（3）大脑皮质　由数以亿计的神经元和神经胶质细胞构成，它们按一定的规律分层排列，是中枢神经系统发育最复杂和最完善的部位，是高级神经活动的物质基础，机体各种功能活动的最高中枢在大脑皮质上都具有特定的功能分区（图13-29），这些特定的功能分区称为功能中枢。

1）第一躯体运动区：位于中央前回和中央旁小叶前部，管理对侧半身骨骼肌的随意运动，而且有一定的局部定位关系。具体特点：①倒立管理，即身体各代表区在中枢中的反应为倒立的人形（头面部不倒

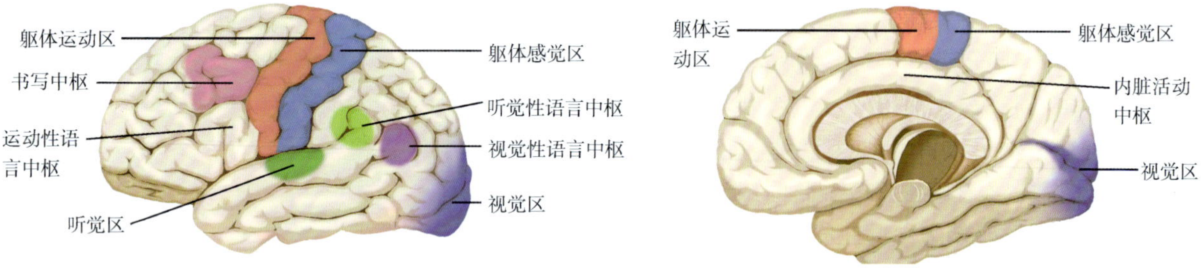

图 13-29 大脑皮质功能定位

立）。中央前回上部和中央旁小叶前部与下肢、会阴部骨骼肌的运动有关；中部与躯干和上肢骨骼肌的运动有关；下部与头面部、舌、咽、喉的骨骼肌运动有关（图 13-30）。②左右交叉管理，即一侧运动区管理对侧肢体骨骼肌的随意运动。③身体各部代表区的大小与形体大小无关，与运动的灵巧、精细程度有关。

2）第一躯体感觉区：位于中央后回和中央旁小叶后部，管理对侧半身的痛觉、温度觉、触觉、压觉及位置觉和运动觉。身体各部代表区的管理与躯体运动区的管理相似，也有一定的局部定位关系。具体特点：①倒立管理，身体各代表区在中枢中的反应为倒立的人形（头面部不倒立）（图 13-31）；②左右交叉管理，一侧感觉区管理对侧半身的感觉；③身体各部在该区投射范围的大小与形体大小无关，取决于该部感觉的敏感程度。

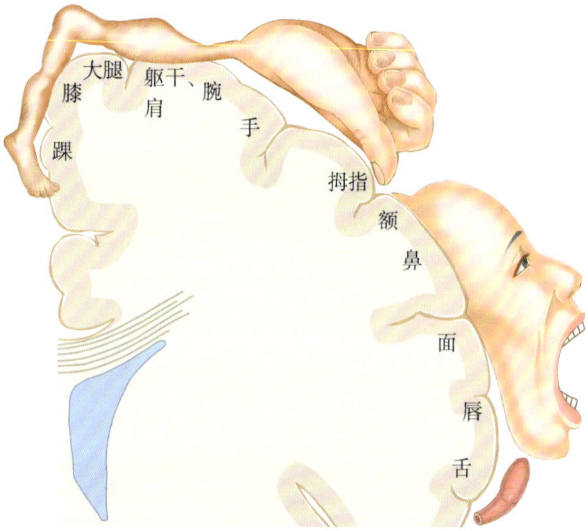

图 13-30 躯体运动中枢的定位

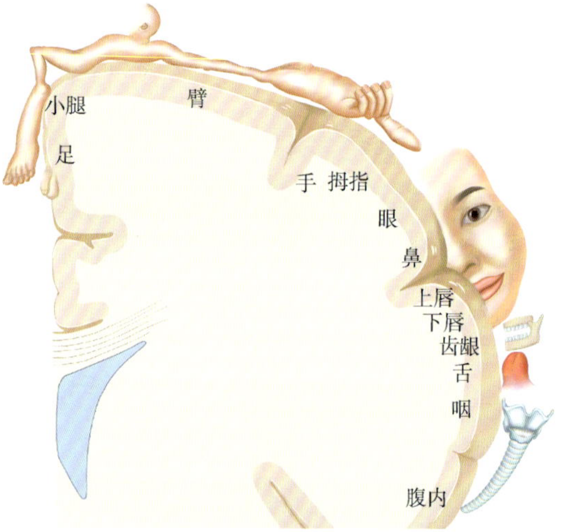

图 13-31 躯体感觉中枢的定位

3）视区：位于距状沟两侧的皮质，管理视觉。一侧视区接收双眼同侧半视网膜传来的冲动，一侧视区损伤可引起双眼对侧半视野同向性偏盲。

4）听区：位于颞横回，管理听觉。每侧听区接受来自双耳的冲动，因此一侧听区受损，仅有听力轻度障碍，不致引起全聋。

5）语言中枢：人类大脑皮质与动物的本质区别是有思维和意识等高级活动，并进行语言表达，所以在人类大脑皮质上具有相应的语言中枢，如说话、阅读、听话和书写等中枢。①运动性语言中枢：又称说话中枢，位于额下回后部。如果损伤，患者会出现运动性失语症，患者虽然能够发音，但是却不能说出想说的话。②书写中枢：位于额中回后部。如果损伤，患者会出现失写症，患者虽然手的运动功能存在，但是却失去了书写能力。③听觉性语言中枢：又称听话中枢，位于颞上回后部。如果损伤，患者会出现感觉性失语症，患者虽然能听到别人讲话，但是却不理解别人讲话的意思。④视觉性语言中枢：又称阅读中枢，位于角回。如果损伤，患者会出现失读症，患者视觉虽然正常，但是却不能理解文字符号的意义。

考点：端脑的沟、叶和功能中枢

左、右大脑半球的发育情况基本相同，但在功能上各有优势。左侧大脑半球主要在语言、文字、意识、数学、逻辑分析等方面占优势，而右侧半球主要在感知非语言信息、音乐、图形和空间概念等方面占优势。它们互相协调、互相配合完成各种高级神经系统活动。

（4）大脑髓质　由大量神经纤维组成，按纤维性质其可分为三类。

1）联络纤维：是联系同侧半球内脑叶之间或脑回之间的纤维。其中，短纤维联系邻近脑回称弓状纤维；联系各脑叶之间的纤维较长，称长纤维，如扣带束、钩束、上纵束、下纵束等。

2）连合纤维：是联系左、右大脑半球皮质的纤维，包括胼胝体、前连合和穹窿连合。

3）投射纤维：是大脑皮质与皮质下结构互相联系的上、下行纤维束，这些纤维束大部分经过尾状核、背侧丘脑和豆状核之间，形成宽厚的白质纤维板，称为内囊（图13-32、图13-33）。

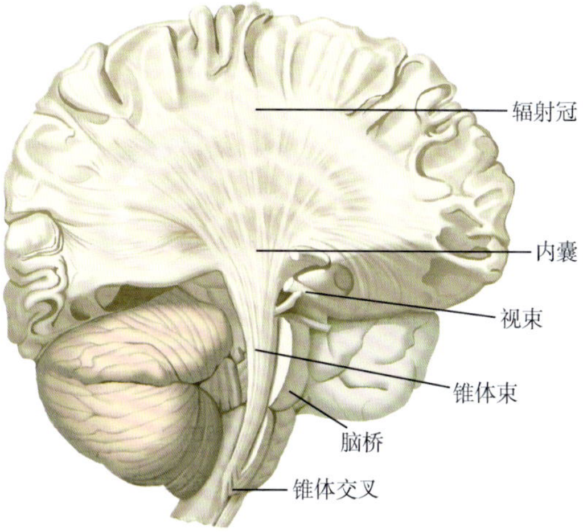

图13-32　大脑半球的投射纤维（1）

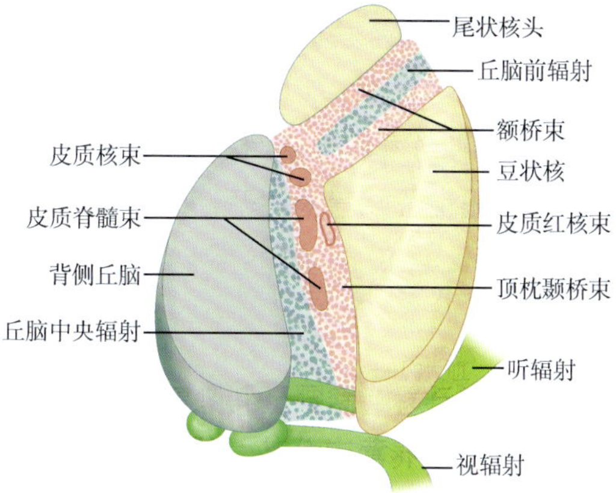

图13-33　大脑半球的投射纤维（2）

内囊在脑的水平切面上呈“><”形，分为内囊前肢、内囊膝和内囊后肢三部分。①内囊前肢：位于豆状核与尾状核之间，主要有额桥束和丘脑前辐射通过；②内囊膝：位于内囊前肢、后肢之间，主要有皮质核束通过；③内囊后肢：位于豆状核与背侧丘脑之间，主要有皮质脊髓束、皮质红核束、顶枕颞桥束、丘脑中央辐射、听辐射和视辐射通过。内囊是投射纤维高度集中的区域，因此，当一侧内囊损伤时，患者会出现对侧半身运动障碍（皮质核束和皮质脊髓束受损）、对侧半身深浅感觉障碍（丘脑中央辐射受损）和两眼视野对侧偏盲（视辐射受损），即三偏综合征。

考点：基底核、内囊及内囊损伤的表现

三、脊髓和脑的被膜、血管及脑脊液循环

脑和脊髓的表面均有3层被膜，从外向内依次为硬膜、蛛网膜和软膜，对脑和脊髓有保护和支持的作用。

（一）脊髓的被膜

1. 硬脊膜　呈管状包裹脊髓与脊神经根。上端附着于枕骨大孔边缘，与硬脑膜相延续（图13-34）；下端达第2骶椎平面逐渐变细，包裹终丝，末端附着于尾骨。硬脊膜与椎管内面的骨膜之间的间隙，称硬膜外隙，内含疏松结缔组织、脂肪、淋巴管、椎内静脉丛等，并有脊神经根通过，此隙略呈负压，并不与颅腔相通，临床上进行硬膜外麻醉即将药物注入此隙，以阻滞脊神经根内的神经传导。

2. 脊髓蛛网膜　紧贴硬脊膜内向上与脑蛛网膜相续，下端达第2骶椎平面（图13-34）。蛛网膜和软脊膜间有宽阔的间隙，称蛛网膜下隙，其内充满脑脊液，可保护脊髓和马尾。该隙下部在马尾周围扩大，称终池（terminal cistern）。临床上常在第3、4或4、5腰椎间行腰椎穿刺，即将穿刺针刺入终

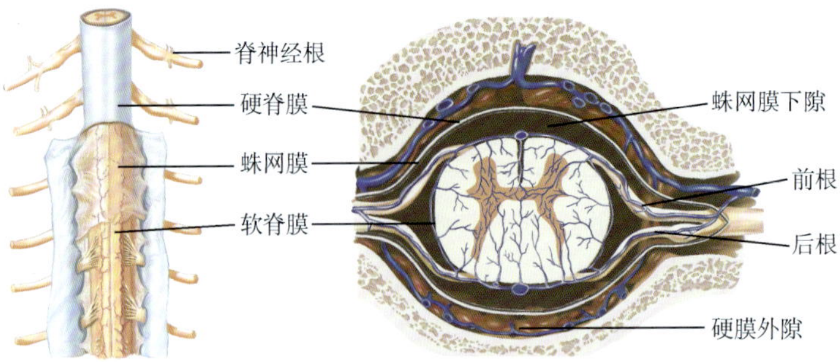

图13-34 脊髓的被膜

池，可避免损伤脊髓。

3. 软脊膜 紧贴脊髓表面（图13-34），在脊髓末端移行为终丝。软脊膜在脊髓两侧，脊神经前、后根之间形成齿状韧带，其尖端附着于硬脊膜，有固定脊髓、防止震荡的作用。

（二）脑的被膜

1. 硬脑膜 厚而坚韧，有光泽，由两层构成。外层即颅骨内膜层，内层为脑膜层。硬脑膜的血管和神经行于两层之间。硬脑膜与颅盖骨结合较松，硬脑膜血管破裂时，易在颅骨与硬脑膜间形成硬膜外血肿。硬脑膜与颅底骨结合紧密，颅底骨折时，易将硬脑膜和蛛网膜同时撕裂而发生脑脊液外漏。

在某些部位，硬脑膜内层向内折叠形成一些板状结构，伸入脑各部之间，对脑有固定和承托作用。硬脑膜内、外两层在有些部位分离形成硬脑膜窦。

（1）硬脑膜隔

1）大脑镰：呈镰刀状伸入大脑纵裂，前端附着于鸡冠，后端连于小脑幕，下缘游离于胼胝体之上（图13-35）。

2）小脑幕：形似幕帐，深入大脑横裂内，分隔大脑与小脑，其后缘附着于横窦沟，前外侧缘附着于颞骨岩部上缘，前缘游离凹陷，称小脑幕切迹，有中脑通过。当小脑幕上部颅脑病变致颅内压升高时，两侧大脑海马旁回和海马旁回钩可被挤压至小脑幕切迹下方，压迫大脑脚和动眼神经，形成小脑幕切迹疝。

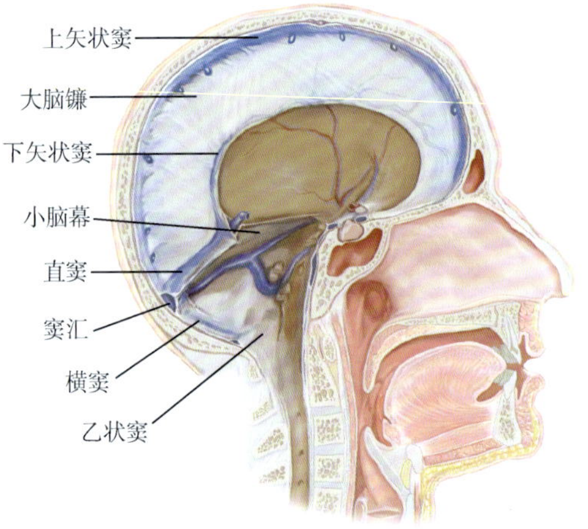

图13-35 硬脑膜及硬脑膜窦

（2）硬脑膜窦 在某些部位硬脑膜内、外两层彼此分开，内面衬以内皮细胞，构成硬脑膜窦，内含静脉血。窦壁无平滑肌，不能收缩，故硬脑膜窦损伤时难以止血。主要的硬脑膜窦如下。

1）上矢状窦：位于大脑上缘，自前向后注入窦汇。

2）下矢状窦：位于大脑镰下缘，较小，向后汇入直窦。

3）直窦：位于大脑镰和小脑幕连接处，由大脑大静脉和下矢状窦汇合而成，向后在枕内隆凸处与上矢状窦汇合成窦汇。

4）横窦和乙状窦：横窦左、右各一，起自窦汇，沿横窦沟向两侧走行，至颞骨岩部弯向下方移行为乙状窦，沿乙状窦沟至颈静脉孔，续为颈内静脉。

5）海绵窦：位于蝶鞍两侧，为硬脑膜两层间不规则腔隙，腔内有许多结缔组织小梁，形似海绵而得名。海绵窦窦腔内有颈内动脉和展神经通过，外侧壁内自上而下有动眼神经、滑车神经、眼神经和上颌神经通过（图13-36）。

海绵窦与颅外静脉有广泛的交通和联系：①海绵窦→眼上静脉→内眦静脉→面静脉；②海绵窦→眼下静脉→翼静脉丛；③海绵窦→基底静脉丛→椎内静脉丛；④海绵窦→卵圆孔、破裂孔和颈动脉管的导血管→翼静脉丛。故面部感染可通过上述交通波及海绵窦，造成海绵窦炎和血栓形成，继而累及窦内神经，出现相应的症状和体征。

6）岩上窦和岩下窦：分别位于颞骨岩部上缘和后下缘，将海绵窦的血液分别导入横窦、乙状窦或颈内静脉。

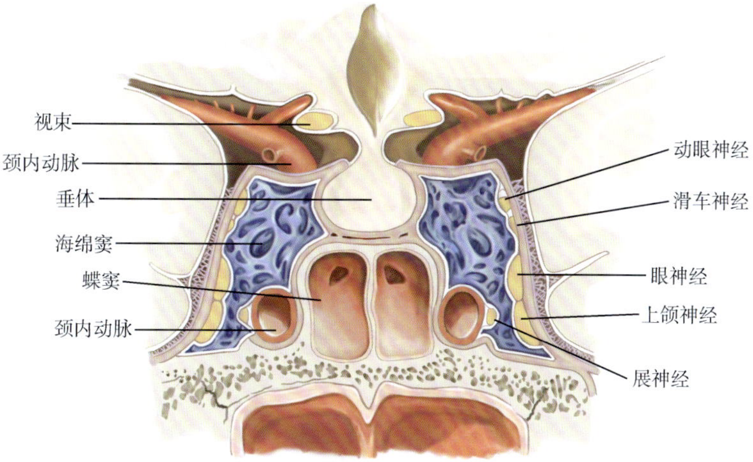

图13-36 海绵窦

2. 脑蛛网膜 薄而透明，缺乏血管和神经，包绕整个脑，但不深入脑沟内（大脑纵裂和横裂除外）。该膜与硬脑膜间为潜在的硬膜下隙；与软脑膜之间有许多结缔组织小梁相连，其间为蛛网膜下隙，内含脑脊液，向下与脊髓蛛网膜下隙相通。蛛网膜下隙在某些部位扩大为蛛网膜下池，如小脑延髓池、脚间池、桥池和交叉池等。蛛网膜在上矢状窦附近呈颗粒状突入窦内（图13-37），称蛛网膜粒，脑脊液经蛛网膜粒渗入硬脑膜窦内，回流入静脉。

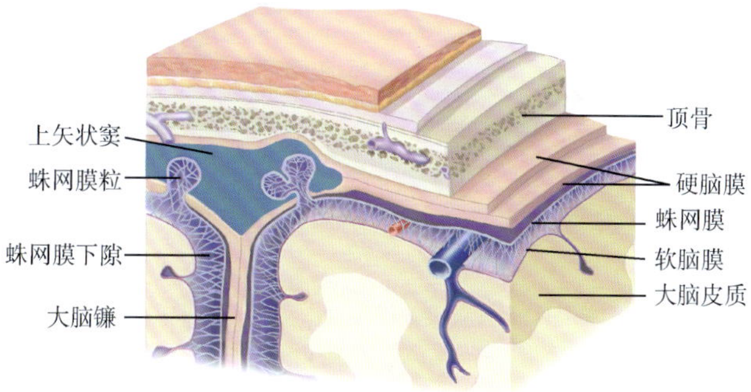

图13-37 上矢状窦与蛛网膜粒

3. 软脑膜 富含血管和神经，紧贴脑的表面并伸入其沟裂内。在脑室的某些部位，软脑膜的血管反复分支，连同其表面的软脑膜和室管膜上皮一起突入脑室，形成脉络丛，脉络丛是产生脑脊液的主要结构。

（三）脑脊液及其循环

脑脊液是充满脑室系统、蛛网膜下隙和脊髓中央管内的无色透明液体，有稳定的化学成分和细胞数，对中枢神经系统起缓冲、保护、营养、运输代谢产物及调节颅内压的作用。成人脑脊液总量约为150ml，处于不断产生、循环和回流的相对平衡状态。

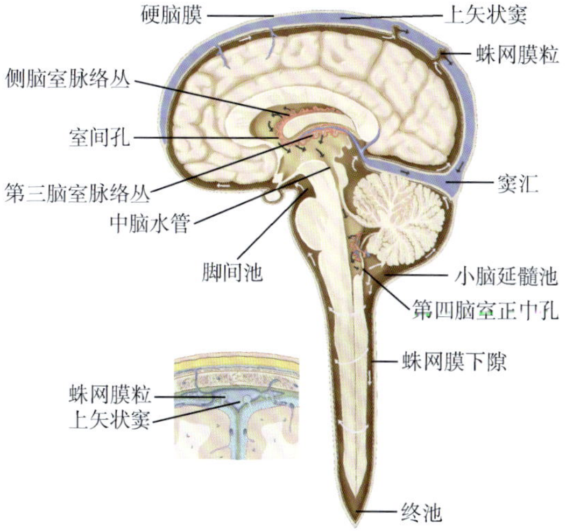

图13-38 脑脊液循环

侧脑室脉络丛产生的脑脊液经室间孔入第三脑室；与第三脑室脉络丛产生的脑脊液一起经中脑水管流入第四脑室；再与第四脑室脉络丛产生的脑脊液一起经第四脑室正中孔和外侧孔流入蛛网膜下隙，最后经蛛网膜粒渗入上矢状窦，回流入血液（图13-38）。脑脊液循环发生障碍时，可引起脑积水或颅内压升高，使脑组织受压移位，甚至形成脑疝而危及生命。某些脑或被膜疾病可引起脑脊液成分改变，故临床上通过脑脊液检查可协助诊断。

考点：脑脊液的作用及循环途径

（四）脑和脊髓的血管

1. 脑的动脉 来源于颈内动脉和椎基底动脉（图13-39）。以顶枕沟为界，颈内动脉供应大脑半球前2/3和部分

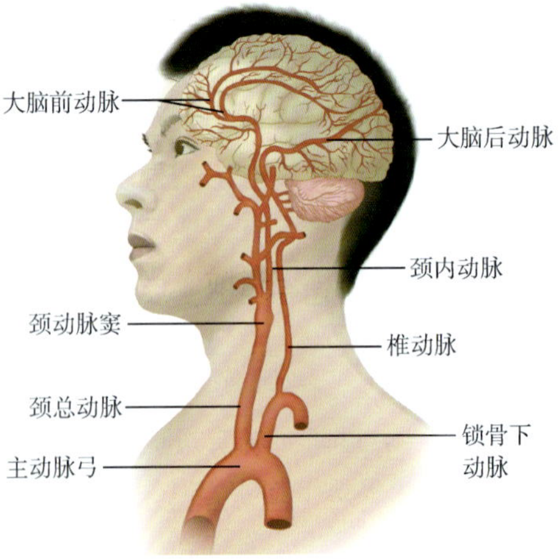

图13-39 脑的动脉来源

间脑；椎基底动脉供应大脑半球后1/3、部分间脑、小脑和脑干。两者都发出皮质支和中央支，皮质支供应端脑和小脑皮质及浅层髓质；中央支供应间脑、基底核及内囊等。

考点：脑的动脉分布

（1）颈内动脉 起自颈总动脉，自颈动脉管入颅后，向前穿海绵窦至视交叉外侧，分为大脑前动脉和大脑中动脉等分支。颈内动脉的主要分支如下。

1）大脑前动脉：斜经视交叉上方进入大脑纵裂，在进入大脑纵裂前，两侧大脑前动脉借前交通动脉相连，本干继续沿胼胝体沟后行并分支（图13-40、图13-41）。皮质支分布于顶枕沟以前的半球内侧面、额叶底面及额、顶两叶上外侧面上缘。中央支自大脑前动脉起始部发出，经前穿质进入脑实质，供应尾状核前部、豆状核及内囊前肢。

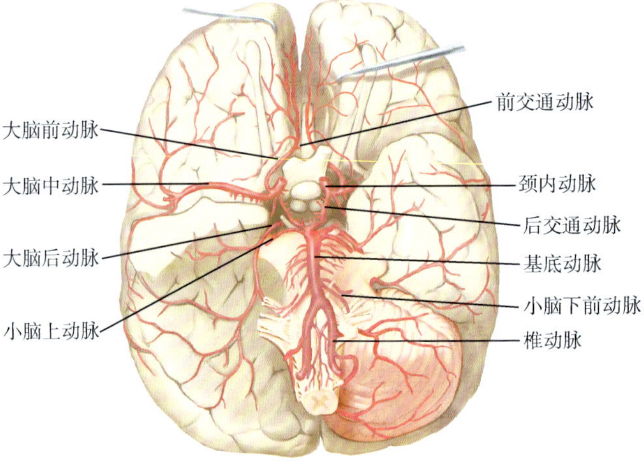

图13-40 脑底面的动脉

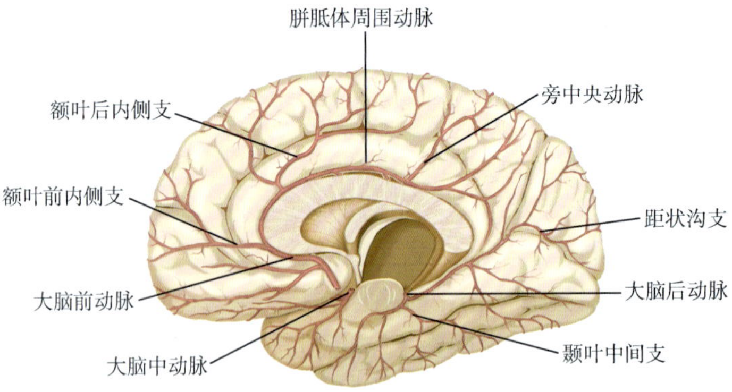

图13-41 大脑半球内侧面的动脉

2）大脑中动脉：是颈内动脉的直接延续，入大脑外侧沟向后行，沿途发出皮质支，分布于顶枕沟以前的大脑半球上外侧面和岛叶（图13-42、图13-43）。起始处发出一些细小的中央支，又称豆纹动脉，垂直向上穿入脑实质，分布于尾状核、豆状核、内囊膝和内囊后肢的前部。豆纹动脉行程呈“S”形弯曲，在动脉硬化和高血压时容易破裂，故又称出血动脉。

大脑中动脉的供血量占大脑半球的80%，其皮质支供应躯体感觉、躯体运动和语言等重要中枢，中央支供应内囊等处，若发生栓塞或破裂，将出现严重的功能障碍。

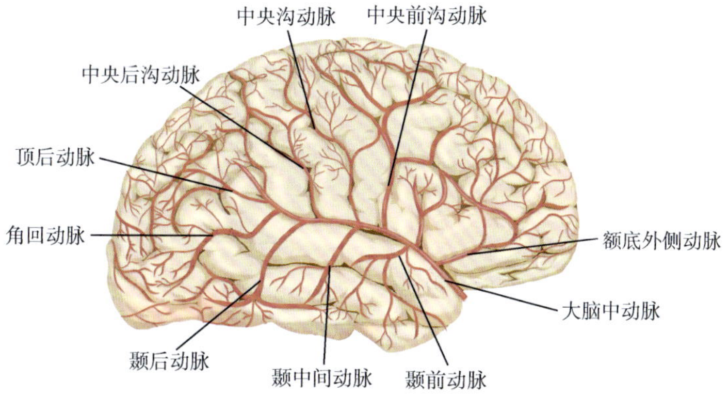

图 13-42 大脑半球外侧面的动脉

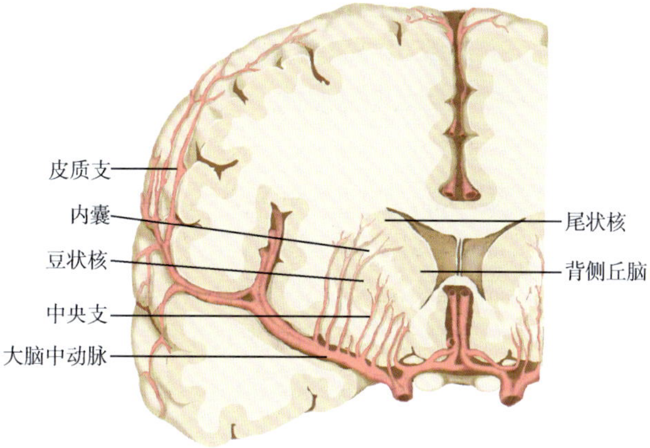

图 13-43 大脑中动脉的分支

3）脉络丛前动脉：细长，易栓塞，沿视束腹侧向后进入侧脑室下角，参与侧脑室脉络丛的形成，沿途发出分支供应纹状体和内囊。

4）后交通动脉：自颈内动脉发出，向后与大脑后动脉吻合，从而连接颈内动脉系与椎基底动脉系统。

（2）椎基底动脉 椎动脉起自锁骨下动脉，向上依次穿过第6颈椎至第1颈椎横突孔，经枕骨大孔入颅，左、右椎动脉于脑桥下缘合为1条基底动脉，通常将这两段动脉合称椎基底动脉。基底动脉沿基底沟上行，至脑桥上缘分为左、右大脑后动脉。

大脑后动脉是基底动脉的终支。该动脉绕大脑脚向后，行向颞叶、枕叶内侧面。其皮质支分布于颞叶内侧面、底面及枕叶。中央支自起始部发出，供应背侧丘脑、内侧膝状体和下丘脑等。

椎动脉还发出脊髓前动脉、脊髓后动脉和小脑下后动脉，分别营养脊髓、小脑下面后部和延髓。基底动脉沿途发出小脑下前动脉、迷路动脉、脑桥动脉和小脑上动脉，分别营养小脑下面前部、内耳、脑桥和小脑上面等。

（3）大脑动脉环 又称基底动脉环、威利斯（Willis）环，由两侧大脑前动脉起始段、两侧颈内动脉末段、两侧大脑后动脉借前、后交通动脉连通形成，位于脑底下方、蝶鞍上方，环绕视交叉、灰结节及乳头体周围。此环使两侧颈内动脉系统与椎基底动脉系统相交通。当此环的某处发生阻塞时，可在一定程度上通过此环使血液重新分配和代偿，以维持脑的血液供应。

2. 脑的静脉 壁薄而无瓣膜，不与动脉伴行，可分为浅、深静脉，最终经硬脑膜窦回流至颈内静脉。

（1）浅静脉 引流皮质和皮质下的血液，主要有大脑上静脉、大脑中静脉和大脑下静脉。三者相互吻合成网，分别注入上矢状窦、海绵窦和横窦等（图13-44）。

（2）深静脉 收集大脑髓质、基底核、间脑和脑室脉络丛的静脉血，向后注入大脑大静脉，在胼胝体压部后下方注入直窦。

3. 脊髓的动脉 有两个来源。①脊髓前动脉、脊髓后动脉，由椎动脉发出；②节段性动脉，由颈升动脉、肋间后动脉和腰动脉等发出，使脊髓前动脉、脊髓后动脉不断得到补充（图13-45）。

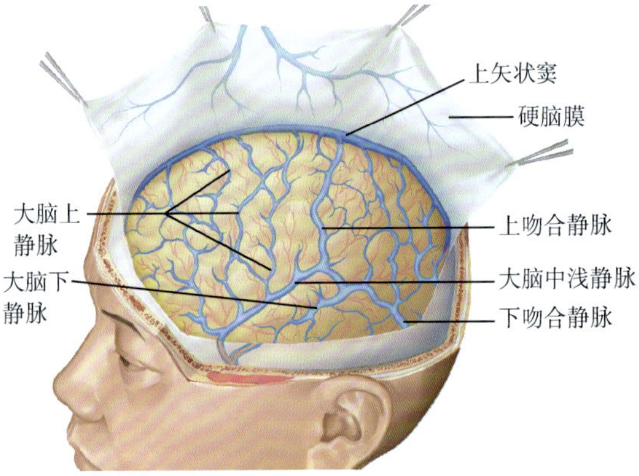

图13-44 大脑浅静脉

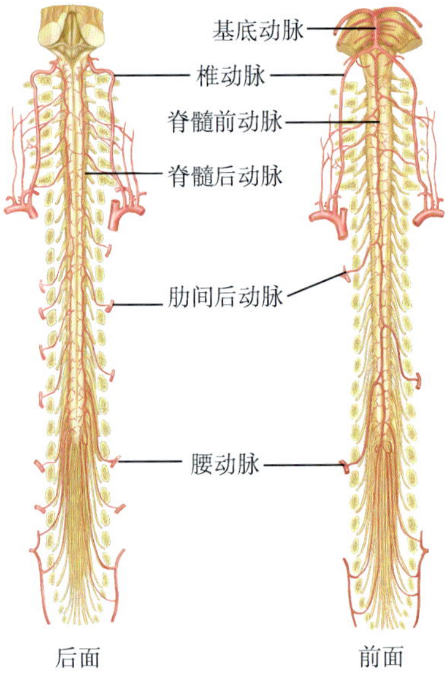

图13-45 脊髓的动脉

（1）脊髓前动脉 左、右各一，在延髓腹侧合成一干，沿脊髓前正中裂下行至脊髓末端，沿途接受节段性动脉的增补。

（2）脊髓后动脉 沿左、右后外侧沟下行至脊髓末端，沿途接受节段性动脉的增补。

脊髓的第1～4胸节、第1腰节处，是前、后动脉吻合的过渡带，血供较差，容易使脊髓受到缺血损害，故称危险区。

4. 脊髓的静脉 较动脉多而粗。脊髓内的小静脉汇集成脊髓前静脉、脊髓后静脉，通过前、后根静脉注入硬膜外隙的椎内静脉丛，再经椎外静脉丛回流入心。

第3节 周围神经系统

案例13-2

患者，男性，35岁，不慎被锐器划伤左侧上臂，急诊入院。经检查，左上臂中后部浅层皮肤及深层肌肉被玻璃划断，紧急手术。

问题： 1. 该患者可能损伤什么神经？

2. 该神经损伤会出现什么临床表现？

一、脊 神 经

脊神经是与脊髓相连的周围神经，共31对，包括8对颈神经、12对胸神经、5对腰神经、5对骶神经和1对尾神经。

脊神经（spinal nerve）含有4种纤维成分：①躯体运动纤维，支配骨骼肌运动；②躯体感觉纤维，传导皮肤的浅感觉及肌肉、肌腱、关节的深感觉；③内脏运动纤维，支配平滑肌和心肌的运动，控制腺体分泌；④内脏感觉纤维，传导内脏、心血管和腺体等结构的感觉。因此每对脊神经都是混合性神经。

脊神经由前根和后根在椎间孔处合并而成，脊神经干很短，出椎间孔后立即分为4支，即脊膜支、交通支、后支和前支。脊神经前支除胸神经保持原有的节段性走行和分布外，其余各部前支分别交织成4个神经丛，即颈丛、臂丛、腰丛和骶丛，再由各丛发出分支，分布于躯干前外侧、四肢肌肉与皮肤。脊神经后支短而细，向后走行，主要分布于项、背、腰、骶部的深层肌肉及皮肤（图13-46）。

考点：脊神经的数量及性质

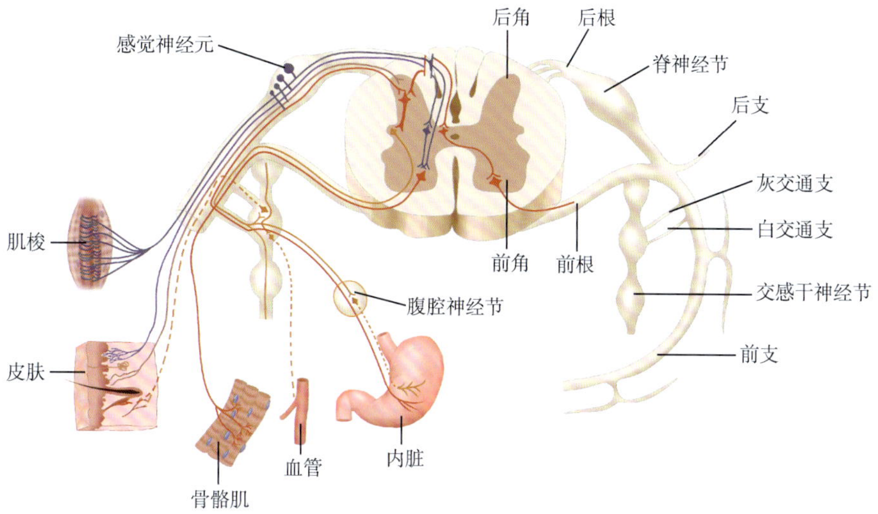

图13-46 脊神经的组成

（一）颈丛

1. 颈丛的组成和位置 颈丛（cervical plexus）由第1～4颈神经前支组成，位于胸锁乳突肌上部的深面。

2. 颈丛的分支

（1）皮支 集中于胸锁乳突肌后缘中点附近浅出，呈放射状分布于枕部、耳郭、颈部、肩部等处的皮肤（图13-47）。

（2）深支 主要支配颈部深肌、肩胛提肌、舌骨下肌群和膈。其中最重要的分支是膈神经，其为混合性神经，运动纤维支配膈的运动，感觉纤维分布于心包、胸膜和膈下的部分腹膜等，一般认为右膈神经的感觉纤维尚分布到肝、胆囊和肝外胆道的浆膜。膈神经受刺激时，膈肌痉挛，产生呃逆；一侧膈神经受损可使同侧半膈肌瘫痪，引起呼吸困难（图13-48）。

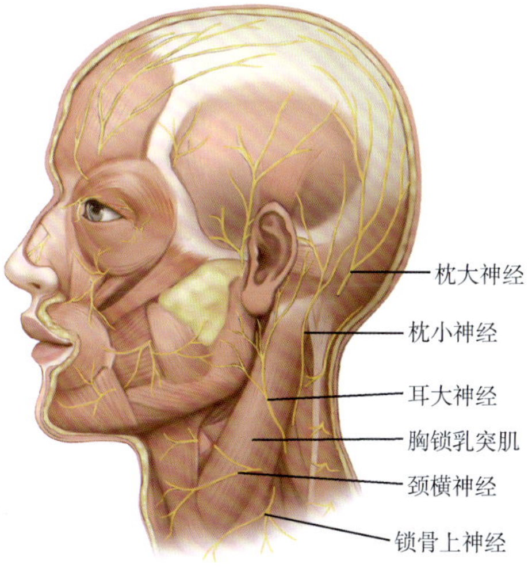

图13-47 颈丛皮支

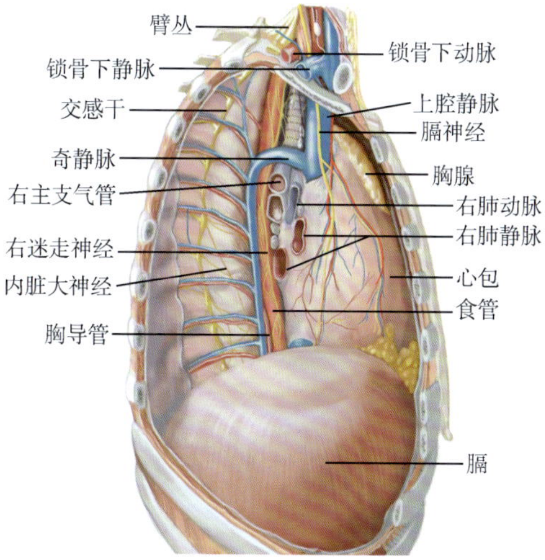

图13-48 颈丛深支

（二）臂丛

1. 臂丛的组成和位置 臂丛（brachial plexus）由第5～8颈神经前支和第1胸神经前支的大部分组成，经斜角肌间隙，经锁骨后方进入腋窝（图13-49）。

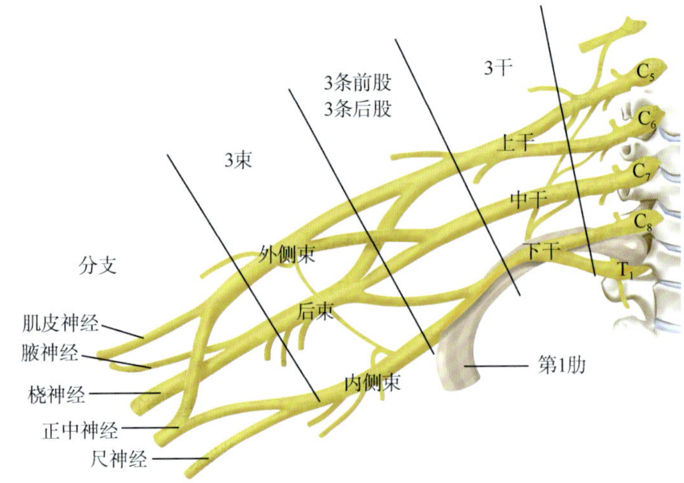

图 13-49 臂丛组成

2. 臂丛的分支

（1）胸长神经和胸背神经　分别分布于前锯肌和背阔肌。胸长神经损伤可引起前锯肌瘫痪，使肩胛骨脊柱缘翘起，形成翼状肩。

（2）肌皮神经（musculocutaneous nerve）　斜穿喙肱肌后，分支支配臂肌前群。终支延续为前臂外侧皮神经，分布于前臂外侧部皮肤。

（3）正中神经（median nerve）　伴肱动脉沿肱二头肌内侧沟下行至肘窝，继而于前臂正中下行，经腕管至手掌。正中神经在臂部无分支；在前臂发肌支，支配前臂肌前群大部分；在手部主要支配鱼际肌（拇收肌除外）、手掌面桡侧大部分皮肤及桡侧3个半指的皮肤（图13-50、图13-51）。如正中神经损伤，屈指、屈腕、屈肘力减弱，前臂不能旋前，拇指不能对掌，鱼际肌萎缩，手掌平坦，称猿手（图13-52）。

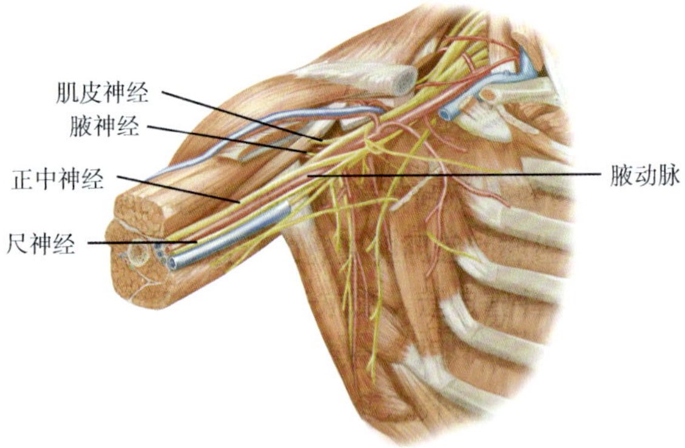

图 13-50 臂丛分支

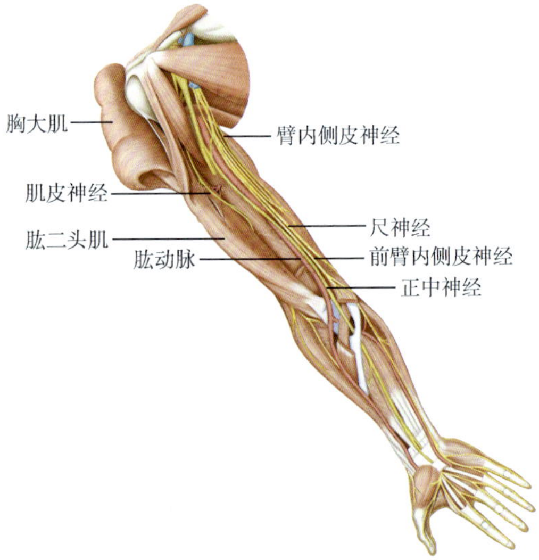

图 13-51 上肢前面的神经

（4）尺神经（ulnar nerve）　沿肱二头肌内侧沟下行，经肱骨尺神经沟转至前臂前内侧，与尺动脉伴行至手掌。尺神经在臂部无分支；在前臂支配尺侧腕屈肌和指深屈肌尺侧半；在手部支配大部分手肌、手掌尺侧小部分及尺侧1个半指皮肤、手背尺侧半及尺侧2个半指的皮肤。尺神经受损的表现为屈腕无力，环指和小指远节指关节不能屈曲，小鱼际肌萎缩，拇指不能内收，骨间肌萎缩，各指不能靠拢，各掌指关节过伸，形成爪形手（图13-53）。

（5）桡神经（radial nerve）　行于腋动脉后方，伴肱深动脉沿桡神经沟旋向下外（图13-54），在此发出肌支，支配肱三头肌和肱桡肌等，至肱骨外上髁前方分为浅支和深支。浅支分布于手背桡侧半及桡侧2个半指的皮肤；深支支配前臂肌后群。桡神经损伤的表现为前臂伸肌瘫痪，抬前臂时不能抬起，呈垂腕状（图13-55），同时第1、2掌骨间背面皮肤感觉障碍。

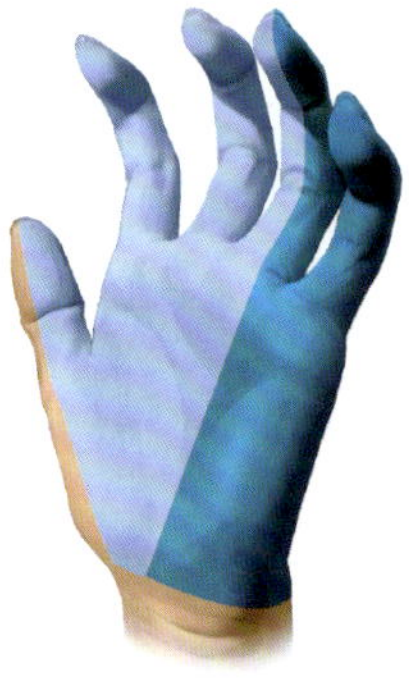

图13-52　猿手

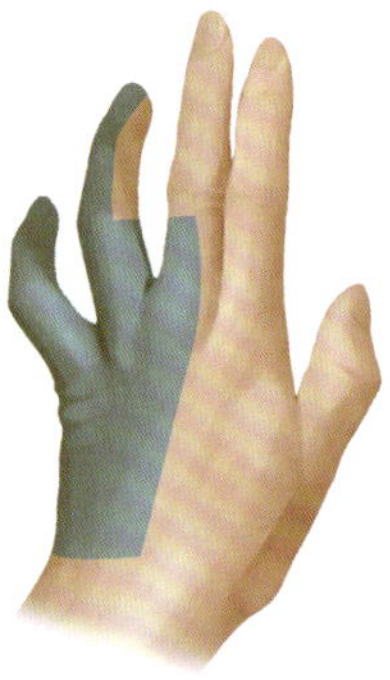

图13-53　爪形手

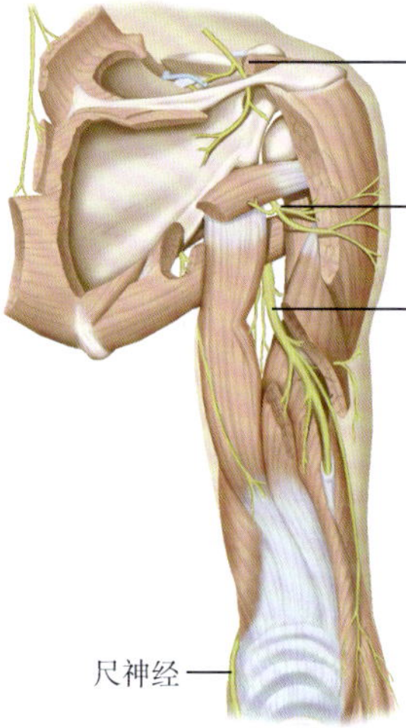

图13-54　臂后部神经

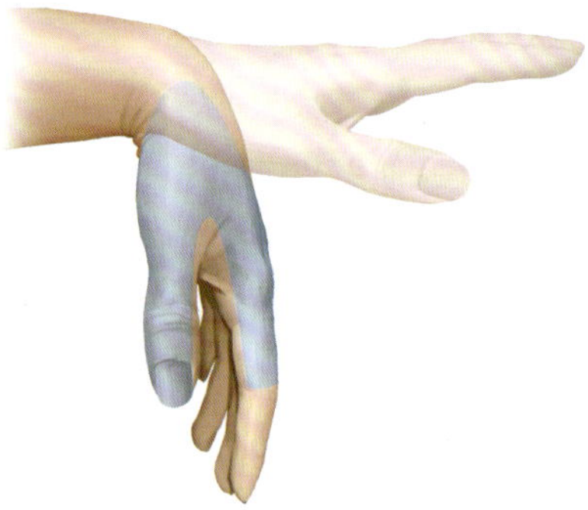

图13-55　垂腕

（6）腋神经（axillary nerve）伴旋肱后血管向后外穿四边孔，绕肱骨外科颈至三角肌深面（图13-54），肌支分布于三角肌和小圆肌，皮支分布于肩部皮肤等。腋神经损伤表现为三角肌瘫痪，臂不能外展，肩部、臂外侧上部的皮肤感觉障碍，由于三角肌瘫痪，肩部失去圆隆外观，呈方肩状。

考点：臂丛的分支与分布

（三）胸神经前支

胸神经前支共12对。第1～11对称肋间神经，位于相应的肋间隙；第12对称肋下神经，位于第12肋下方。肌支支配肋间肌和腹肌前外侧群，皮支分布于胸、腹膜壁层及胸壁、腹壁的皮肤（图13-56）。

胸神经前支在胸壁、腹壁皮肤有明显的节段性分布，自上而下按顺序依次排列，如第2胸神经前支（T_2）分布区相当于胸骨角平面，T_4相当于乳头平面，T_6相当于剑胸结合平面，T_8相当于肋弓平面，T_{10}相当于脐平面，T_{12}相当于脐与耻骨联合连线中点平面。临床常根据节段性分布区的感觉障碍推断脊髓损伤平面或麻醉平面（图13-57）。

考点：胸神经前支的节段性分布特点

（四）腰丛

1. 腰丛的组成和位置　腰丛（lumbar plexus）由第12胸神经前支的一部分、第1～3腰神经前支和第4腰神经前支的一部分组成，位于腰大肌深面、腰椎横突前方。腰丛除发出分支支配髂腰肌和腰方肌外，还发出分支分布于大腿的前部与内侧部及腹股沟区（图13-58）。

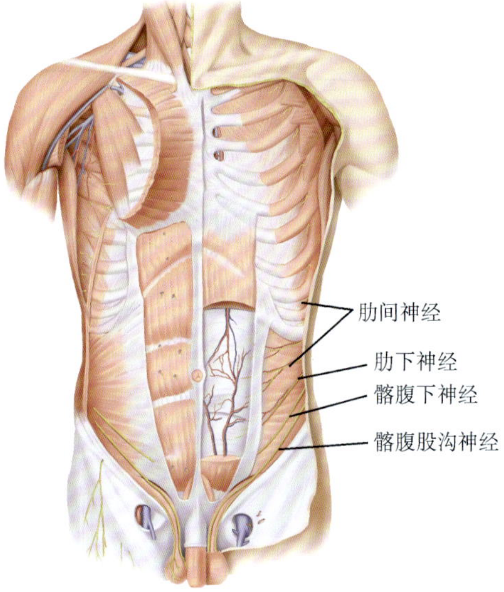

图 13-56 胸腹部皮神经

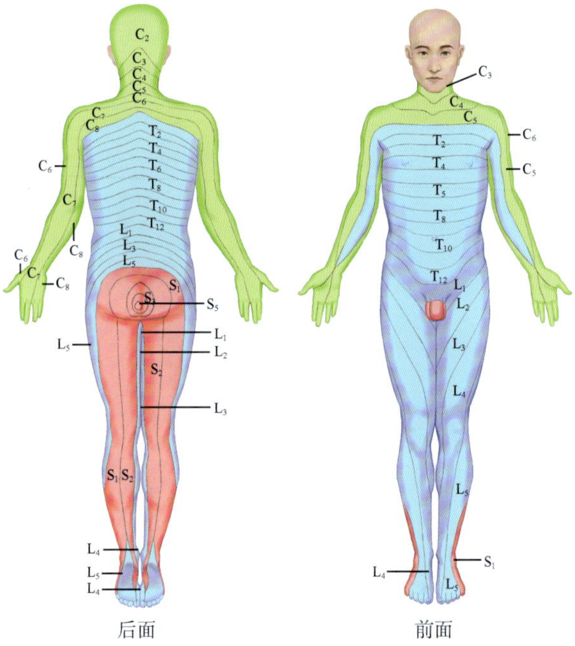

图 13-57 体表神经的节段性分布

2. 腰丛的分支

（1）髂腹下神经 自腰大肌外侧缘穿出，在肾后面与腰方肌前面之间下行，于腹横肌与腹内斜肌及腹内斜肌与腹外斜肌之间走行。肌支分布于腹横肌、腹内斜肌、腹外斜肌，皮支分布于臀外侧区、腹股沟区及下腹部的皮肤。

（2）髂腹股沟神经 自髂腹下神经下方出腰大肌外侧缘，跨腰方肌和髂肌上部，穿腹横肌后，在腹横肌与腹内斜肌之间前行，穿腹股沟管，自腹股沟管浅环穿出。其肌支分布于腹壁诸肌，皮支分布于腹股沟部、阴囊或大阴唇皮肤。

（3）股外侧皮神经 自腰大肌外侧缘穿出，向前外侧走行，分布于大腿前外侧部的皮肤。

（4）股神经（femoral nerve） 是腰丛最大的分支，自腰大肌外缘穿出，经腹股沟韧带深面、股动脉外侧进入股三角，随即分为数支。肌支支配髂肌、耻骨肌、股四头肌和缝匠肌。皮支中股内侧皮神经、股中间皮神经分布于大腿及膝关节前面的皮肤；最长皮支称隐神经（saphenous nerve），分布于小腿内侧面及足内侧缘皮肤（图 13-59）。股神经损伤的表现为屈髋障碍，坐时不能伸膝关节，膝跳反射消失，行走困难，大腿前面和小腿内侧面皮肤感觉障碍。

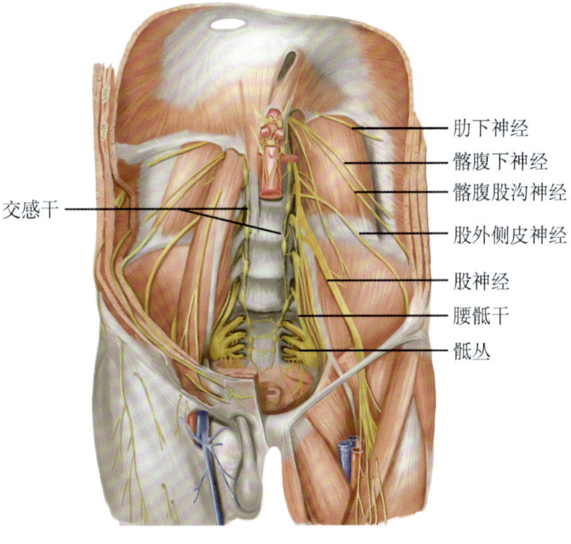

图 13-58 腰丛、骶丛及其分支

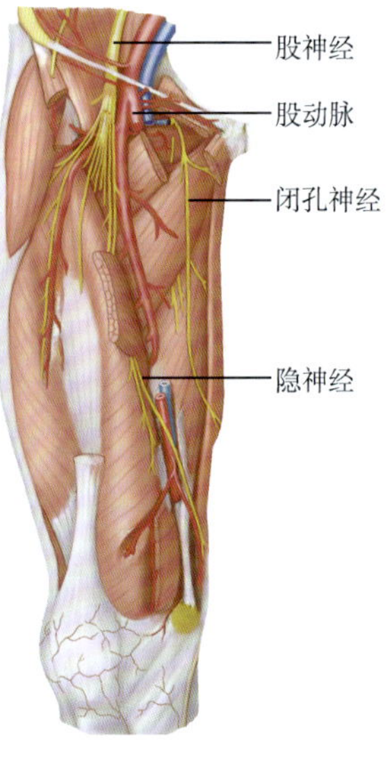

图 13-59 股神经和闭孔神经

（5）闭孔神经　自腰大肌内侧缘穿出后，伴闭孔血管穿闭膜管达大腿内侧部，分前、后2支分布于大腿肌内侧群、髋关节和大腿内侧面皮肤（图13-59）。闭孔神经也发出细支分布于髋关节、膝关节。

（6）生殖股神经　自腰大肌前面穿出，在其前面下行，经输尿管后方前行，在腹股沟韧带上方分为生殖支与股支。生殖支经腹股沟管分布于阴囊、提睾肌或大阴唇；股支分布于股三角皮肤。

考点：腰丛的分支与分布

（五）骶丛

1. 骶丛的组成及位置　骶丛（sacral plexus）由腰骶干、全部骶神经和尾神经前支组成，腰骶干是由第4腰神经前支余部和第5腰神经前支合成。骶丛为全身最大的脊神经丛，位于盆腔内、骶骨和梨状肌前面，髂血管后方（图13-58）。

2. 骶丛的分支

（1）臀上神经和臀下神经　分别经梨状肌上孔、下孔出盆腔，前者支配臀中肌和臀小肌，后者支配臀大肌。

（2）阴部神经　伴阴部内血管出梨状肌下孔，分布于会阴部肌肉和皮肤（图13-60、图13-61）。分支如下：肛神经分布于肛门外括约肌与肛门部皮肤；会阴神经分布于会阴诸肌和阴囊或大阴唇皮肤；阴茎（阴蒂）神经分布于阴茎（阴蒂）海绵体及皮肤。

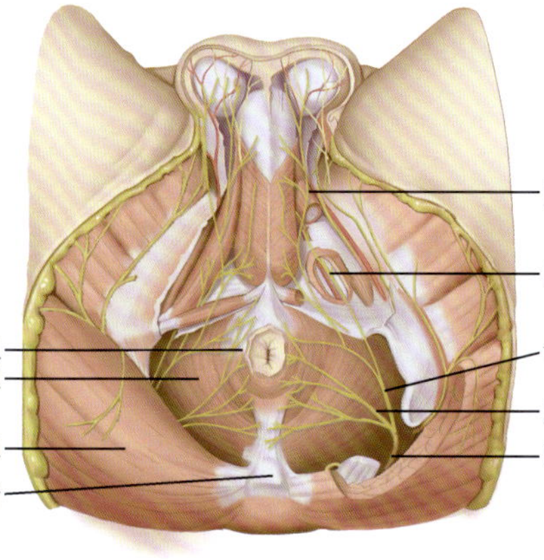

图13-60　阴部神经（男性）

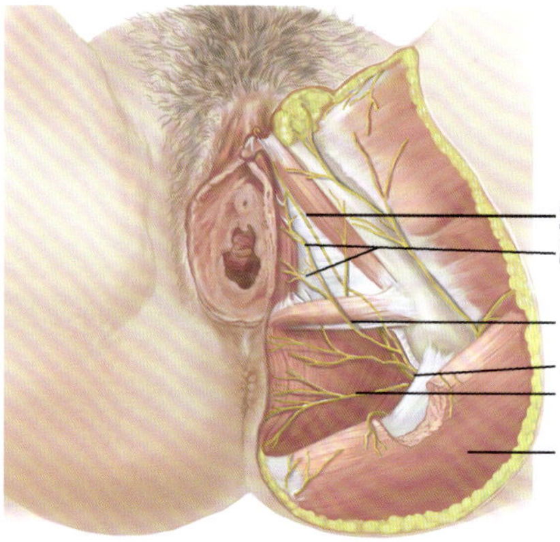

图13-61　阴部神经（女性）

（3）股后皮神经　出梨状肌下孔，分布于臀区、股后区和腘窝处皮肤（图13-62）。

（4）坐骨神经（sciatic nerve）　是全身最粗大、最长的神经。其经梨状肌下孔出盆腔达臀大肌深面（图13-62），经坐骨结节与股骨大转子之间至股后区，一般在腘窝上方分为胫神经和腓总神经。坐骨神经发出肌支支配大腿肌后群及髋关节。当坐骨神经变异从梨状肌之间穿出时，由于受梨状肌收缩的压迫，坐骨神经干血供受损而影响其功能，出现梨状肌综合征。

1）胫神经：为坐骨神经本干的直接延续，在小腿三头肌深面伴胫后动脉下行，经内踝后方入足底，分为足底内侧神经和足底外侧神经。肌支支配小腿肌后群和足底肌，皮支支配小腿后部、足底和足背外侧缘的皮肤。胫神经损伤后表现为小腿后群肌无力，足不能跖屈，不能以足尖站立，足底不能内翻，皮肤感觉障碍。由于小腿外侧群和前群肌过度牵拉，足背屈，外翻，呈钩状足畸形（图13-64）。

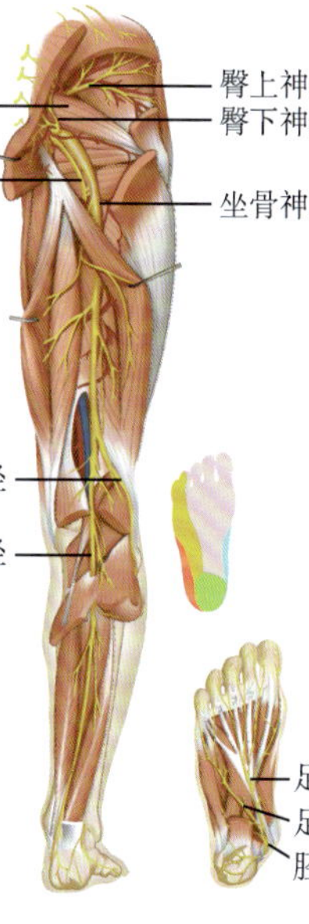

图13-62　下肢后面的神经

2）腓总神经：自坐骨神经分出后，沿股二头肌内侧走向外下，绕腓骨颈向前，穿腓骨长肌分为腓浅神经和腓深神经。①腓浅神经，肌支支配腓骨长肌、腓骨短肌，皮支分布于小腿外侧、足背及趾背皮肤；②腓深神经，伴胫前动脉至足背，分布于小腿前群和足背肌等（图13-63）。腓总神经损伤后表现为足不能背屈，趾不能伸，足下垂且内翻，呈马蹄内翻足畸形，且小腿前外侧及足背感觉障碍（图13-64）。

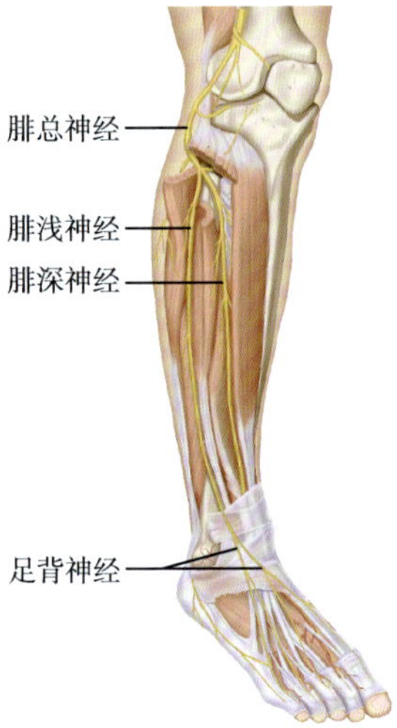

图13-63　腓总神经

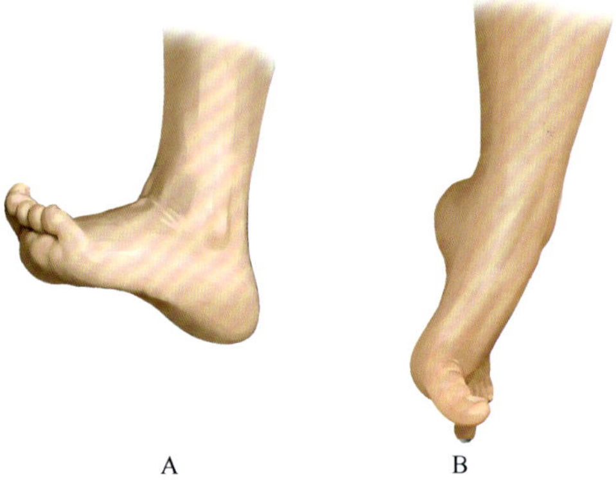

图13-64　钩状足（A）与马蹄内翻足（B）

考点：骶丛的分支与分布

二、脑 神 经

脑神经（cranial nerve）共12对，通常按其与脑相连的顺序用罗马数字表示，见表13-2。

表13-2　脑神经名称、性质、连脑部位及进出颅腔的部位

脑神经名称	性质	连脑部位	进出颅腔部位
Ⅰ嗅神经	感觉性	端脑	筛孔
Ⅱ视神经	感觉性	间脑	视神经管
Ⅲ动眼神经	运动性	中脑	眶上裂
Ⅳ滑车神经	运动性	中脑	眶上裂
Ⅴ三叉神经	混合性	脑桥	眼神经：眶上裂；上颌神经：圆孔；下颌神经：卵圆孔
Ⅵ展神经	运动性	脑桥	眶上裂
Ⅶ面神经	混合性	脑桥	内耳门→茎乳孔
Ⅷ前庭蜗神经	感觉性	脑桥	内耳门
Ⅸ舌咽神经	混合性	延髓	颈静脉孔
Ⅹ迷走神经	混合性	延髓	颈静脉孔
Ⅺ副神经	运动性	延髓	颈静脉孔
Ⅻ舌下神经	运动性	延髓	舌下神经管

脑神经的纤维成分有4种：①躯体感觉纤维，分布于皮肤、肌肉、肌腱、口鼻腔大部分黏膜及视器和前庭蜗器；②内脏感觉纤维，分布于头、颈、胸、腹部的器官及味蕾和嗅黏膜；③躯体运动纤维，分布于眼球外肌、面肌、舌肌、咀嚼肌和咽喉肌等；④内脏运动纤维，分布于心肌、平滑肌和腺体，均属于副交感成分，仅存在于第Ⅲ、Ⅶ、Ⅸ、Ⅹ对脑神经中。

根据所含纤维成分的不同，将12对脑神经分为感觉性神经（Ⅰ、Ⅱ、Ⅷ）、运动性神经（Ⅲ、Ⅳ、

Ⅵ、Ⅺ、Ⅻ）和混合性神经（Ⅴ、Ⅶ、Ⅸ、Ⅹ）（图13-65）。

考点：脑神经的名称及性质

（一）嗅神经

嗅神经（olfactory nerve）为感觉性神经，由鼻腔嗅区嗅细胞的中枢突聚集成20多条嗅丝，即嗅神经，上穿筛孔入颅，止于嗅球，传导嗅觉（图13-66）。

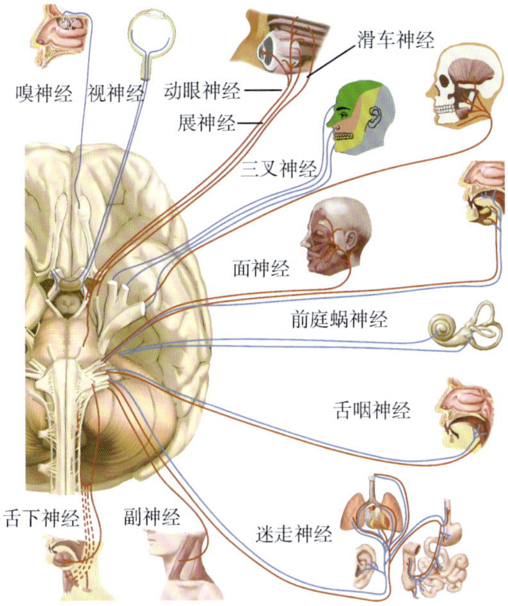

图13-65　脑神经模式图

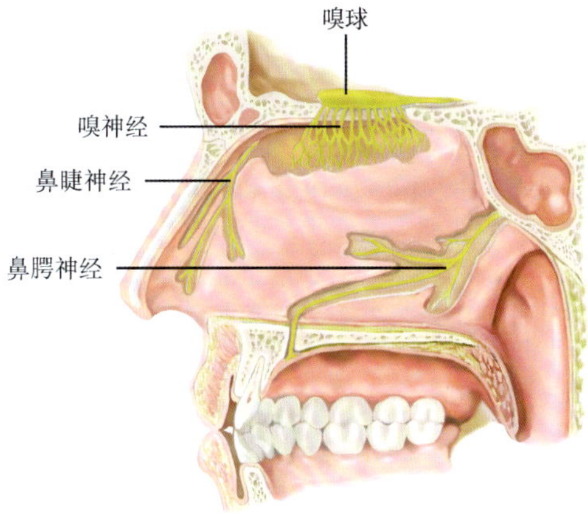

图13-66　嗅神经

颅前窝骨折累及筛板时，可撕脱嗅丝和颅底脑膜，造成嗅觉障碍和脑脊液鼻漏。

（二）视神经

视神经（optic nerve）为感觉性神经，由视网膜节细胞的轴突汇集于视神经盘处，穿过巩膜筛板，经视神经管入颅中窝，两侧汇合于视交叉，再经视束连于间脑，传导视觉（图13-67）。

由于包裹视神经的视神经鞘由脑的3层被膜延续而来，故脑蛛网膜下隙也随之延续至视神经周围，直至视神经盘处。因此，在颅内压升高时，患者常出现视神经盘水肿。

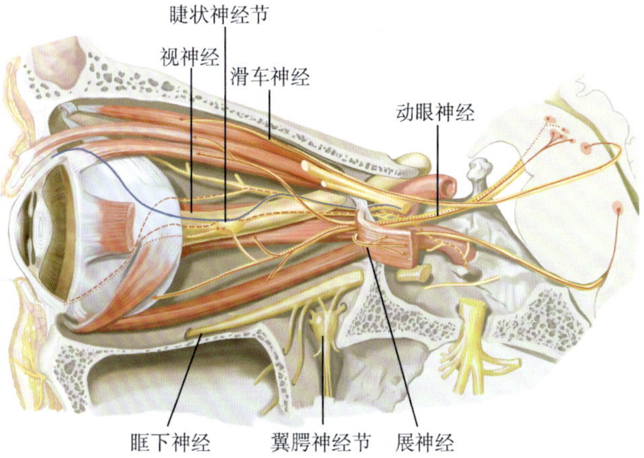

图13-67　眶内神经（侧面观）

（三）动眼神经

动眼神经（oculomotor nerve）为运动性神经，含躯体运动纤维和内脏运动纤维两种纤维。其自中脑脚间窝出脑，经海绵窦外侧壁向前，穿眶上裂入眶。躯体运动纤维支配除上斜肌和外直肌以外的眼球外肌；内脏运动纤维经睫状神经节换元后，节后纤维穿入眼球壁，支配瞳孔括约肌和睫状肌。

一侧动眼神经受损后，其所支配的眼外肌瘫痪，出现上睑下垂，瞳孔斜向外下方，瞳孔散大及瞳孔对光反射消失等（图13-67、图13-68）。

（四）滑车神经

滑车神经（trochlear nerve）为运动性神经，自中脑下丘下方出脑，绕大脑脚外侧向前，穿海绵窦

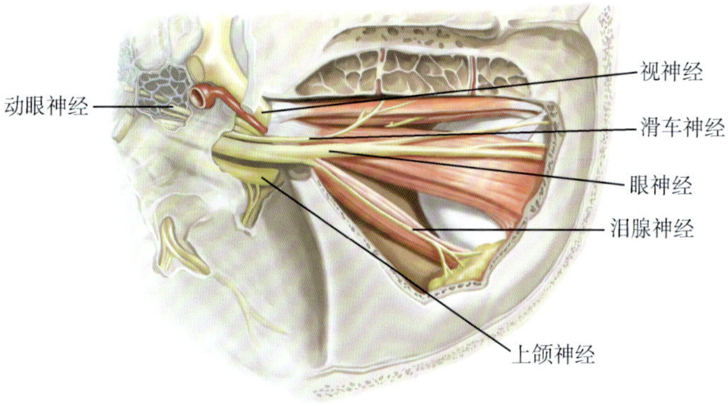

图 13-68 眶内神经（上面观）

外侧壁，经眶上裂入眶，支配上斜肌（图 13-67、图 13-68）。

（五）三叉神经

三叉神经（trigeminal nerve）为混合性神经，含2种纤维成分：①躯体感觉纤维，胞体位于三叉神经节（半月神经节）内，其周围突分别组成眼神经、上颌神经和下颌神经3大分支；中枢突汇集成粗大的三叉神经感觉根，自脑桥基底部与小脑中脚交界处入脑。②躯体运动纤维，组成细小的三叉神经运动根，行于感觉根的前内侧，加入下颌神经，支配咀嚼肌等（图 13-69）。

（1）眼神经（ophthalmic nerve） 为感觉性神经，主要分支如下：①额神经，前行分2～3支，其中眶上神经伴同名血管经眶上切迹（孔）穿出，分布于额顶部、上睑、鼻背及内眦附近皮肤；②泪腺神经，细小，分布于泪腺和上睑等；③鼻睫神经，分布于鼻背、眼睑皮肤、泪囊、筛窦、鼻腔黏膜、硬脑膜、角膜、睫状体、虹膜等（图 13-69、图 13-70）。

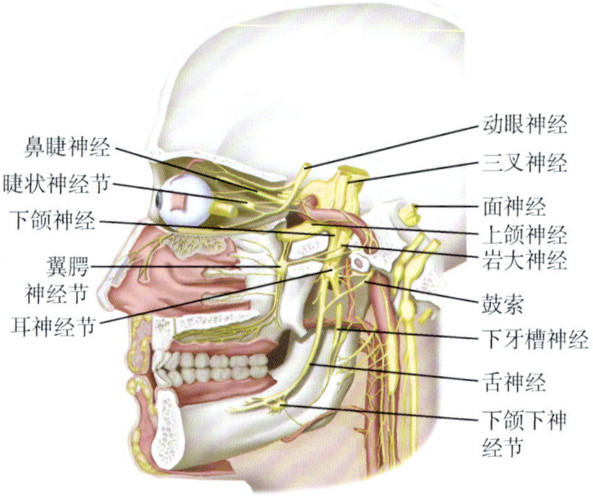

图 13-69 三叉神经

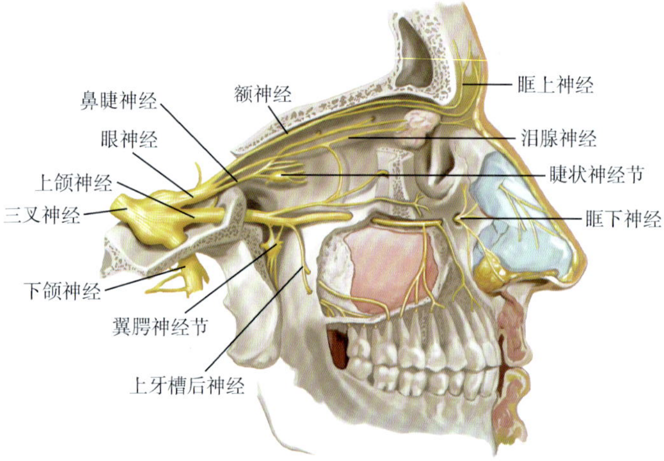

图 13-70 眼神经和上颌神经

（2）上颌神经（maxillary nerve） 为感觉性神经，穿海绵窦外侧壁，经圆孔出颅，经眶下裂入眶，主要分支如下：①眶下神经，为上颌神经干的终支，分为数支，分布于下睑、鼻翼和上唇的皮肤等，行程中还发出上牙槽前、中支，故眶下孔处为临床上颌部手术常用的麻醉点；②上牙槽神经，与上牙槽前、中支相互吻合，构成上牙丛，分布于上颌牙与牙龈；③颧神经，细小，分布于颧、颞区皮肤，并借与泪腺神经的交通支导入面神经副交感纤维，控制泪腺分泌；④翼腭神经，分布于腭、鼻腔的黏膜及腭扁桃体（图 13-70）。

（3）下颌神经（mandibular nerve） 为混合性神经，是三叉神经3大分支中最粗大的一支（图 13-71、图 13-72）。主要分支如下：①耳颞神经，分布于耳屏、外耳道及颞区的皮肤。②颊神经，分布于颊部皮肤和黏膜。③舌神经，分布于舌前2/3和口腔底黏膜，传导一般感觉。面神经的鼓索加入舌神经，接受舌前2/3的味觉。④下牙槽神经，为混合性神经，在舌神经的后方下行穿下颌孔入下颌管，在管内发出分支主要分布于下颌牙及牙龈，末支出颏孔为颏神经，分布于下唇以下皮肤。下牙槽神经中的运动纤维支配下颌舌骨肌及二腹肌前腹。⑤咀嚼肌神经，属运动性神经，分支主要有咬肌神经、颞深神经等，支配咬肌、颞肌、翼内肌和翼外肌。

考点：三叉神经分支的性质及作用

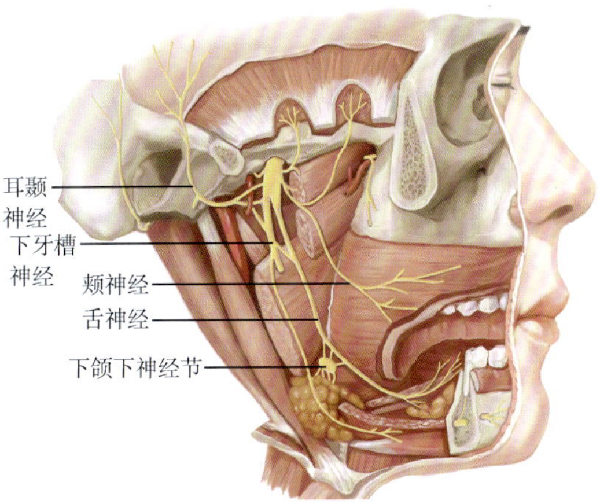

图13-71 下颌神经

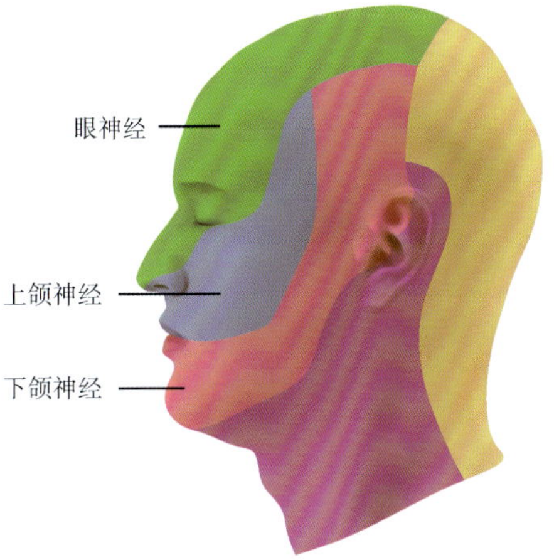

图13-72 三叉神经分布示意图

三叉神经损伤的表现为面部皮肤及眼、口和鼻黏膜的一般感觉障碍；角膜反射消失；咀嚼肌瘫痪萎缩，张口时下颌偏向患侧。

（六）展神经

展神经（abducent nerve）为运动性神经，自延髓脑桥沟中线两侧出脑，前行穿海绵窦后，经眶上裂入眶，支配外直肌（图13-67）。展神经损伤可致外直肌运动障碍，产生内斜视。

（七）面神经

面神经（facial nerve）为混合性神经，含有4种纤维成分，具体如下：①躯体运动纤维，起自脑桥的面神经核，主要支配面肌；②内脏运动纤维（副交感），起自脑桥的上泌涎核，支配泪腺、下颌下腺和舌下腺等腺体的分泌；③内脏感觉纤维（味觉），分布于舌前2/3味蕾，传导味觉；④躯体感觉纤维，传导耳部皮肤的躯体感觉和面肌的本体感觉（图13-73）。

考点：面神经分支及作用

面神经自延髓脑桥沟外侧部出脑，其运动根和混合根入内耳门合成一干后，穿内耳道底进入面神经管，由茎乳孔出颅，主干在腮腺内分为数支并交织成丛，再由丛发出分支，分别自腮腺的上缘、前缘和下端穿出，呈扇形分布于面肌和颈阔肌等。

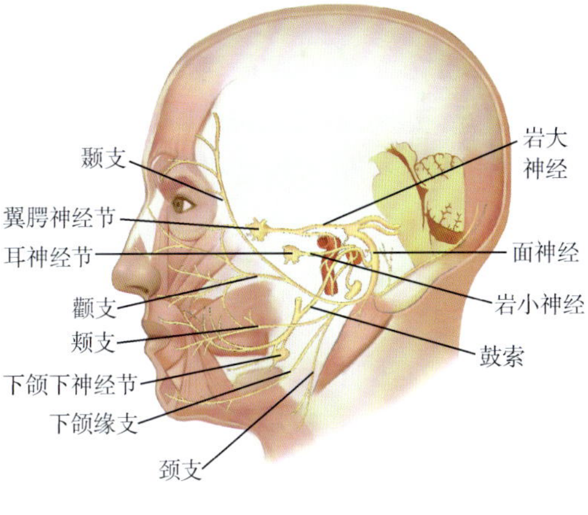

图13-73 面神经

1. 面神经在面神经管内的分支

（1）鼓索 在面神经出茎乳孔前约6mm处发出，呈弓形穿越鼓室等至颞下窝，加入舌神经。鼓索含有2种纤维：味觉纤维，分布于舌前2/3的味蕾，传导味觉；副交感纤维，在下颌下神经节内交换神经元，支配下颌下腺和舌下腺的分泌。

（2）岩大神经 含副交感纤维，在面神经管起始部发出，在翼腭神经节内交换神经元，控制泪腺和鼻、腭部黏膜腺体的分泌。

（3）镫骨肌神经 支配镫骨肌。

2. 面神经在面神经管外的分支 面神经从茎乳孔出颅，发出3支小分支，支配枕肌、耳周围肌、二腹肌后腹及茎突舌骨肌。面神经主干穿腮腺后从腮腺前缘辐射穿出，分为颞支、颧支、颊支、下颌缘支和颈支，支配面部表情肌和颈阔肌。

面神经行程长，不同部位损伤出现不同的临床表现。管外损伤：主要表现为笑时口角偏向健侧、

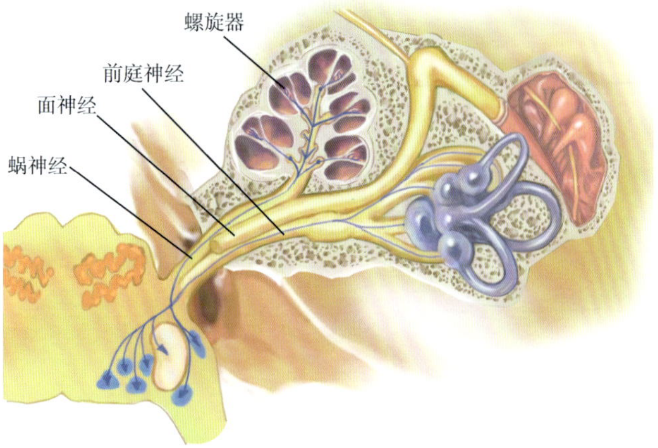

图13-74 前庭蜗神经

不能鼓腮，说话时唾液从口角流出，伤侧额纹消失、鼻唇沟变平坦，闭眼困难、角膜反射消失等症状。管内损伤：若伤及面神经管段的分支，除了上述肌肉瘫痪外，还出现听觉过敏、舌前2/3味觉障碍、泪腺和唾液腺分泌障碍等症状。

（八）前庭蜗神经

前庭蜗神经（vestibulocochlear nerve）为感觉性神经，由前庭神经和蜗神经组成，传导平衡觉和听觉（图13-74）。

1. 前庭神经 传导平衡觉。其起自内耳道底的前庭神经节，周围突分布于椭圆囊斑、球囊斑和壶腹嵴的毛细胞；中枢突组成前庭神经，与蜗神经伴行，穿内耳门，经脑桥延髓沟外侧部入脑。

2. 蜗神经 传导听觉。其起自蜗轴内的蜗神经节，周围突分布于内耳螺旋器的毛细胞；中枢突组成蜗神经，与前庭神经同行入脑。

前庭蜗神经损伤的主要表现为伤侧耳聋和平衡功能障碍，常伴有呕吐、眩晕等症状。

（九）舌咽神经

舌咽神经（glossopharyngeal nerve）为混合性神经，含有4种纤维成分，具体如下：①躯体运动纤维，起自疑核，支配茎突咽肌；②内脏运动纤维（副交感），起自下泌涎核，支配腮腺分泌；③内脏感觉纤维，分布于舌后1/3的味蕾和黏膜，咽、咽鼓管、鼓室等处黏膜，颈动脉窦和颈动脉小球等；④躯体感觉纤维，分布于耳后皮肤（图13-75）。舌咽神经自延髓橄榄后沟前部出脑，穿颈静脉孔，先在颈内动脉、颈内静脉间下降，继而呈弓形向前，经舌骨舌肌内侧达舌根，主要分支如下。

1. 舌支 为舌咽神经终支，分布于舌后1/3的黏膜和味蕾，传导一般感觉和味觉。

2. 咽支 分布于咽壁，与迷走神经和交感神经交织成丛，分布于咽肌与咽黏膜。

3. 鼓室神经 在鼓室内与交感神经纤维共同形成鼓室丛，发出分支分布于鼓室、乳突小房和咽鼓管的黏膜，传导感觉。终支为岩小神经，出鼓室经耳神经节内交换神经元，随耳神经分布于腮腺，司分泌活动。

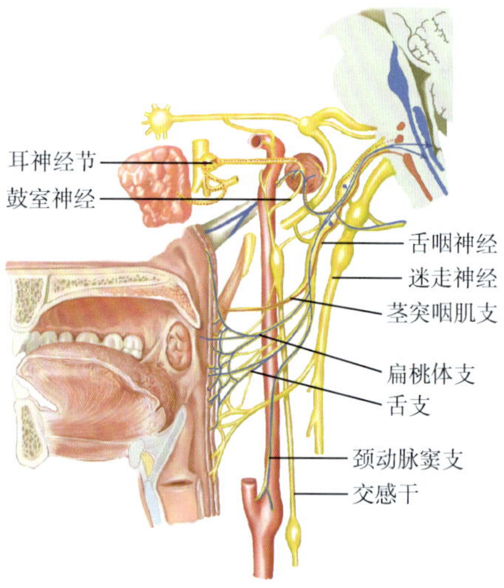

图13-75 舌咽神经和迷走神经

4. 颈动脉窦支 1～2支，在颈静脉孔下方发出，分布于颈动脉窦和颈动脉小球，将动脉压力和二氧化碳浓度变化的刺激传入中枢，反射性调节血压和呼吸。

（十）迷走神经

迷走神经（vagus nerve）为混合性神经，是脑神经中行程最长、分布最广的神经。其含有4种纤维成分，具体如下：①躯体运动纤维，发自疑核，支配咽喉肌；②内脏运动纤维（副交感），起自迷走神经背核，在颈、胸、腹部器官旁节或器官内节交换神经元，控制心肌、平滑肌与腺体的活动；③内脏感觉纤维，伴随内脏运动纤维分布，传导内脏感觉；④躯体感觉纤维，分布于硬脑膜、耳郭和外耳道的皮肤。

迷走神经连于延髓的橄榄后沟，经颈静脉孔出颅，在此处有迷走神经上神经节、下神经节，而后在颈部下行于颈动脉鞘内，沿颈内静脉与颈内动脉之间的后方至颈根部。左迷走神经在左颈总动脉与左锁骨下动脉之间下行，越过主动脉的前方，经左肺根后方至食管前面，沿途发出左肺丛和食管前丛，继续下行延续为迷走神经前干；右迷走神经越过右锁骨下动脉前方，沿器官右侧下行，经右肺根达食管后面，发出右肺丛和食管后丛，继续下行延续为迷走神经后干（图13-75）。迷走神经前干、后干穿食管裂孔进入腹腔，分布于胃前壁、胃后壁，其终末支为腹腔支，参与腹腔丛。迷走神经是行程最长、分布最广的脑神经，沿途发出众多的分支，主要包括颈部的分支、胸部的分支和腹部的分支。主要分支如下。

1. 喉上神经（superior laryngeal nerve） 在颈静脉孔下方发出，沿颈内动脉内侧下行至舌骨大角处分为内支和外支。内支伴喉上动脉穿甲状舌骨膜入喉，分布于声门裂以上的喉黏膜及会厌和舌根等处；外支支配环甲肌。

2. 颈心支 有上、下两支，分别在喉上神经起点下方和第1肋上方处分出，在喉与气管外侧下行入胸腔构成心丛，分布于心传导系统、心肌细胞和冠状动脉等。上支有一分支称主动脉神经或减压神经，分布于主动脉弓壁内，感受血压变化和化学刺激。

3. 喉返神经（recurrent laryngeal nerve） 右喉返神经在右迷走神经经右锁骨下动脉前方发出，绕过锁骨下动脉；左喉返神经越过主动脉弓前方，勾绕主动脉弓返回颈部。喉返神经沿气管食管间沟上行，至甲状腺侧叶深面、环甲关节后方进入喉内，终支称喉下神经。感觉纤维分布于声门裂以下的喉黏膜，运动纤维支配除环甲肌外的所有喉肌。一侧喉返神经损伤可引起患者声音嘶哑或发音困难，两侧同时损伤可导致呼吸困难甚至窒息（图13-76）。

4. 胃前支和肝支 由迷走神经前干在贲门附近分出。其分布于胃前壁，终支以鸦爪形分支，分布于幽门部前壁；肝支向右行于小网膜内，参与构成肝丛，随肝固有动脉分布于肝、胆囊等处（图13-77）。

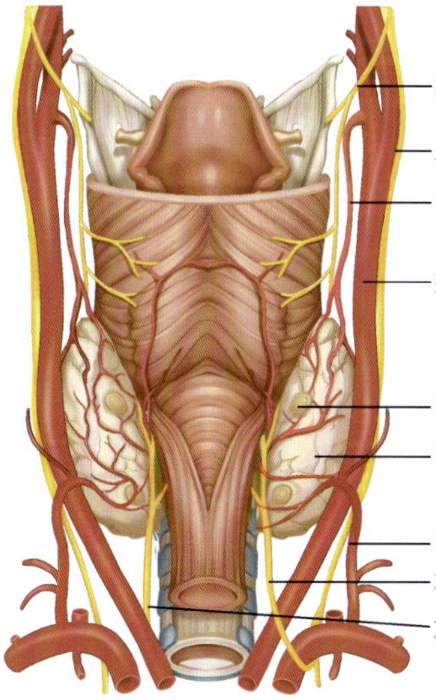

图13-76 喉上神经和喉返神经

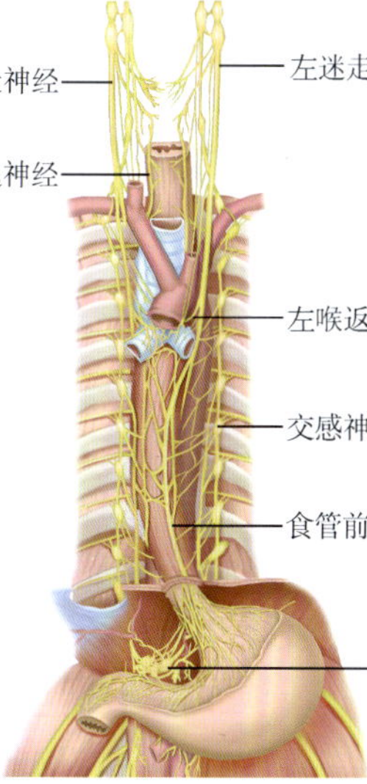

图13-77 迷走神经胸部的分支

5. 胃后支和腹腔支 由迷走神经后干在贲门附近分出。胃后支分布于胃后壁及幽门部后壁；腹腔支向右行，与交感神经纤维共同构成腹腔丛，分布于肝、胆、胰、脾、肾及结肠左曲以上的消化管。

迷走神经主干损伤可造成内脏活动障碍，主要表现为心悸、心动过速、恶心、呕吐等症状。

（十一）副神经

副神经（accessory nerve）为运动性神经，经颈静脉孔出颅后，向后下斜穿胸锁乳突肌，在胸锁乳突肌后缘中点上方越过颈外侧至斜方肌深面，支配胸锁乳突肌和斜方肌（图13-78）。

（十二）舌下神经

舌下神经（hypoglossal nerve）为运动性神经，自延髓前外侧沟出脑，经舌下神经管出颅，在颈内动脉、颈内静脉之间弓形向前下走行，在舌神经与下颌下腺管下方穿颏舌肌入舌，支配全部舌内肌和大部分舌外肌（图13-79）。

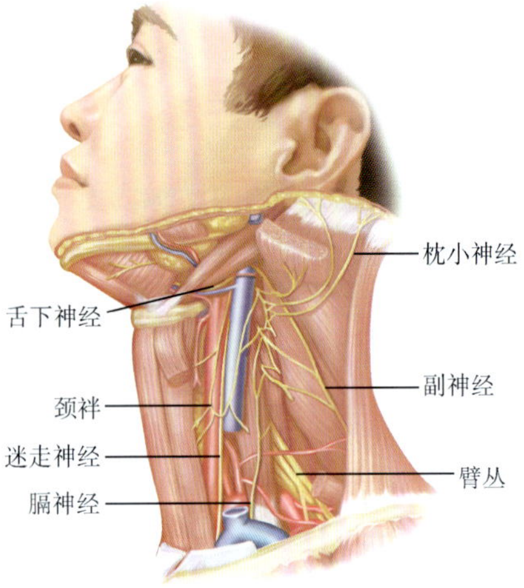

图13-78　副神经

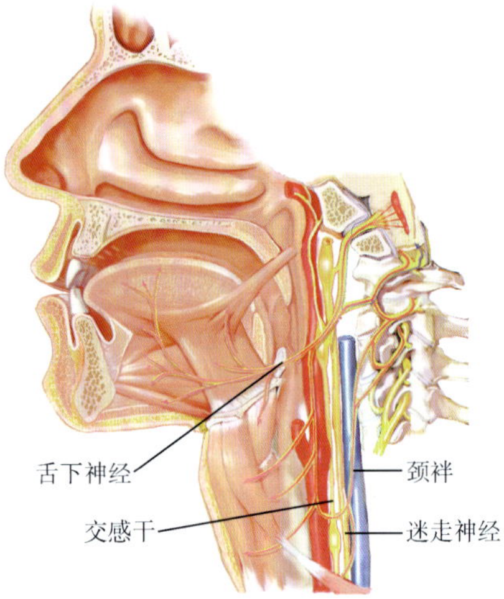

图13-79　舌下神经

一侧舌下神经损伤时，患侧舌肌瘫痪、萎缩，伸舌时舌尖偏向患侧。

三、内脏神经系统

内脏神经系统是神经系统的一个组成部分，主要分布于内脏、心血管与腺体。内脏神经按性质可分为内脏运动神经和内脏感觉神经。内脏运动神经调节内脏、心血管的运动与腺体的分泌，以调控人体的新陈代谢活动，通常不受人的意志控制，又称自主神经（图13-80）。内脏感觉神经将来自内脏、心血管等处的感觉冲动传入中枢，通过反射调节这些器官的活动，维持机体内、外环境的稳定。

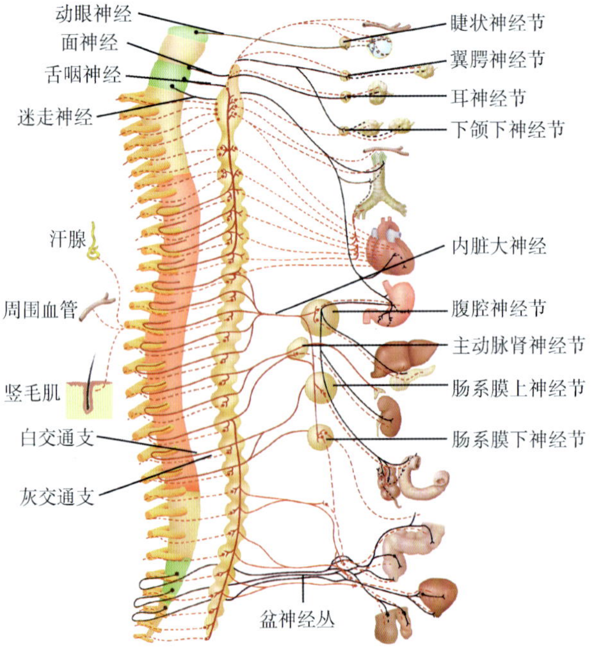

图13-80　内脏运动神经概况

（一）内脏运动神经

1. 内脏运动神经和躯体运动神经的区别 内脏运动神经与躯体运动神经在结构、功能和分布上存在较大差异，主要表现在以下5个方面。

（1）支配器官不同 内脏运动神经管理心肌、平滑肌与腺体的活动，一定程度上不受意识控制；躯体运动神经支配骨骼肌并受意志控制。

（2）纤维成分不同 内脏运动神经有交感神经纤维和副交感神经纤维2种纤维，多数内脏器官同时接受两种神经的双重支配；躯体运动神经只有一种纤维。

（3）神经元数目不同 内脏运动神经由低级中枢到效应器需要经过两级神经元。第1级神经元胞体位于脑干和脊髓内，称节前神经元，其轴突称节前纤维；第2级神经元胞体位于内脏运动神经节内，称节后神经元，其轴突称节后纤维。躯体运动神经由低级中枢至骨骼肌只有1个神经元。

（4）分布形式不同 内脏运动神经的节后纤维常攀附内脏或血管形成神经丛，由神经丛再发分支至效应器；躯体运动神经则以神经干形式分布。

（5）纤维种类不同 内脏运动神经为薄髓（节前纤维）和无髓（节后纤维）的细纤维；而躯体运动神经一般为较粗的有髓纤维。

2. 内脏运动神经的分部 内脏运动神经分为交感神经和副交感神经两部分。

（1）交感神经 分为中枢部及周围部。低级中枢位于脊髓T_1～L_3节段的灰质侧柱内；周围部包括交感干、交感神经节和交感神经丛等。

1）交感干：由椎旁节和节间支组成，呈串珠状，左、右各一。交感干上至颅底，下至尾骨，两干在尾骨前方合并。

2）交感神经节：根据所处位置，分为椎旁节和椎前节。①椎旁节，即交感干神经节，位于脊柱两旁，每侧总数19～24个，大小不等；②椎前节，位于脊柱前方、腹主动脉脏支的根部，包括主动脉肾神经节、腹腔神经节、肠系膜上神经节和肠系膜下神经节等（图13-81）。

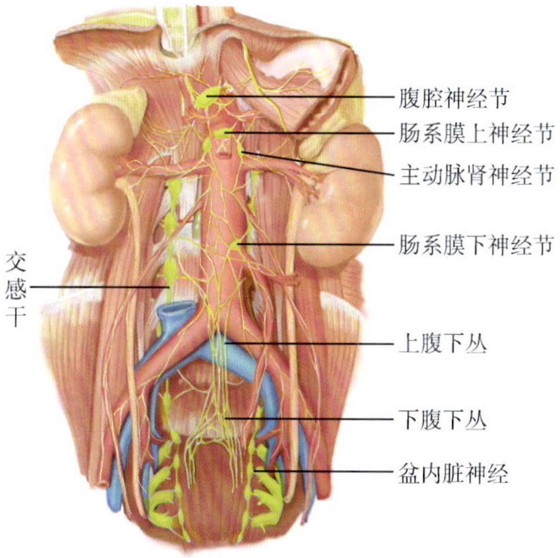

图13-81 交感干

3）交通支：交感干神经节均借交通支与相应的脊神经相连，交通支分为白交通支和灰交通支。①白交通支：只存在于T_1～L_3各脊神经前支与相应的椎旁节之间，由脊髓侧角发出有髓鞘的节前纤维组成，因有髓鞘而呈白色；②灰交通支：存在于全部椎旁节与31对脊神经之间，由椎旁节细胞发出的节后纤维组成，多无髓鞘，色灰暗，共31对。

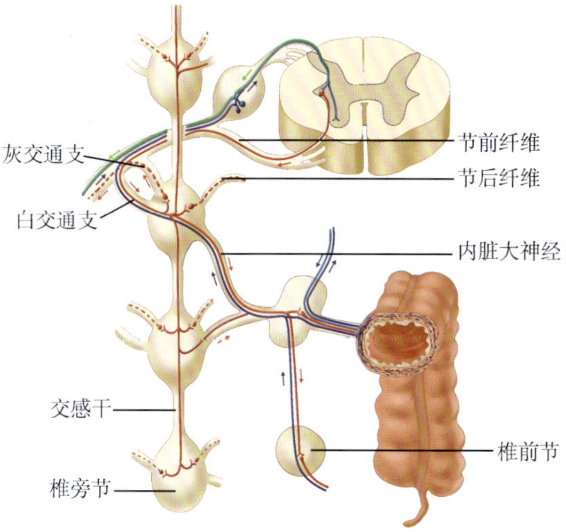

图13-82 交感干及其分布

4）节前纤维：进入交感干后有以下3种去向。①终止于相应的椎旁节，并交换神经元；②在交感干内上行或下降，终止于上方（颈部）或下方（腰骶部）的椎旁节并交换神经元；③穿经椎旁节，终止于椎前节并交换神经元（图13-82）。

5）节后纤维：有以下3种去向。①经灰交通支返回脊神经，并随脊神经分布于头颈、躯干和四肢的血管、汗腺和竖毛肌等；②攀附动脉走行，在动脉外膜形成相应的神经丛，并随动脉分布至所支配的器官；③由交感神经节直接发出至所支配的器官。

（2）副交感神经　分为中枢部和周围部。低级中枢位于脑干的副交感神经核（内脏运动核）和脊髓骶部第2～4节段的骶副交感核。周围部由副交感神经节和节前纤维、节后纤维等组成。

1）副交感神经节：多位于器官附近或器官壁内，故称器官旁节或器官内节。位于颅部的副交感神经节较大，有睫状神经节、翼腭神经节、下颌下神经节及耳神经节等；其他部位的副交感神经节很小。

2）颅部副交感神经：①中脑动眼神经副核→动眼神经→睫状神经节→瞳孔括约肌和睫状肌；②脑桥上泌涎核→面神经→翼腭神经节、下颌下神经节→泪腺、下颌下腺和舌下腺等；③延髓下泌涎核→舌咽神经→耳神经节→腮腺；④延髓迷走神经背核→迷走神经→器官旁节或器官内节→胸、腹腔器官（结肠左曲以下消化管除外）。

3）骶部副交感神经：来自骶髓第2～4节段骶副交感核的节前纤维，经相应骶神经最终加入盆丛，节后纤维支配结肠左曲以下的消化管和盆腔器官。

考点：交感神经与副交感神经的低级中枢

（3）交感神经与副交感神经的区别

1）低级中枢的部位不同：交感神经低级中枢位于脊髓T_1～L_3节段的灰质侧柱的中间外侧核；副交感神经的低级位于脑干内的副交感神经核和脊髓骶部第2～4脊髓节段灰质的骶副交感核。

2）周围神经节的位置不同：交感神经节位于脊柱前面和脊柱两侧；副交感神经节位于所支配器官的附近或器官壁内。

3）节前神经元与节后神经元的比例不同：一个交感节前神经元的轴突可对应多个节后神经元；一个副交感节前神经元的轴突对应较少的节后神经元，因此，交感神经的作用范围较广泛，副交感神经的作用范围较局限。

4）分布范围不同：交感神经的分布范围较广，副交感神经的分布不如交感神经广泛，如血管、汗腺、竖毛肌、肾上腺髓质均无副交感神经支配。

5）对同一器官所起的作用不同：交感神经与副交感神经对同一器官的作用即相互拮抗又相互统一（图13-83）。

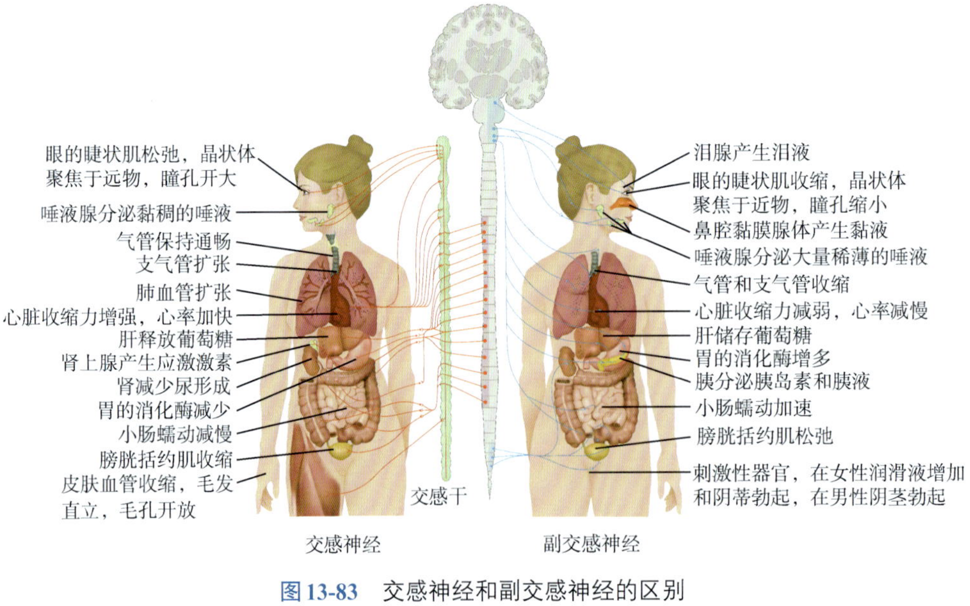

图13-83　交感神经和副交感神经的区别

（二）内脏感觉神经

内脏感觉神经的特点：①数量较少、较细，痛阈较高，一般强度的刺激不引起主观感觉，如胃肠的正常蠕动；器官活动较强烈时，可产生内脏感觉（内脏痛），如过度牵拉、膨胀和痉挛等。②内脏感觉传入途径较分散，内脏感觉模糊，内脏痛弥散，定位常不准确。

牵涉性痛是指当某一内脏器官发生病变时，与之相关的躯体体表特定区域发生疼痛或痛觉过敏，又称内脏牵涉性痛（图13-84）。牵涉性痛可发生于患病内脏附近的体表，也可发生于较远处的体表。例如，在阑尾炎初期，脐周皮肤发生牵涉性痛；在心绞痛时，患者常感觉胸前区及左臂内侧疼痛，肝胆疾病时，患者常感觉右肩部皮肤疼痛等。了解各器官病变时牵涉性痛的发生部位具有一定的临床诊断意义。

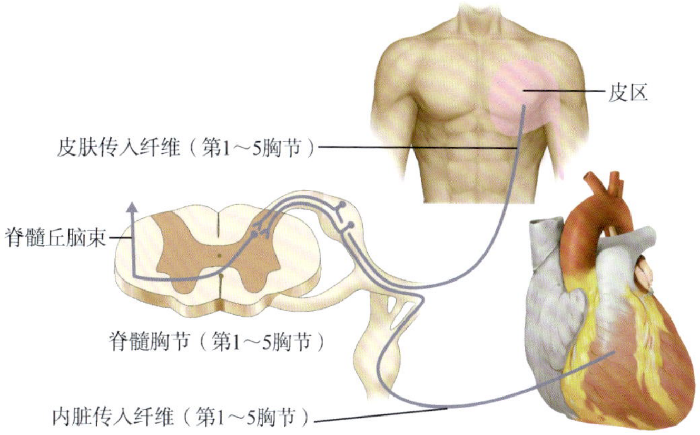

图13-84 牵涉性痛

第4节 传导通路

周围感受器接受机体内、外环境的各种刺激，经传入神经元传入中枢，最后传至大脑皮质产生感觉，该上行传导通路，称感觉传导通路。大脑皮质对感觉信息进行分析、综合后，发出冲动，经传出神经元传至效应器，产生效应，该下行传导通路，称运动传导通路。

一、感觉传导通路

（一）本体感觉与精细触觉传导通路

本体感觉是指肌肉、肌腱、关节等处的位置觉、运动觉和振动觉，又称深感觉。该传导通路还传导皮肤的精细触觉，如辨别两点距离和物体纹理的粗细等。躯干、四肢的本体感觉和精细触觉传导通路包括两条通路：一条传入大脑皮质，传导意识性本体感觉和精细触觉；另一条传至小脑，传导非意识本体感觉，参与姿势反射和调节平衡。躯干与四肢意识性本体感觉和精细触觉传导通路由3级神经元组成（图13-85）。

1. 第1级神经元 为脊神经节细胞，其周围突分布于肌肉、肌腱、关节和皮肤等处的本体感觉与精细触觉感受器；中枢突经脊神经后根进入脊髓后索。其中来自第5胸节以下的升支组成薄束，来自第4胸节以上的升支组成楔束；两束上行分别止于延髓的薄束核和楔束核。

2. 第2级神经元 胞体位于薄束核、楔束核内，此两核发出的纤维经延髓中央管腹侧交叉至对侧组成内侧丘系，上行止于丘脑腹后外侧核。

3. 第3级神经元 胞体位于丘脑腹后外侧核，由此核发出的纤维组成丘脑中央辐射，经内囊后肢投射于大脑皮质中央后回的上2/3和中央旁小叶后部。

（二）痛温觉、粗略触觉和压觉传导通路

该通路又称浅感觉传导通路，由3级神经元组成。

1. 躯干、四肢痛温觉、粗略触觉和压觉传导通路（图13-86）

（1）第1级神经元 为脊神经节细胞，其周围突分布于躯干和四肢的皮肤；中枢突经脊神经后根进入脊髓，止于后角固有核。

（2）第2级神经元 胞体主要位于后角固有核，其轴突经白质前连合交叉至对侧外侧索和前索，分别组成脊髓丘脑侧束（传导痛温觉）和脊髓丘脑前束（传导粗略触觉和压觉），两者合称脊髓丘脑束，向上止于丘脑腹后外侧核。

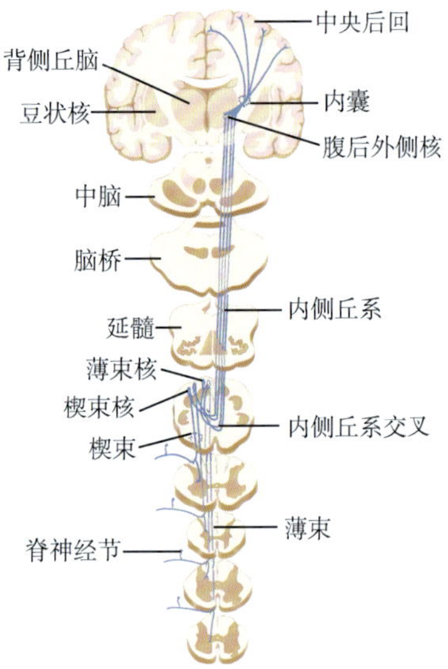

图13-85　躯干和四肢的深感觉传导通路

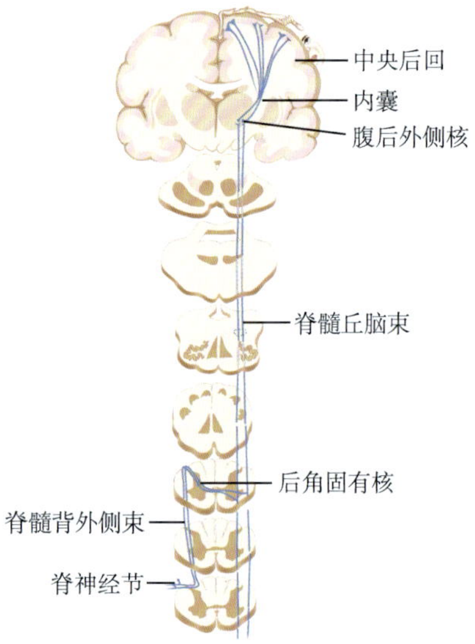

图13-86　躯干和四肢的浅感觉传导通路

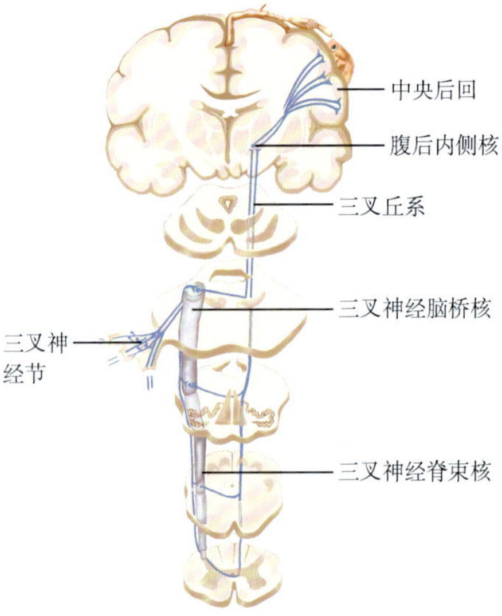

图13-87　头面部的浅感觉传导通路

（3）第3级神经元　胞体在丘脑腹后外侧核，此核发出纤维组成丘脑中央辐射，经内囊后肢投射于大脑皮质中央后回的上2/3和中央旁小叶后部。

2. 头面部痛温觉和触压觉传导通路（图13-87）

（1）第1级神经元　为三叉神经节细胞，其周围突组成三叉神经的感觉支，分布于头面部的皮肤和黏膜感受器；中枢突组成三叉神经感觉根入脑桥。传导痛温觉的纤维下降形成三叉神经脊束，止于三叉神经脊束核；传导触压觉的纤维止于三叉神经脑桥核。

（2）第2级神经元　胞体位于三叉神经脊束核和三叉神经脑桥核，两核发出的纤维交叉至对侧组成三叉丘系，上行止于丘脑腹后内侧核。

（3）第3级神经元　胞体在丘脑腹后内侧核，由此核发出的纤维加入丘脑中央辐射，经内囊后肢投射于中央后回下1/3区。

（三）视觉传导通路和瞳孔对光反射通路

1. 视觉传导通路（图13-88）

（1）第1级神经元　为视网膜双极细胞，其周围突与视锥细胞和视杆细胞形成突触，中枢突与节细胞形成突触。

（2）第2级神经元　为视网膜节细胞，其轴突在视神经盘处聚集成视神经，经视神经管入颅后形成视交叉，其中来自视网膜鼻侧半的纤维左右相互交叉，来自视网膜颞侧半的纤维不交叉，继而交叉的纤维和不交叉的纤维合成视束，视束向后绕大脑脚终于外侧膝状体。

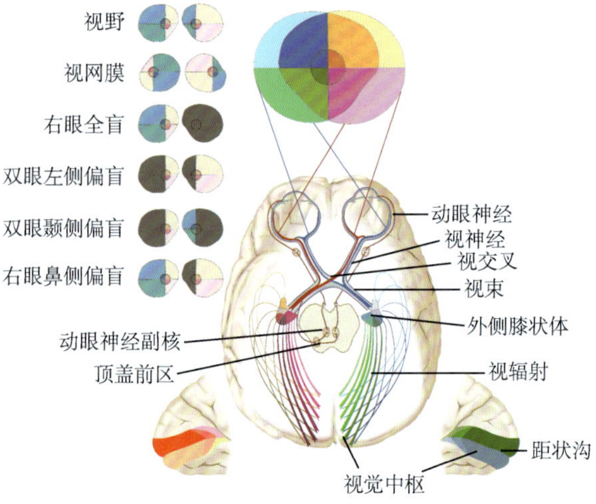

图13-88　视觉传导通路

（3）第3级神经元　胞体位于外侧膝状体，其发出的纤维组成视辐射，经内囊后肢投射至大脑皮质视觉中枢。

链 接　视野与视觉通路损伤

视野是指眼球固定向前平视时所能看到的空间范围。成像时，由于眼球屈光装置对光线的折射作用，鼻侧半视野的物像投射到颞侧半视网膜，上半视野的物像投射到下半视网膜，反之亦然。视觉传导通路不同部位受损时，可引起不同的视野缺损：①一侧视神经损伤，可致该眼视野全盲；②视交叉中间部交叉纤维损伤，可致双眼视野颞侧半偏盲；③一侧视交叉外侧部不交叉的纤维受损，可致患侧视野鼻侧半偏盲；④一侧视束或视辐射、视皮质受损，可致双眼病灶对侧视野同向性偏盲。

2. 瞳孔对光反射通路　光照一侧瞳孔，引起双眼瞳孔都缩小的反应，称瞳孔对光反射。其中光照侧的瞳孔缩小，称直接对光反射；未照侧的瞳孔缩小，称间接对光反射。

瞳孔对光反射通路：视网膜→视神经→视交叉→视束→上丘臂→顶盖前区→双侧动眼神经副核→动眼神经→睫状神经节→节后纤维→双侧瞳孔括约肌（瞳孔缩小）。

瞳孔对光反射在临床上有重要意义，反射消失可能预示病危，也有可能为视神经和动眼神经损伤。一侧视神经受损，传入中断，患侧直接对光反射消失，而间接对光反射存在；一侧动眼神经受损，传出中断，则患侧直接、间接对光反射都消失。

考点：视觉传导通路的途径

（四）听觉传导通路

1. 第1级神经元　为蜗神经节内的双极细胞，其周围突分布于内耳的螺旋器，中枢突组成蜗神经，入脑后止于蜗神经核。

2. 第2级神经元　胞体位于蜗神经核，其发出纤维大部分在脑桥内交叉到对侧，再折返上行组成外侧丘系，不交叉的纤维加入同侧外侧丘系。交换神经元后经下丘臂止于内侧膝状体。

3. 第3级神经元　胞体位于内侧膝状体，其发出纤维组成听辐射，经内囊后肢，止于大脑皮质听觉中枢。

听觉传导是双侧传导，一侧外侧丘系、听辐射或听觉中枢损伤时，不至于产生明显的听觉障碍（图13-89）。

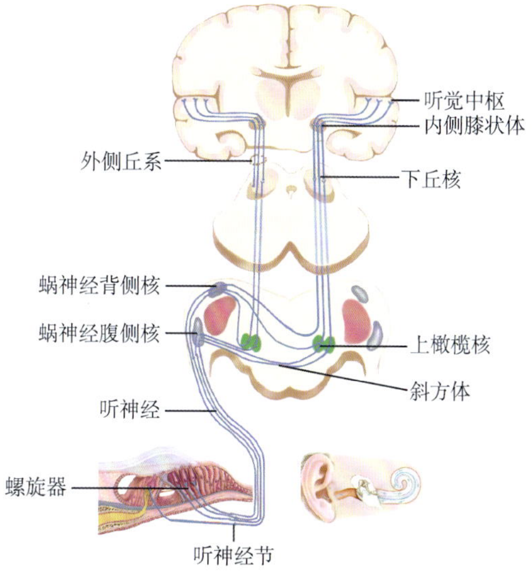

图13-89　听觉传导通路

二、运动传导通路

运动传导通路包括锥体系和锥体外系。锥体系的功能是支配各种随意运动。锥体外系是指锥体系以外的运动传导通路，主要调节随意运动。正常情况下两者相互协调，共同完成复杂而精巧的随意运动。

（一）锥体系

锥体系（pyramidal system）由2级神经元组成。第1级神经元称上运动神经元，为大脑皮质中央前回和中央旁小叶前部及其他一些皮质区域中的锥体细胞，其轴突组成锥体束，经内囊下行至脑干或脊髓，其终止于脑干躯体运动核的纤维束，称皮质核束；止于脊髓前角的纤维束，称皮质脊髓束。第2级神经元称下运动神经元，胞体位于脑干的躯体运动核和脊髓前角，其轴突分别组成脑神

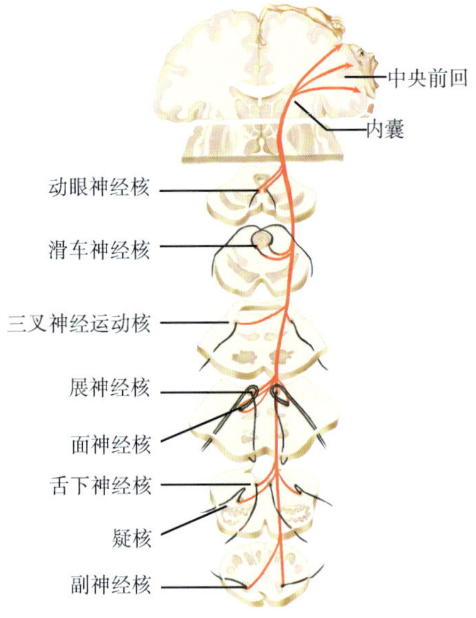

图 13-90 皮质核束

经和脊神经，支配骨骼肌运动。

1. 皮质核束 主要由中央前回下部锥体细胞的轴突聚集而成，下行经内囊膝至大脑脚底，分出纤维陆续止于脑神经运动核。除面神经核下部和舌下神经核只接受对侧皮质核束的纤维外，其余神经核均接受双侧皮质核束的纤维（图13-90）。

一侧上运动神经元或皮质核束损伤，可导致对侧睑裂以下面肌和对侧舌肌瘫痪，表现为对侧鼻唇沟消失、口角低垂并向病灶侧偏斜、流涎、不能鼓腮露齿；伸舌时舌尖偏向病灶对侧，但舌肌不萎缩，称核上瘫。一侧面神经核或面神经损伤，可导致病灶侧面肌全瘫，表现为额纹消失、不能闭眼、口角下垂、鼻唇沟消失等；一侧舌下神经核受损，可导致病灶侧舌肌瘫痪，表现为伸舌时舌尖偏向患侧，伴舌肌萎缩。两者统称核下瘫（图13-91、图13-92）。

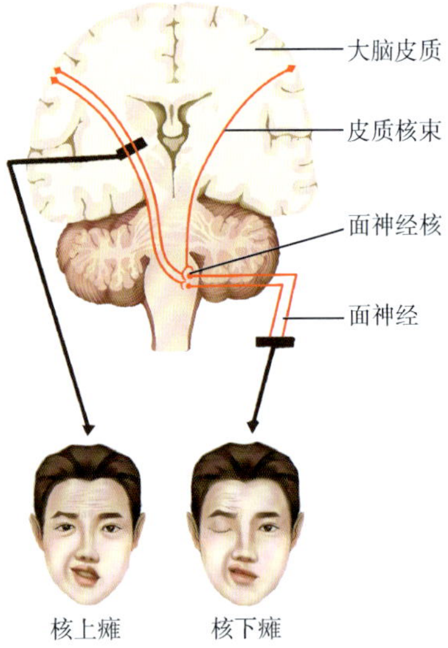

图 13-91 面肌瘫痪

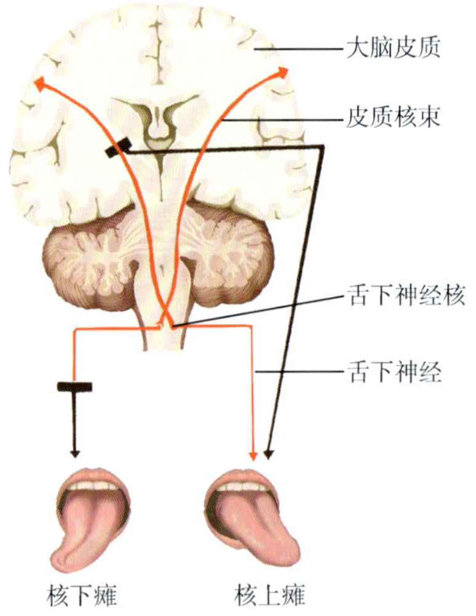

图 13-92 舌肌瘫痪

2. 皮质脊髓束 由中央前回上2/3和中央旁小叶前部等处皮质的锥体细胞轴突聚集而成，经内囊后肢的前部下行至延髓形成锥体。在锥体下端，大部分纤维交叉至对侧，形成锥体交叉。交叉后的纤维下行于对侧脊髓外侧索内，称皮质脊髓侧束，支配四肢肌运动。小部分未交叉的纤维下行于同侧脊髓前索内，称皮质脊髓前束，并经白质前连合逐节交叉至对侧前角细胞，支配躯干肌和四肢肌运动。皮质脊髓前束中有一部分纤维始终不交叉，止于同侧前角细胞支配同侧躯干肌。因此，躯干肌受两侧大脑皮质支配。如一侧皮质脊髓束在锥体交叉前受损，则主要引起对侧肢体瘫痪，而躯干肌运动无明显影响（图13-93）。

锥体系的任何部位损伤都可引起支配区随意运动障碍（瘫痪）。上、下运动神经元损伤后虽均出现瘫痪，但其临床

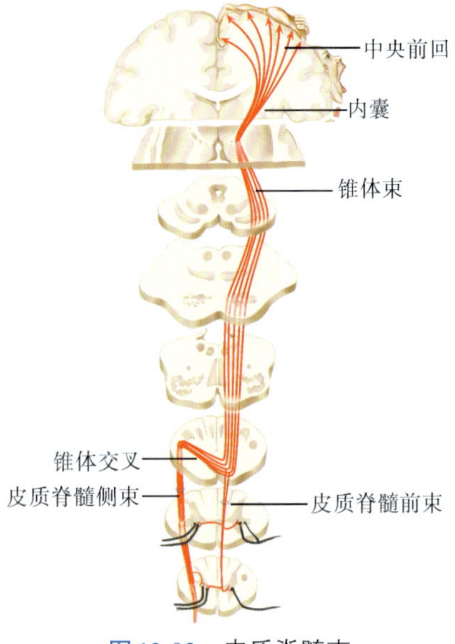

图 13-93 皮质脊髓束

表现不同（表13-3）。

表13-3　上、下运动神经元损伤后临床表现的不同		
鉴别点	上运动神经元损伤	下运动神经元损伤
瘫痪特点	痉挛性瘫痪（硬瘫）	弛缓性瘫痪（软瘫）
肌张力	增高	降低
腱反射	亢进	消失
病理反射	有	无
早期肌萎缩	不明显	明显

（二）锥体外系

锥体外系（extrapyramidal system）是指锥体系以外影响和控制骨骼肌运动传导通路的统称，包括大脑皮质、纹状体、背侧丘脑、底丘脑、中脑顶盖、红核、黑质、脑桥核、前庭神经核、小脑、网状结构及其纤维联系。锥体外系主要功能是调节肌张力、协调肌运动和维持身体平衡等。

自　测　题

一、单选题

1. 关于神经系统的描述，下列哪项错误（　　）
   A. 脑和脊髓属中枢神经系统
   B. 脑神经和脊神经属周围神经系统
   C. 按分布范围不同，可分为躯体神经和内脏神经
   D. 躯体神经分布于中枢外的所有部位
   E. 内脏神经属于周围神经系统

2. 关于反射弧的说法，下列错误的是（　　）
   A. 感受器仅分布于皮肤
   B. 效应器分布于肌和腺体等
   C. 传入神经又称感觉神经
   D. 传出神经又称运动神经
   E. 神经中枢可以在脊髓

3. 不含神经元胞体的结构是（　　）
   A. 灰质　B. 网状结构
   C. 白质　D. 神经核
   E. 神经节

4. 脊髓（　　）
   A. 成人下端平第2腰椎椎体下缘
   B. 在新生儿，下端约平第1腰椎椎体下缘
   C. 依脊神经根的附着范围可分为31个节段
   D. 颈膨大相当于颈丛发出的节段
   E. 腰骶膨大相当于腰丛发出的节段

5. 有关脊髓外形的描述，下列正确的是（　　）
   A. 表面有4条沟，纵贯脊髓全长
   B. 前有宽而深的前正中沟
   C. 后有较浅的后正中裂
   D. 两侧各有一条前外侧沟和一条后外侧沟
   E. 脊神经从前正中裂发出

6. 对脊髓节段的叙述，下列错误的是（　　）
   A. 共有31个节段　B. 8个颈节
   C. 12个胸节　D. 1个腰节
   E. 5个骶节

7. 脊髓第7胸节段相当于（　　）
   A. 第4胸椎　B. 第5胸椎　C. 第6胸椎
   D. 第7胸椎　E. 第8胸椎

8. 贯穿脊髓全长的结构，没有（　　）
   A. 脊髓中央管　B. 前角和后角
   C. 侧角　D. 前外侧沟
   E. 后外侧沟

9. 临床上腰椎穿刺的部位，应选在（　　）
   A. 第1、2腰椎椎体之间　B. 第3、4或第4、5腰椎之间
   C. 第2、3腰椎之间　D. 第12胸椎和第1腰椎之间
   E. 第3、4胸椎之间

10. 有关脊髓纤维束的叙述，下列哪项错误（　　）
    A. 薄束为上行纤维束
    B. 楔束为上行纤维束
    C. 脊髓丘脑束为下行纤维束
    D. 皮质脊髓侧束为下行纤维束
    E. 脊髓丘脑束为上行纤维束

11. 交感神经节前纤维的胞体位于（　　）
    A. 前角　B. 后角
    C. 侧角　D. 脊神经节
    E. 脑干

12. 脊髓内传导躯干、四肢皮肤精细触觉的纤维束是（　　）
A. 皮质脊髓侧束　B. 内侧丘系
C. 脊髓丘脑束　D. 薄束和楔束
E. 脊髓小脑
13. 传导躯干、四肢随意运动冲动的纤维束是（　　）
A. 薄束、楔束　B. 脊髓丘脑束
C. 红核脊髓束　D. 皮质脊髓束
E. 皮质核束
14. 脑干背侧面观，看不到的结构是（　　）
A. 脚间窝　B. 薄束结节
C. 楔束结节　D. 上丘和下丘
E. 滑车神经
15. 脑干腹侧面观，看不到的结构是（　　）
A. 锥体　B. 基底沟
C. 延髓脑桥沟　D. 菱形窝
E. 三叉神经
16. 不与脑干相连的脑神经是（　　）
A. 嗅神经　B. 三叉神经
C. 动眼神经　D. 滑车神经
E. 面神经
17. 与延髓相连的脑神经，不包括（　　）
A. 迷走神经　B. 前庭蜗神经
C. 舌下神经　D. 舌咽神经
E. 副神经
18. 连于脑干背面的脑神经是（　　）
A. 动眼神经　B. 滑车神经
C. 舌下神经　D. 副神经
E. 三叉神经
19. 维持生命活动的中枢所在部位是（　　）
A. 延髓　B. 脑桥
C. 中脑　D. 脊髓
E. 小脑
20. 有关小脑的叙述，下列错误的是（　　）
A. 位于颅后窝内
B. 中间缩细的部位称小脑蚓
C. 两侧膨隆的部分称小脑半球
D. 半球的上面有小脑扁桃体
E. 半球上有原裂
21. 下丘脑的组成，不包括（　　）
A. 内侧膝状体　B. 视交叉
C. 漏斗　D. 灰结节
E. 一对乳头体
22. 大脑半球分五叶，不包括（　　）
A. 额叶　B. 边缘叶
C. 岛叶　D. 枕叶
E. 顶叶
23. 大脑半球内侧面与顶枕沟相交的沟是（　　）
A. 扣带沟　B. 距状沟
C. 海马沟　D. 侧副沟
E. 中央沟
24. 颞横回为（　　）
A. 躯体运动区　B. 躯体感觉区
C. 视区　D. 听区
E. 嗅区
25. 说话中枢位于（　　）
A. 中央前回下部　B. 中央后回下部
C. 额上回下部　D. 额下回后部
E. 颞横回
26. 基底核，不包括（　　）
A. 尾状核　B. 豆状核
C. 屏状核　D. 疑核
E. 杏仁体
27. 内囊位于（　　）
A. 豆状核与屏状核之间
B. 豆状核、杏仁体和背侧丘脑之间
C. 尾状核、背侧丘脑与豆状核之间
D. 豆状核与尾状核之间
E. 屏状核和豆状核之间
28. 通过内囊膝下行的纤维束是（　　）
A. 皮质脊髓束　B. 皮质核束
C. 脊髓丘脑束　D. 内侧丘系
E. 三叉丘系
29. 脑和脊髓的被膜由内向外依次为（　　）
A. 软膜、蛛网膜、硬膜
B. 硬膜、软膜、蛛网膜
C. 蛛网膜、硬膜、软膜
D. 硬膜、蛛网膜、软膜
E. 软膜、硬膜、蛛网膜
30. 硬膜外麻醉将麻醉药注入（　　）
A. 中央管内　B. 硬膜外隙
C. 小脑延髓池　D. 蛛网膜下隙
E. 终池
31. 下列哪个结构不是硬脑膜形成的（　　）
A. 大脑镰　B. 小脑幕
C. 海绵窦　D. 筛窦
E. 乙状窦
32. 不含运动纤维成分的结构是（　　）
A. 脊神经的前支　B. 脊神经的后支
C. 脊神经的前根　D. 脊神经的后根
E. 脊神经的交通支
33. 支配肱二头肌的神经是（　　）
A. 肌皮神经　B. 尺神经
C. 桡神经　D. 腋神经
E. 正中神经

34. 肱骨中段骨折易损伤的神经是（　　）
A. 肌皮神经　B. 正中神经
C. 尺神经　D. 桡神经
E. 腋神经
35. 骶丛分支，不包括（　　）
A. 坐骨神经　B. 阴部神经
C. 臀上神经　D. 股神经
E. 臀下神经
36. 下列哪组属运动性脑神经（　　）
A. Ⅲ　Ⅳ　Ⅵ　Ⅺ　Ⅻ
B. Ⅰ　Ⅱ　Ⅶ　Ⅷ　Ⅹ
C. Ⅲ　Ⅳ　Ⅴ　Ⅵ　Ⅶ
D. Ⅴ　Ⅶ　Ⅸ　Ⅹ　Ⅺ
E. Ⅱ Ⅴ　Ⅶ　Ⅷ　Ⅺ
37. 动眼神经不支配（　　）
A. 内直肌　B. 上斜肌
C. 下斜肌　D. 上睑提肌
E. 上直肌
38. 传导头面部痛温觉的神经是（　　）
A. 动眼神经　B. 滑车神经
C. 三叉神经　D. 展神经
E. 面神经
39. 交感神经的低级中枢位于（　　）
A. 脑干
B. 脊髓第1胸节至第3腰节侧角内
C. 全部胸髓侧角内
D. 脊髓第1颈节至第3腰节侧角内
E. 脊髓骶节
40. 椎前节，不包括（　　）
A. 腹腔神经节　B. 肠系膜上神经节
C. 奇神经节　D. 主动脉肾节
E. 肠系膜下神经节
41. 视交叉由来自哪的视网膜纤维构成（　　）
A. 双侧鼻侧半　B. 双侧颞侧半
C. 同侧鼻侧半　D. 同侧颞侧半
E. 单侧鼻侧半与单侧颞侧半
42. 脊髓半横贯损伤，在损伤平面以下（　　）
A. 同侧深感觉和精细触觉消失
B. 同侧触觉完全消失
C. 对侧深感觉和精细触觉消失
D. 同侧痛觉消失
E. 对侧触觉消失

二、问答题

1. 试述分布于舌的神经有哪些？各有何功能？
2. 脑脊液由何处产生？其循环途径如何？

（赵　宏）

第14章 内分泌系统

学习目标

1. 知识目标　掌握内分泌系统的组成，甲状腺、甲状旁腺、肾上腺的形态、位置及其所分泌激素的主要功能，垂体的形态、位置、分叶及其所分泌激素的主要功能，甲状腺、肾上腺、垂体的微细结构；熟悉甲状腺和垂体激素分泌异常所致疾病；了解松果体的形态、位置。

2. 能力目标　能在标本、模型上辨认内分泌系统的各个器官结构，具备将所学知识应用于临床的能力。

3. 素质目标　培养关爱患者及运用所学知识健康宣教的意识。

案例 14-1

患者，男性，43岁，因视力逐渐下降入院。查体：头颅和面容宽大、颧骨高、下颌突出、手脚粗大、视野缺损、视力下降。结合垂体激素和蝶鞍区MRI检查结果，考虑为肢端肥大症。

问题：该病是什么激素分泌异常所致？该激素是什么细胞分泌的？

内分泌系统由内分泌腺、内分泌组织和散在于全身的内分泌细胞组成，是机体的重要调节系统，它与神经系统共同维持机体内环境稳定，调节机体的生长发育和各种代谢活动。

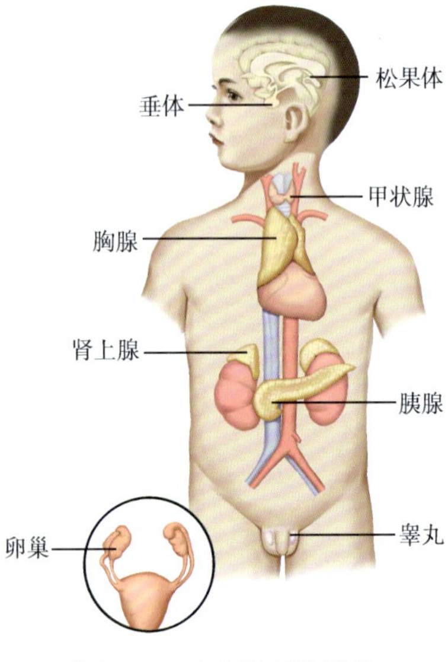

图14-1　内分泌系统概况

内分泌腺是指结构上独立存在、肉眼可见的内分泌器官，如甲状腺、甲状旁腺、肾上腺、垂体和松果体等（图14-1）。内分泌组织是指分散在其他组织、器官内具有内分泌功能的细胞团，如胰岛、卵巢内的卵泡和黄体、胸腺内的网状上皮细胞等。

内分泌细胞的分泌物称激素，激素随血液循环运送到全身各处，作用于特定的器官或组织。靶细胞或靶器官是指能对某种激素产生特定效应的细胞或器官。

考点：内分泌系统的组成

内分泌腺的结构特点：无导管，腺细胞排列成索状、团状或围成滤泡状，含有丰富的毛细血管和毛细淋巴管。

人体内分泌细胞绝大部分为含氮激素分泌细胞，超微结构特点是粗面内质网较多，高尔基体发达，分泌颗粒有膜包被。小部分为类固醇激素分泌细胞，仅包括肾上腺皮质和性腺的内分泌细胞，超微结构特点是滑面内质网丰富，线粒体较多，含胆固醇脂滴，无分泌颗粒，因类固醇激素具有脂溶性，可通过细胞膜直接扩散出细胞。

第1节　甲　状　腺

一、甲状腺的形态和位置

甲状腺是人体最大的内分泌腺，质柔软，棕红色，呈“H”形，分为左、右两个侧叶和中间的峡部（图14-2、图14-3）。其位于颈前部，甲状腺侧叶贴附于喉下部和气管上部的外侧面，上达甲状软骨中部，下至第6气管软骨环。甲状腺峡多位于第2～4气管软骨的前方。有时自甲状腺峡向上伸出一个锥状叶。

考点：甲状腺的形态和位置

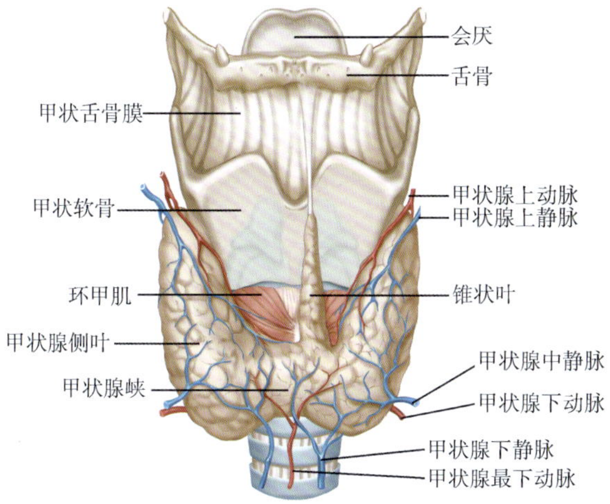

图14-2　甲状腺（前面）

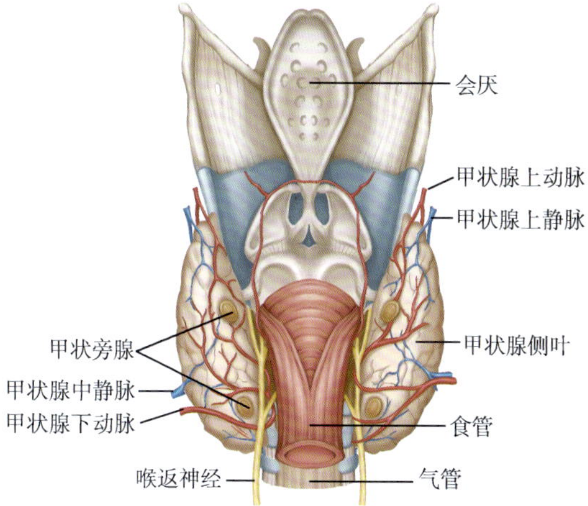

图14-3　甲状腺（后面）和甲状旁腺

甲状腺有两层被膜，内层为纤维囊，又称真被膜，包裹甲状腺表面，伸入腺实质，将腺体分成大小不等的小叶。外层为甲状腺鞘，又称假被膜，即颈深筋膜形成的腺鞘，包绕于真被膜外面，将甲状腺固定在喉和气管壁上，故吞咽时，甲状腺可随喉上、下移动。甲状腺过度肿大时，可压迫喉和气管而发生呼吸困难、吞咽困难。

二、甲状腺的组织结构

甲状腺每个小叶内含有20～40个甲状腺滤泡，滤泡间有少量的结缔组织、丰富的毛细血管和滤泡旁细胞（图14-4）。

（一）甲状腺滤泡

甲状腺滤泡是大小不等的囊状结构，呈圆形、椭圆形或不规则形。滤泡腔内充满胶质，其是滤泡上皮细胞的分泌物，在HE染色切片上呈均质状，嗜酸性，为碘化的甲状腺球蛋白。滤泡上皮细胞单层排列在滤泡周围，细胞界线清楚，细胞核呈圆形，位于中央。滤泡上皮细胞因功能状态不同而有形态变化（图14-4），一般情况下呈立方形。在甲状腺功能活跃时，细胞增高呈低柱状，腔内胶质减少；反之，细胞变矮呈扁平状，腔内胶质增多。胶质的边缘常存在不着色的空泡，其是滤泡上皮细胞吞饮胶质滴所致。

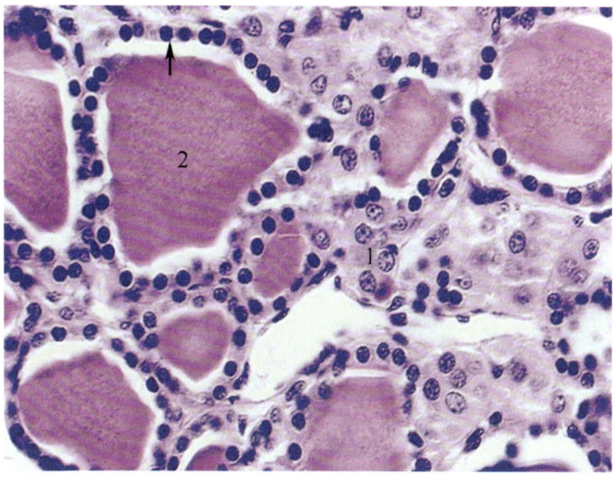

图14-4　甲状腺组织结构镜下观（HE染色，10×40倍）

1. 滤泡旁细胞；2. 甲状腺滤泡；↑滤泡上皮细胞

电镜下，滤泡上皮细胞游离面有微绒毛，近游离面的胞质内（图14-5）有高尔基体；胞质内有散在的发达的粗面内质网、较多的线粒体和溶酶体。滤泡上皮基底面有完整的基板，邻近的结缔组织内富含有孔毛细血管和毛细淋巴管。

甲状腺滤泡上皮细胞合成和分泌甲状腺素。甲状腺素广泛作用于机体的多种细胞，主要功能是促进机体的新陈代谢，提高神经兴奋性，促进生长发育，尤其对婴幼儿的骨骼和中枢神经系统发育影响很大。

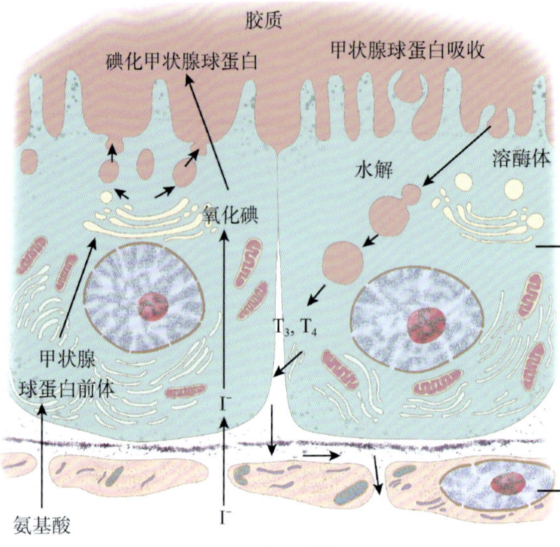

图 14-5 甲状腺滤泡上皮细胞合成和分泌激素超微结构模式图

T_3. 三碘甲腺原氨酸；T_4. 甲状腺素

考点：甲状腺素的作用

链 接 甲状腺素分泌异常对身体的影响

先天性缺乏甲状腺或甲状腺功能严重不足所致的疾病称克汀病，又称呆小症。呆小症主要表现为痴呆、身材矮小、反应迟钝、畏寒，多伴有聋哑症。成年后甲状腺功能降低、甲状腺激素缺少而导致的皮肤非凹陷性水肿称为黏液性水肿，水肿处皮肤因黏多糖沉积而出现苍白或蜡黄色。甲状腺激素合成和分泌增加，导致基础代谢增强和交感神经系统兴奋性提高，甲状腺呈现高功能状态，称为甲状腺功能亢进。机体缺碘、存在致甲状腺肿物质或甲状腺激素合成酶缺陷等因素引起的甲状腺代偿性增生肿大的现象称为单纯性甲状腺肿。

（二）甲状腺滤泡旁细胞

甲状腺滤泡旁细胞位于滤泡之间或滤泡上皮细胞之间，腔面被邻近的滤泡上皮细胞所覆盖（图14-4）。细胞体积稍大，在HE染色切片中，胞质着色略淡。滤泡旁细胞分泌降钙素。降钙素能促进成骨细胞活动，使骨盐沉着于类骨质，抑制骨质内钙盐溶解，并抑制胃肠道和肾小管吸收钙盐，而使血钙下降。

考点：降钙素的作用

第 2 节 甲状旁腺

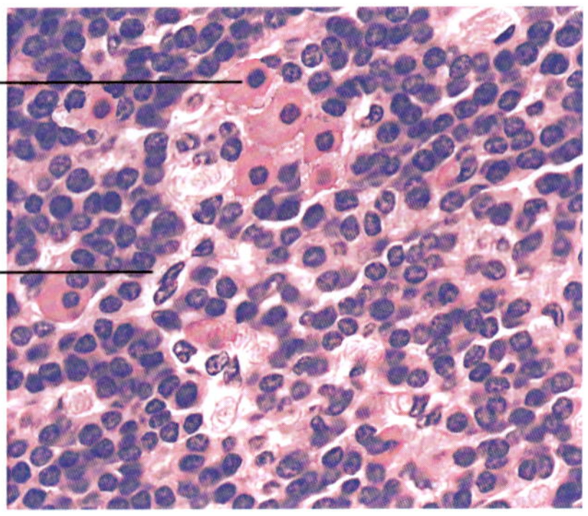

图 14-6 甲状旁腺组织结构镜下观（HE染色，10×40倍）

成人甲状旁腺呈棕黄色的扁椭圆形，形状大小似黄豆，有上、下两对，均贴附于甲状腺侧叶的后面。上一对多位于甲状腺侧叶后缘的中、上1/3 交界处。下一对常位于甲状腺下动脉进入甲状腺附近（图14-3）。少数人的甲状旁腺埋于甲状腺组织中，手术时寻找困难。

甲状旁腺表面包有薄层结缔组织被膜，结缔组织伸入腺体内形成小梁。腺细胞排列成团索状，其间富含有孔毛细血管及少量结缔组织，还可见散在脂肪细胞。腺实质由主细胞和嗜酸性细胞组成（图14-6）。

1. 主细胞　是构成甲状旁腺的主要细胞，胞体呈圆形或多边形，较小；核圆，位于细胞中央；胞质着色浅。电镜下，粗面内质网和高尔基体发达。

主细胞分泌甲状旁腺素，其功能是调节钙磷代谢，使血钙升高。甲状旁腺素分泌不足可引起血钙降低、手足抽搐，肢体出现对称性疼痛和痉挛。甲状旁腺素分泌过多可导致骨质疏松并使患者易发生骨折。

考点：甲状旁腺素的作用

2. 嗜酸性细胞　常单个或成群存在于主细胞之间。嗜酸性细胞比主细胞大，核小而圆，染色较深，胞质内含密集的嗜酸性颗粒。

第3节　肾　上　腺

一、肾上腺的形态和位置

肾上腺位于肾的上内方，腹膜后间隙内，色灰黄，左右各一，左侧形似半月形，右侧形似三角形（图14-7）。肾上腺与肾共同包在肾筋膜内，但其有独立的纤维囊和脂肪囊，故肾下垂时，肾上腺不随肾下降。

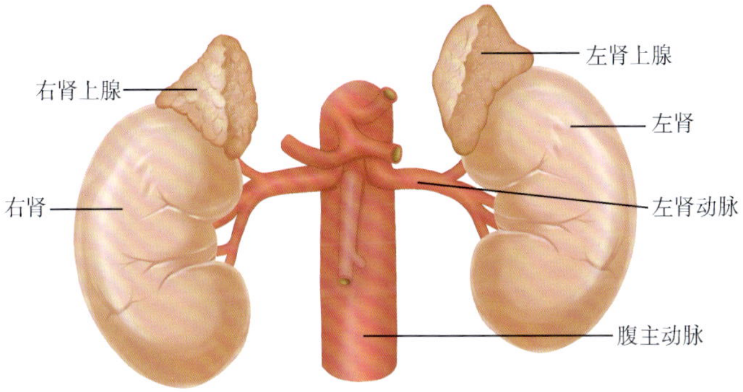

图14-7　肾上腺

二、肾上腺的组织结构

肾上腺表面被结缔组织包裹，少量结缔组织伴随血管和神经伸入腺实质内。肾上腺实质由周围的皮质和中央的髓质构成。

（一）皮质

肾上腺皮质根据细胞的形态和排列方式不同，由外向内可分为球状带、束状带和网状带（图14-8）。

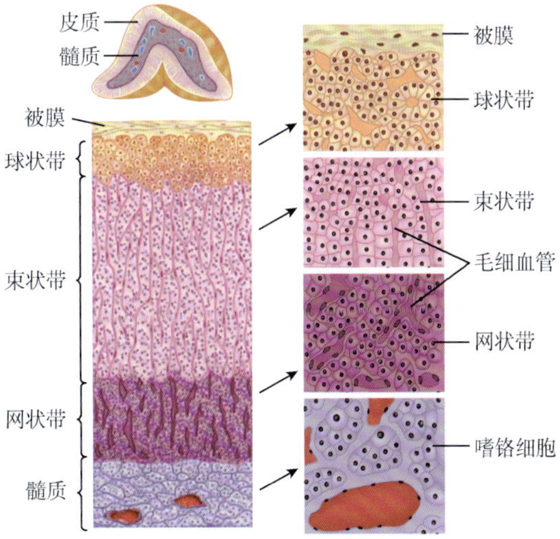

图14-8　肾上腺组织结构模式图

1. 球状带　位于被膜下方，较薄。细胞排列呈团状，胞体较小，呈矮柱状或多边形，核小，染色深，胞质呈弱嗜酸性，内含少量脂滴。细胞团之间有血窦和少量结缔组织。球状带细胞分泌盐皮质激素，如醛固酮等，其主要功能是促进肾远曲小管和集合小管重吸收钠并排出钾，调节水盐代谢。

2. 束状带　是皮质中最厚的部分。束状带细胞较大，界线清楚，呈多边形。细胞常排列成1～2行细胞索，细胞索间为丰富的血窦和少量结缔组织。胞质内含有大量脂滴，在HE染色切片标本中，因脂滴被溶解，故染色浅而呈空泡状。束状带细胞分泌糖皮质激素，可促使蛋白质及脂肪分解并转变成糖，还有抑制免疫应答及抗炎等作用。

3. 网状带 位于皮质的最深面，细胞排列成索状，并相互吻合成网，网间为血窦和少量结缔组织。网状带细胞较束状带细胞小，核也小，着色较深，胞质呈弱嗜酸性，胞质内含较多脂褐素和少量脂滴，因而染色较束状带深。网状带细胞分泌性激素和糖皮质激素，量少。

考点：肾上腺皮质分泌的激素及作用

（二）髓质

髓质位于肾上腺中央，由髓质细胞组成，其间为血窦和少量结缔组织。髓质细胞体积较大，呈多边形，核大，呈圆形，胞质染色淡。髓质细胞排列成条索状，条索相互吻合成网状。髓质细胞又称嗜铬细胞，分为两种。一种为肾上腺素细胞，较多，颗粒内含肾上腺素；另一种为去甲肾上腺素细胞，颗粒内含去甲肾上腺素。两者皆为儿茶酚胺类物质。肾上腺素使心率加快、心脏和骨骼肌的血管扩张；去甲肾上腺素使血压升高，心脏、脑和骨骼肌内的血流加速。

第4节 垂　体

一、垂体的形态和位置

垂体（hypophysis）是重要的内分泌腺，色灰红，呈椭圆形，重0.5～0.6g，位于颅中窝蝶骨体的垂体窝内，上端借漏斗连于下丘脑（图14-9）。垂体可分泌多种激素，调控其他多种内分泌腺，在神经系统与内分泌系统的相互作用中处于重要地位。

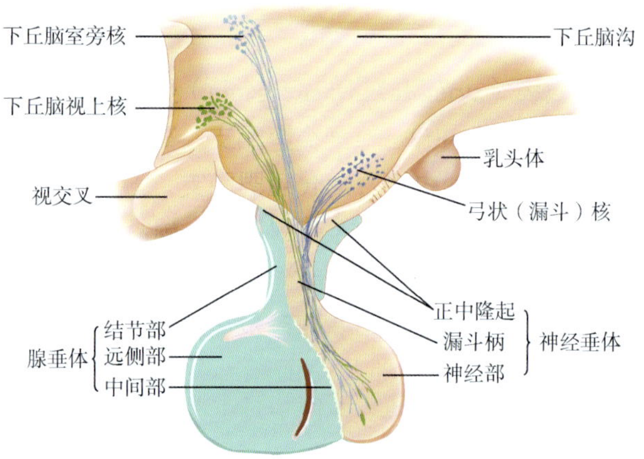

图14-9　垂体结构模式图

考点：垂体的位置

垂体表面包以结缔组织被膜，可分腺垂体和神经垂体两部分。腺垂体位于前部，分为结节部、远侧部和中间部。神经垂体包括神经部和漏斗，漏斗又分为正中隆起和漏斗柄，漏斗与下丘脑相连。远侧部最大，中间部位于远侧部和神经部之间，结节部围在漏斗周围。远侧部和结节部合称垂体前叶，神经部和中间部合称垂体后叶。

考点：垂体的分部

二、垂体的组织结构

垂体分腺垂体和神经垂体。

（一）腺垂体

腺垂体是垂体的主要组成部分，由三部分组成。

1. 远侧部 腺细胞排列成团索状，少数围成小滤泡，细胞间具有丰富的血窦和少量结缔组织。在HE染色切片中，依据腺细胞着色的差异，可将其分为嗜色细胞和嫌色细胞。嗜色细胞又分为嗜酸性细胞和嗜碱性细胞（图14-10）。

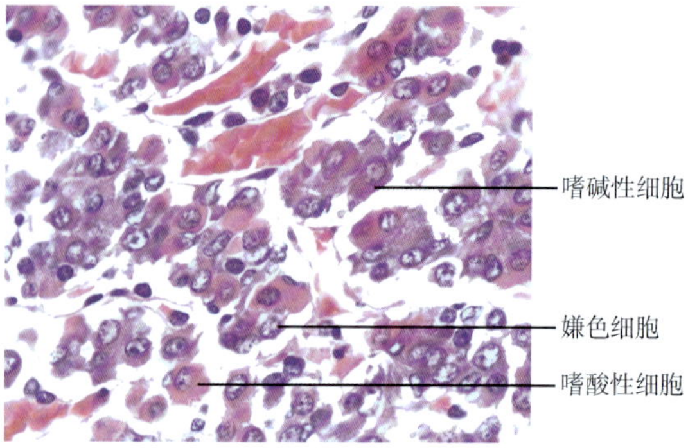

图14-10　腺垂体远侧部组织结构镜下观（HE染色，10×40倍）

（1）嗜酸性细胞　体积较大，数量较多，呈圆形或卵圆形，核圆，位于细胞中央，胞质内充满粗大的嗜酸性颗粒。其可以分泌生长激素和催乳素。生长激素能促进机体生长和代谢，尤其是刺激骺软骨生长，使骨增长；在幼年时期，生长激素分泌不足可导致侏儒症，分泌过多引起巨人症；成人则发生肢端肥大症。催乳素能促进乳腺发育和乳汁分泌。

考点：生长激素、催乳素的作用

（2）嗜碱性细胞　呈椭圆形或多边形，大小不一，界线清楚，胞质内含嗜碱性颗粒。嗜碱性细胞数量较嗜酸性细胞少。其可以分泌促甲状腺激素、促肾上腺皮质激素和促性腺激素。促甲状腺激素能促进甲状腺滤泡上皮细胞合成和释放甲状腺激素，促肾上腺皮质激素促进肾上腺皮质束状带分泌糖皮质激素。促性腺激素包括卵泡刺激素和黄体生成素，卵泡刺激素在女性促进卵泡发育，在男性则刺激生精小管的支持细胞合成雄激素结合蛋白，以促进精子发生。黄体生成素在女性促进排卵和黄体形成，在男性则刺激睾丸间质细胞分泌雄激素，因此又称间质细胞刺激素。

考点：促甲状腺激素、促肾上腺皮质激素、卵泡刺激素和黄体生成素的作用

（3）嫌色细胞　体积小，数量最多，呈圆形或多角形，胞质少，着色浅，细胞界线不清楚。电镜下有些嫌色细胞含有少量分泌颗粒，因此认为这些细胞可能是脱颗粒的嗜色细胞，或处于形成嗜色细胞的初期阶段。

2. 中间部　是位于远侧部和神经部之间的狭长区，由嗜碱性细胞、嫌色细胞和大小不等的滤泡组成，泡腔内含有胶质。

3. 结节部　包围着神经垂体的漏斗，有丰富的毛细血管，主要是嫌色细胞，其间有少数嗜酸性细胞和嗜碱性细胞。

（二）神经垂体

神经垂体在组织结构上主要由无髓神经纤维和神经胶质细胞组成，含丰富的窦状毛细血管。无髓神经纤维主要来源于下丘脑的视上核和室旁核，其轴突经漏斗进入神经部。视上核和室旁核具有分泌激素的功能，分泌颗粒沿轴突运输到神经部，轴突沿途或终末的分泌颗粒常聚集成团，在光镜下呈大小不等的嗜酸性团块，称赫林体（图14-11）。分泌颗粒沿轴突运送到神经部暂时储存，然后释放入神经部的毛细血管，经血液运输至靶器官。

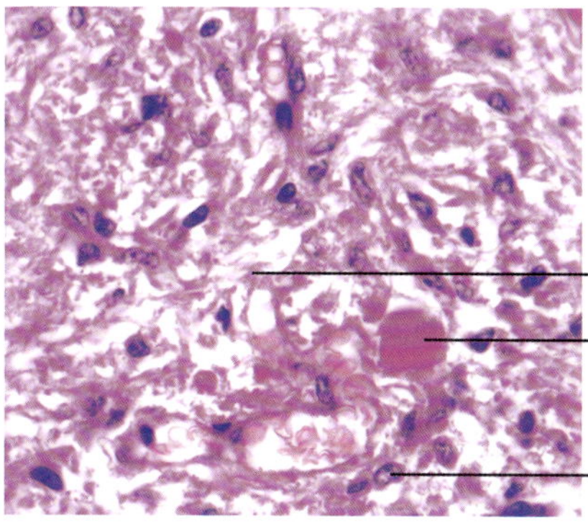

图14-11　垂体神经部组织结构镜下观
（HE染色，10×40倍）

（三）垂体和下丘脑的相互关系

1. 腺垂体和下丘脑的关系　垂体主要由垂体上动脉供应血液。垂体上动脉从结节部上端进入垂体的漏斗处形成第一级毛细血管网。这些毛细血管网下行到结节部汇集形成数条垂体门微静脉，并继续下行进入远侧部，再次分支形成毛细血管网，称第二级毛细血管网。垂体门微静脉及两级毛细血管网共同构成垂体门脉系统。腺垂体和下丘脑通过垂体门脉系统建立联系。

下丘脑有许多神经元具有内分泌功能，其中对腺垂体分泌激素的细胞起促进作用的激素称释放激素，起抑制作用的激素称释放抑制激素。这些神经元的轴突伸至垂体漏斗处。细胞合成的多种激素经轴突末端释放入漏斗处的第一级毛细血管网内，经垂体门脉系统进入腺垂体。腺垂体和下丘脑在结构上虽没有直接联系，但下丘脑的各种神经内分泌细胞分泌的释放激素或释放抑制激素能调节腺垂体相应细胞的分泌活动，腺垂体分泌的各种激素又能调节相应靶细胞的分泌和其他功能活动。反过来，靶细胞的分泌物和其他物质又可影响腺垂体和下丘脑的分泌活动，这种调节称为反馈。机体通过正反馈、负反馈调节以维持内环境的相对稳定和正常的生理活动。

2. 神经垂体和下丘脑的关系　下丘脑视上核和室旁核内的神经内分泌细胞可分别分泌抗利尿激素和催产素。抗利尿激素的主要作用是促进肾远曲小管和集合管对水的重吸收，使尿量减少；该激素超过一定含量时，可导致小动脉平滑肌收缩，血压升高，故又称血管升压素。催产素可引起妊娠子宫平

滑肌收缩，促进分娩；还能促进乳汁分泌。

第5节 松 果 体

松果体为一灰红色椭圆形腺体，位于背侧丘脑的内上后方（图14-1）。松果体在儿童期较发达，一般7岁后逐渐萎缩，腺细胞减少，结缔组织增生，成年后部分钙化，在X线片上看到钙化样结构，其可作为颅内的定位标志。

松果体分泌褪黑素，褪黑素能影响人类的许多神经活动，如睡眠与觉醒、情绪、智力等，还有抑制性成熟的作用。如果儿童期出现松果体功能不全，可出现性早熟或生殖器官过度发育。

自 测 题

一、单选题

1. 不属于内分泌腺的是（ ）
   A. 甲状腺 B. 腮腺
   C. 垂体 D. 肾上腺
   E. 甲状旁腺
2. 能分泌降钙素的细胞是（ ）
   A. 甲状腺滤泡上皮细胞
   B. 滤泡旁细胞
   C. 间质细胞
   D. 甲状旁腺主细胞
   E. 嗜酸性细胞
3. 关于内分泌腺的描述正确的是（ ）
   A. 与神经系统无关
   B. 其分泌物直接输送至靶器官
   C. 有排泄管
   D. 作用无特异性
   E. 包括甲状腺、肾上腺、垂体、松果体等
4. 缺碘会引起下列哪个内分泌腺肿大（ ）
   A. 松果体 B. 甲状腺
   C. 肾上腺 D. 甲状旁腺
   E. 垂体
5. 分泌甲状腺激素的细胞是（ ）
   A. 甲状腺滤泡上皮细胞
   B. 滤泡旁细胞
   C. 间质细胞
   D. 甲状旁腺主细胞
   E. 嗜酸性细胞
6. 垂体后叶由下列哪项构成（ ）
   A. 腺垂体和神经垂体 B. 远侧部和结节部
   C. 中间部和神经部 D. 中间部和腺垂体
   E. 漏斗部和神经垂体
7. 垂体位于（ ）
   A. 颅底的枕骨大孔两侧
   B. 颅底的外面
   C. 第三脑室内
   D. 小脑延髓池内
   E. 颅底蝶鞍垂体窝内

二、问答题

1. 甲状腺激素是什么细胞分泌的，其主要生理功能是什么？
2. 生长激素是什么细胞分泌的，其主要生理功能是什么？

（李明蓉）

第15章 感觉器官

学习目标

1. 知识目标　掌握眼球的结构，眼的折光系统，房水的产生、排出途径，中耳的结构；熟悉眼副器的组成，耳的组成；了解声波传入内耳的途径，耳蜗的功能。

2. 能力目标　能在标本和模型上辨认感觉器官各结构，具备将所学知识应用于临床的能力。

3. 素质目标　培养关爱患者及运用所学知识健康宣教的意识。

案例 15-1

患者，男性，55 岁，因视力下降到医院就诊，眼部滴用了 1% 阿托品滴眼液，并做了眼底检查。当天晚上，他感觉眼痛、头痛，并有恶心、呕吐等症状。去医院检查后，被医生诊断为急性闭角型青光眼急性发作期。

问题：1. 眼底检查时，光线经过哪些结构到达视网膜？

2. 简述房水的产生及循环途径。

感觉器官（sensory organ）是感受器（receptor）及其附属结构的总称。

感受器是机体接受内环境、外环境各种刺激的组织结构，其功能是接受刺激并将之转化为神经冲动，经过感觉神经传导至中枢，最后到达大脑皮质，产生感觉。

感受器的种类繁多，广泛分布于人体，形态功能各异，它可分为一般感受器和特殊感受器。一般感受器的结构较简单，如皮肤、内脏、肌腱、关节上的感受器，主要由感觉神经末梢构成。特殊感受器具有特殊的感觉细胞，构造较复杂，如视觉、听觉、嗅觉、味觉和平衡觉的感受器。本章只介绍视器、前庭蜗器。

第 1 节　视　　器

视器（visual organ）又称眼（eye），由眼球和眼副器两部分组成。眼的功能是接受光线的刺激，并将刺激转化为神经冲动，经视觉传导通路传至大脑皮质的视觉中枢，产生视觉。

一、眼　　球

眼球（eyeball）近似球形，位于眶内，前面有眼睑保护，后部借视神经连于间脑的视交叉，周围有眼副器。当平视前方时，眼球前面正中点称前极，后面正中点称后极，前极、后极的连线称眼轴。通过瞳孔中央至视网膜黄斑中央凹的连线称视轴（图 15-1）。

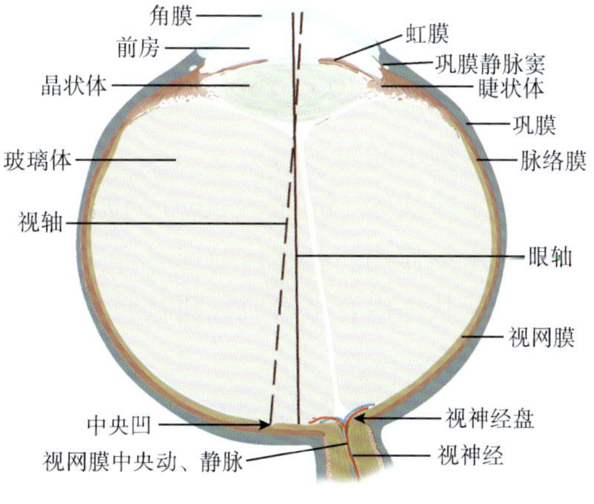

图 15-1　眼球横断面

眼球包括眼球壁和眼球内容物两部分。

(一)眼球壁

眼球壁有3层，由外向内分别为纤维膜、血管膜和视网膜。

考点：眼球壁的层次结构及分部

1. 纤维膜 位于最外层，由致密结缔组织构成，具有维持眼球形状、保护眼球内容物的作用。纤维膜可分为角膜和巩膜两部分（图15-2、图15-3）。

（1）角膜（cornea） 占纤维膜的前1/6，略向前凸，无色透明，有屈光作用。角膜无血管，但有丰富的感觉神经末梢，感觉敏锐。

角膜由外向内分为5层：①角膜上皮，为非角化的复层扁平上皮，通常由5～6层细胞组成；②前界层，是一层透明均质的薄膜，由胶原原纤维和基质组成；③角膜基质，约占角膜全厚的90%，由多层与表面平行的胶原板层组成；④后界层，也是一层透明均质薄膜，它是角膜内皮的基膜，损伤后可以再生；⑤角膜内皮，为单层扁平上皮，有合成和分泌蛋白质的功能。角膜内皮邻接房水，能调节水的摄取，保持角膜含水量恒定。

（2）巩膜（sclera） 占纤维膜的后5/6，不透明，呈乳白色，厚而坚韧。巩膜与角膜交界处的深部有一环形的巩膜静脉窦，其是房水流出的通路。巩膜前部露于眼裂的部分正常呈乳白色，黄色常是黄疸的重要体征。

2. 血管膜 位于纤维膜内面，含有丰富的血管和色素细胞，呈棕黑色。血管膜由前向后分为虹膜、睫状体和脉络膜三部分（图15-2、图15-3）。

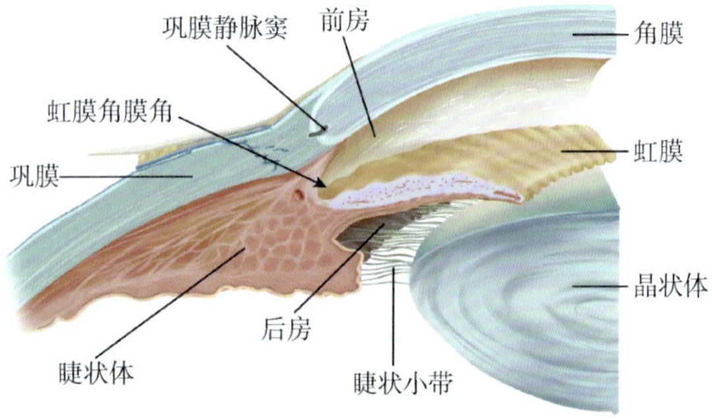

图15-2 睫状体和虹膜

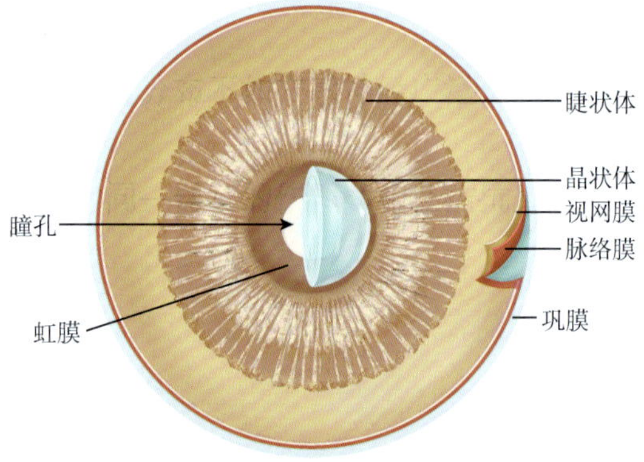

图15-3 睫状体和晶状体（眼球前半部后面观）

（1）虹膜（iris） 位于角膜的后方，呈圆盘状，中央有圆形的瞳孔（pupil），光线穿过角膜后，经瞳孔进入眼内。虹膜内有两种不同方向排列的平滑肌，一部分环绕瞳孔周围排列，称瞳孔括约肌，另一部分由瞳孔向周围呈辐射状排列，称瞳孔开大肌。它们分别缩小和开大瞳孔，以调节进入眼内的光线。弱光下或看远方时，瞳孔开大，反之，瞳孔缩小。在活体，透过角膜可看见虹膜和瞳孔，虹膜的颜色随人种不同而不同。

（2）睫状体（ciliary body） 位于虹膜的后方，是血管膜环形增厚的部分，有调节晶状体的曲度和产生房水的作用。睫状体前部有许多向内的突起称睫状突。由睫状突发出细丝状的睫状小带与晶状体相连。睫状体内有平滑肌称睫状肌，该肌收缩，睫状突向晶状体靠近，使睫状小带松弛，从而调节晶状体的曲度。

（3）脉络膜（choroid） 占血管膜的后2/3，含有丰富的血管和色素细胞，具有营养眼球和吸收眼内散射光线的作用。

3. 视网膜（retina） 紧贴于血管膜的内面，由前向后可分为虹膜部、睫状体部和脉络膜部。前两部分别贴附于虹膜和睫状体的内面，无感光作用，称为视网膜盲部。脉络膜部附于脉络膜的内面，有感光作用，故称为视网膜视部。视网膜后部称眼底，偏鼻侧处，有一白色圆盘状隆起，称视神经盘或视神经乳头，其为视神经纤维汇集处。此处无感光功能，称为生理性盲点。视神经盘的颞侧约3.5mm处，有一黄色圆形小区，称黄斑。黄斑的中心略凹陷，称中央凹，其是感光、辨色最敏锐的部位（图15-4）。

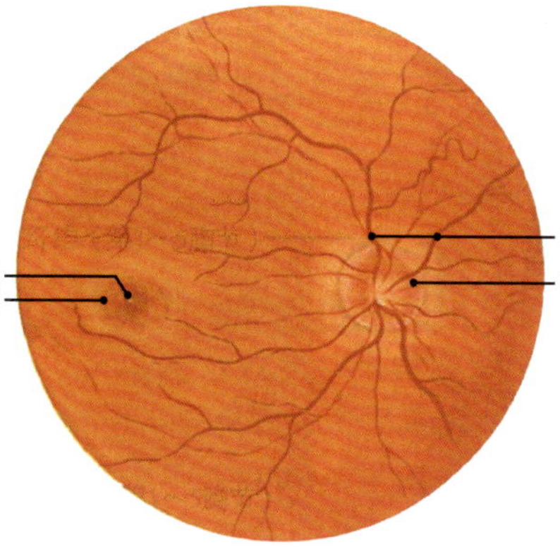

图15-4 眼底图

视网膜主要由4层细胞组成（图15-5）。

（1）色素上皮（pigment epithelium） 细胞呈立方形，内有很多黑色素颗粒，有吸收光线、保护视细胞免受强光刺激的作用。色素上皮层与视细胞之间连接疏松，视网膜脱离常发生于两层之间。

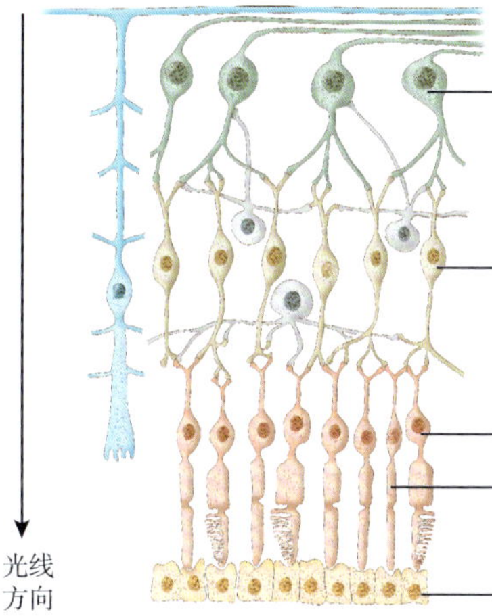

图15-5 视网膜结构模式图

（2）视细胞（visual cell） 包括视杆细胞和视锥细胞，能接受光的刺激并转换为神经冲动。

1）视杆细胞（rod cell）：胞体细长，胞核呈椭圆形，染色较深。从胞体向外侧伸出细长杆状突起。视杆细胞主要感受弱光的刺激。维生素A缺乏可影响视杆细胞的功能，导致夜盲症。

2）视锥细胞（cone cell）：结构与视杆细胞相似，不同的是细胞核大而染色较浅，突起粗短，呈圆锥形。视锥细胞主要感受强光和分辨颜色。视锥细胞异常可导致色觉障碍，引起色盲或色弱。

（3）双极细胞（bipolar cell） 为连接视细胞和节细胞的中间神经元，可分为两种。一种较大，其树突可与多个视细胞形成突触联系，一种较小，其树突只与一个视锥细胞相联系。

（4）节细胞（ganglion cell） 位于视网膜内层，为多极神经元。节细胞也分为两种，较大的一种借树突与多个双极细胞形成突触联系，较小的一种通过一个小型双极细胞与视锥细胞形成一对一的视觉通路，这种通路与精确敏锐的视觉传导有关。节细胞的轴突向眼球后极集中，穿出眼球，组成视神经。

（二）眼球内容物

眼球内容物包括房水、晶状体和玻璃体（图15-1）。这些结构无色透明，没有血管，都具有屈光作用，它们和角膜共同组成眼球的屈光系统，能使所视物体在视网膜上清晰成像。

1. 房水（aqueous humor） 是无色透明的液体，充满于眼房内。眼房位于角膜与晶状体之间，以瞳孔为界分为眼前房和眼后房。眼前房的周缘为虹膜与角膜形成的夹角，称虹膜角膜角，又称前房角。

房水由睫状体产生，先进入眼后房，经瞳孔流入眼前房，再经前房角渗入巩膜静脉窦，最后流入眼静脉。房水具有屈光作用，还具有营养角膜、晶状体及维持眼压作用。房水循环障碍可致眼压升高，临床上称为青光眼。

考点：屈光系统的组成；房水的产生及循环途径

2. 晶状体（lens） 位于虹膜的后方，呈双凸透镜状，无色透明，富有弹性。晶状体的周缘借睫状小带连于睫状突，晶状体的曲率随睫状肌的舒缩而发生改变。当眼视近物时，睫状肌收缩，睫状突向晶状体的方向靠近，使睫状小带松弛，晶状体则由于本身的弹性变凸，屈光力加强，使物像前移聚焦于视网膜上。当视远物时，与此相反。晶状体若因疾病或创伤而变混浊，称为白内障。

3. 玻璃体（vitreous body）是无色透明的胶体物质，填充于晶状体和视网膜之间，具有屈光和支持视网膜的作用。若支撑作用减弱，易导致视网膜脱离；若玻璃体混浊，眼前可见晃动的黑点，临床称飞蚊症。

链接 屈光不正

屈光不正包括近视、远视和散光。近视是由于眼球的前后径过长，或角膜和晶状体的曲率过大，来自远处物体的平行光线聚焦于视网膜的前方，故视远物模糊。近视的矫正方法是佩戴合适的凹透镜。远视是由于眼球的前后径过短，或折光系统的曲率过小，所形成的物像位于视网膜之后。远视的矫正方法是佩戴合适的凸透镜。散光是指角膜不呈正球面，即角膜表面不同方位的曲率不相等，造成视物不清或物像变形。矫正散光可用柱面镜。

二、眼 副 器

眼副器包括眼睑、结膜、泪器和眼球外肌等，具有支持、保护和运动眼球等作用。

（一）眼睑

眼睑（palpebrae）分为上睑、下睑，遮盖在眼球前方，为保护眼球的屏障。眼睑的游离缘称睑缘，长有睫毛。上、下睑之间的裂隙称睑裂，睑裂的外侧角和内侧角分别称外眦和内眦。上、下睑缘近内眦处各有一针尖样小孔，称泪点，其是泪小管的开口。

上、下眼睑的前面为皮肤，后面为睑结膜，其间有皮下组织、肌层和睑板。眼睑的皮下组织疏松，炎症时，易出现水肿。睑板由致密结缔组织构成，呈半月形。睑板内有睑板腺，开口于睑缘，睑板腺分泌油样液体，有润滑睑缘、防止泪液外溢的作用，若睑板腺导管阻塞，则形成睑板腺囊肿，又称霰粒肿（图15-6）。

（二）结膜

结膜（conjunctiva）是一层薄而透明的黏膜，富含血管和神经末梢。结膜衬于眼睑的后面和眼球巩膜的前面，分别称睑结膜和球结膜。睑结膜与球结膜相互移行，其反折部构成结膜上穹和结膜下穹。睑裂闭合时，结膜与角膜共同形成的囊状间隙称结膜囊（图15-7）。

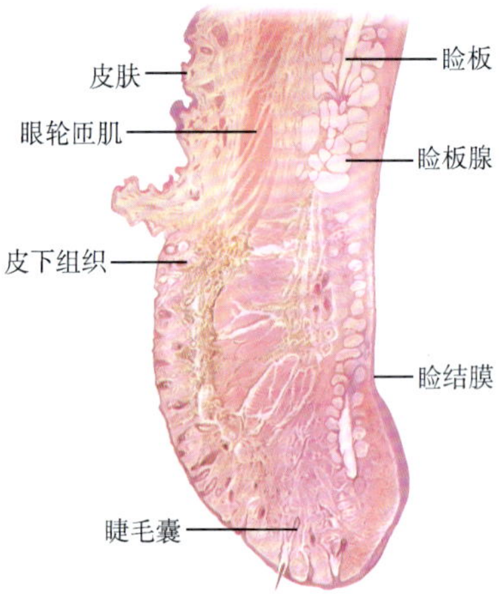

图15-6 眼睑

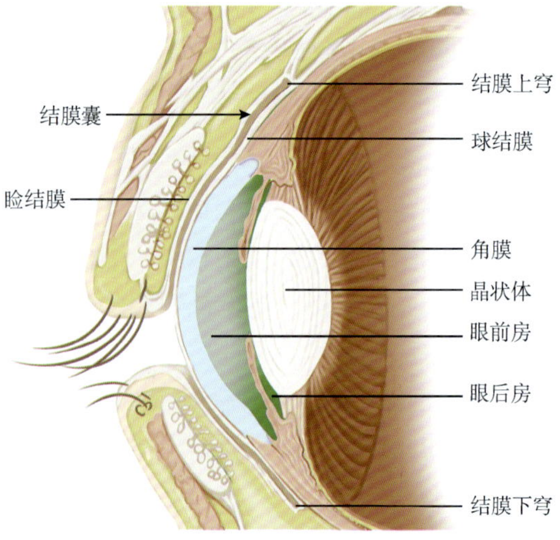

图15-7 结膜

（三）泪器

泪器（lacrimal apparatus）由泪腺、泪小管、泪囊和鼻泪管组成（图15-8）。

泪腺位于眼眶外上方，是分泌泪液的腺体，其排泄小管开口于结膜上穹，泪液具有冲洗结膜囊异物、维持眼球表面湿润等作用。泪小管起于泪点，汇入泪囊。泪囊位于泪囊窝内，上端为盲端，下端与鼻泪管相连，鼻泪管下端开口于下鼻道的前部。

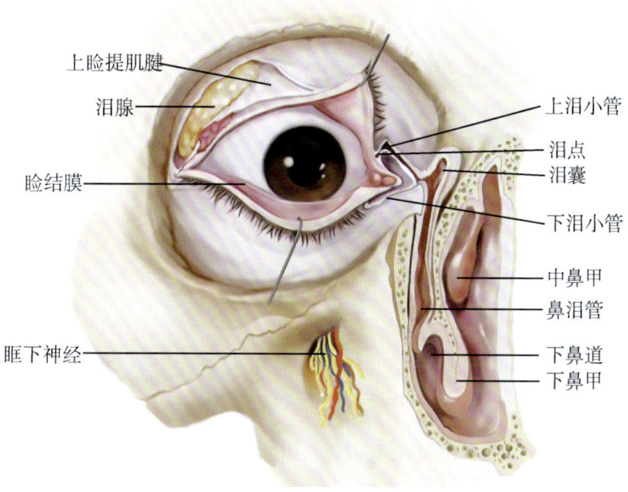

图15-8 泪器

泪液借眨眼活动涂抹于眼球表面，有防止角膜干燥和冲洗灰尘的作用，此外尚含溶菌酶，具有杀菌作用。泪液经结膜囊流向内眦，经泪点、泪小管进入泪囊，再经鼻泪管至鼻腔。泪点和泪小管阻塞或狭窄时，泪液不能进入泪道，可引发溢泪症。鼻泪管开口处的黏膜内有丰富的静脉丛，感冒时，黏膜易充血和肿胀使鼻泪管下口闭塞，使泪液向鼻腔引流不通畅，故感冒时常有流泪的现象。

（四）眼球外肌

眼球外肌配布于眼球周围，共7块，均为骨骼肌。上睑提肌能提上睑，开大眼裂，该肌瘫痪可导致上睑下垂。内直肌和外直肌分别使瞳孔转向内侧和外侧，上直肌和下直肌分别使瞳孔转向上内和下内，上斜肌使瞳孔转向下外，下斜肌使瞳孔转向上外（图15-9、图15-10）。眼球的正常运动是以上各肌协同作用的结果，某一眼肌麻痹时，可出现斜视和复视。

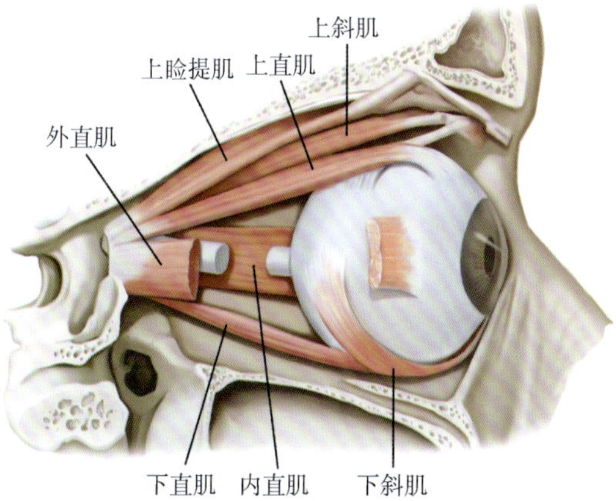

图15-9 眼球外肌（外侧面观）

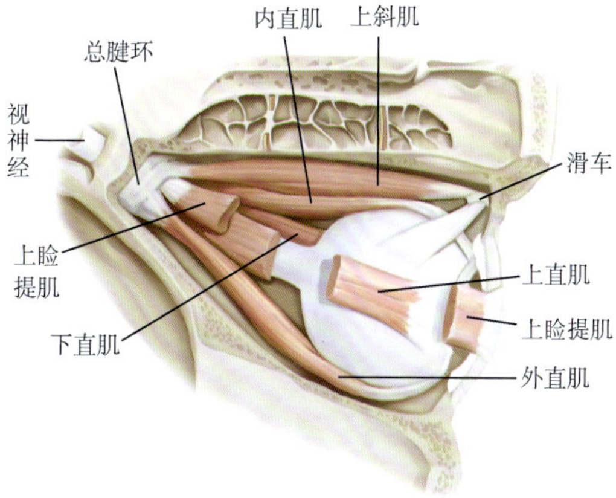

图15-10 眼球外肌（上面观）

三、眼的血管

（一）动脉

眼球的血液供应来自眼动脉。眼动脉起自颈内动脉，与视神经一起经视神经管入眶，供应眼球及眼副器，其最重要的分支为视网膜中央动脉（图15-11）。视网膜中央动脉穿行于视神经中央，在视神经盘穿出分为4支，即视网膜鼻侧上、下小动脉及颞侧上、下小动脉，营养视网膜内层。临床常用检眼镜（眼底镜）观察此动脉，以帮助诊断某些疾病。

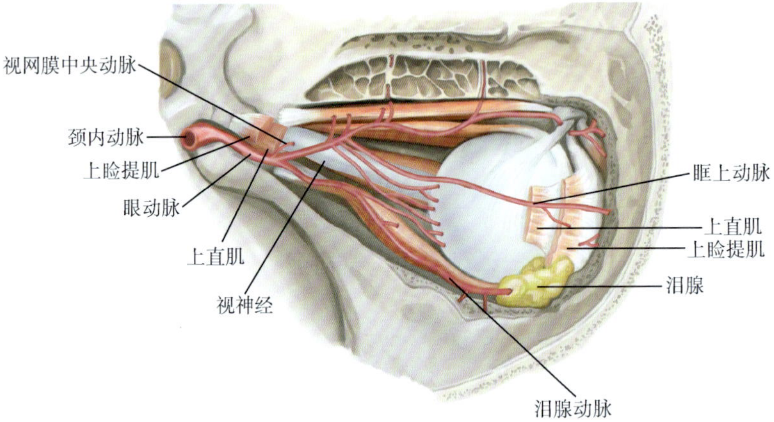

图15-11　眼的动脉

（二）静脉

眼的静脉主要包括眼上静脉和眼下静脉，其属支收集眼球和眼副器的静脉血。眼静脉无瓣膜，向前在内眦处借内眦静脉与面静脉形成吻合，向后注入海绵窦，面部感染可经内眦静脉、眼静脉侵入海绵窦引起颅内感染。

第2节　前庭蜗器

前庭蜗器（vestibulocochlear organ）又称位听器或耳，按部位不同可分为外耳、中耳和内耳三部分（图15-12）。外耳和中耳收集并传导声波，内耳含听觉感受器和位置觉感受器。

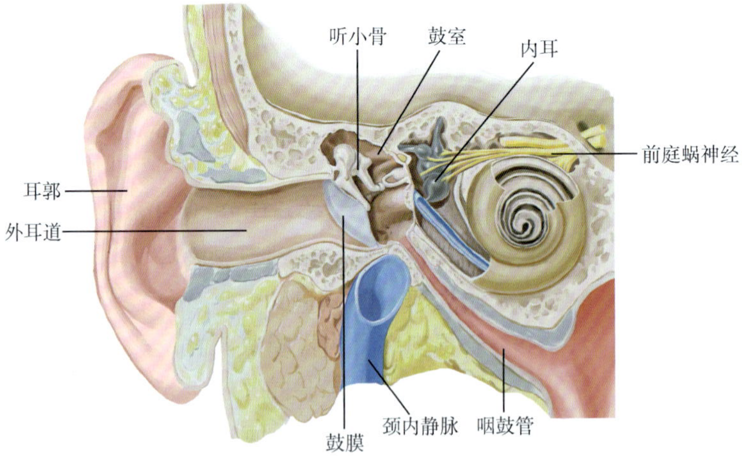

图15-12　前庭蜗器示意图

一、外　耳

外耳（external ear）包括耳郭、外耳道和鼓膜3部分。

（一）耳郭

耳郭（auricle），位于头部两侧，大部分以弹性软骨为支架，外覆皮肤，富含血管和神经，下部无软骨，仅含结缔组织和脂肪，名为耳垂，是临床常用的采血部位。耳郭的中部有深凹的外耳门，向内通外耳道。耳郭有收集声波和判断声波来源方向的作用。

（二）外耳道

外耳道（external acoustic meatus）是从外耳门至鼓膜的弯曲管道，成人长约2.5cm，其外1/3为软骨部，内2/3为骨部。外耳道是一弯曲的管道，进行外耳检查时，向后上方牵拉耳郭，可将外耳道拉直，以便观察鼓膜。外耳道皮肤与软骨膜、骨膜结合紧密，炎性疖肿时疼痛剧烈。外耳道皮肤内含有耵聍腺，可分泌耵聍，有保护外耳道皮肤和黏附外来物质（如灰尘、小飞虫等）的作用。

外耳道是声波传导的通路。

（三）鼓膜

鼓膜（tympanic membrane）位于外耳道与鼓室之间，为椭圆形半透明的薄膜，自后上外斜向前内下，与外耳道底呈45°～50°的倾斜角。鼓膜呈浅漏斗状，周缘较厚，中心向内凹陷，称鼓膜脐。鼓膜上1/4的三角形区为松弛部，此部薄而松弛，在活体呈淡红色。鼓膜下3/4为紧张部，坚实而紧张，在活体呈灰白色。鼓膜脐前下方有一个三角形的反光区，称光锥。当鼓膜异常时光锥可以变形或消失（图15-13）。

鼓膜能随声波同步振动，将声波不失真地传向中耳。

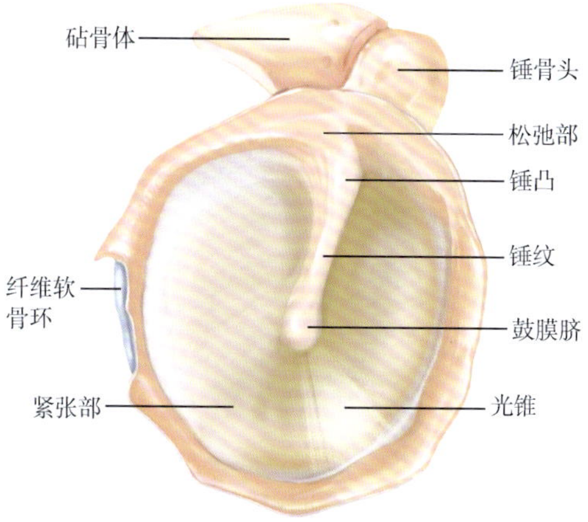

图15-13　鼓膜示意图

二、中　耳

中耳（middle ear）包括鼓室、咽鼓管、乳突窦和乳突小房。

（一）鼓室

鼓室（tympanic cavity）位于鼓膜和内耳之间，是颞骨岩部内的含气小腔（图15-14）。鼓室内覆有黏膜，此黏膜与咽鼓管和乳突小房内的黏膜相延续。鼓室为一不规则腔隙，可分为6个壁。上壁和下壁均为一薄骨板，分别与颅中窝和颈内静脉相隔；前壁的上方有咽鼓管的开口，后壁上部有乳突窦的开口，由此向后连于乳突小房；外侧壁大部分是鼓膜；内侧壁的后上方有卵圆形的孔称前庭窗，通内耳前庭，被镫骨底所封闭；后下方有圆形的孔称蜗窗，蜗窗被第二鼓膜封闭。在前庭窗后上方有一弓形隆起，称面神经管凸，内藏面神经。此管壁骨质甚薄，甚至缺失，中耳炎或手术易伤及面神经（图15-14、图15-15）。

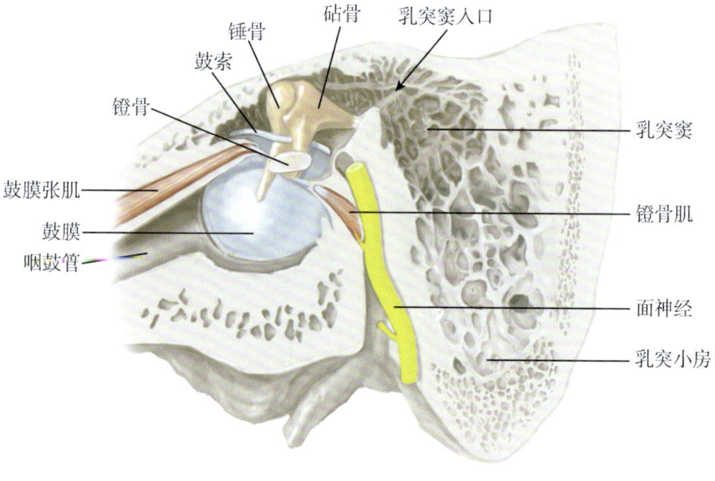

图15-14　鼓室外侧壁

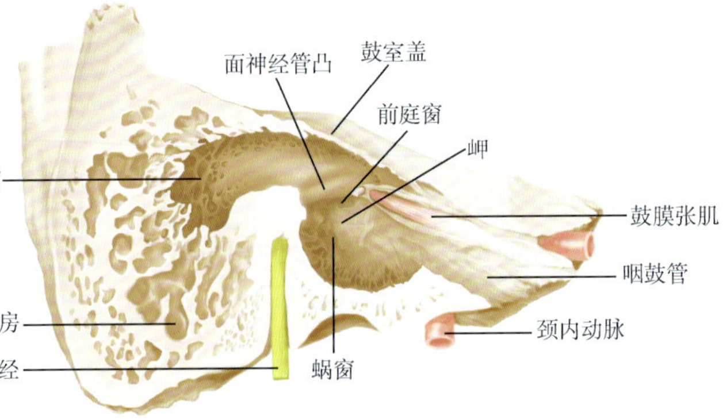

图15-15 鼓室内侧壁（右侧）

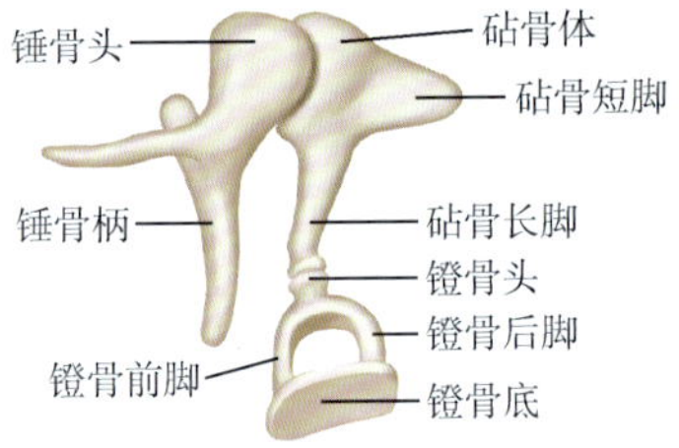

图15-16 听小骨

鼓室内有3块听小骨，即锤骨、砧骨和镫骨。锤骨居外侧，紧附鼓膜内面，砧骨居中，镫骨在内侧，附于前庭窗的周缘。3块听小骨以关节相连，构成听骨链（图15-16）。

运动听小骨的肌有鼓膜张肌和镫骨肌（图15-14、图15-15）。前者收缩可将锤骨柄拉向内侧，使鼓膜内陷以紧张鼓膜，鼓膜和听骨链传递振动的幅度减小。后者收缩时将镫骨头拉向后方，使镫骨底前部离开前庭窗，降低声波对内耳的压力。当声波过强时，两肌的共同作用对内耳有保护作用。

声波引起鼓膜振动时，借听骨链的传导，使镫骨在前庭窗上来回摆动，将声波的振动传至内耳。由于鼓膜的振动面积大，前庭窗的面积小，加上听骨链具有杠杆放大的作用，使声波振动的幅度减小，而压强显著增大，提高了传音的效率，在安静的情况下，微弱的声音即可被感觉到。

（二）咽鼓管

咽鼓管（auditory tube）是鼻咽与鼓室的通路（图15-12），外界的空气可由此进入鼓室，可使鼓膜内外的气压保持平衡，有利于鼓膜振动。小儿咽鼓管较成人的粗短，并近水平位，故咽部感染易经此管蔓延至鼓室，引起中耳炎。

（三）乳突窦和乳突小房

乳突窦（mastoid antrum）为鼓室后方的较大腔隙，向前开口于鼓室，向后与乳突小房相通。乳突小房（mastoid cell）为颞骨乳突内的许多含气小腔，大小、形态不一，相互连通，向前经乳突窦通鼓室（图15-14、图15-15）。中耳炎症可经乳突窦侵犯乳突小房而引起乳突炎。

考点：中耳的组成及结构特点

三、内　耳

内耳（internal ear）位于鼓室的内侧，埋藏于颞骨岩部的骨质内，由一系列复杂的管道组成，故又称迷路。迷路分为骨迷路和膜迷路，骨迷路是曲折的骨性隧道，膜迷路是套在骨迷路内的膜性管道，两者之间的间隙充满液体，称外淋巴，膜迷路内的液体称内淋巴。内、外淋巴互不流通。

考点：内耳的组成

（一）骨迷路

骨迷路（bony labyrinth）分为3部分，由后外向前内依次为骨半规管、前庭和耳蜗，三者彼此相通（图15-17）。

1. 骨半规管（bony semicircular canal） 为3个相互垂直排列的半环形骨管，按其位置分别称为前骨半规管、外骨半规管和后骨半规管。每个骨半规管皆有两个骨脚连于前庭，其中一个骨脚膨大，称壶腹骨脚，膨大部称骨壶腹，另一骨脚细小，称单骨脚。前、后骨半规管的单骨脚合成一个总骨脚，故3个骨半规管共有5个口连于前庭的后上壁。

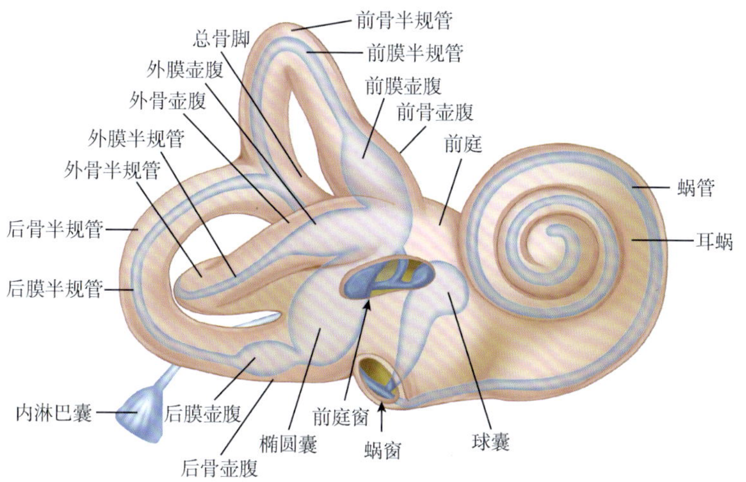

图15-17 骨迷路与膜迷路

2. 前庭（vestibule） 位于骨迷路的中间部分，为略呈椭圆形的腔隙。前庭的前部有一大孔通耳蜗，后部与3个骨半规管相通。前庭的外侧壁上有前庭窗和蜗窗，前庭窗由镫骨底封闭，蜗窗则被第二鼓膜封闭。

3. 耳蜗（cochlea） 位于前庭的前内方，形似蜗牛壳，由蜗螺旋管绕蜗轴盘曲两圈半而成（图15-18）。蜗顶朝向前外方，蜗底朝向后内方。自蜗轴发出的骨螺旋板与蜗管一起将蜗螺旋管分隔为上部的前庭阶（通前庭窗）和下部的鼓阶（通蜗窗）。前庭阶与鼓阶在蜗顶处借蜗孔相通。

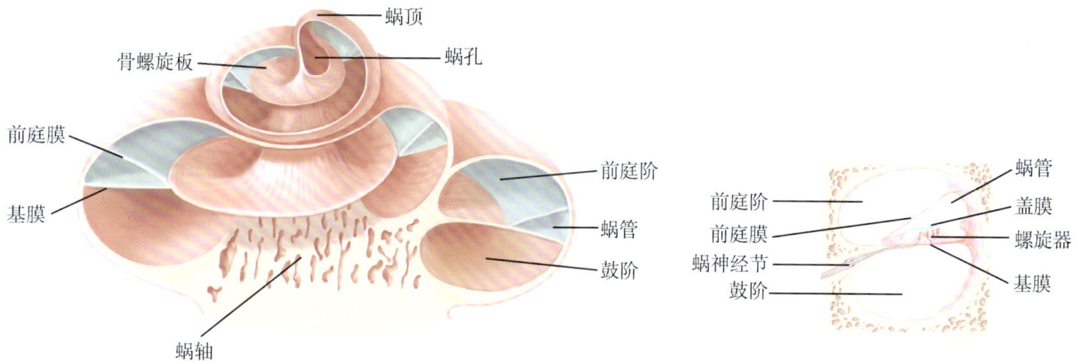

图15-18 耳蜗轴切面

（二）膜迷路

膜迷路分为膜半规管、椭圆囊和球囊、蜗管三部分，它们之间相互连通（图15-17）。

1. 膜半规管（membranous semicircular duct） 位于骨半规管内。在骨壶腹内有膨大的膜壶腹，壁上有壶腹嵴，是位觉感受器，当机体进行任何方向旋转时，引起半规管中的内淋巴惯性运动，刺激感受器，产生旋转运动的感觉，并引起姿势反射以维持身体平衡。

壶腹嵴由壶腹一侧的黏膜增厚突向管腔内所形成，其黏膜上皮由支持细胞和毛细胞组成，支持细胞呈高柱状，游离面有微绒毛，细胞核位于基部，支持细胞对毛细胞起支持作用（图15-19）。毛细胞有烧瓶状和柱状两型，每个毛细胞游离面均有一根动纤毛和50～110根静纤毛，纤毛较长，插入壶腹嵴顶部的壶腹帽中，壶腹帽是由支持细胞分泌的糖蛋白所组成的胶状物。毛细胞的基部与前庭神经末梢构成突触。壶腹嵴能感受头部的旋转变速运动，这是内淋巴与半规管之间在旋转开始和终止时出现相对位移的结果。当头部旋转时，内淋巴流动，使壶腹帽发生倾斜，从而刺激毛细胞产生神经冲动，经前庭神经传向中枢。

2. 椭圆囊（utricle）和球囊（saccule） 是位于前庭内两个相互连通的小囊。椭圆囊较大，与3个膜半规管相通，球囊较小，与蜗管相通。椭圆囊和球囊壁上有互为垂直的椭圆囊斑和球囊斑，由该处局部黏膜增厚凸向管腔而成。斑的形态较壶腹嵴平坦，其结构相似，斑的上皮由支持细胞和毛细胞组成（图15-20）。支持细胞呈高柱状，位于基膜上，游离面有微绒毛。支持细胞具有支持和营养作用，其分泌物形成位砂膜，膜表面有细小的碳酸钙结晶，即位砂。毛细胞分为烧瓶状和柱状两型，顶部有30～60根静纤毛和一根动纤毛，伸入位砂膜中，前庭神经终末与毛细胞基部形成突触。椭圆囊斑和球囊斑能感受直线变速运动，以及静止状态下的位置觉。由于耳石重力关系及两斑位置互相垂直，故无论头在任何位置，位砂膜都将不同程度地刺激毛细胞，引起前庭神经兴奋，将位觉信息传向中枢。

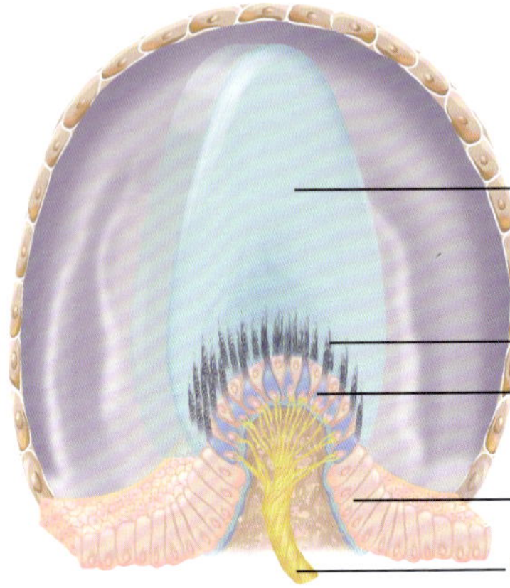

图15-19 壶腹嵴结构模式图

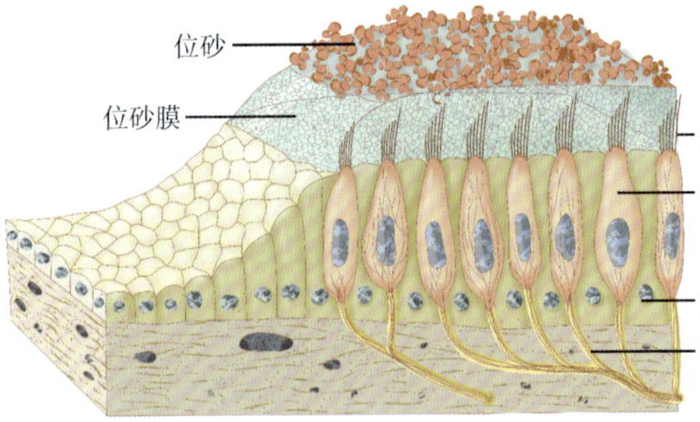

图15-20 位觉斑结构模式图

前庭的位觉感受器过于敏感或受到过强、过长的刺激时，会引起恶心、呕吐、眩晕、出汗等反应，如晕车、晕船等。

3. 蜗管（cochlear duct） 连于骨螺旋板外缘，自蜗底盘至蜗顶。蜗管断面呈三角形，上壁称前庭膜，下壁称基膜。基膜上有听觉感受器，称螺旋器[又称科蒂（Corti）器]。

螺旋器（spiral organ）由支持细胞和毛细胞组成。支持细胞按形态可分为柱细胞和指细胞。柱细胞排列为内、外两行，内侧的为内柱细胞，外侧为外柱细胞，柱细胞基部较宽，位于基膜上，胞体中部细而长，彼此分离围成一个三角形的内隧道。指细胞呈长柱形，位于基膜上，每个指细胞的顶部都承托一个毛细胞。毛细胞呈柱状，其基底部与耳蜗神经节双极神经元的树突末端形成突触。声波经外耳道传至鼓膜，使鼓膜振动，经中耳听小骨传至前庭窗，引起前庭阶的外淋巴振动，使前庭膜和蜗管的内淋巴振动，从而振动基膜，刺激毛细胞产生神经冲动，由蜗神经将听觉信息传入中枢，产生听觉（图15-21）。

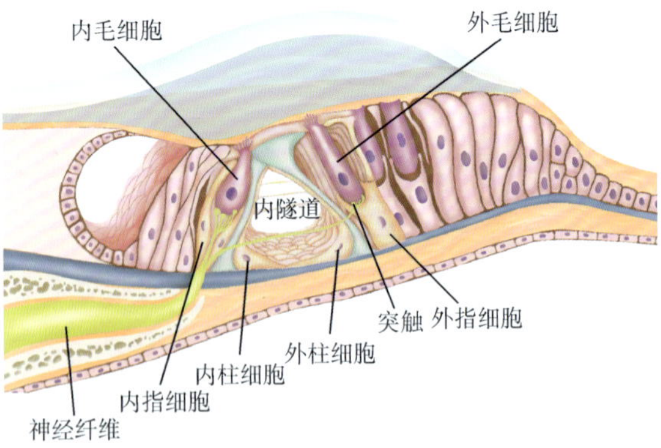

图15-21 螺旋器微细结构图

（三）声波的传导

声波传入内耳的途径有2条，即空气传导和骨传导。

1. 空气传导 耳郭收集声波，经外耳道传至鼓膜，引起鼓膜振动，继而引起听小骨链的机械运动，将声波转换成机械振动并加以放大，经镫骨底板传至前庭窗，引起前庭阶的外淋巴波动。在正常情况下，前庭阶外淋巴的波动由蜗底传向蜗孔，再经蜗孔传向鼓阶，最后波动抵达第二鼓膜，使第二鼓膜外凸而波动缓冲。外淋巴的波动可通过前庭膜引起内淋巴波动，也可以直接使基膜振动，刺激螺旋器并产生神经冲动，经蜗神经传入中枢，产生听觉（图15-22）。中耳疾病造成鼓膜或听小骨缺损时，声波可经第二鼓膜传入，但听觉敏感度大为减弱。

考点：声波传入内耳的途径

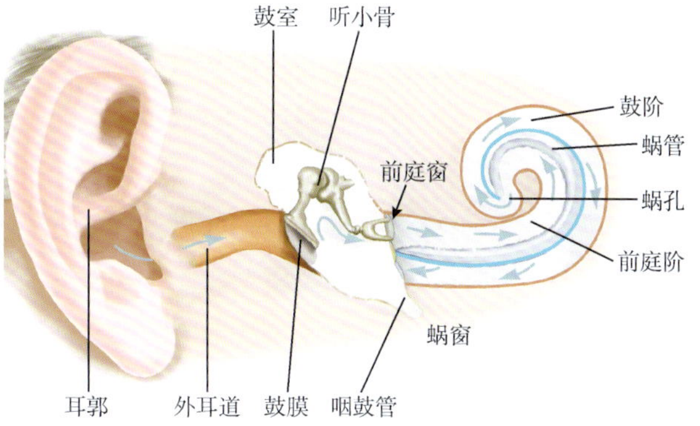

图 15-22 声波的空气传导

2. 骨传导 声波直接引起颅骨振动，使位于颞骨骨质中的耳蜗内淋巴液产生波动。骨传导对正常听觉的产生作用极微。临床常用音叉检查骨传导的存在，以帮助诊断某些耳的疾病。

链接 神经性耳聋与传导性耳聋

螺旋器以前听觉传导通路损伤（外耳及中耳病变）引起的耳聋称为传导性耳聋。此时空气传导途径阻断，但骨传导通路正常，可以产生极为微弱的听觉。螺旋器和蜗神经损伤引起的耳聋称为神经性耳聋。此时空气传导和骨传导通路虽属正常，但螺旋器以后的神经传导中断，不能引起听觉，故又称完全性耳聋。

自 测 题

一、单选题

1. 属于眼球纤维膜的结构是（ ）
   A. 虹膜 B. 脉络膜 C. 巩膜
   D. 视网膜 E. 睫状体
2. 辨色、对光分辨最敏锐的部位在（ ）
   A. 视神经盘 B. 睫状体
   C. 视网膜周边 D. 中央凹
   E. 双极细胞
3. 听觉感受器是（ ）
   A. 壶腹嵴 B. 螺旋器 C. 球囊斑
   D. 椭圆囊斑 E. 鼓膜
4. 上斜肌能使眼球转向（ ）
   A. 下外方 B. 下内方 C. 上外方
   D. 上内方 E. 下方
5. 临床上检查成人鼓膜时，需要将耳郭拉向（ ）
   A. 后上 B. 前上 C. 下
   D. 后下 E. 外
6. 造成白内障的主要原因是（ ）
   A. 房水循环障碍 B. 眼内压升高
   C. 晶状体混浊 D. 晶状体弹性下降
   E. 屈光力下降
7. 瞳孔位于（ ）
   A. 虹膜 B. 脉络膜 C. 巩膜
   D. 视网膜 E. 睫状体
8. 看近物时，使晶状体变厚的主要原因是（ ）
   A. 睫状小带收缩 B. 睫状肌收缩
   C. 晶状体收缩 D. 瞳孔括约肌收缩
   E. 眼球外肌收缩
9. 生理性盲点在（ ）
   A. 视神经盘 B. 睫状体
   C. 中央凹 D. 视网膜周边
   E. 瞳孔
10. 不具有屈光作用的结构是（ ）
    A. 角膜 B. 睫状体 C. 房水
    D. 晶状体 E. 玻璃体
11. 视网膜能感受强光的细胞是（ ）
    A. 视杆细胞 B. 视锥细胞
    C. 节细胞 D. 双极细胞
    E. 色素上皮细胞

二、问答题

1. 光线到达视网膜的视细胞要经过哪些结构？
2. 简述房水的产生及循环途径。
3. 试用箭头表示声波传至螺旋器的途径。
4. 简述中耳的组成，为什么小儿易患中耳炎？

（谭 毅）

第16章
胚胎学概要

学习目标

1. 知识目标　掌握受精的概念和意义，植入的概念，蜕膜的分部，胎盘的结构及功能，胎盘膜的概念。熟悉胚泡的形成，二胚层胚盘和三胚层胚盘的形成，胎膜的组成及功能，胎儿心血管系统的结构特点。了解三胚层的分化，胎儿血液循环的途径，双胎和多胎形成的原因。

2. 能力目标　能在标本和模型上辨认胚泡、蜕膜、二胚层胚盘、三胚层胚盘、胎盘等结构，具备将所学知识应用于生活和临床工作的能力。

3. 素质目标　以受精、植入为融入点，感悟生命的奥妙，培养尊重生命的情怀和探究生命科学的浓厚兴趣。培养运用所学知识健康宣教的意识。

人体胚胎从受精卵开始到胎儿发育成熟并出生经历38周（约266天），可分为以下3个时期：①从受精至第2周末二胚层胚盘出现为胚前期。②从第3周至第8周末为胚期。此期末，胚的外形发育已初具人形，各器官的雏形已经形成。③从第9周至出生为胎期。胎儿逐渐长大，各器官继续发育成形，部分器官出现一定的功能活动。

第1节　生殖细胞和受精

一、生殖细胞

生殖细胞包括精子和卵子，均为单倍体细胞，即仅有23条染色体，其中一条是性染色体。

精子头的外表有一层能阻止顶体酶释放的糖蛋白。精子虽有运动能力，却无穿过卵子周围放射冠和透明带的能力。精子在通过女性生殖管道时，这些糖蛋白被降解，从而获得受精能力，此现象称获能。精子在女性生殖管道内的受精能力一般可维持24小时。

从卵巢排出的卵子处于第二次减数分裂的中期，其进入输卵管壶腹部，与精子相遇时，受到精子穿入其内的激发才完成第二次减数分裂，形成成熟的卵子。若未遇到精子，次级卵母细胞则不能成熟，在排卵后12～24小时退化。

二、受　　精

受精是精子与卵子结合形成受精卵的过程。受精一般发生于输卵管壶腹部，一般发生在排卵后的12小时之内。

考点：受精的概念、时间与部位

（一）受精的过程

正常成年男性一次射精可射出3亿～5亿个精子，经阴道穿过子宫颈管、子宫腔、输卵管子宫口而抵达输卵管壶腹部的只有300～500个精子，最终只有一个精子能与卵子结合，其他精子的作用也必不可少。众多的获能精子接触到放射冠时，共同释放顶体酶，开始溶解放射冠和透明带，其中一个精子首先在透明带中溶蚀出一条孔道，于是该精子头部首先与次级卵母细胞接触，两者的细胞膜融合，随即精子的细胞质及细胞核进入次级卵母细胞内（图16-1）。精卵结合后，透明带结构立即发生变化，从而阻止其他精子穿越透明带，保证人类正常的单精受精。同时，次级卵母细胞迅速完成第二次减数分裂，形成成熟的卵子。此时精子和卵子的细胞核膨大，分别称为雄原核和雌原核。雄原核和雌原核逐渐在细胞中部靠拢，核膜消失，染色体相互混合，形成二倍体的受精卵。

应用避孕套等措施，可阻止精子与卵子相遇，从而阻止受精，达到避孕目的。

（二）受精的意义

1. 受精标志着新生命开始。精子与卵子结合形成受精卵，进行快速的细胞分裂，启动胚胎发育的进程，逐步发育成一个新个体。

2. 受精决定胚胎的性别。受精卵核型为46，XY，发育为男性；受精卵核型为46，XX，发育为女性。

3. 达到遗传与变异的统一。受精卵内染色体数目恢复成23对，保持人类染色体数目的恒定；来自双亲的遗传物质重新组合，使新个体既具有双亲的遗传特点，又具有与亲代不完全相同的性状。

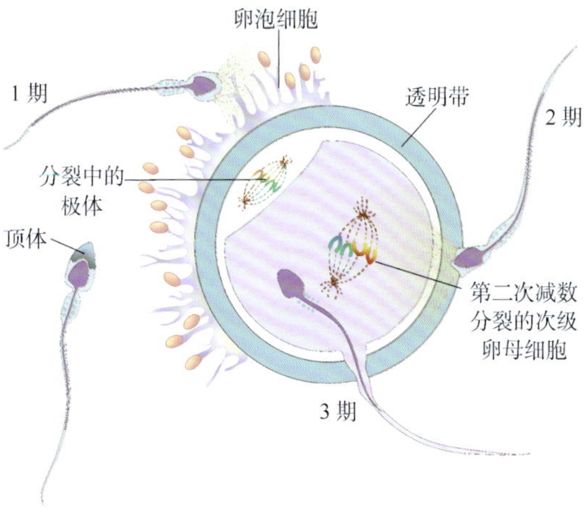

图16-1 受精的过程

第2节 胚胎早期发育

案例 16-1

患者，女性，26岁，已婚，停经8周，突发左下腹部疼痛，面色苍白。妇科检查：子宫略大，左侧附件区压痛明显，拒按。经阴道后穹穿刺有鲜血。初步诊断为异位妊娠（宫外孕）。

问题： 1. 通常胚泡植入的部位在何处？

2. 最常见的异位妊娠胚泡异位植入的部位在何处？

一、卵裂、胚泡的形成和植入

（一）卵裂

受精卵一旦形成，便进行细胞分裂，同时缓慢地向子宫方向运行。受精卵早期的细胞分裂，称卵裂。卵裂形成的细胞，称卵裂球。卵裂是在透明带内进行的，随着卵裂球的体积越来越小，至受精后的第3天，形成了由12～16个卵裂球构成的实心胚，形似桑葚，称桑葚胚（图16-2）。

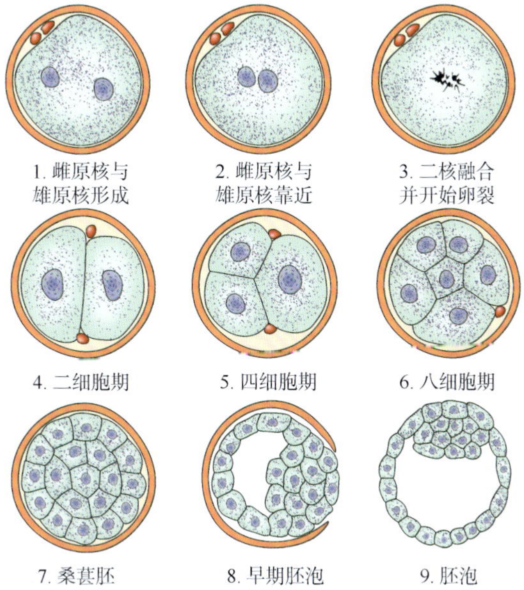

图16-2 卵裂和胚泡的形成

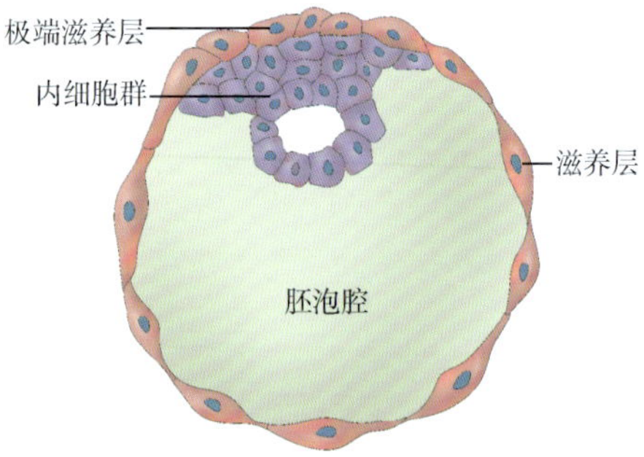

图 16-3　胚泡结构

（二）胚泡的形成

约在受精后的第4天，桑葚胚进入子宫腔，其细胞继续分裂，当卵裂球数目达到100个左右时，其间出现若干小腔隙，它们逐渐汇合成一个腔，此时透明带溶解，胚呈囊泡状，称为胚泡（图16-2、图16-3）。胚泡中心为胚泡腔。胚泡壁由单层细胞构成，称滋养层，将来主要发育成胎儿的附属结构。位于胚泡腔内一侧的一群细胞，称内细胞群，将来主要发育成胎儿。随着胚泡形成，透明带最后溶解消失，胚泡与子宫内膜接触，开始植入。

（三）植入

胚泡逐渐进入子宫内膜的过程称植入，又称着床。植入于受精后第5～6天开始，于第11～12天完成。

1. 植入过程　胚泡植入时，内细胞群一侧的滋养层先与子宫内膜接触，分泌蛋白水解酶，在子宫内膜溶蚀出一个缺口，胚泡沿此缺口逐渐埋入子宫内膜功能层。当胚泡全部埋入子宫内膜后，子宫内膜表面缺口修复，植入完成（图16-4）。在植入过程中，与子宫内膜接触的滋养层细胞迅速增殖，分化为外层的合体滋养层和内层的细胞滋养层。

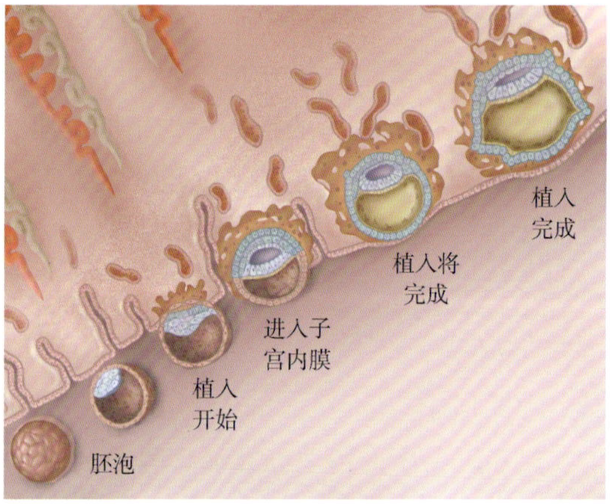

图 16-4　植入过程

植入时子宫内膜正处于分泌期，植入后子宫内膜进一步增厚，血液供应更丰富，腺体分泌更旺盛。植入后的子宫内膜改称蜕膜。根据蜕膜与胚的位置关系，将其分为三部分：位于胚的深面的蜕膜称为底蜕膜；覆盖在胚的子宫腔侧的蜕膜称为包蜕膜；子宫其余部分的蜕膜称为壁蜕膜（图16-5）。

考点：蜕膜的分部

若胚泡不能适时到达子宫腔，或子宫腔内有异物干扰，或子宫有炎症或母体发生内分泌紊乱等情况，均会影响植入的完成。口服避孕药、在子宫腔放置节育环等常用的避孕方法就是人为地干扰植入而达到避孕目的。

2. 植入部位　通常胚泡植入的部位在子宫体或子宫底，最多见于子宫体后壁（图16-6）。胚泡植入的部位是将来形成胎盘的部位。胚泡植入在子宫颈内口附近，并在此处形成的胎盘称前置胎盘，常在分娩时引起胎盘早期剥离、大出血和胎儿窒息。

考点：植入的概念及部位

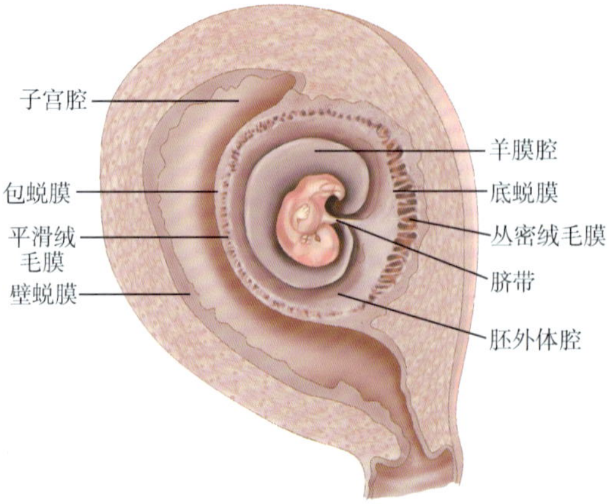

图 16-5　胚胎与蜕膜间的关系

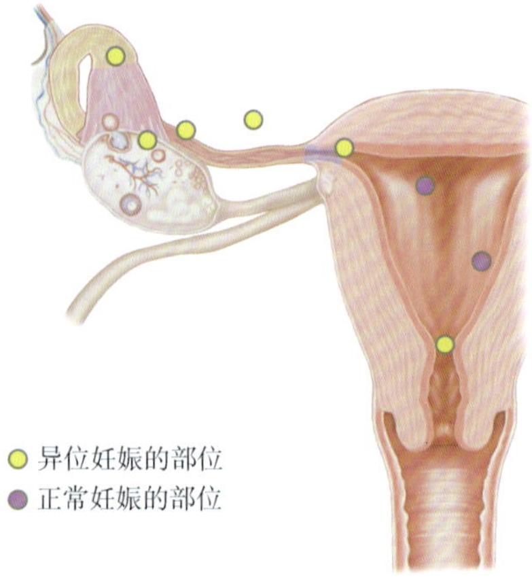

图 16-6　胚泡植入的部位

二、胚层的形成和分化

（一）胚层的形成

1. 二胚层胚盘形成　第2周初，在植入过程中，内细胞群增殖分化，逐渐形成由背侧的上胚层和腹侧的下胚层组成的二胚层胚盘（图16-7）。邻近滋养层的一层柱状细胞称上胚层，靠近胚泡腔一侧的一层立方细胞称下胚层。

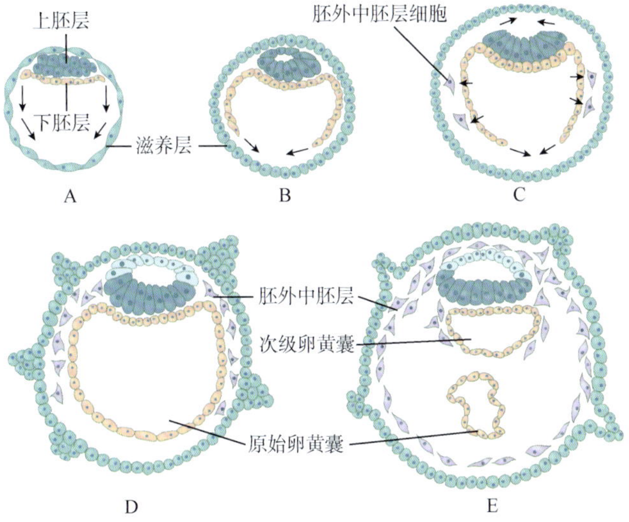

图16-7　二胚层胚盘形成

随后，由于上胚层细胞增殖，其内出现一个小腔隙，其中贴靠细胞滋养层的一层扁平的上胚层细胞称羊膜细胞，它们形成最早的羊膜，与上胚层其余部分围成羊膜腔。下胚层的腹侧形成一个卵黄囊。

在细胞滋养层与卵黄囊、羊膜腔之间出现松散分布的细胞和细胞外基质，形成胚外中胚层（图16-7）。继而胚外中胚层细胞间出现腔隙，随后腔隙逐渐汇合增大，在胚外中胚层内形成一个大腔，称胚外体腔（图16-5）。随着胚外体腔的扩大，胚盘与滋养层之间仅有少量的胚外中胚层相连，这部分胚外中胚层称体蒂。体蒂将发育为脐带的主要部分。

2. 三胚层胚盘形成　第3周初，在二胚层胚盘中轴线上，由上胚层细胞增殖迁移而形成的一条纵行细胞柱称原条（图16-8）。原条的出现决定了胚盘的中轴及其头尾方向，原条所在的一端为胚盘的尾端。原条头端的结节状膨大称原结。原结背侧出现的凹窝称原凹。原条背侧出现的浅沟称原沟。

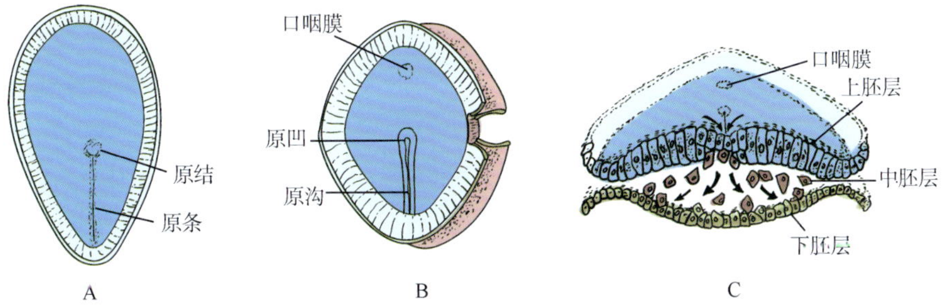

图16-8　胚盘、原条、中胚层的形成
A. 14天；B. 16天；C. 14天胚盘横断面

原沟深部的细胞向腹侧不断增殖，并在上、下胚层之间向周边扩展迁移（图16-9），一部分细胞在上、下胚层之间形成一层新的细胞层，称中胚层，另一部分细胞进入下胚层，并逐渐全部置换了下胚

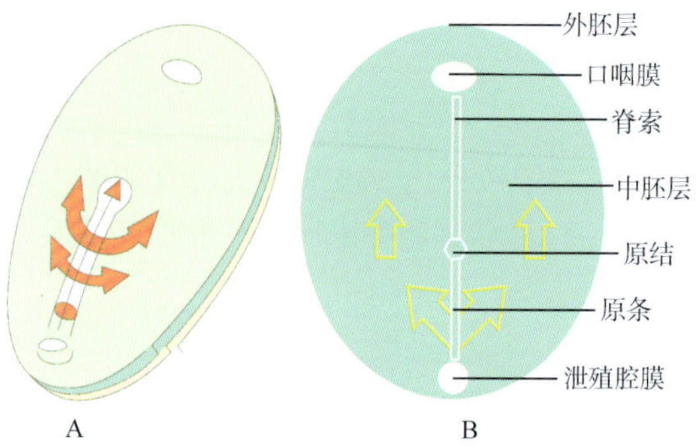

图16-9 原条细胞扩展方向示意图

层的细胞，形成一层新的细胞层，称为内胚层。在内胚层和中胚层出现之后，原上胚层改称外胚层。在第3周末，三胚层胚盘形成，3个胚层均起源于上胚层。人体的各种组织器官均来自三胚层胚盘。

从原凹向胚盘头端增殖迁移的一条单独中胚层细胞索，称脊索（图16-9）。在脊索的头侧和原条的尾侧各有一个无中胚层的区域，分别称口咽膜和泄殖腔膜，此区域内、外胚层直接相贴。口咽膜前端的中胚层为生心区，其是心发生的原基。随着胚体发育，原条完全消失，脊索大部分退化消失，脊索仅残留为椎间盘中央部的髓核。若原条细胞残留，胎儿出生后在骶尾部可形成由多种组织构成的畸胎瘤。

（二）三胚层的分化

在第4～8周，三个胚层逐渐分化形成各种器官的原基。

1. 外胚层的分化 脊索形成后，诱导其背侧的外胚层细胞增厚呈板状，称神经板。神经板中央沿长轴向脊索方向凹陷形成神经沟，沟两侧边缘隆起称神经褶（图16-10）。随着神经沟逐渐加深，两侧神经褶从中段开始逐渐靠拢，开始闭合形成神经管，并向头尾方向延续。在神经管完全闭合前，其头尾两端各有一未闭合的部分，分别称前神经孔和后神经孔（图16-11）。在第4周，前神经孔、后神经孔闭合，神经沟完全闭合为神经管。神经管是中枢神经系统的原基，将分化为脑、脊髓及松果体、视网膜、神经垂体等。如果前神经孔、后神经孔未闭合，则将会分别导致无脑畸形和脊髓裂。

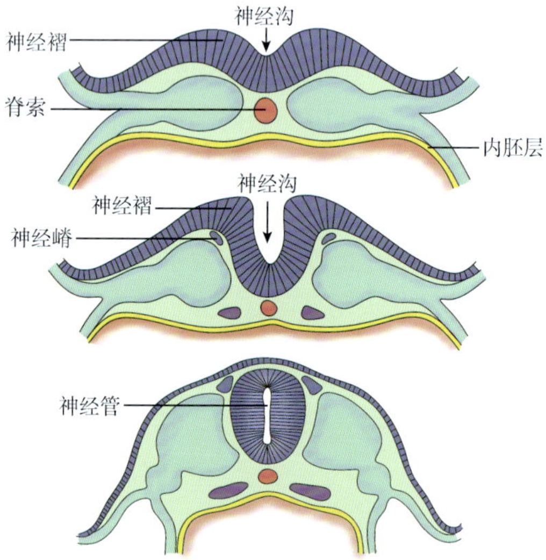

图16-10 神经管的形成

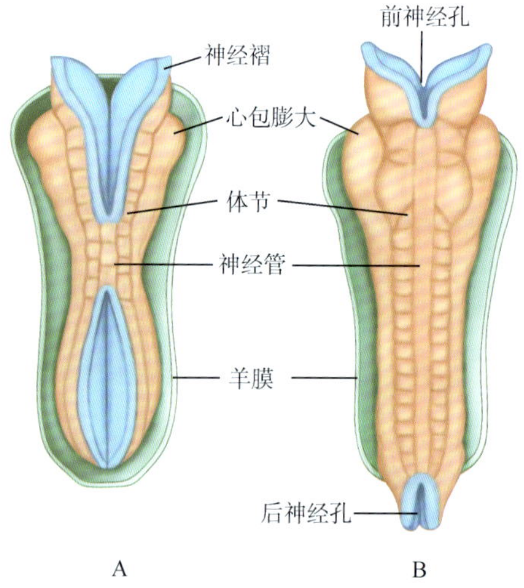

图16-11 神经管及体节的形成

A. 约22天；B. 约23天

在神经沟闭合为神经管的过程中，不参与神经管形成的神经板外侧缘的细胞在神经管背外侧形成的两条纵行细胞索，称神经嵴（图16-12）。神经嵴是周围神经系统的原基，将分化为脑神经节、脊神经节、内脏神经节及周围神经及肾上腺髓质等。

外胚层的其余部分将分化为皮肤的表皮及其附属器，以及角膜上皮、晶状体、内耳膜迷路、腺垂体、牙釉质、口腔腺等。

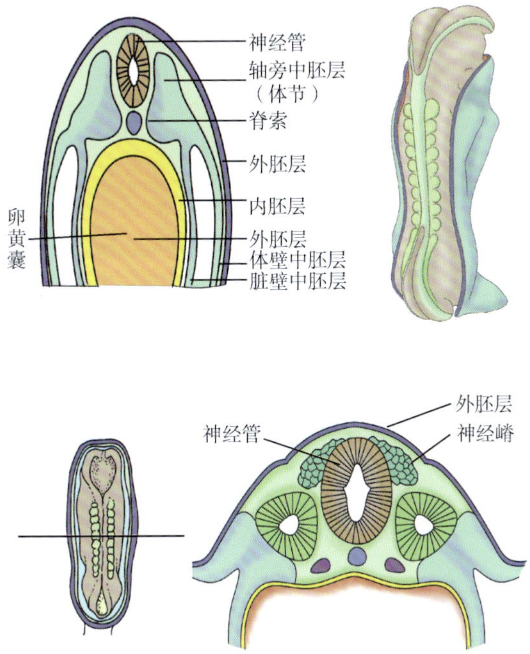

图16-12　中、外胚层的分化

2. 中胚层的分化　位于脊索的两侧中胚层，由内向外依次分化为轴旁中胚层、间介中胚层和侧中胚层（图16-13）。轴旁中胚层细胞迅速增殖，随即横裂为块状细胞团，称体节。体节将分化为背侧的皮肤真皮、骨骼肌和中轴骨骼（如脊柱）等。间介中胚层将分化为泌尿生殖系统的主要器官。侧中胚层内部先出现一些小的腔隙，然后融合为一个大的胚内体腔。胚内体腔将侧中胚层分为与外胚层相贴的体壁中胚层和与内胚层相贴的脏壁中胚层。体壁中胚层将分化为胸腹部和四肢的皮肤真皮、骨骼肌、骨骼和血管等；脏壁中胚层将分化为消化系统、呼吸系统的肌组织、血管和结缔组织等。胚内体腔从头端到尾端将分化为心包腔、胸膜腔和腹膜腔。

3. 内胚层的分化　内胚层被包入胚体形成原肠。原肠可分为前肠、中肠、后肠三部分（图16-14）。原肠将分化为消化管、消化腺、呼吸道和肺的上皮组织，以及中耳、甲状腺、甲状旁腺、胸腺、膀胱等器官的上皮组织。

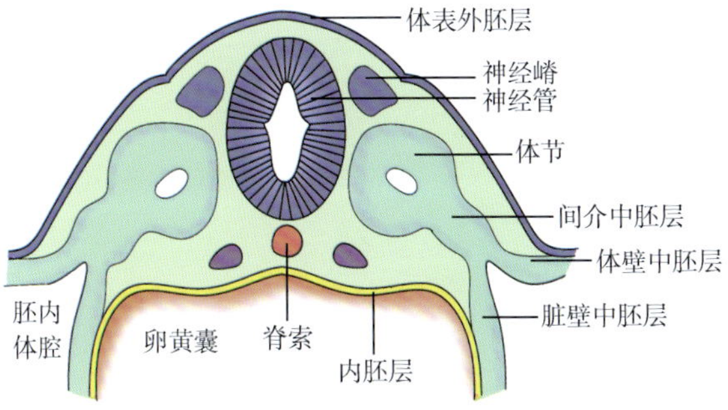

图16-13　中胚层的分化

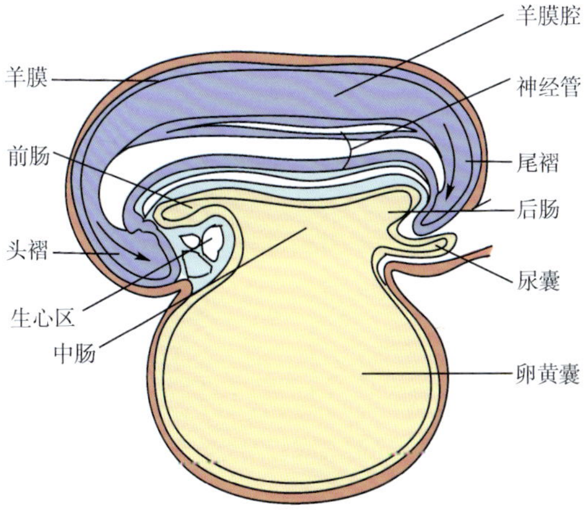

图16-14　内胚层的分化

（三）胚体的形成

早期胚盘为扁平的盘状结构，伴随三胚层的分化，胚盘边缘向腹侧卷折形成头褶、尾褶和左右侧褶（图16-15），扁平形胚盘逐渐变为圆柱形胚体。至第8周末，胚体外表可见四肢及眼、耳、鼻等，初具人形。

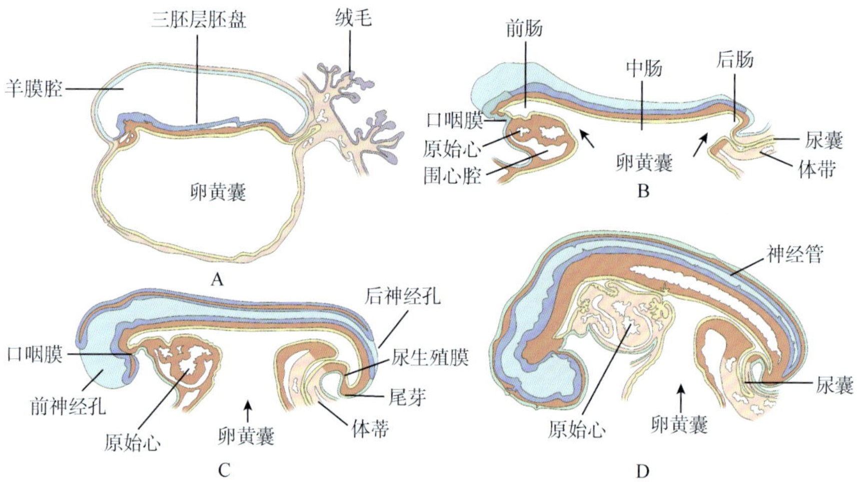

图16-15　胚体的形成

A. 约20天；B. 约23天；C. 约26天；D. 约28天

第3节　胎膜与胎盘

案例16-2

患者，女性，27岁，阴道出血1小时。查体：子宫质软，无压痛，妊娠29周大小。B超显示胎体位置高于胎盘，胎盘完全覆盖宫颈内口。临床诊断：前置胎盘。

问题：1. 简述胎盘的组成和功能。

2. 简述前置胎盘形成的原因。

胎膜与胎盘不参与胚胎本体的形成，是对胚胎起保护、营养、呼吸、排泄等作用的附属结构。胎儿娩出后，胎膜、胎盘即与子宫壁分离，并被排出体外，总称胞衣。

一、胎　膜

胎膜包括绒毛膜、羊膜、卵黄囊、尿囊和脐带（图16-16）。其中，卵黄囊和尿囊都是早期胚的一过性结构，在胚胎发育过程中先后退化。

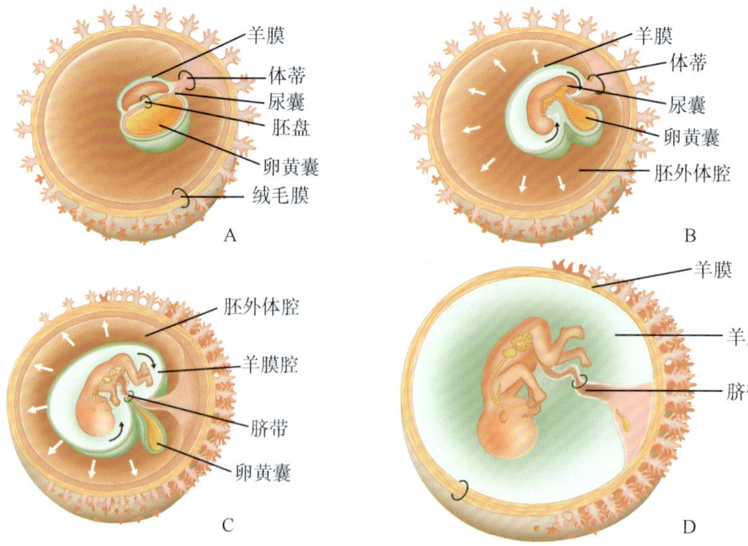

图16-16　胎膜的演变

A. 3周；B. 4周；C. 10周；D. 20周

（一）绒毛膜

绒毛膜是由滋养层等发育而成（图16-16）。胚胎第2周时，滋养层的细胞迅速增生形成一些细小的突起，称为绒毛，此时滋养层称为绒毛膜。随着胚胎的发育，绒毛的中轴部出现血管，血管内含有胎儿的血液。起初整个绒毛膜表面的绒毛均匀分布。之后，底蜕膜侧的绒毛因血供充足而反复发分支，生长茂密，形成丛密绒毛膜。包蜕膜侧的绒毛因血供不足而逐渐退化、消失，形成表面无绒毛的平滑绒毛膜（图16-17）。随着胚胎的发育增长及羊膜腔的不断扩大，羊膜、平滑绒毛膜和包蜕膜进一步凸向子宫腔，最终包蜕膜与壁蜕膜愈合，子宫腔逐渐消失。

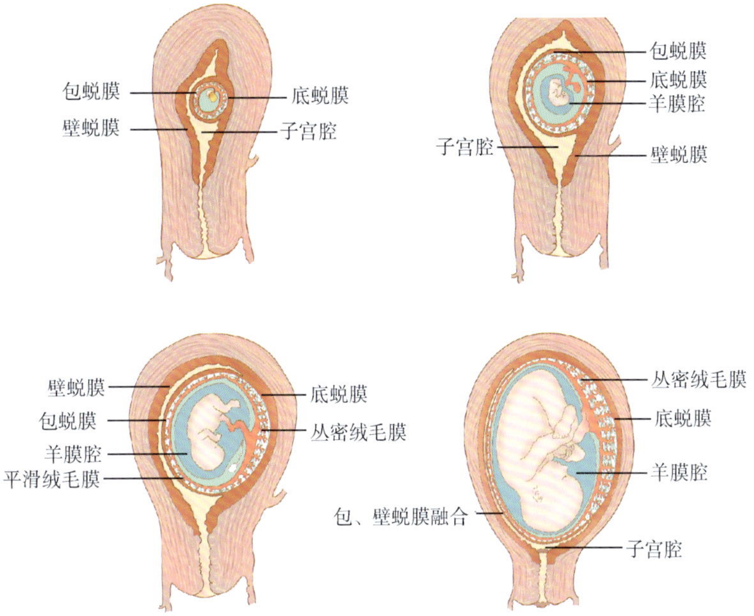

图16-17　胎膜、蜕膜及胎盘的形成与变化图

绒毛膜的主要功能是从母体的子宫吸收营养物质，供给胚胎生长发育，并排出胚胎的代谢产物。

（二）羊膜

羊膜是一层无血管的半透明薄膜（图16-16、图16-17）。羊膜腔内充满羊水，胚胎浸泡在羊水中生长发育。

妊娠早期的羊水无色透明，由羊膜不断分泌和吸收。妊娠中期以后，胎儿开始吞咽羊水，其消化系统、泌尿系统的排泄物及脱落的上皮细胞也进入羊水，羊水变得浑浊。随着胚胎长大，羊水也相应增多，足月分娩时有1000～1500ml。羊水过少（500ml以下）常见于胎儿无肾或尿道闭锁等；羊水过多（2000ml以上）常见于无脑畸形或消化管闭锁等。穿刺抽取羊水，进行细胞染色体等检查可早期诊断某些先天性异常。

羊膜和羊水对胚胎的发育起着重要的保护作用。胚胎在羊水中较自由地活动，有利于骨骼和肌肉的发育；羊水能防止胚胎与周围组织发生粘连，缓冲外力对胎儿的震荡及挤压；分娩时，羊水还有扩张子宫颈、冲洗和润滑产道的作用。

（三）脐带

脐带是连于胚胎脐部与胎盘之间的一条索状结构（图16-16）。脐带外覆羊膜，内含2条脐动脉、1条脐静脉及结缔组织等结构。

胎儿出生时，脐带长40～60cm。脐带过短，胎儿娩出时易引起胎盘过早剥离；脐带过长，易缠绕胎儿颈部或四肢，可致局部发育不良。

二、胎　盘

（一）胎盘的结构

胎盘是由胎儿的丛密绒毛膜和母体子宫的底蜕膜共同组成的圆盘状结构（图16-18、图16-19）。足月胎儿的胎盘约500g，直径为15～20cm。胎盘的胎儿面表面光滑，覆有羊膜，脐带附于中央或近中央处。胎盘的母体面粗糙，为剥离后的底蜕膜，可见15～30个由浅沟分隔的胎盘小叶。胎盘小叶之间有底蜕膜所形成的胎盘隔。绒毛之间的间隙为绒毛间隙，其内充满母体的血液，绒毛浸于母体血液中，便于物质交换。

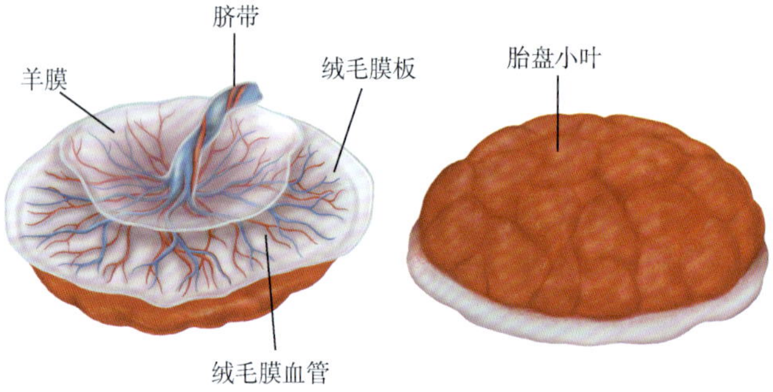

图16-18　胎盘的形态、结构

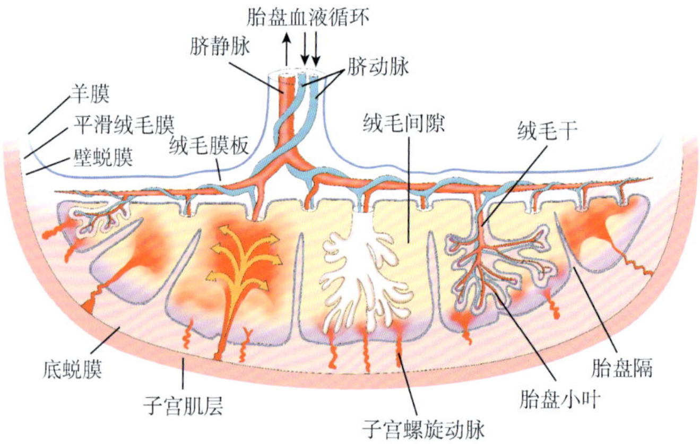

图16-19　胎盘结构与血液循环模式图

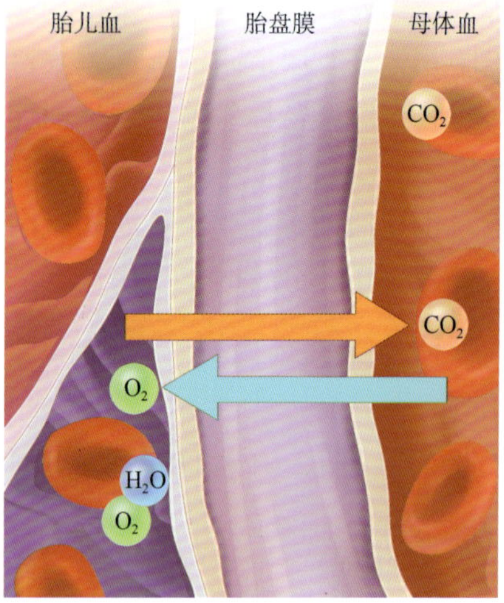

图16-20　胎盘膜模式图

（二）胎盘的血液循环和胎盘膜

1. 胎盘的血液循环　胎盘内有胎儿和母体两套血液循环系统。胎儿的血液和母体的血液在各自封闭的管道内循环，互不相混。胎儿静脉性质的血经脐动脉及其分支流入绒毛毛细血管，与绒毛间隙内的母体血进行物质交换，从而成为动脉性质的血，后经脐静脉流回到胎儿体内（图16-19）。母体动脉血从子宫螺旋动脉流入绒毛间隙，与绒毛毛细血管内的胎儿血进行物质交换，后经子宫静脉流回母体。

2. 胎盘膜　流经绒毛毛细血管的胎儿血与流经绒毛间隙的母体血在胎盘内进行物质交换所通过的结构，称胎盘膜，又称胎盘屏障（图16-20）。胎盘膜由绒毛内毛细血管内皮及其基膜、滋养层细胞及其基膜，以及两基膜之间的少量结缔组织等构成。胎盘膜可以阻挡母体血液中某些有害物质进入胎儿血液循环，对胎儿有一定保护作用。但某些药物、病毒、激素等可以通过胎盘膜，从而影响胎儿发育。

（三）胎盘的功能

1. 物质交换　胎儿与母体之间的物质交换是通过胎盘膜完成的。胎儿通过胎盘从母体血液中获得营养物质和氧气（O_2），排出代谢产物和二氧化碳（CO2）。

2. 内分泌功能　胎盘能分泌人绒毛膜促性腺激素、人胎盘催乳素、雌激素和孕激素等多种激素，其对维持妊娠、保证胎儿正常发育等方面起着重要的作用。其中，人绒毛膜促性腺激素（human chorionic gonadotropin，HCG）在妊娠第2周开始分泌，第8～10周达高峰，以后逐渐下降。人绒毛膜促性腺激素具有维持妊娠黄体存在、避免胚胎滋养层被母体淋巴细胞攻击等作用。人绒毛膜促性腺激素可经孕妇尿液检出，因此可用来检测早期妊娠。

考点：胎盘的结构及功能、胎盘膜的概念

链 接　胚胎龄推算

胚胎龄通常有月经龄和受精龄两种计算方法。①月经龄是从孕妇末次月经的第1天算起，至胎儿发育成熟并出生经历40周（约280天）。②受精龄是从受精卵形成算起，至胎儿发育成熟并出生经历38周（约266天）。受精龄表达了胚胎发育的确切时间，多用于胚胎学研究。

第4节　胎儿血液循环

一、胎儿心血管系统的结构特点

胎儿心血管系统的结构特点与出生后有很大区别。胎儿有通向胎盘的2条脐动脉和1条脐静脉；肝内有1条连接脐静脉和下腔静脉的静脉导管；房间隔上有一卵圆孔，血液可由右心房直接流入左心房；在肺动脉干与主动脉之间连有1条动脉导管。

二、胎儿血液循环的途径

1. 胎儿血液循环的途径　由胎盘来的富含氧及营养物质的血液，经脐静脉进肝后，大部分经静脉导管注入下腔静脉，余者经肝血窦、肝静脉注入下腔静脉。下腔静脉的血液进入右心房后，大部分经卵圆孔流入左心房，再经左心室流入主动脉。主动脉中的大部分血液经主动脉弓的三大分支流入头颈部和上肢，小部分流入降主动脉。上腔静脉的血液流入右心房，与少量来自下腔静脉的血液一起流入右心室，再流入肺动脉。由于胎儿肺处于不张状态，故肺动脉的血液仅少量入肺，大部分经动脉导管进入降主动脉。降主动脉的血液除供应躯干、腹腔、盆腔器官及下肢外，另一部分经脐动脉流入胎盘，与母体血液进行气体和物质交换后，再由脐静脉送往胎儿体内（图16-21）。

2. 胎儿出生后血液循环的变化　胎儿出生后，胎盘血液循环中断，肺开始呼吸，血液循环途径发生一系列变化：①脐动脉的远侧段闭锁形成脐内侧韧带，近侧段管腔未闭，与髂内动脉起始段相连，并发出2～3条膀胱上动脉；②脐静脉闭锁形成肝圆韧带；③静脉导管闭锁形成静脉韧带；④肺呼吸开始后，肺循环量增大，肺动脉血不再向主动脉分流，动脉导管闭锁，形成动脉韧带；⑤由于胎盘血液循环中断，脐静脉闭锁，下腔静脉血流量骤减，右心房压力下降，同时，肺呼吸开始后，从肺静脉回流入左心房的血量增加，左心房压力增大，于是卵圆孔瓣紧贴卵圆孔，卵圆孔关闭，出生后约1年，卵圆孔完全封闭形成卵圆窝，左心房与右心房完全分隔。

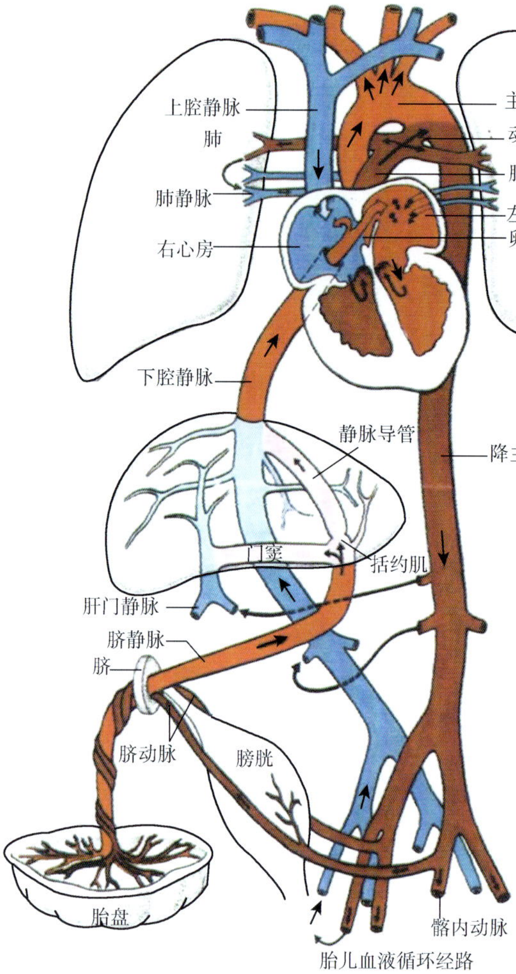

图16-21 胎儿血液循环示意图

第5节 双胎和多胎

一、双 胎

一次妊娠产出的两个胎儿，称双胎，又称孪生，包括单卵双胎和双卵双胎。双胎的发生率约占新生儿的1%。

（一）单卵双胎

由一个受精卵发育成两个胎儿，称单卵双胎，又称真孪生（图16-22）。这种孪生儿的遗传基因完全一样，性别一致，相貌等也极相似。单卵双胎可以是：①从受精卵发育出两个胚泡，其分别植入，两个胎儿有各自的羊膜腔和胎盘；②一个胚泡内出现两个内细胞群，各发育成一个胚胎，其有各自的羊膜腔，共享一个胎盘；③一个胚盘上出现两个原条与脊索，发育为两个胚胎，其位于同一个羊膜腔内，共享一个胎盘。

两个单卵双胎在发育过程中未能完全分离，躯体的某一部分仍然连在一起的双胎，称连体双胎。

（二）双卵双胎

来自两个受精卵的两个孪生胎儿，称为双卵双胎，其占双胎的大多数。其有各自的胎膜与胎盘，性别相同或不同，相貌和生理特性的差异如同一般兄弟姐妹，仅是同龄而已。

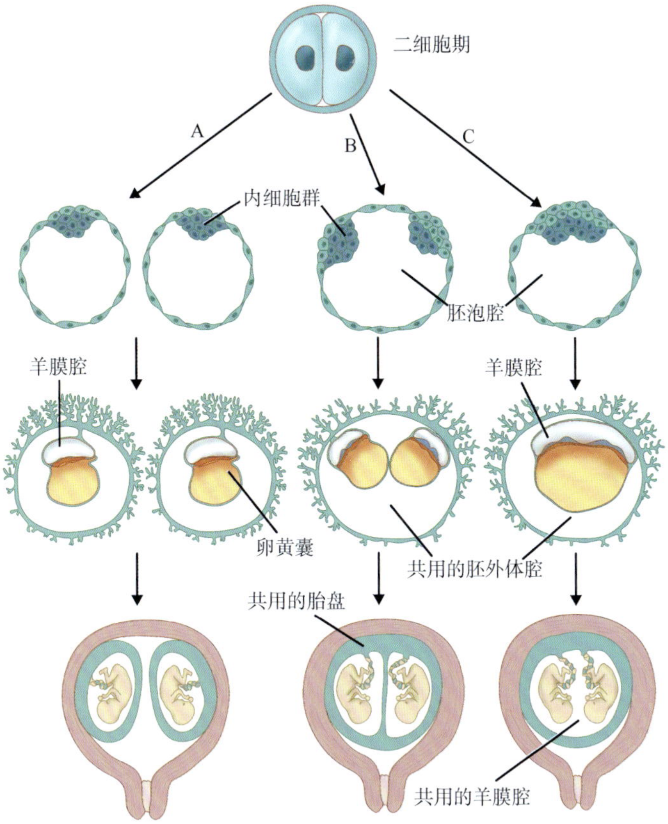

图16-22　单卵双胎形成示意图

A. 形成两个胚泡；B. 形成两个内细胞群；C. 形成两个原条与脊索

二、多　胎

一次妊娠分娩出3个以上的胎儿，称多胎。多胎的发生率极低，死亡率较高。多胎形成原因可能是单卵多胎、多卵多胎或混合性多胎。

自 测 题

一、单选题

1. 从受精卵形成至胎儿出生一般经历（　　）
   A. 40周　　B. 365天
   C. 266天　　D. 48周
   E. 286天
2. 性别决定于（　　）
   A. 胚胎早期发育中的激素作用
   B. 受精时卵子的染色体组型
   C. 卵子的成熟分裂状况
   D. 受精时精子的染色体组型
   E. 精子的成熟分裂状况
3. 受精的意义有（　　）
   A. 受精标志着新生命的开始
   B. 受精卵的染色体数目恢复到46条
   C. 受精卵具有双亲的遗传物质
   D. 受精决定性别
   E. 以上都是
4. 植入发生于（　　）
   A. 受精后24小时内　　B. 卵裂早期
   C. 桑葚胚期　　D. 胚泡期
   E. 胚盘形成期
5. 前置胎盘是由于胚泡植入于（　　）
   A. 子宫前壁　　B. 子宫后壁
   C. 子宫颈处　　D. 子宫底
   E. 输卵管开口处
6. 胚泡植入后，子宫内膜功能层改称为（　　）
   A. 胎膜　　B. 胎盘膜
   C. 蜕膜　　D. 绒毛膜
   E. 滋养层
7. 参与形成胎盘的结构是（　　）

A. 包蜕膜　B. 羊膜
C. 壁蜕膜　D. 平滑绒毛膜
E. 底蜕膜

8. 卵细胞第2次成熟分裂完成的时间在（　　）
A. 受精时　B. 受精后12小时
C. 排卵时　D. 排卵后24小时
E. 排卵后12小时

9. 胎儿娩出后剪断脐带，从脐带流出的血液是（　　）
A. 胎儿血浆和母体血液
B. 胎儿血液
C. 胎儿血液和母体血液
D. 母体血液
E. 以上都不对

10. 正常植入部位在（　　）
A. 子宫颈　B. 子宫体的上部
C. 输卵管子宫部　D. 输卵管壶腹
E. 输卵管峡

11. 人胚初具雏形的时间是（　　）
A. 第8周　B. 第20周
C. 第12周　D. 第16周
E. 第4周

12. 受精的部位一般在（　　）
A. 输卵管峡　B. 输卵管壶腹
C. 输卵管子宫部　D. 输卵管漏斗
E. 子宫

二、简答题

1. 简述受精的意义。
2. 简述胎盘的结构和功能。

（万爱军　傅玉峰）

实训1 显微镜的使用及细胞观察

一、目的和要求

1. 掌握细胞的基本结构。
2. 熟悉显微镜的结构和正确操作显微镜。
3. 了解细胞的形态和各种细胞器。

二、实验材料

光学显微镜、HE染色细胞切片、锇酸染色细胞切片。

三、实验内容和方法

1. 光学显微镜的构造

（1）机械装置

1）镜座和镜臂：镜座位于显微镜底部，一般呈马蹄形，起支持作用。镜臂有固定式和活动式两种，活动式的镜臂可改变角度。镜臂支持镜筒。

2）镜筒：是由金属制成的圆筒，上接目镜，下接转换器。镜筒有单筒和双筒两种。单筒又可分为直立式和后倾式两种。而双筒则都是倾斜式的，倾斜式镜筒倾斜度为45°。双筒中的目镜有屈光度调节装置，以备在两眼视力不同的情况下调节使用。

3）调焦装置：是调节物镜和标本间距离的机件，有粗调螺旋和细调螺旋，利用它们使镜筒或载物台上下移动，当物体在物镜和目镜焦点上时，则得到清晰的图像。

4）转换器：为两个金属碟所合成的一个转盘，其上装3～4个物镜，可使每个物镜通过镜筒与目镜构成一个放大系统。

（2）光学系统

1）光源：新式显微镜的光源一般安装在显微镜的镜座内，通过按钮开关来控制；老式的显微镜大多是采用附着在镜臂上或镜座内的反光镜，反光镜为双面镜子，一面是平面，另一面是凹面。在使用低倍镜和高倍镜观察时，用平面反光镜；使用油镜或光线弱时可用凹面反光镜。

2）聚光器：由聚光镜和虹彩光澜组成，聚光镜由透镜组成，其数值孔径可大于1，当使用大于1的聚光镜时，需要在聚光镜和载玻片之间加香柏油，否则只能达到1.0。虹彩光澜由薄金属片组成，中心形成圆孔，推动把手可随意调整透进光量的大小。调节聚光镜的高度和虹彩光澜的大小，可得到清晰的图像。

3）滤光片：当需要某一波长的光线时，就要用滤光片。滤光片有紫、青、蓝、绿、黄、橙、红等颜色，分别透过不同波长的可见光，可根据标本本身的颜色，在聚光器下加相应的滤光片。

4）物镜：安装在镜筒下端的转换器上，其作用是将物体进行第一次放大，物镜上通常标有数值、孔径、放大倍数、镜筒长度、焦距等主要参数。

5）目镜：装于镜筒上端，目镜把物镜所成的像再次放大，上面一般标有10×、15×等放大倍数，可根据需要选用。

2. 光学显微镜的使用 取显微镜时要右手紧握镜臂，左手托住镜座，平稳地将显微镜放置于实验桌上。将显微镜放在自己身体的左前方，离桌子边缘约10cm。

（1）调节光照 不带光源的显微镜，可利用灯光或自然光通过反光镜来调节光照，光线较强时宜用平面镜；光线较弱宜用凹面镜，但不能用直射阳光。将10×物镜转入光孔，将聚光器上的虹彩光澜打开到最大位置，用左眼观察目镜中视野的亮度，转动反光镜，使视野的光照达到最明亮、最均匀为止。自带光源的显微镜，可通过调节光源调节器来调节光照强弱。

（2）低倍镜观察 观察标本时要养成先用低倍镜观察的习惯。因为低倍镜视野较大，易于发现目标和确定位置。将标本片放置在载物台上，用标本夹夹住，移动推动器，使被观察的标本处在物镜正下方，转动粗调螺旋，使物镜调至接近标本处，用目镜观察并同时用粗调螺旋慢慢下降载物台，直至物像出现，再用细调螺旋使物像清晰为止。用推动器移动标本片，找到合适的目标并将它移到视野中央进行观察。

（3）高倍镜观察 在低倍镜观察的基础上转换高倍镜。较好的显微镜，低倍、高倍镜头是同焦的，在转换物镜时要从侧面观察，避免镜头与玻片相撞。然后从目镜观察，调节光照，使亮度适中，用细调螺旋调至物像清晰为止，找到需要观察的部位，并移至视野中央进行观察。

（4）油镜观察 ①用粗调螺旋将镜筒提起约2cm，将油镜转至正下方。②在玻片标本的镜检部位滴上一滴香柏油。③从侧面注视，用粗调螺旋将镜筒小心地降下，使油镜浸在香柏油中，至镜头几乎与标本相接，应注意不能压在标本上，否则压碎玻片，损坏镜头。④目镜内观察进一步调节光线，使光线明亮，再用粗调螺旋将镜筒慢慢上升，至视野出现物像为止，然后用细调螺旋校正至物像清晰。⑤观察完后复原下降载物台，将油镜头转出，先用擦镜纸擦去镜头上的油，再用擦镜纸蘸少许乙醚酒精混合液擦去镜头上残留油迹，最后再用擦镜纸向一个方向擦拭2～3下。最后将各部分还原，转动物镜转换器，使物镜头不与载物台通光孔相对，呈八字形位置，将载物台下降至最低，降下聚光器，用柔软纱布清洁载物台等机械部分，将显微镜放回显微镜柜内或镜箱中。

3. 光学显微镜观察细胞切片

（1）HE染色细胞切片

要点：光镜下所能看到的细胞结构主要是细胞膜、细胞质和部分细胞器。细胞膜通常形成细胞的轮廓，使细胞的形状比较清楚体现。细胞质一般为嗜酸性，被染成红色或浅红色，或浅粉红色，但也有细胞胞质或局部出现嗜碱性染色特点，这可因细胞类型而异。细胞质内线粒体光镜下通常呈线状、圆形、卵圆形、杆状或丝状，以卵圆形居多，其形态、大小、数量、分布常因细胞种类和生理状态不同而有差异。细胞核嗜碱性比较明显，往往被染成蓝色，其形态往往与细胞外形相对应，一般在细胞中央或偏一侧，有些细胞还可以在核内观察到染色深的一个或多个核仁。

（2）锇酸染色细胞切片

要点：其可观察高尔基体，锇酸浸染标本高尔基体呈褐黑网状结构，其形态、大小、数量、分布因细胞种类和生理状态不同而有差异。

实训2 基本组织

一、目的和要求

1. 了解所有的器官都是由多种基本组织通过一定的方式组合形成。
2. 观察并辨认各种基本组织的结构特点和细胞组成。

3. 熟悉各种重要细胞的结构特点。

二、实验材料

甲状腺、胃、气管、食管、舌、心脏、小肠、脊髓、坐骨神经等组织切片，人血液涂片，骨磨片等。

三、实验内容和方法

1. 单层立方上皮（甲状腺切片，HE染色）

（1）肉眼观察　切片标本呈不规则形，隐约可见许多红色小团块，即甲状腺滤泡。

（2）低倍镜观察　可见许多大小不等的圆形或椭圆形的结构，即甲状腺滤泡。腺泡壁由单层立方上皮围成，滤泡腔含有许多染成红色的分泌物。

（3）高倍镜观察　上皮细胞大致呈立方形，细胞核呈圆形，居于细胞中央，细胞质呈弱嗜碱性，细胞界限不甚清楚。细胞可因功能状态不同而呈低柱状或扁平状。

2. 单层柱状上皮（胃切片，HE染色）

（1）肉眼观察　切片上一面呈凹凸不平且被染成紫蓝色的一侧为胃黏膜，对侧相对平滑，为外膜。

（2）低倍镜观察　在胃黏膜的表面可见细胞排列较整齐的单层柱状上皮。

（3）高倍镜观察　上皮细胞呈柱状，细胞核呈椭圆形，靠近基底部，核的长轴与细胞长轴平行，胞质染成淡红色，顶端较透亮。

3. 假复层纤毛柱状上皮（气管切片，HE染色）

（1）肉眼观察　在气管内表面被染成紫蓝色的一层即假复层纤毛柱状上皮。

（2）低倍镜观察　上皮细胞核染成紫蓝色，高低不等。细胞分界不明显。

（3）高倍镜观察　可见假复层纤毛柱状上皮由高矮不等的四种细胞组成。

4. 复层扁平上皮（食管切片，HE染色）

（1）肉眼观察　管腔内表面着紫蓝色部分为复层扁平上皮。

（2）低倍镜观察　食管上皮由多层细胞密集排列组成，基底部凹凸不平，与结缔组织相连接。

（3）高倍镜观察　由深层至浅层观察各层细胞。基底层由一层矮柱状细胞组成，染色较深，细胞核呈卵圆形，着色浅，胞质呈强嗜碱性。

5. 疏松结缔组织（胃切片，HE 染色）

（1）肉眼观察　在胃黏膜下层，有一层染成粉红色的结构为疏松结缔组织。

（2）低倍镜观察　在胃黏膜下方找到疏松结缔组织，然后换高倍镜观察。

（3）高倍镜观察　可看到交叉排列、长短不同、粗细不等的胶原纤维（红色），纤维束之间排列分散的细胞主要是成纤维细胞，其细胞质不明显，细胞核呈卵圆形，染色较浅。

6. 血涂片（人血液涂片，瑞特染色）

（1）低倍镜观察　选择血细胞分布比较均匀，有核细胞（白细胞）比较多，红细胞被染成橘红色的部位，然后转用油镜（或高倍镜）观察。

（2）油镜结合高倍镜观察各类血细胞。

7. 密质骨（骨磨片，甲紫染色）

（1）肉眼观察　切面呈扇形，根据弧形可确定骨的外表面和内表面。

（2）低倍镜观察　①外环骨板：较厚，位于骨密质外表面，为数层至十几层与骨表面平行排列的骨板，其中，有时可见与骨表面垂直走行的穿通管。②内环骨板：较薄，位于骨髓腔面，骨板层数少。

（3）高倍镜观察　在骨板之间或骨板内有许多蜘蛛状的小黑点，即骨陷窝，从陷窝向四周发出许多细小的放射状突起即骨小管。在每个骨单位表面，有折光性较强的黏合线，骨小管在此终止，不与相邻骨单位的骨小管相通。

8. 骨骼肌（舌切片，HE染色）

（1）肉眼观察　切片中央大部分染成红色的区域为骨骼肌。

（2）低倍镜观察　可以看到肌纤维的各种切面，在肌纤维之间还有腺组织和结缔组织等。

（3）高倍镜观察　①纵切面：肌纤维呈长带状，有多个细胞核，呈扁圆形，位于细胞周边。把视野光线调暗，在肌纤维上，可看到明暗相间的周期性横纹。②横切面：肌纤维呈圆形或多边形，其内有被切断的肌原纤维，呈点粒状，肌细胞核位于周边。

9. 心肌（心脏切片，HE染色）

（1）肉眼观察　切片中央大部分染成红色的区域为心肌组织。

（2）低倍镜观察　在低倍镜下全面观察，可见到纵切、横切或斜切的心肌纤维。

（3）高倍镜观察　①纵切面，心肌纤维呈圆柱形，并有侧支，细胞核呈卵圆形，位于肌纤维中央，核周区染色浅，将视野光线调暗，肌纤维上可见明带暗带相间排列而形成的横纹。②横切面，肌纤维呈圆形、多边形、哑铃形或不规则形，大小不一，有些切到细胞核，有些未切到细胞核。核位于中央，肌原纤维横切成点状。

10. 平滑肌（小肠横切面，HE染色）

（1）肉眼观察　小肠壁内层深蓝色的结构为肠黏膜，外侧染色较红的部分就是小肠壁的平滑肌。

（2）低倍镜观察　小肠壁的平滑肌层分两层，内层为平滑肌的纵切面，肌纤维呈梭形。外层为平滑肌的横切面，呈大小不等的圆形结构。

（3）高倍镜观察　①纵切面，肌细胞呈长梭形，肌细胞核呈椭圆形或杆状，位于肌纤维中央，每个细胞只有一个核，染色较浅。②横切面，平滑肌纤维呈圆形的小点状，大小不等，细胞核位于中央。

11. 神经元（脊髓横切片，HE染色）

（1）肉眼观察　呈扁圆形，周围着色较浅，为脊髓白质；中央着色深，呈蝴蝶形，为脊髓灰质。

（2）低倍镜观察　找到脊髓灰质前角，可看到许多染成紫蓝色、大小不一的多极神经元，其周围有许多较小而圆形的细胞核，为神经胶质细胞核，选一切面结构较完整的神经元，换高倍镜观察。

（3）高倍镜观察　胞体较大，呈多角形，发出很多突起，突起因被切断而不完整，细胞核大而圆，常染色质多，着色浅，核仁一个，呈圆形，大而明显。胞质中有许多嗜碱性染色的斑块状结构为尼氏体。

12. 有髓神经纤维（坐骨神经横切片与纵切片，HE染色）

（1）肉眼观察　长形的一段为神经纤维纵切面，旁边有几个小红点为神经纤维横切面。

（2）低倍镜观察　纵切面上可见许多互相平行的神经纤维，横切面上可见神经纤维被切成小圆圈状结构，主要观察纵切面。

（3）高倍镜观察　①纵切面：神经纤维呈长条状，每条神经纤维的中央有一条染色较深的线条为轴突，轴突两侧着色较浅呈空网状是髓鞘。髓鞘呈节段性包在轴突外表，段与段之间为郎飞结。②横切面：神经纤维被切断呈圆形，中央有一着色深的圆点，此即轴突，周围着色浅的部位为髓鞘，外表染色较深的环为基膜。

实训3　骨

一、目的和要求

1. 掌握运动系统的组成，全身主要骨的名称和位置，鼻旁窦的名称和开口位置，全身重要的体表标志。

2. 熟悉全身骨的形态和结构，骨的形态分类。

3. 了解骨的理化特性，新生儿颅的特征。

二、实验材料

人体骨骼整体标本及模型，胸廓标本及模型，脊柱及各部椎骨、骶骨、尾骨的标本及模型，胸骨、肋骨的标本及模型，上肢骨（锁骨、肩胛骨、肱骨、尺骨、桡骨、手骨）的标本及模型，下肢骨（髋骨、股骨、髌骨、胫骨、腓骨、足骨）的标本及模型，整体颅骨及分离颅骨标本及模型，颅的水平切面标本及模型，颅的正中矢状切面标本及模型，新生儿颅的标本，脱钙骨及煅烧骨标本，长骨和扁骨的纵切标本和横切标本。

三、实验内容和方法

（一）人体骨骼的组成观察

在人体骨骼整体标本及模型上观察人体骨的数目，观察长骨、短骨、扁骨、不规则骨的形态。

（二）躯干骨观察

在人体整体骨架标本上观察躯干骨51块。

1. 在胸骨标本上观察胸骨柄、胸骨体、剑突、胸骨角、颈静脉切迹。

2. 椎骨观察

（1）在不同椎骨上辨认椎体、椎弓、椎孔、椎间孔、椎上切迹、椎下切迹、棘突、横突、上关节突、下关节突。

（2）各部椎骨的主要特征观察

1）颈椎：观察椎孔较大，呈三角形的形态，有横突孔，棘突末端的分叉情况。

A.第1颈椎（寰椎），观察前弓、后弓、齿突凹。

B.第2颈椎（枢椎），观察齿突。

C.第7颈椎（隆椎），观察棘突，看末端是否分叉。并在活体上触摸，看是否可以摸到。

2）胸椎：观察椎体肋凹、横突肋凹、棘突的叠瓦状排列情况。

3）腰椎：观察粗大呈肾形的椎体和水平后伸呈板状的棘突。

4）骶骨：观察4对骶前孔、骶骨岬、4对骶后孔、骶正中嵴、骶管裂孔、骶角、耳状面。

5）尾骨：观察尾骨由3～4块退化的尾椎融合而成。

3. 在肋骨的标本及模型上观察肋头、肋颈、肋体、肋结节、肋沟。

（三）四肢骨观察

1. 上肢骨观察

（1）上肢骨的组成　在骨架上观察上肢带骨（肩胛骨和锁骨）和自由上肢骨（肱骨、桡骨、尺骨、腕骨、掌骨和指骨）。

（2）锁骨观察　在标本上辨认胸骨端和肩峰端。内侧2/3凸向前，外侧1/3凸向后。

（3）肩胛骨观察　在标本上辨认两面、三缘和三个角。在上缘辨认喙突；在背侧面辨认肩胛冈、肩峰、冈上窝和冈下窝；在外侧角处辨认关节盂。

（4）肱骨观察　在标本上辨认肱骨头、解剖颈、外科颈、桡神经沟、尺神经沟、大结节、三角肌粗隆、肱骨滑车、鹰嘴窝、外上髁、内上髁。

（5）桡骨观察　在标本上辨认桡骨头、桡骨颈、桡骨粗隆、桡骨茎突、尺切迹。

（6）尺骨观察　在标本上辨认滑车切迹、鹰嘴、冠突、桡切迹、尺骨粗隆、尺骨茎突。

（7）手骨观察　在完整手骨标本上观察并辨别8块腕骨。

2. 下肢骨观察

（1）下肢骨的组成　在骨架上观察下肢带骨（髋骨）和自由下肢骨（股骨、胫骨、腓骨、髌骨、跗骨、跖骨和趾骨）。

（2）髋骨观察　在髋骨标本上辨认髂嵴、髂前上棘、髂后上棘、髂结节、髂窝、耳状面、弓状线、坐骨棘、坐骨大切迹、坐骨小切迹、坐骨支、坐骨结节、耻骨梳、耻骨结节、耻骨联合面、闭孔、髋臼等结构。

（3）股骨观察　在股骨标本上辨认股骨头、股骨颈、大转子、小转子、粗线、臀肌粗隆、内侧髁、外侧髁、髁间窝、内上髁、外上髁等结构。

（4）胫骨观察　在胫骨标本上辨认胫骨粗隆、内侧髁、外侧髁、内踝等结构。

（5）腓骨观察　在腓骨标本上辨认腓骨头、腓骨颈、外踝等结构。

（6）髌骨观察　在髌骨标本上观察髌骨的形态特征。

（7）足骨观察　在完整的足骨标本上辨认各骨并观察其形态特征。

（四）颅骨观察

1. 利用彩颅模型试教，结合分离颅骨标本，观察各块脑颅骨和面颅骨。重点观察颞骨的脑膜中动脉沟、乳突、下颌窝、外耳门等结构；蝶骨的垂体窝；上颌骨的上颌窦；下颌骨的颏隆凸、颏孔、冠突、髁突、下颌角、下颌孔等结构。

2. 颅底内面观察　在横切开的颅骨标本或模型上观察颅前窝、颅中窝和颅后窝的境界和主要结构。

（1）颅前窝　辨认鸡冠、筛板及筛孔。

（2）颅中窝　辨认垂体窝、视神经管、圆孔、卵圆孔、棘孔、脑膜中动脉沟等结构。

（3）颅后窝　辨认枕骨大孔、内耳门、枕内隆凸、横窦沟、乙状窦沟等结构。

3. 颅底外面观察　在整颅标本或模型上观察辨认骨腭、鼻后孔、枕骨大孔、枕髁、颈静脉孔、颈动脉管外口、茎乳孔、下颌窝、关节结节及破裂孔。

4. 颅的侧面观察　在整颅标本或模型上观察颞窝、翼点、乳突和外耳门。注意观察翼点的位置及临床意义。

5. 颅的前面观察　在整颅标本或模型上观察眶、骨性鼻腔和骨性口腔，重点观察眶上孔/眶上切迹、眶下孔、视神经管、泪腺窝、泪囊窝等结构；上、中、下鼻甲及相应的上、中、下鼻道，辨认蝶筛隐窝。

6. 鼻旁窦观察　在整颅正中矢状切面上观察鼻旁窦的位置并借助探针观察鼻旁窦开口。

7. 新生儿颅的形态结构和特征观察　在新生儿颅标本上观察脑颅、面颅的大小比例；前囟、后囟、蝶囟和乳突囟的位置、形态。

实训4　骨　连　结

一、目的和要求

1. 掌握全身主要关节的名称和位置，颞下颌关节、肩关节、肘关节、腕关节、髋关节、膝关节、踝关节的组成、特点、运动。脊柱、胸廓的构成及功能。椎间盘的结构，骨盆的构造及性别差异。

2. 熟悉关节的结构，胸锁关节、腕掌关节、掌指关节、指骨间关节的结构。

3. 了解骨连结的分类，胸肋关节、肋椎关节的构成。寰枕关节、寰枢关节的构成。

二、实验材料

人体骨架整体标本及模型，颅骨的连结标本及模型，颞下颌关节标本及模型，脊柱、胸廓标本及模型，椎骨间连结标本及模型，肩关节、肘关节、腕关节标本及模型，髋关节、膝关节、踝关节标本及模型。手关节、足关节整体标本及模型，男、女骨盆标本及模型，耻骨联合、骶髂关节、足弓标本及模型。

三、实验内容和方法

（一）关节类别、结构和运动形式观察

1. 关节类别和基本结构观察

（1）直接连结观察　取成人颅骨标本，观察颅顶上的矢状缝、冠状缝、人字缝。再取新生儿颅骨，观察新生儿颅上的颅囟，能发现区别，做出合理解释。

（2）间接连结观察　取肩关节标本，观察关节面、关节囊、关节腔和关节软骨，通过观察掌握关节的基本结构。

2. 关节的辅助结构观察　取已切开关节囊的肩关节标本，观察关节唇（盂唇）、韧带、关节盘（膝关节内、外侧半月板）等。

3. 关节的运动观察　取整体骨架，观察不同类型的关节并比较各自的运动特点。也可以利用活体教学法，进行活体演示关节的运动，如屈、伸，内收、外展，旋转，环转（注：认真理解前臂的旋内和旋外、踝关节的背伸和跖屈。）

（二）躯干骨的连结观察

1. 脊柱　取人体完整骨骼标本和模型，观察脊柱的组成、位置、弯曲。

（1）椎骨的连结　取正中矢状切椎骨间连结标本，观察椎间盘的位置与结构；前纵韧带、后纵韧带、黄韧带、棘间韧带、棘上韧带的位置；关节突关节的构成。

（2）脊柱整体观　取人体整体骨骼标本或脊柱标本，从前面观察椎体的大小变化并探究其原因。从后面观察棘突排列的方向、形态宽窄差别及棘突间距离的大小差异，讨论并探究椎管穿刺的进针部位。从侧面观察脊柱的四个生理弯曲、各椎间孔的形成因素及其与椎间盘的位置关系，思考椎间盘突出的方向及其原因。

2. 胸廓　在人体整体骨骼标本上观察胸廓的构成。单取显示肋椎关节的标本，观察肋头关节、肋横突关节。在胸廓前部标本上，观察胸肋关节及肋弓。观察胸廓上口、下口的围成。观察肋间隙。

（三）颅骨的连结观察

1. 观察完整颅骨连结　取整颅标本观察颅顶各缝的位置。

2. 观察颞下颌关节　取颞下颌关节整体标本，观察颞下颌关节的构成。取颞下颌关节矢状切标本，观察关节囊的结构特点及囊内关节盘的形态。

（四）上肢骨的连结观察

1. 肩关节观察　在关节囊纵行切开的肩关节标本上观察肩关节的构成（球窝关节），学生分组，在活体上验证并感知肩关节的运动方向。

2. 肘关节观察　在肘关节整体标本上观察组成肘关节的三个关节（肱尺关节、肱桡关节、桡尺近侧关节）是否包裹在一个关节囊内？并观察桡侧副韧带、尺侧副韧带、桡骨环状韧带的位置及功能。学生分组，在活体上验证并感知肘关节的运动，重点感知屈伸运动时，肱骨内上髁、肱骨外上髁和尺骨鹰嘴三点之间的位置关系及其变化。

3. 前臂骨的连结观察　取前臂骨连结标本，观察桡尺近侧关节、前臂骨间膜及桡尺远侧关节的连

结方式。在上肢关节的整体标本上，观察前臂骨连结的旋转运动。学生分组，在活体上验证并感知前臂骨连结的运动，重点感知内旋、外旋运动时，桡骨和尺骨的位置关系及其变化。

4. 腕关节观察 取冠状切开的腕关节标本，观察桡腕关节的构成、特点。学生分组，在活体上验证并感知腕关节的运动变化。

（五）下肢骨的连结观察

1. 髋关节观察 在关节囊已切开的髋关节标本上观察髋臼、髋臼唇、股骨头、关节囊、股骨头韧带、髂股韧带等结构。学生分组，在活体上验证并感知髋关节的运动。

2. 膝关节观察 在关节囊切开并且切除前后壁的膝关节标本上，观察膝关节的组成、特点。学生分组，在活体上验证并感知膝关节的运动，讨论并探讨膝关节囊外韧带和囊内韧带的作用。

3. 踝关节观察 取足关节整体标本，观察踝关节的构成、特点。学生分组，在活体上验证并感知踝关节的运动，注意足背伸和跖屈时关节腔的间隙大小。讨论并探讨踝关节容易扭伤的部位及原因。

4. 骨盆观察 取完整的骨盆标本观察骨盆的构成。着重观察界线、骨盆上口、骨盆下口、耻骨下角。在男女骨盆标本或模型上观察男、女性骨盆的性别差异。学生分组，讨论并探讨男、女性骨盆差异的原因。

5. 耻骨联合观察 取骨盆标本，观察耻骨联合的位置，并活体触摸耻骨联合。

6. 骶髂关节观察 取骶髂关节标本或模型，观察骶髂关节的构成、关节囊的特点及骶结节韧带、骶棘韧带的形状、附着点，观察坐骨大孔、坐骨小孔的成因。

7. 胫、腓骨连结观察 取小腿骨连结标本，观察胫骨与腓骨的连结，并与前臂骨连结进行比较。

8. 足弓观察 取足骨完整标本，观察足弓的形态、构成（内侧纵弓、外侧纵弓、横弓）及韧带。学生分组，在活体上观察足弓的形状并比较，讨论并探讨不同的足弓形状与弹跳性能的关系。

实训 5 骨 骼 肌

一、目的和要求

1. 掌握胸锁乳突肌、三角肌、肱二头肌、肱三头肌、臀大肌、股四头肌、缝匠肌、小腿三头肌的位置、起止点及作用；膈肌的位置、形态、孔裂及穿经结构；胸大肌、前锯肌、斜方肌、背阔肌、竖脊肌的位置和作用。

2. 熟悉躯干肌的配布、腹前外侧群肌的层次及纤维方向；大腿肌、小腿肌、臂肌、前臂肌的配布及功能；表情肌、咀嚼肌。

3. 了解舌骨上、下肌群及斜角肌群、斜角肌间隙；腋窝、肘窝和腕管；腹股沟管、腹股沟三角。

二、实验材料

头、颈部肌肉标本与模型，人整体肌肉标本与模型，胸部、腹部、背部肌肉分散标本与模型，膈肌标本与模型，四肢肌肉标本与模型，手肌的标本与模型，足肌的标本与模型。

三、实验内容和方法

（一）头颈肌观察

1. 面肌观察 在面肌标本或模型上观察眼轮匝肌、口轮匝肌、枕额肌及帽状腱膜。

2. 咀嚼肌观察 在咀嚼肌标本上观察咬肌、颞肌、翼内肌、翼外肌的位置，并通过咀嚼运动触摸咬肌、颞肌的轮廓，体会其功能。

3. 胸锁乳突肌观察 在头、颈部肌肉标本与模型上观察胸锁乳突肌的形态、位置、起止点，并在活体上触摸其轮廓，体会胸锁乳突肌收缩时头运动的方向。

4. 舌骨上、下肌群观察 在头、颈部肌肉标本与模型上观察舌骨上、下肌群及其作用。

5. 斜角肌群观察 在头、颈部肌肉标本与模型上观察前、中、后斜角肌的位置及斜角肌间隙的构成。

（二）躯干肌观察

1. 背肌观察 在背部肌肉分散标本与模型上观察斜方肌、背阔肌、竖脊肌，注意观察其起止点、肌纤维方向、功能。学生分组，在活体上观察背肌，并练习肌肉的活动。

2. 胸肌观察 在胸部肌肉分散标本与模型上观察胸大肌的起止点，并在活体上辨认其轮廓和练习其功能。在胸外侧壁上观察前锯肌的附着部位，理解其功能。切开胸大肌、胸小肌，即可见到肋间外肌和肋间内肌，观察它们肌束的方向并进行比较，理解其功能。

3. 腹肌观察 在腹前外侧壁层次解剖标本上观察腹外斜肌、腹内斜肌、腹横肌，观察其起止点、纤维走向、作用。在腹前壁中线的两侧观察腹直肌、腹直肌鞘。在腹前壁正中线上观察白线，在腹股沟处注意观察腹股沟韧带、腹股沟管，并在体表找到并画出其投影。

4. 膈肌观察 在整尸标本上观察膈肌的位置、形态、裂孔及通过的结构。学生分组，在标本上观察膈肌，并练习肌肉的活动。

（三）上肢肌观察

1. 肩肌观察（重点观察三角肌） 在上肢肌肉标本与模型上观察三角肌的位置、起止点，并在活体上辨认其轮廓及体会其作用。

2. 臂肌观察 在上肢肌肉标本与模型上观察臂肌，主要观察肱二头肌和肱三头肌，注意观察其形态、位置及起止点，并在活体上辨认肱二头肌与肱三头肌的轮廓。

3. 前臂肌观察 在上肢肌肉标本与模型上观察前臂肌的前群和后群，并体会前群肌的屈腕屈指、前臂旋前的作用，后群肌的伸腕伸指、前臂旋后的作用。注意肌腱与肌腹的比例，在自己腕关节前方触摸并辨认桡侧腕屈肌、掌长肌、指浅屈肌、尺侧腕屈肌显露的肌腱。

4. 手肌观察 在手部肌肉标本与模型上观察手肌的鱼际群、中间群、小鱼际群，并在活体上辨认鱼际和小鱼际。

（四）下肢肌观察

1. 髋肌观察 在下肢肌肉标本与模型上观察髂腰肌和臀大肌，观察它们的起止点。结合活体，体会髂腰肌和臀大肌的作用。结合临床，判断臀大肌注射的位置。

2. 大腿肌观察 在下肢肌肉标本与模型上观察缝匠肌、股四头肌、股二头肌、半腱肌、半膜肌，观察它们的起止点。在活体上体会大腿肌的作用。

3. 小腿肌观察 在下肢肌肉标本与模型上观察小腿肌的分群、胫骨前肌、胫骨后肌、腓骨长肌、腓骨短肌、小腿三头肌。观察它们的起止点，并在活体上体会小腿肌的作用。对比标本在活体上观察和触摸小腿肚和跟腱的轮廓，体会小腿三头肌的作用。

实训 6　消化系统

一、目的和要求

1. 掌握胸、腹部的标志线和腹部的分区，口腔的分部及其界线，牙的形态构造和分类，乳牙和恒牙的排列顺序，舌的形态和舌黏膜，颏舌肌的起止、位置和作用，口腔腺（腮腺、颌下腺、舌下腺）

的位置、形态和腺管的开口，咽的形态、位置和分部，食管的三个生理性狭窄的位置及其临床意义，胃的位置、形态、分部，小肠的位置、分部，十二指肠的位置、形态、分部及各部的结构特点，空肠、回肠在外观上的区别，大肠的分部、形态及其特征性结构，阑尾根部的体表投影（Mcburney点），直肠的形态、位置和构造，肝的形态和位置，胆囊的形态、位置及胆囊底的体表投影，胰的形态和分部，腹膜的位置、分布和结构特点，胆汁的产生及其排出途径。

2. 熟悉咽峡的概念，牙周组织的构造和作用，鼻咽部重要结构，结肠的分部及各部的位置，肛管的位置及其重要结构，肛门内、外括约肌的位置，肛门外括约肌的分部。

3. 了解内脏中空性器官和实质性器官的一般构造，消化系统的组成和功能，唇、颊、腭的形态、结构，舌肌的一般配布和功能，胃壁的构造，腹膜腔的分区和间隙，腹膜的功能及其与器官的关系，腹膜的皱襞和隐窝。

二、实验材料

整尸标本（示在体食管、胃、小肠、大肠、肝和胰）；头颈正中矢状切标本（示口腔、咽侧壁结构及三对唾液腺导管的开口）；各类牙标本：磨牙纵剖面（固定于板上）；游离舌标本、游离胃标本、咽腔标本（后壁切开）、咽肌标本；游离空、回肠标本（示孤立淋巴滤泡和集合淋巴滤泡）；游离直肠标本（切开，示肛柱、肛瓣、肛窦和齿状线）；显示回盲瓣、阑尾口的盲肠、阑尾标本，纵剖开的直肠、肛门标本；游离大、小肠标本；游离胰十二指肠标本（示胆总管及十二指肠大乳头、胰管）；肛门内、外括约肌标本；男女性盆部正中矢状切面标本（示在体膀胱、子宫、直肠等）；游离肝标本（示肝门结构、第二肝门）；肝、胆、胰、十二指肠标本（示肝外胆道、胰管剖开）；胃组织标本；小肠组织标本；肝组织标本；显微镜。

三、实验内容和方法

1. 取整尸标本观察食管、胃、小肠、大肠、肝和胰的位置及形态。
2. 取头颈正中矢状切标本，观察口腔的分部、内容物及其交通。
3. 取头颈正中矢状切标本，观察咽的形态、分部及其交通。
4. 取头颈正中矢状切标本，观察三对唾液腺形态、位置及其导管的开口。
5. 取牙标本，观察牙的形态、结构。
6. 取游离舌标本，观察舌的形态及舌黏膜。
7. 取游离胰十二指肠标本，观察其分部及其内部结构。
8. 取游离空、回肠标本，观察两者的外形区别及其内部结构。
9. 取游离大、小肠标本，观察回盲瓣、阑尾口的盲肠、阑尾的形态。
10. 取男女性盆部正中矢状切面标本，观察膀胱、子宫、直肠的形态及其位置、毗邻关系。
11. 取游离肝标本，观察肝的形态。
12. 取肝、胆、胰、十二指肠联合标本，观察肝门、胆囊、肝外胆道及胰的形态。
13. 示教胃组织、小肠组织、肝组织、胰腺组织的组织结构。

实训 7　呼吸系统

一、目的和要求

1. 掌握呼吸系统的组成，上、下呼吸道的组成；鼻旁窦的名称、位置和开口部位；喉软骨的特点；气管的位置，左、右主支气管的特点；肺的位置、形态；胸膜腔的构成，肋膈隐窝的位置。

2. 熟悉喉腔的分部；肺的组织结构；胸膜的配布，胸膜与肺下界的体表投影。
3. 了解鼻腔的分部；气管和主支气管的组织结构；纵隔的位置和分区。

二、实验材料

呼吸系统概观标本与模型、头颈部正中矢状切面标本与模型、颅骨矢状切面示骨性鼻腔与鼻旁窦标本与模型、喉软骨标本与模型、喉肌标本与模型、喉腔矢状切面标本与模型、气管和主支气管标本与模型、肺标本与模型、支气管树标本与模型、胸膜和胸膜腔标本与模型、纵隔标本与模型、气管横切片（HE染色）、肺切片（HE染色）、光学显微镜。

三、实验内容和方法

1. 取呼吸系统概观标本与模型观察呼吸系统的组成，呼吸道的组成，上、下呼吸道的组成。
2. 取头颈部正中矢状切面标本与模型观察鼻腔的分部。
3. 取颅骨矢状切面观察鼻旁窦的位置和开口部位。
4. 取喉软骨和喉肌标本与模型观察喉软骨的形态特点及连结，并活体触摸喉结、环状软骨及吞咽时喉的活动。
5. 取喉腔矢状切面标本与模型观察喉腔的分部。
6. 取气管和主支气管标本与模型观察气管软骨及其后壁的形态，比较左、右主支气管的形态差异。
7. 取肺标本与模型观察肺的位置、形态，左、右肺的形态差异。
8. 取支气管树标本与模型观察肺叶支气管、肺段支气管及其分支。
9. 取胸膜和胸膜腔标本与模型观察胸膜、胸膜腔，以及肋膈隐窝的位置。
10. 取纵隔标本与模型观察纵隔的位置和分区。
11. 示教气管和主支气管、肺的组织结构。

实训8 泌尿系统

一、目的和要求

1. 掌握肾的形态、位置及功能，输尿管的分部与生理性狭窄，膀胱的形态和位置，女性尿道的结构特点。
2. 熟悉泌尿系统的组成，肾的组织结构，输尿管的位置，膀胱的内面结构。
3. 了解肾的被膜与毗邻，输尿管和膀胱的毗邻。

二、实验材料

泌尿系统概观标本，泌尿系统矢状切面标本，肾的解剖标本和组织切片，膀胱的解剖标本和组织切片，显微镜。

三、实验内容和方法

1. 取泌尿系统概观标本观察肾、膀胱的位置和形态。
2. 取泌尿系统概观标本观察输尿管的行程、分部和生理性狭窄。
3. 取男性和女性骨盆腔正中矢状切面标本，观察膀胱和尿道的形态和毗邻。
4. 取肾的冠状切面标本观察肾实质结构。
5. 在膀胱标本中观察膀胱的形态和分部，膀胱三角位置及特点。

6. 示教肾、输尿管和膀胱的组织结构。

实训 9　男性生殖系统

一、目的和要求

1. 掌握睾丸及附睾的形态、位置及功能；输精管的行程，射精管的组成和开口；阴茎的分部和构成；男性尿道的分部和结构特点。

2. 熟悉男性生殖器官的组成；生精小管的结构；精索的位置和结构；精囊腺的形态、位置。

3. 了解前列腺的形态、位置及主要毗邻；尿道球腺的位置和开口；阴囊的形态和构造。

二、实验材料

男性生殖器概观标本、男性正中矢状切面标本、阴茎的解剖标本和横切标本、睾丸的组织切片、显微镜。

三、实验内容和方法

1. 取男性生殖器官概观标本观察睾丸和附睾的位置和形态。

2. 取男性生殖器官概观标本观察输精管的起始、行程。

3. 取男性骨盆腔正中矢状切面标本，在膀胱底的后方，观察精囊腺的形态；在膀胱颈的后下方，观察射精管的合成、行程和开口部位。

4. 取男性骨盆腔正中矢状切面标本和男性生殖器官概观标本观察前列腺的形态及其与周围结构的位置关系，观察尿道球腺的位置和形态。

5. 在标本上观察阴茎头、阴茎体及阴茎根，观察阴茎的构造及三条海绵体的形态和位置关系，检查尿道外口的位置和形态，查看阴茎包皮及包皮系带的位置和构成，观察阴囊的构造和内容。

6. 取男性骨盆腔正中矢状切面标本，观察男性尿道的起止和分部，辨识男性尿道弯曲、扩大和狭窄的位置。

7. 示教睾丸、附睾、前列腺、输精管的组织结构。

实训 10　女性生殖系统

一、目的和要求

1. 掌握卵巢的形态、位置及功能；输卵管的位置、分部及功能；子宫的位置、形态及固定装置。

2. 熟悉卵巢的组织结构，子宫壁的组织结构，阴道穹的位置，会阴的部位及分区，乳腺的形态及解剖结构。

3. 了解卵巢、输卵管和子宫的毗邻，阴道的位置及形态，会阴的结构，乳腺的位置及组织结构。

二、实验材料

女性生殖器概观标本、女性骨盆腔矢状切面标本、卵巢的解剖标本及组织切片、子宫的解剖标本及子宫壁的组织切片、乳腺的组织切片、显微镜。

三、实验内容和方法

1. 取女性生殖器官概观标本观察卵巢的位置和形态、输卵管位置和分部、子宫的位置。

2. 取女性骨盆腔矢状切面标本，观察子宫的形态、固定装置及毗邻，输卵管的开口部位，阴道的位置和形态。

3. 在卵巢标本中观察卵巢门的位置及卵巢内部结构。

4. 在子宫标本上观察子宫的分部，子宫峡的位置，子宫颈的结构。

5. 在女性生殖器概观标本上观察女性外生殖器官形态、会阴部结构和盆底肌组成。

6. 示教卵巢、输卵管、子宫壁和乳腺的组织结构。

实训 11　心血管系统

一、目标和要求

1. 掌握心的形态、位置及毗邻，心各腔的结构及相互关系；心包及心包腔；肺动脉干及左、右肺动脉的行程及肺静脉的行程和注入部位；主动脉的起始、行程及分支分布。

2. 熟悉房室瓣、半月瓣、腱索、乳头肌；冠状动脉的起始、行径及分布；颈总动脉、股动脉穿刺术的部位及上、下肢动脉止压术的常选部位；上、下腔静脉及主要属支的位置，走行方向。

3. 了解心的入口与出口；在活体上准确触摸面动脉、颞浅动脉、肱动脉、桡动脉、股动脉和足背动脉的搏动；了解肝门静脉的主要属支，肝静脉注入部位，肝门静脉的主要属支与上、下腔静脉的吻合部位。

二、实验材料

完整的离体心标本及心放大模型，切开心房、心室的离体心标本及模型，心的血管标本及模型，胸腔解剖标本，躯干后壁的动脉标本及模型，头颈和上肢的动脉标本及模型，躯干的动脉标本及模型，盆部及下肢的动脉标本及模型，腹腔解剖标本及模型，肝、脾的标本及模型，肝门静脉与上、下腔静脉系的吻合模型。

三、实验内容和方法

1. 心的位置、外形及毗邻　在胸腔的解剖标本及模型上，观察心的位置，注意心的长轴与正中矢状切面的关系，辨认心的毗邻关系。在离体心标本上，观察心尖、心底、左右下3缘、胸肋面、膈面的形态及构成，辨认心表面的冠状沟、前后室间沟和房间沟，注意它们与心房和心室的关系。

2. 心腔的结构　取切开心房、心室的离体心标本及模型观察。

（1）右心房　观察右心耳的外形和其内面的梳状肌。辨认上、下腔静脉口和右房室口。在右房室口与下腔静脉口之间寻找冠状窦口。在房间隔的下部寻找卵圆窝，观察其形态并联想其形成的原因。

（2）右心室　在右房室口的周缘，观察右房室瓣（即三尖瓣）的形态及三尖瓣与腱索、乳头肌之间的联结关系。确认室上嵴，区分流入道与流出道。在右房室口的前方寻找肺动脉口，观察肺动脉瓣的形态和开口方向。

（3）左心房　观察左心耳的位置及其内面的梳状肌，辨认肺静脉口和左房室口。

（4）左心室　在左房室口处，观察左房室瓣（即二尖瓣）的形态及二尖瓣与腱索、乳头肌之间的联结关系。在左房室口的前内寻找主动脉口，观察主动脉瓣的形态及开口方向，确认二尖瓣的前尖（瓣），区分流入道和流出道。比较心房壁和心室壁及左、右心室壁的厚度。

3. 心的血管　在心的血管标本上，观察左、右冠状动脉的起始，并追踪观察其行程、分支分布。在冠状沟的后部确认冠状窦，观察其形态、注入部位及接受的属支。注意心大、中、小静脉与动脉的伴行关系。

4. 心包 在胸腔解剖标本上，辨认纤维性心包和浆膜性心包，区分浆膜性心包的脏层和壁层，观察心包腔的构成。结合标本，在活体的胸前壁上画出心的体表投影，确认心尖的搏动部位。

5. 肺循环的血管 在胸腔解剖标本上，观察肺动脉干的起始、行程及左、右肺动静脉的行程。确认动脉韧带及主动脉弓的3大分支。

6. 头颈部的动脉 在头颈和上肢的动脉标本及躯干的动脉标本上，观察左、右颈总动脉的起始、行程和分支。确认颈动脉窦和动脉小球。观察颈内动脉和颈外动脉的行程确认颈外动脉的各级主要分支，并了解其行程和分布。结合标本，在活体上找出面动脉和颞浅动脉的压迫止血点。

7. 锁骨下动脉和上肢的动脉 在头颈和上肢动脉标本上，观察左、右锁骨下动脉的起始和行程及重要分支的行程和分布，辨认上肢动脉干的分支分布。对照标本，在活体上触摸肱动脉和桡动脉的搏动部位，确定肱动脉的压迫止血点和测量血压时肱动脉的听诊部位。

8. 胸部的动脉 在躯干后壁的动脉标本上，观察肋间后动脉在肋间隙内的走行及分支分布。

9. 腹部的动脉 在躯干的动脉标本和腹后壁的动脉标本上，观察腹腔干及肠系膜上、下动脉的起始支及分布，总结分布到胃和结肠的动脉及其来源。辨认肾动脉、肾上腺中动脉和睾丸动脉的起始、行程及分布，注意副肾动脉的起始及走行。

10. 盆部和下肢的动脉 在盆部和下肢的动脉标本上，观察髂总动脉的位置及其终支，以及髂内动脉的行程和重要分支分布，注意子宫动脉与输尿管的位置关系。确认下肢动脉干的分支分布。在活体上触摸股动脉和足背动脉的搏动部位，确定股动脉和足背动脉的压迫止血点，说出股动脉穿刺术的部位。

11. 上肢浅静脉 辨认手背静脉网、头静脉、贵要静脉及肘正中静脉的位置、行程及注入部位。再观察辨认下肢的足背静脉弓（网），大隐静脉及小隐静脉起始、走行部位。在大隐静脉于大腿内侧部，寻找辨认其后条属支（利用止血带或绷带捆扎臀及大腿上部，观察浅静脉暴露最明显）。

实训12 淋巴系统

一、目的和要求

1. 掌握胸导管的起始、走行、注入部位和收集范围；右淋巴导管的形成、注入部位和收集范围；脾的位置和形态。

2. 熟悉下颌下淋巴结和颈外侧浅、深淋巴结的位置；腋淋巴结的位置、分群和锁骨下干的形成；腹股沟淋巴结的分群及各群位置。

3. 了解胸、腹、盆部各淋巴群的位置。

二、实验材料

胸导管和右淋巴导管标本，全身浅淋巴结标本，胸、腹、盆腔的淋巴结标本，腹腔解剖标本，游离脾标本。

三、实验内容和方法

1. 取胸导管和右淋巴导管标本，观察位置、形态、起始、走行、注入部位和收集范围。

2. 取头颈部淋巴结标本，观察下颌下淋巴结、颈外侧浅淋巴结、颈外侧深淋巴结的分布。

3. 取上肢淋巴结标本，先寻查位于腋窝内的腋淋巴结，然后根据其走行辨认胸外侧淋巴结、胸肌淋巴结、肩胛下淋巴结、中央淋巴结和尖淋巴结。

4. 取胸骨旁淋巴结标本，观察胸骨旁淋巴结、支气管肺淋巴结的位置。

5. 取腹部淋巴结标本，观察腰淋巴结、腹腔淋巴结、肠系膜上淋巴结、肠系膜下淋巴结的位置。

6. 取盆部淋巴结标本，观察髂总淋巴结、髂内淋巴结、髂外淋巴结的排列分布。

7. 取下肢淋巴结标本，观察腹股沟浅淋巴结、腹股沟深淋巴结的位置。

8. 取腹腔解剖标本，观察脾在腹腔内的位置，注意脾和左侧肋弓的位置关系；取游离脾标本，观察脾的形态，重点辨认其脏面的脾门和上缘的脾切迹。

实训13 神经系统

一、目的和要求

（一）掌握内容

1. 脊髓的位置、外形结构，脊髓灰、白质的配布及分部，薄束、楔束、皮质脊髓束、脊髓丘脑束的名称及位置。

2. 脑的位置、分部，脑干各部的主要外形结构和与其相连的脑神经根的名称。

3. 小脑的位置、外形、分叶。

4. 大脑半球的主要沟、分叶及各面的主要沟、回。

5. 内囊、基底核的概念。

6. 脑脊液及其循环途径和功能。

7. 大脑动脉环的组成及意义。

8. 脊神经的组成、纤维成分、数目和分支分布概况。

9. 膈神经的行程与分布。

10. 正中神经、尺神经、桡神经的起始、行程与分布。

11. 坐骨神经、胫神经、腓总神经的行程与分布及其损伤后的表现。

12. 脑神经的名称、顺序、性质和分布概况。

13. 动眼神经、滑车神经、展神经、副神经、舌下神经的分布情况和损伤后的主要表现。

14. 交感神经低级中枢部位，副交感神经的低级中枢部位。

15. 躯干、四肢深感觉和精细触觉传导通路的组成；各级神经元胞体位置和纤维束的名称；丘系交叉的水平和皮质投射区。

16. 躯干、四肢及头面部的浅感觉传导通路的组成；各级神经元胞体位置和纤维的名称；丘系交叉的水平和皮质投射区。

17. 皮质核束的发起及对脑神经核的控制概况。

（二）熟悉内容

1. 脊髓节段的概念，脊髓节段与椎骨序数的对应关系及临床意义。

2. 丘脑腹后内、外侧核的纤维联系。

3. 第三脑室、第四脑室的位置及沟通关系。

4. 蛛网膜下隙的概念。

5. 颈丛的组成、位置、皮支浅出的部位。

6. 肌皮神经、腋神经的分布和受损后的主要表现。

7. 胸神经前支的行程与分布，胸神经的节段性分布。

8. 嗅神经、视神经、前庭蜗神经的分布情况。

9. 交感干的位置、组成、椎旁节、椎前节。

10. 视觉传导通路的组成，瞳孔对光反射通路的组成及检查。
11. 上、下运动神经元的概念及损伤后的临床表现。

（三）了解内容

1. 小脑内部结构和纤维联系。
2. 纹状体的功能。
3. 软脑膜和软脊膜概况。
4. 交感神经和副交感神经的节前纤维、节后纤维分布的一般规律。
5. 灰、白交通支和内脏大、小神经和腰内脏神经的概念。
6. 内脏感觉神经的概念和特点，以及牵涉性痛的概念和临床意义。
7. 听觉传导通路的概况。
8. 锥体外系的概念及功能。

二、实验材料

神经系统概况、童尸整体标本，带被膜（已纵行切开）的离体脊髓标本及脊神经组成模型，不同脊髓节段的水平切面标本，头颈正中矢状切面标本，脑干连间脑标本及模型，脑的正中矢状切面和冠状切面标本，离体小脑及其水平切面标本，完整脑标本和端脑水平切面标本，游离的脑被膜标本，冠状切开椎管的脊柱标本（带腰椎穿刺针），带血管的脑标本和脊髓标本，脑室铸型标本，颈丛、臂丛组成及分支标本和模型，上肢神经分布标本，肋间神经标本，腹后壁示腰丛、骶丛组成标本，下肢神经分布标本，会阴神经分布瓶装标本，足底神经分布瓶装标本，十二对脑神经标本和模型，自主神经标本和模型，躯干、四肢本体觉和精细触觉传导通路模型和挂图，躯干、四肢痛觉、温度觉和粗触觉、压觉传导通路模型和挂图，头、面部痛觉、温度觉和粗触觉传导通路模型和挂图，视觉传导通路模型和挂图，听觉传导通路模型和挂图，锥体系传导通路模型和挂图，锥体外系传导通路模型和挂图。

三、实验内容和方法

1. 取童尸整体标本，观察脊髓的位置、脊髓下端与椎骨的对应关系，终丝的附着部位。自上而下检查脊神经的走向，观察马尾的组成，辨认脊髓的两处膨大和脊神经节。

2. 取包裹被膜的离体脊髓标本，从外向内观察：脊髓外面的三层被膜（即硬脊膜、脊髓的蛛网膜、软脊膜）及其特点；找出蛛网膜下隙位置；在冠状切开椎管的脊柱标本上辨认硬膜外隙的位置；结合标本演示腰椎穿刺术的进针部位、穿刺针依次穿过的解剖结构，并让学生体会穿刺针穿透黄韧带时的“落空感”。观察颈膨大、腰骶膨大、脊髓圆锥、终丝、马尾；在脊髓连脊神经根模型上观察脊神经前、后根的关系，指认脊髓表面的5条沟、1条裂及脊神经节和脊髓节段。

3. 取在不同脊髓节段的水平切面标本和脊髓横切面模型，观察横断面灰质、白质的轮廓及其配布上的差别，指认灰质的前角和后角、白质的分部（3个索）、脊髓中央管等，并在胸髓横切面上辨认灰质侧角。画脊髓胸段横断面图，标注灰质各部核团及白质各索内的主要传导束的名称（薄束、楔束、脊髓丘脑束、皮质脊髓束）、位置，明确其性质。

4. 取带血管的脊髓标本和模型，观察脊髓前、后动脉的起始和分布。

5. 取完整脑标本和脑的正中矢状切面标本，辨认脑的分部（脑干、小脑、间脑和端脑）及脑干的位置。

6. 取脑干连间脑标本或模型，观察脑干的组成（自上而下依次为中脑、脑桥、延髓）和外形，第Ⅲ～Ⅻ对脑神经的连脑部位及菱形窝的位置、构成。

7. 取离体小脑标本，观察小脑半球、小脑蚓部、绒球、小结的形态，原裂、小脑扁桃体的位置（理解小脑扁桃体疝的形成与其所在位置的关系）及小脑分叶（前叶、后叶、绒球小结叶）。

8. 取脑干标本或模型，从腹侧面观察下丘脑的组成（从前向后依次为视交叉、漏斗、垂体、灰结节、乳头体）；从背侧面观察背侧丘脑、后丘脑、上丘脑的位置、形态，并辨认内、外侧膝状体（背侧丘脑后下方的两个小团块）。

9. 取脑和脑的正中矢状切面标本或模型，观察：①3个面（即上外侧面、内侧面和下面）；②3条叶间沟（在上外侧面找到外侧沟和中央沟，在内侧面胼胝体后下方找到顶枕沟）；③端脑分叶（根据上述叶间沟辨认额叶、顶叶、枕叶、颞叶、岛叶）及皮质功能区；④大脑纵裂、横裂、嗅球、嗅束、嗅三角、视神经、视交叉、灰结节、乳头体。

10. 取端脑水平切面标本，观察：①大脑皮质和髓质、胼胝体的位置；②背侧丘脑、豆状核（壳、苍白球）、屏状核的位置关系；③内囊呈“><”形，辨认内囊前、后肢和膝部，明确各部内纤维束的性质，理解内囊受损时可能出现的临床表现；④在外侧沟处由外侧向内侧辨认岛叶皮质、屏状核、豆状核、内囊、尾状核头和尾、背侧丘脑、侧脑室等结构。

11. 取脑室铸型标本和端脑水平切面标本或模型，观察侧脑室的位置、分部、沟通关系。在脑正中矢状切面标本或模型上观察脉络丛、侧脑室、第三脑室、中脑水管、第四脑室的形态、位置及其连通，明确脑脊液的产生和循环途径。

12. 取头颈正中矢状切面标本和游离的脑被膜标本，观察硬脑膜在颅顶和颅底附着情况，硬脑膜、脑的蛛网膜、软脑膜的性状，找出硬膜外隙和蛛网膜下隙，明确其各自特点，指认大脑镰、小脑幕、上矢状窦、下矢状窦、直窦、窦汇、横窦。

13. 取带血管的脑标本或模型，观察大脑前、中、后动脉在端脑表面的走行、主要分支及分布；基底动脉的位置、主要分支分布；大脑动脉环的位置及形成。完整脑静脉（示大脑浅静脉及经硬脑膜窦注入颈内静脉途径）。

14. 取脊神经组成模型、神经系统（周围神经概况）标本，观察脊神经是连于脊髓的周围神经及脊神经前根和后根组成。

15. 取颈丛组成主要分支标本，观察并寻找枕小神经、耳大神经、颈横神经、锁骨上神经，主要观察膈神经，在神经系统概况整尸标本上观察膈神经行程和分布。

16. 取臂丛组成的标本，观察并寻找肌皮神经、正中神经、尺神经、桡神经、腋神经。然后在上肢神经和手神经分布标本上观察臂丛的后5个分支。注意观察肌皮神经与喙肱肌的关系，正中神经与旋前圆肌的关系，每个分支的行程和分布范围。

17. 取肋间神经标本，注意观察肋间神经和肋间后动脉、肋间后静脉的位置关系。

18. 取腰丛标本，观察髂腹下神经、髂腹股沟神经、股神经、闭孔神经与腰大肌的关系。

19. 取腹后壁带盆腔神经分布标本，观察骶丛的组成。从盆腔矢状切面标本上观察臀上神经、臀下神经、阴部神经、坐骨神经。利用下肢神经分布标本观察臀上神经、臀下神经、坐骨神经与梨状肌的位置关系，观察坐骨神经的行程和分支，腓总神经、胫神经的行程、分支及分布情况。

20. 取自主神经模型，观察交感神经、副交感神经的低级中枢部位，节前纤维、节后纤维的行程和分布情况。观察交感神经椎旁节、椎前节、副交感神经的睫状神经节、翼腭神经节、耳神经节、下颌下神经节。

21. 取躯干四肢本体觉和精细触觉传导通路模型或挂图，观察三级神经元、二次换神经元和一次神经纤维交叉（内侧丘系交叉）的位置及薄束、楔束、内侧丘系、中枢的位置。

22. 取躯干四肢痛觉、温度觉和粗触觉、压觉传导通路模型或挂图，观察三级神经元、二次换神经元和一次神经纤维交叉（白质前连合交叉）的位置及脊髓丘脑侧束（传导痛温觉）、脊髓丘脑前束（传导粗触觉、压觉）、脊髓丘系、中枢的位置。

23. 取头面部痛温觉和粗触觉、压觉传导通路模型或挂图，观察三级神经元、二次换神经元和一次神经纤维交叉（三叉丘系交叉）的位置及三叉丘系（三叉丘脑束）、中枢的位置。

24. 取视觉传导通路模型或挂图，观察三级神经元、二次换神经元和一次神经纤维交叉（视交叉）的位置及视束、视辐射、视觉中枢的位置。

25. 取视觉传导通路模型或挂图，观察瞳孔对光反射通路，即光→一侧视网膜→视神经→视交叉→视束→上丘臂→顶盖前区（对光反射中枢）→两侧动眼神经副核→动眼神经→睫状神经节→节后纤维→双侧瞳孔括约肌收缩→两侧瞳孔缩小。

26. 取听觉传导通路模型或挂图，观察三级神经元、二次换神经元和一次神经纤维交叉（二级神经纤维交叉）的位置及外侧丘系、听辐射、听觉中枢的位置。

27. 取锥体系传导通路模型或挂图，观察上、下运动神经元胞体位置及皮质脊髓束、皮质核束的走行、位置；皮质核束与脑干运动核的连接情况及锥体交叉部位。理解核上瘫和核下瘫的临床表现。

实训 14　内分泌系统

一、目的和要求

1. 掌握甲状腺、甲状旁腺、肾上腺的形态、位置；垂体的形态、位置和分叶；甲状腺、肾上腺和垂体的组织学结构；甲状腺、甲状旁腺、肾上腺、垂体所分泌激素的主要功能。

2. 熟悉甲状腺和垂体分泌的激素异常导致的临床疾病。

3. 了解内分泌系统的组成；松果体的形态、位置。

二、实验材料

甲状腺和甲状旁腺标本，肾上腺标本，垂体和松果体标本、挂图，甲状腺切片（HE染色），甲状旁腺切片（HE染色），肾上腺切片（HE染色），垂体切片（HE染色），显微镜。

三、实验内容和方法

1. 取甲状腺和甲状旁腺标本，观察甲状腺的位置、侧叶、峡部；甲状旁腺的位置、数目和形态。

2. 取肾上腺标本，观察肾上腺的位置，左、右肾上腺的形态。

3. 取垂体和松果体标本、挂图，观察垂体和松果体的位置、形态。

4. 示教甲状腺、甲状旁腺、肾上腺、垂体的组织结构。

实训 15　感觉器官

一、目的和要求

1. 掌握眼球的结构，眼的折光系统，房水的产生、排出途径，中耳的结构。

2. 熟悉眼副器的组成，耳的组成。

3. 了解声波传入内耳的途径，耳蜗的功能。

二、实验材料

眼球结构模型，眶内结构标本，眼外肌模型、标本，耳整体观模型、鼓室模型、听小骨模型，内耳模型。

三、实验内容和方法

（一）视器

视器由眼球及眼副器构成。

1. 眼球 使用眼标本、眼模型，并对照活体观察以下的结构。

（1）眼球壁 由外而内，可分3层。

1）外膜：又称纤维膜，前1/6为角膜，后5/6为巩膜。

2）中膜：又称血管膜，呈棕黑色。由前向后可分为虹膜、睫状体和脉络膜3部分。

3）内膜：又称视网膜，附于中膜内面，自前向后分为虹膜部、睫状体部和脉络膜部。前两部无感光作用，称盲部。脉络膜部又称视部，后部视神经起始部为视神经盘。在其颞侧稍下方约3.5mm处，有一黄斑，中央的凹陷称中央凹。

（2）眼球的内容物 包括房水、晶状体和玻璃体。观察眼球模型和标本。

1）房水：是充满眼房的澄清的液体。

2）晶状体：紧靠虹膜后方、玻璃体前方，呈双凸透镜状，前面曲度较后面大，无色透明，具有弹性。

3）玻璃体：为无色透明的胶状物质，包以玻璃体膜，充满于晶状体与视网膜之间，占据眼球后4/5的容积。

2. 眼副器

（1）眼睑 位于眼球前方，上、下各一，分别称为上睑、下睑。上、下睑的边缘称睑缘，沿睑缘前缘生有睫毛。上、下睑缘所夹的缝隙称睑裂。睑在两端结合处称内眦和外眦。

（2）结膜 结合标本与活体观察。结膜为一层薄而光滑透明的黏膜，覆盖于眼睑的后面与巩膜前部的前面。

（3）泪器 由泪腺和泪道组成。泪道包括泪点、泪小管、泪囊和鼻泪管。

（4）眼球外肌 包括上睑提肌、4条直肌和两条斜肌，结合标本和模型，逐一观察。

（二）前庭蜗器

前庭蜗器包括外耳、中耳、内耳3部。

1. 外耳 包括耳郭、外耳道，在标本和模型上观察。

（1）外耳道 是外耳门至鼓膜间的弯曲管道，由外向内其方向先向前上，继而稍向后，然后弯向前下，故活体上检查成人鼓膜时，必须将耳郭拉向后上方，使外耳道呈近似于一直线后才能窥见。

（2）耳郭（课后请同学们按照教材的内容及插图在自体或相互间进行观察）。

2. 中耳 包括鼓室、咽鼓管、乳突窦及乳突小房，为一含气的不规则腔道，大部分在颞骨岩部内。

（1）鼓室 是颞骨岩部内的一个形状不规则的含空气腔隙，内有3块听小骨，即锤骨、砧骨及镫骨，其中锤骨最靠外侧，锤骨柄末端附着于鼓膜脐区，锤骨关连砧骨，砧骨又与镫骨头连接，而镫骨底覆盖前庭窗。

（2）咽鼓管 为鼓室与鼻咽部间的通路。咽鼓管咽口位于鼻咽部侧壁，平对下鼻甲后方，管自咽口向后上外行，以咽鼓管鼓室口开口于鼓室前壁。

（3）乳突窦和乳突小房 乳突小房为颞骨乳突内的许多含气小腔，在锯开的颞骨标本上观察，可见这些小腔互相交通，向前借乳突窦与鼓室相通。乳突窦居鼓室后壁上，它连通鼓室与乳突小房。

3. 内耳 位于鼓室和内耳道底之间，全部埋藏于颞骨岩部骨质内，由骨迷路和膜迷路构成。

（1）骨迷路 在模型和显示内耳的颞骨标本上观察，可见骨迷路由致密骨质围成，是岩部骨质中弯曲的隧道，它共分3部，即前庭、骨半规管、耳蜗。

（2）膜迷路 套在骨迷路内的膜性管道，其内充满内淋巴，由椭圆囊和球囊、膜半规管和蜗管3

部分构成，彼此相通。

实训 16 胚 胎 学

一、目的和要求

能辨认卵裂球、胚泡形态；蜕膜的分部；会辨认胎膜的组成，胎盘、脐带形态和结构。

二、实验材料

卵裂球、桑葚胚、胚泡、胚盘标本和模型。蜕膜、妊娠子宫、早期胚胎、胎盘、胚层的形成和分化模型。正常分娩的胎盘与脐带标本。不同发育时期的胎儿与脐带、羊膜（可见羊膜腔）和胎盘标本。

三、实验内容和方法

1. 观察卵裂球与桑葚胚、胚泡、蜕膜。
2. 观察三胚层胚胎、早期胚胎与妊娠子宫的关系。
3. 观察胎膜、脐带和胎盘模型。

参考文献

陈地龙，赵永，2019. 人体解剖学与组织胚胎学. 3版. 北京：北京大学医学出版社.

丁文龙，刘学政，2019. 系统解剖学. 9版. 北京：人民卫生出版社.

董博，孟繁伟，2019. 正常人体结构. 北京：北京大学医学出版社.

李玲，颜晓萍，2019. 老年护理学. 北京：北京大学医学出版社.

李雪甫，徐红涛，2020. 正常人体结构. 2版. 北京：人民卫生出版社.

任晖，乔跃兵，2020. 人体解剖学与组织胚胎学. 2版. 北京：人民卫生出版社.

谭毅，2021. 人体解剖学与组织胚胎学. 3版. 北京：科学出版社.

张玉兰，王玉香，2018. 儿科护理学. 4版. 北京：人民卫生出版社.

自测题（选择题）参考答案

第1章

1. C 2. B 3. C 4. C 5. B 6. C 7. D

第2章

1. B 2. A 3. D 4. D 5. A 6. A

第3章

1. D 2. D 3. B 4. C 5. A 6. C 7. A 8. C 9. D 10. D 11. D 12. C 13. C 14. E 15. A 16. C 17. B

第4章

1. E 2. D 3. A 4. B 5. B 6. E 7. A

第5章

1. C 2. E 3. A 4. D 5. C 6. C 7. E 8. B 9. A 10. C 11. B 12. A 13. E 14. C 15. B 16. B 17. B 18. E 19. A 20. D 21. D 22. C 23. E 24. B 25. D 26. A 27. C 28. C 29. A

第6章

1. D 2. C 3. B 4. D 5. E 6. C 7. C 8. C 9. B 10. B 11. D 12. A 13. A 14. E 15. B

第7章

1. D 2. B 3. B 4. D 5. B 6. D 7. B 8. B 9. A 10. D

第8章

1. A 2. C 3. B 4. B 5. A 6. A 7. B 8. E 9. B 10. D

第9章

1. C 2. B 3. D 4. C 5. B 6. E 7. C 8. A 9. D 10. C 11. A

第10章

1. D 2. C 3. E 4. B 5. C 6. C 7. C 8. A 9. D 10. D 11. D 12. B

第11章

1. D 2. C 3. D 4. D 5. C 6. C 7. E 8. C 9. A 10. B 11. D 12. D 13. C 14. E 15. D 16. D 17. A 18. C 19. D 20. C 21. C 22. D 23. D 24. A 25. E 26. C 27. A 28. E 29. C

第12章

1. B 2. B 3. C 4. D 5. A 6. E 7. E 8. D 9. B

第13章

1. D 2. A 3. C 4. C 5. D 6. D 7. B 8. C 9. B 10. C 11. C 12. D 13. D 14. A 15. D 16. A 17. B 18. B 19. A 20. D 21. A 22. B 23. B 24. D 25. D 26. D 27. C 28. B 29. A 30. B 31. D 32. D 33. A 34. D 35. D 36. A 37. B 38. C 39. B 40. C 41. A 42. A

第14章

1. B 2. B 3. E 4. B 5. A 6. C 7. E

第15章

1. C 2. D 3. B 4. A 5. A 6. C 7. A 8. B 9. A 10. B 11. B

第16章

1. C 2. D 3. E 4. D 5. C 6. C 7. E 8. A 9. B 10. B 11. A 12. B